普通高等教育药学专业"十三五"系列教材

本项目由"一省一校"研究生课程建设专项资金资助

药物色谱分析的理论与应用

YAOWU SEPU FENXI DE LILUN YU YINGYONG

主编　周　婕　杜　斌

郑州大学出版社

图书在版编目(CIP)数据

药物色谱分析的理论与应用/周婕,杜斌主编. —郑州:郑州大学出版社,
2018.1(2023.3重印)
ISBN 978-7-5645-3262-8

Ⅰ.①药…　Ⅱ.①周…②杜…　Ⅲ.①色谱法-应用-
药物分析　Ⅳ.①R917
中国版本图书馆 CIP 数据核字(2016)第 175979 号

郑州大学出版社出版发行

郑州市大学路 40 号	邮政编码:450052
出版人:孙保营	发行部电话:0371-66966070

全国新华书店经销

河南大美印刷有限公司印制

开本:787 mm×1 092 mm　1/16

印张:22

字数:524 千字

版次:2018 年 1 月第 1 版	印次:2023 年 3 月第 3 次印刷

书号:ISBN 978-7-5645-3262-8	定价:58.00 元

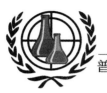

作者名单

普 通 高 等 教 育 药 学 专 业
" 十 三 五 " 系 列 教 材

主 编 周 婕 杜 斌

编 委 （以姓氏笔画为序）

王　蕾（郑州大学药学院）

史进进（郑州大学药学院）

刘　卫（郑州大学药学院）

杜　斌（郑州大学药学院）

李　杨（河南省食品药品检验所）

周　婕（郑州大学药学院）

姚寒春（郑州大学药学院）

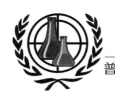

色谱作为一种分离与分析技术,已有百年历史。半个多世纪以来,色谱技术发展迅速,无论是理论还是各种分离模式,都趋向成熟,已成为分析化学的一个重要分支。色谱技术为医药卫生、化工环保、材料科学、生物工程及基因工程等学科的发展作出了极大的贡献,尤其是在药学方面有着广阔的应用前景。作为这些学科必不可少的工具和手段,色谱技术愈发显示出其重要性,成为药学、化学、材料等相关专业高素质人才必须掌握的重要内容。多维色谱,如 LC-LC-MS 等用于药物、蛋白质、多肽结构的测定,并使其操作完全自动化,这是 21 世纪色谱分析的发展方向之一。可以说,色谱技术助推了药学、化学、生命科学等自然科学的积极良好发展。

有关色谱技术的各种书籍多是针对色谱专业人员编写的,以色谱技术的原理、操作及一般应用为主要内容,缺少以药物为色谱分析对象而编写的、能适应现代药学教育发展需要的色谱类书籍。本书在论述药物色谱技术原理及应用的基础上,更加着重介绍各种药物色谱分析的新技术和前沿应用。在查阅大量文献和参考大量书籍的基础上,我们编写了这本《药物色谱分析的理论与应用》,力求在内容的编排上做到"先易后难,简明扼要,举例新颖、广度与深度适宜"。

本书既可供高等学校各相关专业,尤其是药学专业学生阅读,也可为从事药学、化学及生物学等研究工作的研究生、教师和科技人员提供参考。全书共分 8 章,包括绪论、色谱分析理论基础、药物气相色谱分析法、药物高效液相色谱分析法、药物毛细管电泳分析法、药物超临界流体色谱分析法、药物手性色谱分析法和色谱联用技术。各章编写分工如下:周婕(前言、第二章和第七章)、杜斌(第一章)、王蕾(第三章)、史进进(第四章)、姚寒春(第五章)、刘卫(第六章)、李杨(第八章)。

由于编者水平有限,书中难免有不足甚至错误之处,敬请广大专家和读者批评指正。

编　者
2017 年 10 月

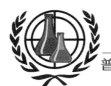

目录

普 通 高 等 教 育 药 学 专 业

"十三五"系列教材

第一章　绪　论

第一节　色谱法发展简史

一、色谱法的产生

1906 年，俄国植物学家米哈伊尔·茨维特(Tswett)，在研究植物叶子的组成时，以碳酸钙为吸附剂，把干燥的碳酸钙粉末装在竖立的玻璃柱中，将植物叶子的石油醚萃取液倒入管中，萃取液所含的色素吸附在管内上部的碳酸钙上，再用纯净的石油醚洗脱被吸附的色素，经过一段时间的洗脱，植物色素在碳酸钙柱中实现分离，由一条色带分散为数条平行的色带，当时 Tswett 把这种色带称为"色谱"。在这一方法中，玻璃管被称为"色谱柱"，管内填充物碳酸钙称为固定相(stationary phase)，冲洗剂石油醚称为流动相(mobile phase)，茨维特开创的方法称为液-固色谱法 (liquid-solid chromatography，LSC)。将具有不同颜色的色带填充剂挤压出来，分段切割，然后对已分开的组分加以鉴定，这就形成了经典色谱法的源头。随着色谱法的不断发展，这种技术不仅被用于分离有色物质，而且还用于无色物质的分离，色谱的"色"字虽已失去原有意义，但色谱名词仍沿用至今。

二、色谱法的发展历程

色谱法从 20 世纪初发明以来，经历了一个多世纪的发展，到今天已经成为最重要的分离分析手段，广泛地应用于诸多领域，如石油化工、有机合成、生理生化、医药卫生、环境保护，乃至空间探索等。将一滴含有混合色素的溶液滴在一块布或一片纸上，随着溶液的展开可以观察到一个个同心圆环出现，这种层析现象虽然古人就已有初步认识并有一些简单的应用，但首先认识到这种层析现象在分离分析方面具有重大价值的是俄国植物学家 Tswett。Tswett 关于色谱分离方法的研究始于 1901 年，两年后他发表了研究成果"一种新型吸附现象及其在生化分析上的应用"，提出了应用吸附原理分离植物色素的新方法。三年后，他将这种方法命名为色谱法。色谱法这个词是由颜色(color)和图谱(graph)这两个词根组成的。由于 Tswett 的开创性工作，因此人们尊称他为"色谱学之父"，而以他的名字命名的 Tswett 奖也成为色谱界的最高荣誉奖。

Tswett 并非著名科学家，他对色谱的研究以俄文发表在俄国的学术杂志之后不久，第一次世界大战爆发，欧洲正常的学术交流被迫终止。这些因素使得色谱法问世后 20 余年间发展非常缓慢，直到 1931 年，德国柏林威廉皇帝研究所的库恩(Kuhn)将 Tswett 的方法应用于叶红素和叶黄素的研究，此后用这种方法分离了 60 多种此类色素，kuhn 的研究获得了广泛的承认,也让科学界接受了色谱法。以后的一段时间内,以氧化铝为固定相的色谱法在有色物质的分离中取得了广泛应用,这就是今天的吸附色谱。液-固吸附色谱的进一步发展有赖于瑞典科学家 Tiselius(1948 年诺贝尔化学奖获得者)和 Claesson 的努力,他们创立了液相色谱的迎头法和顶替法。

分配色谱法是由英国著名科学家 Martin 和 Synge 创立的,他们因此而获得 1952 年的诺贝尔化学奖。1941 年,Martin 和 Synge 采用水饱和的硅胶为固定相,含乙醇的氯仿为流动相分离乙酰基氨基酸,在此基础上提出塔板概念并建立了塔板理论,他们在这一工作的论文中预言用气体代替液体作为流动相分离各类化合物的可能性。1951 年,Martin 和 James 报道了用自动滴定仪做检测器分析脂肪酸,创立了气-液色谱法。1956 年,van Deemter 等在前人研究的基础上发展了描述色谱过程的速率理论。1958 年,Golay 首先提出了分离效能极高的毛细管柱气相色谱法,发明了玻璃毛细管拉制机,从此气相色谱法超过最先发明的液相色谱法而迅速发展起来,今天我们常用的气相色谱检测器也几乎是在 20 世纪 50 年代发展起来的。1965 年,Giddings 总结和发展了前人的理论,为色谱的发展奠定了理论基础。20 世纪 70 年代发明了石英毛细管柱和固定液的交联技术。

早在 1938 年,N. A. Izmailor 和 M. S. Schraiber 首次在显微镜载玻片上涂布的氧化铝薄层上,用微量圆环技术分离了多种植物酊剂中的成分,而成为最早的薄层色谱法。20 世纪 50 年代,J. G. Kirchner 及 J. M. Miller 等在上述方法的基础上以硅胶为吸附剂,煅石膏为黏合剂涂布于玻璃板上制成硅胶薄层,成功地分离了挥发油,从而发展了薄层色谱法。此后,E. Stahl 对薄层色谱法的标准化、规范化以及扩大应用范围等方面进行了大量工作,其于 1965 年出版了《薄层色谱》一书,使薄层色谱法日趋成熟。20 世纪 80 年代以来,随着薄层色谱法的仪器化,出现了高效薄层色谱法(high performance thin-layer chromatography,HPTLC),也称现代薄层色谱(Modern TLC),这是在经典 TLC 基础上发展起来的一种更为灵敏的定量薄层分析技术。同时,20 世纪 60 年代末,把高压泵和化学键合相用于液相色谱,出现了高效液相色谱法(high performance liquid chromatography,HPLC)。20 世纪 80 年代初超临界流体色谱(supercritical fluid chromatography,SFC)兴起。而在 20 世纪 90 年代毛细管区带电泳(capillary zone electrophoresis,CZE)得到广泛应用。同时集 HPLC 和 CZE 优点的毛细管电色谱在 20 世纪 90 年代后期受到关注。自 Tswett 提出色谱名词之后,至气相色谱法(含毛细管色谱法)的创立是现代色谱法的第一个里程碑,色谱-光谱联用技术、高效液相色谱法及毛细管电泳法可分别视为色谱法的第二、第三及第四个里程碑,21 世纪色谱技术在生命科学与医药领域中也发挥着重要作用。

三、色谱法的进展

色谱法是分析化学领域中发展最快、应用最广的分析方法之一,这是因为现代色谱法具有分离与分析两种功能,能排除组分间的相互干扰,逐个将组分进行定性、定量分析,而且还可制备纯组分。因此,在药物分析中,对于成分复杂的药品(如中药材、中成药、复方制剂等)分析、杂质检查、痕量分析或含量相差悬殊成分的分析课题,通常都首选色谱法,在各国药典中都大量收载色谱法,并呈明显上升趋势,是有力的证明。有报道显示:气相色谱仪的销售在世界市场上高达 10 亿美元,并将以 3%~4% 的速度逐年增长。之所以如此,是由于气相色谱的灵敏度高、分析速度快、定量精度高,尤其是毛细管气相色谱法在分析更为复杂的混合物时,将能发挥重要作用,未来的发展趋势是增强自动化和各种联用技术。气相色谱-质谱联用仪(GC/MS)将以5%~10%的速度递增,气相色谱/傅氏红外光谱联用仪(GC/FTIR)会维持现状,气相色谱/核磁共振波谱联用仪(GC/NMR)有商品仪器问世。

21世纪,HPLC已发展成为包括中国药典在内的各国药典中使用频率最高的一种仪器分析方法,以6%~8%的速度增长,其中较活跃的领域是离子对色谱、疏水作用色谱、手性分离及反相色谱。HPLC除具有GC的优点外,还具有应用广,可进行制备分离的特点。多维色谱,如LC-LC-MS等用于药物、蛋白质、多肽结构测定,并使整个操作完全自动化,这是21世纪色谱分析的发展方向之一。在某种程度上,没有色谱法就没有人类社会发展的今天。

GC和HPLC在分离分析领域发展最好,是极为成功的范例,而SFC则处于失利的境地,SFC是Giddings和Myers早在20世纪60年代就进行了先驱性的研究工作,在20世纪80年代初期掀起SFC的热潮,而且当时认为SFC将掀起分析方法的革命,但是目前各大公司却纷纷撤销SFC的推销,放弃进一步开发SFC的计划,毫无疑问SFC具有一些独特用途,但是它被挤在气相色谱和高效液相色谱之间,而GC和HPLC已成为广泛应用的技术。薄层色谱法在自动化程度、分辨率及重现性等方面仍不如GC和HPLC,被认为只是一种定性和半定量的方法。但近年来,薄层色谱法操作正走向标准化、仪器化和自动化,如自动点样仪、自动程序多次展开仪、薄层扫描仪等多种仪器出现,还引入了强制流动技术,使薄层色谱法发展成为具有相当好的重现性、准确性和精密度的定量分析方法。

毛细管电泳是20世纪80年代崛起的一种新的高效分离技术,具有高效、低耗、快速等特点。1981年,Torgenson和Lukacst提出了内径小于80 μm的毛细管中,轴向扩散是影响柱效的主要因素。他们使用75 μm内径,100 cm长的毛细管,柱上荧光检测,30 kV的高压,分离氨基酸与多肽物质,获得了40万理论塔板数,并实现了正负离子的同时分离,此项工作被认为是当今毛细管电泳技术发展的里程碑。由于具有惊人的高柱效,自问世以来引起了分析工作者的极大兴趣,许多色谱学家希望它能解决一切分离问题。但他们失望了,虽然其中CZE具有很高的柱效,但分离因子不能灵活调节,使其难以成为定量分析的手段,其分析结果的偏差比HPLC大一个数量级,这阻碍了它大规模使用,目前主要处于研究阶段。

现代电色谱(electro-chromatography,EC)成为这一领域的奇葩,研究者们希望能够成功,但EC和CZE驱动流动相的方法一样,均使用电渗流,其流动速度的不稳定造成定量分析的误差,要使其达到成熟的应用阶段必须具备:①便于使用,操作成本低;②可解决至少一个分析化学中的重要问题;③可获得准确,可重复的定量分析结果。20世纪60年代的GC和70年代的HPLC即是如此,SFC、CZE和EC均是重要的分离分析技术,都有各自独特的优点,它们若能满足上述要求将会得到广泛的应用。CZE还是具有极大的发展空间的,它在分析生物大分子中有非常突出的优点,只要能明显提高其定量分析精度,将成为极其重要的分析方法。

联用技术已成为药物分析领域一个主要的发展方向。色谱联用技术一般分为色谱-

光谱联用与色谱-色谱联用两大类。在色谱-光谱联用仪器中，色谱部分"司分离"，光谱部分"司鉴定"，两者互为补充，各取其长。因而色谱-光谱联用技术成为当今最重要的分离、分析方法。自 20 世纪 60 年代出现第一台气相色谱-质谱联用仪（GC-MS）后，许多联用仪相继问世，尤其在 80 年代，各种联用技术、联用仪逐渐成熟。已经商品化的联用仪除 GC-MS 外，常见的还有气相色谱-傅里叶变换红外吸收光谱联用仪（GC-FTIR）、高效液相色谱-紫外吸收光谱联用仪（HPLC-DAD）、高效液相色谱-质谱联用仪（HPLC-MS）、超临界流体色谱-质谱联用仪（SFC-MS）、薄层色谱-紫外吸收光谱联用仪（TLC-UV）及毛细管电泳-质谱联用仪（CE-MS）等。近年来又出现了毛细管电色谱-质谱联用及高效液相色谱-核磁共振波谱联用仪（HPLC-NMR）等联用技术或联用仪商品。其中高效液相色谱-光谱联用技术是 20 世纪 80 年代初出现的二极管阵列检测器，它能给出每个色谱峰的 HPLC-UV 三维谱，并可同时获得定性定量信息。20 世纪 90 年代初，出现的软电离源接口：电喷雾离子源（ESI）及大气压化学电离源（APCI）接口，使 HPLC-MS 联用技术成熟。HPLC-MS 能提供色谱组分丰富的定性与结构信息，已成为当今应用最多的联用技术，是生物样品、医学研究及中药分析最重要的分析手段之一。

　　毛细管电泳-质谱联用技术是 20 世纪 90 年代末期才发展起来的最新联用技术，利用毛细管电泳的高分离能力与质谱的高灵敏性相结合，是强-强联合的仪器。该联用装置与液相色谱-质谱联用仪（LC-MS）有许多相似之处，主要区别是：CE 背景电解质的流量远小于 HPLC 流动相的流量，故 CE-MS 与 LC-MS 的接口有较大差异。CE 对于复杂成分微量样品的分离已显示巨大的潜力，但对于定性分析一直是个难题。CE-MS 商品仪器的出现，为毛细管电泳的定性问题，提供了有力的手段。但由于质谱仪接口的限制，在联用时，只能用含有挥发性缓冲盐的背景电解质，因而严重影响了 CE 的分离效果，此缺点是 CE-MS 联用亟待解决的问题。20 世纪末，毛细管电色谱-质谱联用技术（CEC-MS）兴起，虽然 CEC-MS 刚刚起步，但就 CEC 可以不用含有非挥发性缓冲盐的流动相仍然具有高选择性及高分离能力的特点而言，有望解决 CE-MS 的难题。

　　20 世纪末推出 600~800 MHz 的超导核磁共振波谱仪，检测灵敏度大幅度提高，才使高效液相色谱-核磁共振波谱联用技术成为可能，因此出现了数种商品仪器。由于核磁共振波联用仪（NMR）具有最好的定性特征性与重复性，理论上也应是最重要的联用技术。但事实上，由于 NMR 的检测速率大多低于 HPLC 的出峰速率，因此目前多是将色谱组分采取"回路收集"后再检测的方法，故应视为"准在线联用"仪器。

　　色谱-色谱联用法是指两种色谱方法的联用，也称为二维色谱法。其目的是用一种色谱法补充另一种色谱分离效果上的不足。常见的有全二维气相色谱法（GC-GC）、高效液相色谱-气相色谱联用（HPLC-GC）、高效液相色谱-高效液相色谱联用（如 ODS-SEC、ODS-IEC 等，也称为柱切换技术）、高效液相色谱-薄层色谱联用法（HPLC-TLC）及二维薄层色谱法（双向展开或两种薄层板）。由于有的联用装置具有绘制三维图谱的功能，因此可以得到色谱-色谱联用法的二维谱（虽然为三维坐标图谱，因是两种色谱法联用，故习惯上称为二维谱）。色谱-色谱联用法可以提高分离效果，获得更多的定性分析信息。如用薄层色谱法研究人参成分，一维展开仅得 19 个斑点，而用双向展开，则可获得 35 个斑点，用 CS-9000 薄层扫描仪扫描，可得到很漂亮的薄层色谱二维谱。

全二维气相色谱法是20世纪90年代初才发展起来的一种新技术。它是将两根气相色谱柱通过调制器以串联方式结合而成的多纤维气相色谱技术。该技术不仅提高了色谱系统的分辨率，而且其峰容量是2根色谱峰容量的乘积。全二维气相色谱法特别适用于具有一定挥发性的复杂成分样品的分离分析，如石油化工样品、中药样品等。

微流控芯片（microfluidic chip，MFC）分析系统是1992年Manz与Harrison等发表了首篇在芯片上完成毛细管电泳分离的论文被命名的。1995年，美国加州大学Berkeley分校的Mathies研究组，在微流控芯片上成功地实现了高速DNA测序。1996年，Mathies等又实现了在微流控芯片上多通道毛细管电泳DNA测序。1999年，Agilent公司与Caliper联合研制出首台微流控芯片商品化仪器。近年来，MFC分析技术飞速发展，备受重视，已成为生命科学研究的最重要手段。

第二节　色谱法的定义与分类

一、色谱法的定义

色谱法或色谱分析也称之为层析法，是一种非自发、需耗能（由高压气体或液体提供）的物理或物理化学分离分析方法。特别是在近20多年中，由于气相色谱法、高效液相色谱法及薄层扫描法的飞速发展，而形成一门专门的学科——色谱学，已被广泛用于各个领域，成为多组分混合物最重要的分离分析方法。它利用混合物中不同组分在互不相溶的固定相与流动相之间的吸附、溶解或离子交换等相互作用存在的差异进行分离，当溶质在两相间相对移动时，各组分在两相间进行多次分配，使得性质不同的各个组分随流动相移动的速度产生差异而被分离。可完成这种分离的仪器即色谱仪，分配系数大的组分迁移速度慢，反之则迁移速度快而被分离。

二、色谱法的分类

色谱法从不同的角度，有不同的分类方法，通常可按分子聚集状态、固定相使用方式、分离机制及使用领域进行分类。

1. 按流动相和固定相的聚集状态分类

（1）按流动相的聚集状态分类　在色谱中流动相可以是气体、液体或超临界流体，相应分为气相色谱法（gas chromatography，GC）、液相色谱法（liquid chromatography，LC）和超临界流体色谱法（supercritical fluid chromatography，SFC）。

（2）按固定相的聚集状态分类　色谱中的固定相可以是固体或液体。因此，气相色谱法又可分为气-固色谱法（gas-solid chromatography，GSC）与气-液色谱法（gas-liquid chromatography，GLC），前者是以气体为流动相，固体为固定相的色谱，后者是以气体为流动相，液体为固定相的色谱。液相色谱又可分为液-固色谱（liquid-solid chromatography，LSC）和液-液色谱（liquid-liquid chromatography，LLC），前者是以液体为流动相，固体为固定相的色谱；后者是以一种液体为流动相，另一种液体为固定相的色谱。

2. 按固定相使用的方式分类

按固定相使用的方式可以分为柱色谱法、平面色谱法及逆流分配色谱法等类别。

(1)柱色谱法(column chromatography)　将固定相装在色谱柱里,色谱过程在色谱柱内进行。按色谱柱粗细,可分为一般柱色谱法、毛细管(柱)色谱法(capillary chromatography)及制备色谱法(preparative chromatography)等类别。按固定相填充情况,又可分为填充柱色谱法(packing chromatography)、整体柱色谱法(monolithic column chromatography)及开口柱色谱法(open tubular column chromatography)三类。填充柱色谱法又可分为填充液相色谱法(packing liquid chromatography)、填充气相色谱法(packing gas chromatography)及微填充柱色谱法(micro-packing chromatography)等。GC 与 HPLC 及SFC 等属于柱色谱法范畴。HPLC 与经典液相柱色谱法不同,主要在于色谱柱内填料的性能不同。前者采用高效固定相,而后者为一般固定相。其次是装置不同,前者仪器化,后者手工操作。

(2)平面色谱法(planar chromatography)　系色谱过程在固定相构成的平面上进行的色谱法。又分为纸色谱法(paper chromatography,PC)、薄层色谱法(thin layer chromatography,TLC)、薄膜色谱法(thin film chromatography,TFC)及薄层电泳法(thin layer electrophoresis,TLE)等。用滤纸做固定液载体的色谱法称为纸色谱法。将固定相铺在玻璃板或铝箔板上,构成一定厚度的薄层板,用这种薄层板进行分离分析的方法称为薄层色谱法。薄膜色谱法与薄层色谱法类似,主要区别在于它的固定相是用高分子材料制成的薄膜。用硅胶 G 薄层、凝胶薄层或其他薄层为载体,在一定条件下给以稳定的直流电时,液体介质中的带电微粒(离子、两性分子、胶粒等)在电场作用下产生定向运动,因迁移速度不同而分离的方法,称为薄层电泳法。由于混合物各组分所带电荷性质、数量或质量的不同,在同一电场作用下,各组分在薄层上泳动的方向和速度不同,因此在一定时间内各自移动的距离也不同,从而达到分离鉴定的目的。

(3)逆流分配色谱法(countercurrent distribution chromatography)　又称逆流分溶法、逆流分布法或反流分布法,属液相色谱法的范畴。它是一种连续操作的多次液液提取的分离技术,可得到类似于色谱法的分离。也可视为不使用固体支持介质的液液分配色谱法。柱材料为空的聚四氟乙烯管或玻璃管。选用不相混溶的两相溶剂系统,其中一相作为固定相并依靠重力或离心力保留在柱中,另一相作为流动相,按分配系数的差异进行分离,已被广泛应用于天然产物的制备分离。

平面色谱法及逆流分配色谱法的流动相都是液体,因此这些方法都属于液相色谱法的范围。

3. 按分离机制分类

按色谱过程的分离机制可将色谱法分为:吸附色谱法、分配色谱法、化学键合相色谱法、体积排阻色谱法、离子交换色谱法、亲和色谱法、毛细管电色谱法及毛细管电泳法等类别,前4种为基本类型色谱法。

(1)吸附色谱法(adsorption chromatography)　所用固定相为吸附剂,利用样品组分在吸附剂上的吸附系数(吸附能力)差别而分离。

(2)分配色谱法(partition chromatography)　其固定相为液体,利用样品组分在固定相与流动相中的溶解度不同,从而分配系数有差别而分离,LLC 与 GLC 都属于分配色谱法范围。流动相的极性大于固定相极性的液相色谱法,称为反相(reversed phase,RP)色谱法;反之,称为正相(normal phase,NP)色谱法。分配色谱法的固定相的涂渍有两种方法:物理法与化学法,前者多用于 GLC。由于物理涂渍的固定液在液相色谱中易被液体流动相洗脱,故在 HPLC 中多用化学法键合,这种固定相具有分配和吸附两种性能。

(3)化学键合相色谱法(chemical bonded phase chromatography,CBPC)　将固定相的官能团键合在载体表面,所形成的固定相称为化学键合相。用化学键合相的色谱法称为化学键合相色谱法,简称键合相色谱法。化学键合相可作为液-液分配色谱法、离子交换色谱法、手性化合物拆分色谱法及亲和色谱法等色谱法的固定相。由于化学键合相的官能团不易流失,因此化学键合相在各类高相液相色谱中应用广泛。反相键合相色谱法或称反相高效液相色谱法(RPHPLC)是应用最广泛的色谱法,它还可派生出两种色谱法:在RPHPLC 的流动相中加入离子对试剂或离子抑制剂(弱酸、弱碱或缓冲盐),则分别称为离子对色谱法(ion pair chromatography,IPC)及离子抑制色谱法(ion suppression chromatography,ISC)。

(4)体积排阻色谱法(size exclusion chromatography,SEC)　也称为凝胶色谱法,是以一定尺寸的多孔固体为固定相,以液体为流动相,按分子尺寸大小进行分离的方法,即渗透系数差别而分离。按流动相的性质不同(亲油或亲水)分为凝胶渗透色谱法(gel permeation chromatography,GPC)及凝胶过滤色谱法(gel filtration chromatography,GFC),多用于高聚物分子量分布和含量的测定。

若所用的固定相不是具有三维立体孔结构的凝胶,而是线性高分子溶液(无胶筛分介质),则可称为无胶筛分色谱法(non-gel sieving chromatography,NGSC)。广泛应用于毛细管电泳中,但筛分机制与凝胶相反。

(5)离子交换色谱法(ion exchange chromatography,IEC)　用离子交换树脂为固定相的色谱法称为离子交换色谱法,这种方法是依据样品离子与固定相的可交换基团交换能力(交换系数)的差别而分离。

(6)亲和色谱法(affinity chromatography)　将具有生物活性(如酶、辅酶、抗体等)的配位基键和到非溶性载体或基质表面上形成固定相。利用蛋白质或生物大分子与亲和色谱固定相表面上配位基的亲和力进行分离的色谱法,称为亲和色谱法。这种方法专用于分离与纯化蛋白质等生化样品。

(7)毛细管电色谱法(capillary electro chromatography,CEC)　其分离机制是靠色谱与电场两种作用力,依据样品组分的分配系数及电泳速度差别而分离。该法可分为填充毛细管电色谱法及开管毛细管电色谱法两大类。前者是将细粒径固定相填充在毛细管柱中,后者是把固定相的官能团键合在毛细管内壁表面上而形成的色谱柱。毛细管电色谱法是最新的色谱法,柱效可达 10^6 片/m,其快速、经济、应用广,是最有前途的分析方法。

(8)毛细管电泳法(capillary electrophoresis,CE)　样品在毛细管内的液体介质中,在电场力作用下的分离分析方法称为毛细管电泳法。它已成为生命科学最重要的研究手段之一。毛细管电泳法可分为多种类别,常见的有毛细管区带电泳法(capillary zone electrophoresis，CZE)、胶束电动毛细管色谱法(micellar electrokinetic capillary chromatography，MECC)及毛细管等电聚焦(capillary isoelectric focusing，CIEF)电泳法等。MECC及CIEF的分离机制是靠色谱和电场两种作用力，因此属于广义的毛细管电色谱法。虽然CZE是纯正的电泳法，但由于毛细管电泳法与色谱法同为分离分析方法，且有诸多相似之处，通常把毛细管电泳法视为色谱法的一个分支及重要发展。

4. 按使用领域对色谱仪的分类

(1)分析型色谱仪　可分为实验室用色谱仪和便携式色谱仪。分析型色谱仪主要用于各种样品的分析，其特点是色谱柱较细，分析的样品量少。

(2)制备型色谱仪　可分为实验室用制备型色谱仪和工业用大型制造纯物质的制备色谱仪，可以完成一般分离方法难以完成的纯物质制备任务，如纯化学试剂的制备，蛋白质的纯化。

(3)专属型色谱仪　只用于分析某一类化合物的色谱仪，如氨基酸自动分析仪，它属于液相色谱仪的范畴。

第三节　色谱法与其他方法的比较

一、色谱法的优点

1. 分离效能高

如毛细管气相色谱柱理论塔板数可达每米7万~12万，毛细管电泳柱有几十万理论塔板数，而凝胶毛细管电泳柱可达上千万理论塔板数的柱效，几十种甚至上百种性质类似的化合物可在同一根色谱柱上得到分离，能解决许多其他分析方法无能为力的复杂样品分析。

2. 应用范围广

它几乎可用于所有化合物的分离分析，从有机物、无机物、低分子或高分子化合物，到有生物活性的生物大分子都可进行分离和测定。

3. 分析速度快

一般在几分钟到几十分钟即可完成一次复杂样品的分离和分析。

4. 样品用量少

微升，甚至纳升级的样品就可完成一次分离分析。

5. 灵敏度高

随着信号处理和检测器制作技术的进步，不经过预浓缩可以直接检测10^{-9}g级的微量物质。如气相色谱可以分析几纳克的样品，火焰离子化检测器(flame ionization detector，FID)可达10^{-12}g/s，电子捕获检测器(electron capture detector，ECD)达10^{-13}g/s；检测限为10^{-9}g/L和10^{-12}g/L。

6. 选择性好

通过选择合适的分离模式和检测方法，可以只分离或检测所需部分的物质。

7. 多组分同时分析

在很短的时间内(20 min 左右),可以实现几十种成分的同时分离与定量。

8. 分离分析一次完成

可和多种波谱分析仪器联用,如质谱、红外等。

9. 易于自动化

分离与分析自动完成,可在工业流程中使用。

二、色谱法的不足

任何分析方法都有它的优点,同时也存在某些缺点。色谱法的优点是突出的,但也有缺点,即对所分析对象的鉴别能力较差,一般来说色谱的定性分析是靠保留值定性,但在一定的色谱条件下,一个保留值可能对应多个化合物,所以色谱方法要和其他方法配合才能发挥更大的作用。

三、色谱技术在药学领域的应用

用现代化的分析方法科学、有效和全面地控制药物的质量,了解药物在复杂体系中的作用规律,一直是药物分析界努力探索的重要方向,其研究的焦点和难点主要集中在以下几个方面:①复杂体系,即药物往往不是以纯净的形式存在,而是处在复杂的混合体系中。从各种药物制剂、天然药物、生化药物到体液、环境中的药物分析,无不伴随着复杂介质的干扰。②所要求研究药物成分的量不断降低,从常量到微量,再到痕量,甚至要达到分子水平的检测。解决"复杂基质中的微量(痕量)药物成分分析"需要当前最先进的分析技术和方法。

在近几年的药物分析技术不断发展过程中,HPLC 当之无愧地成为应用最为广泛的实验技术。其中反相色谱技术是解决原料药含量测定、稳定性研究等问题时最为常见的分离模式,通常采用内径为 5 μm 的硅胶键合相,150 mm 或 250 mm 标准长度的色谱柱及紫外检测技术。光电二极管阵列(diode array detector,DAD)检测方法因其能提供在线光谱信息,从而实现峰纯度检查等,逐渐普及并开始成为常规检测手段。色谱工作者们从未间断对 HPLC 固定相及检测技术进行研究和改进,从而适应复杂介质中微量药物分析的要求。虽然 C18、C8 及 CN 基柱仍为现阶段药物分析色谱固定相的主流,但各种新型固定相如整体柱、分子印迹聚合物、小粒径硅胶型固定相及非硅胶型固定相等不断涌现。低于 3 μm 粒径的固定相和高压输送色谱系统促成了新型 HPLC 分离模式——超高效液相色谱系统(UPLC)的诞生和发展,并已经开始在药物分析领域发挥作用。HPLC 分析灵敏度的提高很大程度上取决于使用的检测器,因此检测技术是药物色谱分析的热点。目前,除了常规的紫外检测器外,质谱(mass spectrum,MS)检测器因其灵敏度高及通用性好已有逐渐普及的趋势,化学发光检测器(chemiluminescence detector,,CLD)因其结构简单、灵敏度高、专属性好;蒸发光散射检测器(evaporative light-scattering detector,ELSD)因其通用性强等特点均已在药物分析中广泛应用。

电动力学色谱(EKC)技术的发展主要是针对分离介质,各类非水介质因其在黏度、介电常数及选择多样性等区别于水溶液体系的特点而用于某些水不溶性药物、难分离药物的分离分析中。CEC 手性分离技术的研究集中在各类特殊的手性固定相的开发,包括纤维素键合硅胶、β-环糊精手性固定相、α_1 酸性糖蛋白和黏蛋白固定相等。这类固定相的优点在于广泛使用于各种分离介质,另外也展现出不同于其他手性分离介质的特性,从而拓展了手性药物的分离领域。

其他分离分析技术,如 GC 仍主要应用于挥发性药物及药物中残留有机溶剂的分离分析中;TLC 和高效薄层色谱法(high performance thin-layer chromatography,HPTLC)则集中于药物纯度及稳定性研究中;SFC 的研究尤其适用于分离天然药物、极性药物和手性药物。由于中等大小的极性分子似乎易受 CO_2 和 N_2O 良好的超临界作用而形成溶剂化物,如与离子化检测器相连,显示出极大的应用前景。

由此可见,色谱法在药物分子中的重要地位。在医学上,诸如生命科学研究、临床诊断、病理研究、药物动力学研究以及法医鉴定等,都广泛应用色谱法。毛细管电泳法已成为生命科学研究必不可少的手段。

第二章　色谱分析理论基础

色谱技术的基础理论主要可归纳为热力学理论与动力学理论两个方面。热力学理论是从相平衡的观点来研究色谱分离过程的,以塔板理论为代表。动力学理论是从动力学观点,去研究色谱过程中各种动力学因素对柱效的影响,以范弟姆特方程(Van Deemter equation)方程式为代表。由于色谱分离过程受热力学因素与动力学因素的双重影响,因此色谱流出曲线的形状及其影响因素可用这些理论来说明,而色谱流出曲线,则用色谱参数来具体描述。

第一节　色谱参数

一、色谱流出曲线与色谱峰

1. 色谱流出曲线

在色谱分析的过程中,试样经色谱柱分离后的各组分随流动相先后进入检测器,并由检测器将浓度信号转换为电信号,再由记录仪记录下来,这种电信号强度随时间变化而形成的曲线,称为色谱流出曲线,即色谱图(chromatogram),见图2-1。

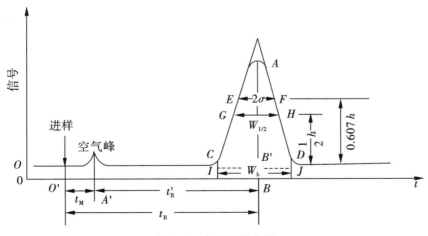

图2-1　色谱流出曲线

由于所记录的电信号强度与各组分的浓度是成正比的,所以,色谱流出曲线实际上是浓度-时间(C-t)曲线。

2. 基线

（1）基线（baseline）　在正常实验操作条件下，没有组分流出，只有流动相通过检测器时的信号-时间曲线。基线是仪器（主要是检测器）正常工作与否的衡量标准之一。正常的基线是一条平行于时间轴的直线，在图 2-1 中 *OC* 线为基线。

（2）噪声（noise，N）　各种偶然因素引起的基线起伏现象，见图 2-2。

（3）基线漂移（baseline drift，d）　基线随时间朝某一方向的缓慢变化，如图 2-2 所示。基线漂移主要是实验条件不稳定所引起的。

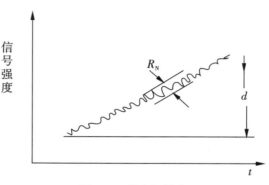

图 2-2　噪声与漂移

3. 色谱峰

（1）正常色谱峰　色谱流出曲线上的突起部分称为色谱峰（peak）。每一个峰代表样品中的一个组分。如图 2-3（a）所示，正常的色谱峰（又称高斯峰）为对称正态分布曲线，曲线有最高点，以此点的横坐标为中心，曲线对称的向两侧快速单调下降。

（2）不正常色谱峰　不正常色谱峰有两种：①拖尾峰（tailing peak）。前沿陡峭，后沿拖尾的不对称色谱峰称为拖尾峰，如图 2-3（b）所示；②前沿峰（lead peak）。前沿平缓，后沿陡峭的不对称色谱峰称为前沿峰，如图 2-3（c）所示。在实际的情况中，以拖尾峰的出现最为常见。

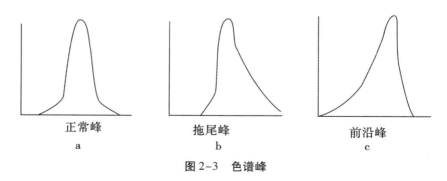

正常峰	拖尾峰	前沿峰
a	b	c

图 2-3　色谱峰

（3）对称因子（symmetry factor，*f*s）　又称拖尾因子（ *T* ），色谱流出曲线上，峰形的正常与否常用对称因子来衡量，如图 2-4 所示。拖尾因子的求算公式为：

$$T = \frac{W_{0.05h}}{2A} \tag{2-1}$$

式中，$W_{0.05h}$ 为 0.05 倍峰高处的峰宽；A 为过峰最高点的直线到峰前沿的距离。当 T 值在"0.95~1.05"的范围时，色谱峰为正常峰；$T < 0.95$ 时，色谱峰为前沿峰；$T > 1.05$ 时，色谱峰为拖尾峰。

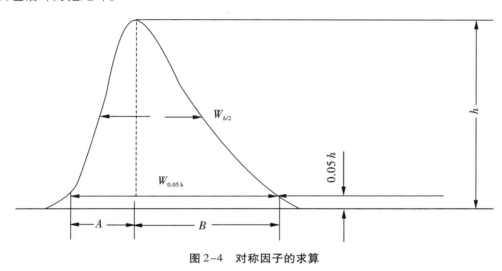

图 2-4　对称因子的求算

（4）峰参数　描述一个样品组分的色谱峰参数有峰高（或峰面积）、峰位和峰宽。其中峰宽是用来衡量柱效的，将在柱效参数中做具体介绍。

1）峰高和峰面积：峰高是色谱峰最高点至基线的垂直距离，用 h 表示，如图 2-4 中的 h 即为峰高；峰面积是色谱峰与基线之间的面积，以 A 表示，对于理想的色谱峰，其值近似为：

$$A = 1.065h \times W_{1/2} \tag{2-2}$$

峰高和峰面积均是色谱进行定量分析的重要依据。

2）峰位：色谱峰的峰位用保留值来描述，常作为定性参数。

以上是对于色谱流出曲线中基本概念的阐述，下面将介绍四类色谱参数：定性参数、柱效参数、相平衡参数和分离参数。

二、定性参数

常用的色谱定性参数有保留时间、保留体积、相对保留值和保留指数，它们体现了各待测组分在色谱柱上的滞留情况。

1. 保留时间

（1）保留时间　从进样开始到某个组分在色谱柱后出现峰极大值时的时间间隔，称为该组分的保留时间（retention time，t_R）。即从进样到柱后某组分出现浓度极大值时的时间间隔，见图 2-1。

（2）死时间　　在固定相上无保留的组分,从进样开始到出现峰极大值时的时间间隔称为死时间(dead time, t_M),见图2-1。如气相色谱用热导检测器时,从注射空气样品到出现空气峰顶的时间,以"s"或"min"为单位;若用氢火焰离子化检测器时,则可用甲烷气测定死时间。

（3）调整保留时间　　扣除死时间后的保留时间即为调整保留时间(adjusted retention time, t'_R),见图2-1。t'_R用公式表示为:

$$t'_R = t_R - t_M \tag{2-3}$$

调整保留时间可以理解为:某组分因溶解于固定相或被固定相吸附的缘故,而比不溶解或不被吸附的组分在柱中多滞留的一些时间。在实验条件(温度、固定相和流动相等)一定时,调整保留时间只决定于组分本身的性质。因此,混合物样品进行色谱分离时,调整保留时间是产生差速迁移的物理化学基础,是色谱法定性的基本参数之一。

2. 保留体积

（1）保留体积　　从进样开始到样品中某组分在柱后出现浓度极大值时,所通过流动相的体积,称为保留体积(retention volume, V_R),又称洗脱体积(线性洗脱体积)。对于具有正常峰形的组分,保留体积即为样品中某组分的一半被流动相带出色谱柱时所需的流动相体积。显然有以下公式:

$$V_R = t_R \times F_C \tag{2-4}$$

式中, F_C 为流动相的流速(mL/min 或 mL/s)。流动相流速 F_C 增大,则保留时间 t_R 相应减小;反之,流速减小,保留时间相应增大。因此,保留体积与流动相流速无关。

（2）死体积　　指填充柱内固定相颗粒间的间隙体积、色谱仪中管路和接头间的体积及检测器内部体积的总和。当后两项小到可忽略不计时,死体积(dead volume, V_M)可由死时间 t_M 和流动相的流速 F_C 来计算,即:

$$V_M = t_M \times F_C \tag{2-5}$$

（3）调整保留体积　　扣除死体积后的保留体积称为调整保留体积(adjusted retention volume, V'_R)。即:

$$V'_R = V_R - V_M \tag{2-6}$$

3. 相对保留值

在一定色谱条件下,待测组分 i 与基准物质 S 的调整保留值之比,称为待测组分 i 对基准物质 S 的相对保留值 $r_{i,s}$,或称为分配系数比。

$$r_{i,s} = \frac{t'_{Ri}}{t'_{Rs}} = \frac{V'_{Ri}}{V'_{Rs}} \tag{2-7}$$

$r_{i,s}$ 只与柱温、固定相和流动相的性质有关,而与柱径、柱长、色谱柱的填充情况及流动相流速变化无关,所以 $r_{i,s}$ 是色谱定性分析的重要参数之一。

当色谱图较复杂时,一般选择接近于色谱图中间的峰作为标准,所以 $r_{i,s}$ 的取值范围不一定小于1。多数情况下,应选择与待测物同类型的物质作为标准物质。

某组分 2 对组分 1 相对保留值,用 $r_{2,1}$ 表示。即:

$$r_{2,1} = \frac{t'_{R2}}{t'_{R1}} = \frac{V'_{R2}}{V'_{R1}} \tag{2-8}$$

$r_{2,1}$ 的大小与柱的选择性有关,$r_{2,1}$ 越大,表示柱选择性越好,相邻两组分分离得越好。因此,$r_{2,1}$ 也称选择性因子,用 α 表示,其与相平衡参数间的关系在本章"五、分离系数"中尚要进一步阐述。

4. 保留指数

(1)保留指数的提出　保留值是最常用的色谱定性参数,但由于不同化合物在相同的色谱条件下往往具有相似或相同的保留值,局限性较大。其应用仅限于当未知物已被确定可能为某几个化合物或属于某类型化合物时,用来作为最后的确证,其可靠性不足以鉴定完全未知化合物。而相对保留值选取标准物作为参照物,虽减少了色谱条件的影响,但在分析多组分复杂混合物时,因其保留值差别很大,也具有如下问题:若只选用一种标准物质测定各组分的相对保留值,显然结果误差很大;若选用多种标准物质,则其在实际过程中的使用将受到很大限制。为克服保留值和相对保留值存在的色谱定性缺点,1958年,克瓦茨(Kovats)提出了保留指数(retention index,I)的概念,用以表示化合物在一定温度下在某种固定液上的相对保留值。

(2)保留指数　保留指数是以一系列正构烷烃作标准的相对保留值,也是一种重现性较好的定性参数。其定义式为:

$$I = 100\left[(\lg X_{Ni} - \lg X_{Nz})/(\lg X_{N(z+1)} - \lg X_{Nz}) + Z \right] \tag{2-9}$$

式中,X_N 为保留值,可用调整保留时间 t'_R 或调整保留体积 V'_R 表示;i 为被测物;Z、$Z+1$ 分别为具有 Z 个或 $Z+1$ 个碳原子的正构烷烃,被测组分的 X_N 值应恰在这两个正构烷烃的 X_N 值之间。正构烷烃的保留指数则人为地定为它的碳数乘以100。

同一物质在同一柱上,其 I 值与柱温呈线性关系,这就便于用内插法或外推法求出不同柱温下的 I 值。其准确度和重现性都很好,误差小于1%,所以只要柱温和固定液相同,就可用保留指数进行定性鉴定,而不必用纯物质。

三、柱效参数

色谱柱的柱效通常是用理论塔板数或有效理论塔板数来衡量,而它们的大小又与色谱区域宽度有直接的关系。

1. 区域宽度

色谱峰区域宽度是色谱流出曲线上的一个重要参数,它的大小反映色谱柱与所选色谱条件的好坏。从色谱分离的角度着眼,希望区域宽度越窄越好,通常度量色谱峰区域宽度有三种方法:

(1)标准偏差　峰高 0.607 倍处色谱峰宽度的一半,称为标准偏差(standard deviation,σ),其单位是长度或时间。如图 2-1 中,EF 的一半即为标准偏差。σ 的大小,说明了组分被流动相带出色谱柱时的分散程度,σ 越小,流出组分的分散程度越小,峰形越窄,柱效越高;反之,σ 越大,流出组分的分散程度越大,峰被展宽,柱效越低。

（2）峰宽   经色谱峰两侧的拐点做切线，在基线上的截距称为峰宽（peak width，W），也称基线宽度，单位是长度或时间，与标准偏差相同。

如图 2-1 所示，过拐点做切线后，两切线与基线构成了等腰三角形，三角形高度一半处的宽度为 2σ，底边为峰宽 W，因此：

$$W = 4\sigma \tag{2-10}$$

（3）半峰宽   色谱峰峰高一半处的峰宽称为半峰宽（half band width，$W_{1/2}$），又称半宽度，如图 2-1 中的 GH 即为半峰宽。峰宽、半峰宽、标准偏差三者的关系为：

$$W_{1/2} = 2\sigma\sqrt{2\ln2} = 2.355\sigma \tag{2-11}$$

$$W = 1.699 W_{1/2} \tag{2-12}$$

峰宽与半峰宽都是由 σ 派生出来的，鉴于 $0.607h$ 不易测定，所以常用峰宽或半峰宽来代表区域宽度来衡量柱效，此外，也用它们计算峰面积。

2. 塔板数和塔板高度

在色谱分离的过程中，色谱柱的柱效主要是由动力学因素所决定的分离效能，常用理论塔板数 n 或理论塔板高度 H 来衡量。理论塔板数与固定相的种类、柱填充情况、柱长、流动相的流速等有关，在液相色谱中，还与流动相的性质有关。

（1）理论塔板数（number of theoretical plate，n）   在 GC 和 HPLC 中，色谱柱理论塔板数的计算式为：

$$n = (t_{\mathrm{R}}/\sigma)^2 \tag{2-13}$$

$$\sigma = \frac{1}{2.355} \cdot W_{1/2} = \frac{1}{4}W \tag{2-14}$$

$$n = 5.54\left(\frac{t_{\mathrm{R}}}{W_{1/2}}\right)^2 = 16\left(\frac{t_{\mathrm{R}}}{W}\right)^2 \tag{2-15}$$

在色谱分离中，死体积与组分的分配平衡无关，对柱效没有贡献，为了消除死体积对柱效的影响，人们常用有效塔板数 n_{eff} 来表示色谱柱的实际柱效，即用调整保留时间 t'_{R} 来代替保留时间 t_{R} 来计算：

$$n_{\mathrm{eff}} = \left(\frac{t'_{\mathrm{R}}}{\sigma}\right)^2 = 5.54\left(\frac{t'_{\mathrm{R}}}{W_{1/2}}\right)^2 = 16\left(\frac{t'_{\mathrm{R}}}{W}\right)^2 \tag{2-16}$$

（2）理论塔板高度（height equivalent to a theoretical plate，H）   可由色谱柱长和理论塔板数计算：

$$H = \frac{L}{n} \tag{2-17}$$

式中，n 为理论塔板数，L 为色谱柱长：

$$H_{\mathrm{eff}} = \frac{L}{n_{\mathrm{eff}}} \tag{2-18}$$

在色谱条件(如色谱柱、柱温等)一定的情况下,理论塔板数越大,塔板高度越小,则色谱柱分离能力越强,柱效越高。实际上,理论塔板数 n 与组分本身的性质有关,因此,在同一色谱柱上,相同的操作条件下,对于不同的组分,其理论塔板数并不相同。

四、相平衡参数

在色谱分离的过程中,混合物中的两个组分要达到完全分离,其中重要的一点是两组分色谱峰间的距离必须足够大,也就是说两组分保留值的差别要足够大。而在色谱过程中,组分在两相间分配情况的差别造成了其迁移速率的差别,进而导致保留值的不同。因此,两组分在柱中分配情况的较大差异才是两色谱峰完全分离的本质。

色谱平衡理论把色谱过程视为相平衡过程,组分在相对运动两相间的分配行为可用相平衡参数(分配系数、容量因子)来进行描述。

1. 分配系数

在一定的温度、压力下,组分在两相之间达到分配平衡时,组分在固定相和流动相中平衡浓度的比值,称为分配系数(partition coefficient, K)。其定义式为:

$$K = \frac{C_S}{C_M} \tag{2-19}$$

式中, C_S 为组分在固定相中的浓度(g/mL), C_M 为组分在流动相中的浓度(g/mL)。

分配系数 K 具有热力学意义,它是由组分和两相(固定相和流动相)的热力学性质决定的,是每一个组分的特征值。也就是说,在色谱条件(固定相、流动相和柱温等)一定,且化合物浓度很稀的情况下,分配系数只取决于物质本身的性质,而与浓度无关。

如图 2-5 所示,在同一色谱条件下,A 和 B 组成的混合物,在流动相的携带下进入色谱柱。起初两组分完全混在一起,随着二者在两相之间连续多次分配过程的进行,A 和 B 逐渐分离开,且组分 B 比 A 后流出色谱柱。这正是由于两者的分配系数不同导致的, $K_A < K_B$。由于组分 B 的分配系数较大,它与固定相之间的作用力较强,使得 B 的前进速率较慢,保留时间 t_R 相对较长,所以后流出色谱柱。

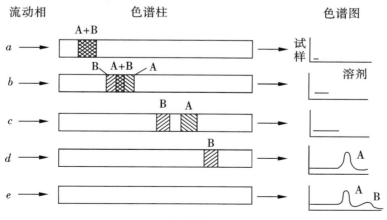

图 2-5 混合物在色谱柱中的分离

2. 容量因子

在一定的温度和压力下,组分在两相间达到分配平衡时的质量之比,称为容量因子(capacity factor, k),也称分配比。其定义式为:

$$k = \frac{m_S}{m_M} \tag{2-20}$$

式中,m_S 为组分在固定相中的质量,m_M 为组分在流动相中的质量。k 值越大,说明组分在固定相中所含的量越大,亦即柱容量越大。

分配系数 K 与容量因子 k 的关系为:

$$K = \frac{C_S}{C_M} = \frac{m_S V_M}{m_M V_S} = k\frac{V_M}{V_S} = k\beta \tag{2-21}$$

$$k = K\frac{V_S}{V_M} = \frac{K}{\beta} \tag{2-22}$$

其中,β 为相比率,是色谱柱中流动相体积与固定相体积之比,即:

$$\beta = \frac{V_M}{V_S} \tag{2-23}$$

而对于空心柱,相比率正比于柱内径 r,反比于固定相膜厚度 d_f,即:

$$\beta = \frac{r}{d_f} \tag{2-24}$$

由关系式(2-21)和关系式(2-22)可知,影响分配系数 K 的因素均对容量因子 k 有影响;而不同的是,容量因子 k 还与两相的体积有关。此外,在色谱法中,由于 V_S 和 V_M 较难测定,因此容量因子 k 比分配系数 K 的应用更加广泛。

五、分离参数

色谱分析的前提是待测组分间的分离,而要达到这个前提,就要对分配系数比进行一下探讨。若待测组分间能够进行分离,而色谱柱的分离效能却无法用前述的参数进行表征,亦即无论柱效参数还是选择性参数均无法反映出分离效能的高低。因此,引入了一个衡量色谱柱综合分离能力的指标——分离度。

1. 分配系数比

分配系数比(α)又称相对保留值或选择性因子,是指混合组分中相邻两组分的分配系数或容量因子或调整保留值之比。其关系式如下:

$$\alpha = \frac{K_2}{K_1} = \frac{k_2}{k_1} = \frac{t'_{R2}}{t'_{R1}} \tag{2-25}$$

式中,K_2、K_1、k_2、k_1、t'_{R2} 和 t'_{R1} 分别代表组分 2 和组分 1,流出色谱柱的顺序是组分 1 在前,组分 2 在后。

由式(2-25)可见,若要分开混合物中相邻的两组分,它们的分配系数、容量因子或保留时间必须不相等。也可以说,容量因子或分配系数不等是混合物色谱分离的先决条件。

2. 分离度

分离度(resolution, R),又称分辨率,是分离参数之一,用于衡量分离效果。它是以双组分的分离情况来制订的,当两组分色谱峰之间的距离足够大,两峰不互相重叠,即保留值有足够的差别,且峰形较窄时,才可以认为两组分达到了较好的分离。因此色谱图上相邻两峰的保留时间之差与峰宽均值的比值称为分离度。其定义式如下:

$$R = \frac{t_{R2} - t_{R1}}{(W_1 + W_2)/2} = \frac{2(t_{R2} - t_{R1})}{W_1 + W_2} \tag{2-26}$$

式中, t_{R1} 、t_{R2} 分别为组分1、2的保留时间; W_1 、W_2 分别为组分1、2的峰宽。

分离度作为两相邻色谱峰分离程度的量度,其值越大,表明两组分的分离情况越好。对于等面积的两个色谱峰,当 $R = 1$ 时,两峰有5%的重合,两峰的分开程度为95%;而当 $R = 1.5$ 时两峰的分离程度可达到99.7%,可认为两峰已完全分离,如图2-6所示。因此, $R = 1.5$ 可作为两峰完全分离的标志。

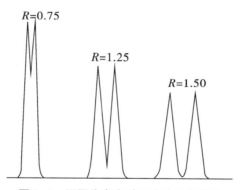

图2-6　不同分离度时两峰的分离情况

可知,从色谱图上得到相关信息后,可以利用公式(2-26)直接计算出分离度。但是,这并不能体现出影响分离度的各因素;其影响因素将在色谱基本方程式中做具体阐述。

六、色谱基本方程式

色谱的基本方程式有:保留方程、柱效方程、分配方程和分离方程。其中,柱效方程和分配方程在以上的内容中已经提到,这里不再重复,下面重点说明保留方程和分离方程。

1. 基本保留方程式

(1)保留时间的方程可表示为:

$$t_R = t_M(1 + K \frac{V_S}{V_M}) = t_M(1 + k) = \frac{L}{u}(1 + k) \tag{2-27}$$

式中, L 为柱长, u 为流动相流速(线速度)。

式(2-27)表明:保留时间与分配系数 K 、容量因子 k 、柱长 L 、流动相的流速 u 以及两相的体积(V_S 和 V_M)相关。其中,热力学因素——分配系数 K 是决定性因素。

(2)保留体积的方程可表示为:

$$V_R = t_R \cdot u = t_M(1 + k)u = V_M(1 + k) = V_M + KV_S \qquad (2-28)$$

式中, V_M 为死体积, KV_S 代表在某组分的 t'_R 时间内流过流动相的体积。在同一色谱柱上, V_M 和 V_S 为定值,因此,某组分保留体积的大小取决于分配系数 K 。

由公式(2-27)和公式(2-28)可知,只有分配系数 K 或容量因子 k 不相等,才能使各组分的保留值不同,进而实现相邻组分的分离。这就再次阐明,分配系数或容量因子的差异,是不同的组分实现色谱分离的决定性因素。

2. 分离方程式

由公式(2-26)可较为方便地依据色谱图来计算相邻两组分的分离度,但是,却无法通过分离条件来预测分离效果的好坏,也无法阐明影响分离度的诸多因素。因此,分离度又可表示为:

$$R = \frac{\sqrt{n}}{4} \cdot \left(\frac{\alpha - 1}{\alpha} \right) \cdot \left(\frac{k_2}{1 + k_2} \right) \qquad (2-29)$$

或 \qquad\qquad\qquad a \qquad\qquad b \qquad\qquad c

$$R = \frac{\sqrt{n_{eff}}}{4} \cdot \frac{\alpha - 1}{\alpha} \qquad (2-30)$$

式中,a 为柱效项,b 为柱选择性项,c 为柱容量项; n 为理论塔板数, α 为选择性因子(或分配系数比,即 $\alpha = K_2/K_1 = k_2/k_1$), k_2 为色谱图上相邻两个组分中第二组分(保留时间长的组分)的容量因子。式(2-29)表明了分离度与柱效、分配系数比及容量因子间的关系。三者对分离度的影响如图2-7所示,理论塔板数 n 影响峰的宽度,分配系数比 α 影响峰间距,容量因子 k 影响峰位。

(1)柱效对分离度的影响 主要受色谱柱的性能(固定相的粒度分布、柱填充均匀程度及柱长等)影响。由公式(2-29)可以看出,分离度 R 正比于理论塔板数 n 的平方根,如图2-7所示,增大理论塔板数 n 可使分离度提高。由公式(2-17)可知,增加柱长或降低塔板高度均可以提高分离度。但是,在增加柱长 L 改善分离度的同时,会使色谱分析时间延长,色谱峰展宽,并且会导致柱压的增大。所以,降低塔板高度 H 来改善分离度是更为合理的方法。对此,可选择性能优良的色谱柱,在优化的条件下操作降低 H 。

(2)选择性对分离度的影响 由公式(2-29)可知,当 $\alpha = 1$ (即 $K_1 = K_2$)时,则 $R = 0$,说明两组分不能实现分离,所以 α 恒大于1。这也说明分配系数不等是分离的前提。

α 虽受柱温的影响,但更主要的是受流动相性质和固定相性质的影响,因此,只有选择适当的固定相和流动相,使不同组分在两相间的作用力存在差别,才能实现分离。如图2-7所示, α 的微小增大都会使分离度显著提高,因此,增大 α 值是提高分离度的最有效的方法。在液相色谱中可通过改变流动相来增大 α ;在气相色谱中则可通过选择合适的固定相来提高 α 值。一般来说,在 $\alpha > 1$ 的前提下,容量因子和理论塔板数越大则分离度越大。

（3）容量因子对分离度的影响　如图2-7所示，增大k值可以提高分离度，但同时色谱分析时间也显著延长。当k值在2~7的范围内时，可使分离度有较好的改变，且分析时间无明显改变，因此k值的适宜范围为2~7。在液相色谱中可改变流动相的性质和组成来改变k值；在气相色谱中，可通过改变固定相的性质和用量或柱温来实现。

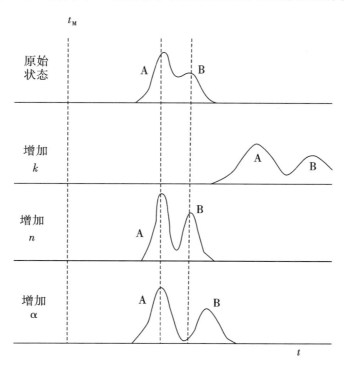

图2-7　容量因子、柱效及分配系数比对分离度的影响

第二节　色谱热力学理论

塔板理论（plate theory）是色谱的热力学平衡理论，最早由马丁（Martin）和辛格（Synge）于1941年提出。其理论是将色谱柱比作一个精馏塔（图2-8），把样品组分在柱中的分离视为在精馏塔中的分馏过程，并将一根连续的色谱柱假设成许多相等的小段组成。柱内每一小段的空间，一部分被固定相填充，剩余的部分被流动相所占据，后者称为一个塔板体积（ΔV_m）。样品组分在相对移动的流动相与固定相之间迅速达到分配平衡，并随流动相转移至下一塔板，再达分配平衡。样品组分经过多次分配平衡后，分配系数小的组分先流出色谱柱，即先离开精馏塔；分配系数大的组分后出柱。由于色谱柱内的塔板数相当多，因此分配系数的微小差异，即可获得较好的分离效果。

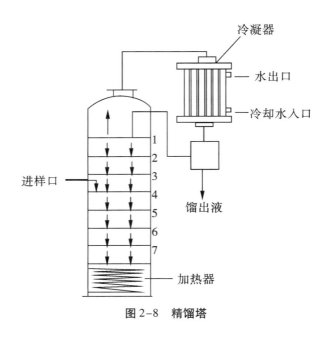

图2-8　精馏塔

一、塔板理论的基本假设

组分被流动相带入色谱柱后在两相中分配,由于流动相的移动速度较快,组分不能在柱内各点瞬间达到分配平衡。但是,为了便于理论的推导,塔板理论提出了一些基本假设,可以归纳为:

(1)在柱内一小段长度 H 内,组分可以很快在两相中达到分配平衡。这样的一个小段称作一个理论塔板(theoretical plate),每一个小段的长度称为理论塔板高度(H)。

(2)流动相进入色谱柱并不是连续进行的,而是间歇式的;并且每次进入一个塔板体积的流动相。

(3)色谱柱内每一小段的塔板高度都是相等的。因此,理论塔板数 n 可用柱长 L 与塔板高度 H 的比值来求算,即:

$$n = \frac{L}{H} \tag{2-31}$$

(4)色谱过程开始时,所有组分和新鲜的流动相均加在第 0 号塔板上,且试样的纵向扩散可以忽略。

(5)分配系数在所有塔板上都是常数,与组分在某一塔板上的量无关。

塔板理论的这些基本假设,实际上是把组分在两相间的连续转移过程,分解为间歇的在多个单个塔板中的分配平衡过程。根据塔板理论,单位柱长的塔板数越大,则组分在通过柱时达到分配平衡的次数越多,柱效越高,分离效果越好。且由理论塔板数的计算式(2-15)可知,对于同一色谱柱,依据不同物质的色谱参数测得的塔板数是不相同的,分配系数 K 较大的物质,其理论塔板数较大。因此,在对色谱柱效进行比较时,既要说明色谱条件,也要说明测定所用的物质。

二、塔板模型的分离过程

塔板理论的假设实际上是用分离机制的分解动作来说明色谱过程的。

假定样品为两组分的混合物,$K_A = 2$,$K_B = 0.5$,根据逆流分配原理来说明液-液分配色谱过程,用二项式定理计算各塔板中 A 和 B 的含量,再用分配系数计算它们各自在固定相与流动相中的含量,结果如表 2-1 所示。表中上格代表组分 A、B 在流动相中的含量,下格代表组分在固定相中的含量。

表 2-1　分配色谱过程模型图($K_A = 2$,$K_B = 0.5$)

进气次数	阶段	塔板号 0 A	0 B	1 A	1 B	2 A	2 B	3 A	3 B	4 A	4 B	相
N=0	进气	1.000	1.000									载气
												固定液
	分配平衡	0.333	0.667									载气
		0.667	0.333									固定液
N=1	进气			0.333	0.667							载气
		0.667	0.333									固定液
	分配平衡	0.222	0.222	0.111	0.445							载气
		0.445	0.111	0.222	0.222							固定液
N=2	进气			0.222	0.222	0.111	0.445					载气
		0.445	0.111	0.222	0.222							固定液
	分配平衡	0.148	0.074	0.148	0.296	0.037	0.297					载气
		0.297	0.037	0.296	0.148	0.074	0.148					固定液
N=3	进气			0.148	0.074	0.148	0.296	0.037	0.297			载气
		0.297	0.037	0.296	0.148	0.074	0.148					固定液
	分配平衡	0.099	0.025	0.148	0.148	0.074	0.296	0.012	0.198			载气
		0.198	0.012	0.296	0.071	0.148	0.148	0.025	0.099			固定液
N=4	进气			0.099	0.025	0.148	0.148	0.074	0.296	0.012	0.198	载气
		0.198	0.012	0.296	0.071	0.148	0.148	0.025	0.099			固定液
	分配平衡	0.066	0.008	0.132	0.066	0.099	0.197	0.033	0.263	0.004	0.132	载气
		0.132	0.004	0.263	0.033	0.197	0.009	0.066	0.132	0.008	0.066	固定液

由表 2-1 可见,经 4 次转移,5 次分配后,分配系数大的组分 A 的浓度最高峰在 1 号塔板,而分配系数小的组分 B 的浓度最高峰在 3 号塔板。因此,可以看到分配系数小的组分迁移速度快,上述仅仅分析了 5 块塔板,4 次进流动相的结果。事实上,一根色谱柱的塔板数为 $10^3 \sim 10^6$,因此,分配系数有微小差别的组分,也能获得良好的分离效果。

三、理论塔板数和塔板高度的计算

理论塔板数和塔板高度是衡量柱效的指标。在本章第一节中,已经介绍了理论塔板数和理论塔板高度的定义,其计算式分别为公式(2-15)和公式(2-17)。

注意:①计算时,式中的保留时间与标准差或者半峰宽的单位需要一致;②公式(2-15)求出的是一根色谱柱的塔板数;③用不同组分计算同一根色谱柱的塔板数时,会出现一定的差别。

例:柱长 2 m,记录纸速 2.0 cm/min,测得苯的保留时间为 1.5 min,其半峰宽为 0.20 cm,求理论塔板高度。

解:

$$n = 5.54 \left(\frac{1.5}{0.20/2.0} \right)^2 = 1.2 \times 10^3$$

$$H = \frac{2000}{1.2 \times 10^3} = 1.7 (\text{mm})$$

若用 t'_R 代替 t_R 计算塔板数,则为有效理论塔板数 n_{eff},见式(2-16);求得的塔板高度为有效理论塔板高度 H_{eff},见式(2-18)。

下面将介绍塔板理论在解释流出曲线的形状(呈正态分布)和浓度极大点的位置等方面的应用。

四、正态分布方程式

在色谱分配的过程中,假设流动相向右移动,固定相不动,但相对于流动相而言,固定相可视为向左移动,组分就在逆向移动的两相中进行分配,故称为逆流分配。在逆流分配中,设第 0 块塔板上的流动相中的组分含量为 q,固定相中的组分含量为 p。经 N 次($N \geqslant 0$)转移后,各塔板上组分含量的分布符合二项式分布,即:

$$(p + q)^N = p^N + Np^{N-1}q + Np^{N-2}q^2 + \cdots + q^N \tag{2-32}$$

式中,p 与 q 的值可依据分配系数的定义式(2-19)来求得。

转移 N 次后,第 r 号塔板上的组分含量 ${}^N X_r$,可由下述通式直接求出:

$$ {}^N X_r = \frac{N!}{r!\,(N-r)!} p^{N-r} q^r \tag{2-33}$$

依据式(2-32)和式(2-33)可求算出组分在各个塔板上的组分含量 X,并对 N 作图,即为二项式分布曲线。当 N 不大时,$N-X$ 曲线如图 2-9 所示。

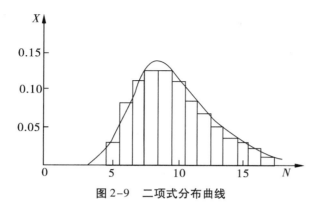

图2-9　二项式分布曲线

当N值很大（$N = n - 1$）时，即理论塔板数很大时，二项式分布曲线则趋向于正态分布，因此，可用正态分布方程式来进行描述。在数学理论中，正态分布的表达式为：

$$Y = \frac{1}{\sigma\sqrt{2\pi}}e^{\frac{-(x-u)^2}{2\sigma^2}}$$　　　　（2-34）

公式（2-34）表达的是Y与x的关系，σ为标准偏差，u为分布均数。当$x = u$时，Y有最大值。将正态分布方程式用于色谱流出曲线，组分浓度（C）与时间（t）的关系可表达为：

$$C = \frac{C_0}{\sigma\sqrt{2\pi}}e^{\frac{-(t-t_R)^2}{2\sigma^2}}$$　　　　（2-35）

公式中，σ为标准偏差，t_R为保留时间，C为任一时间组分的浓度，C_0为某组分的量（峰面积或质量）。

由公式（2-35）可知，当$t = t_R$时，组分浓度C有最大值C_{max}，即：

$$C_{max} = \frac{C_0}{\sigma\sqrt{2\pi}}$$　　　　（2-36）

在色谱流出曲线上，组分浓度的最大值所对应位置就是色谱峰的最高点，因此，C_{max}即为峰高。

由公式（2-35）可知，无论$t < t_R$或$t > t_R$，组分浓度C恒小于C_{max}。浓度C随时间t向峰顶两侧对称的下降，其下降速度取决于标准偏差σ：σ越小，峰形越锐，柱效越高；反之，σ越大，峰越宽，柱效越低。

五、塔板理论的作用与不足

塔板理论是将色谱柱比作精馏塔的半经验式理论，它在解释色谱流出曲线的形状、浓度极大点的位置及数值、色谱峰区域宽度与保留值的关系以及评价柱效等方面取得了很大成功。

但事实上，塔板理论的某些假设与色谱过程的事实并不相符，如流动相进入色谱柱并不是间歇的而是连续进行的;被分离组分在柱中相对流动的两相间并不能瞬间达到分配平衡;样品组分的纵向扩散是不能忽略的等。因此,塔板理论不能说明在同一色谱柱上不同组分所得理论塔板数不同的原因;不能说明同一组分在同一柱上所得塔板数却不同的原因;也不能说明理论塔板数和色谱峰形变化受哪些因素的影响;更无法给出改善柱效的方法。

鉴于塔板理论的众多局限性,也为了更好地描述色谱过程,范第姆特等人在塔板理论的基础上,又提出了色谱过程的动力学理论——速率理论。

第三节   色谱动力学理论

色谱动力学是用速率理论来进行描述的,主要说明使色谱峰扩张而导致柱效降低的因素。1956 年,荷兰科学家范第姆特(van Deemter)等人首次提出了色谱过程的动力学理论——速率理论。他们在塔板理论的基础上,综合考虑了影响塔板高度的动力学因素,即组分分子在两相间的纵向扩散和传质过程等因素,用于说明影响色谱峰扩张的各种柱内因素,以便指导色谱柱及色谱条件的优化,并导出了塔板高度 H 与载气流速 u 的关系式,即 van Deemter 方程——气相色谱速率方程式;两年后,Giddings 和 Snyder 等人根据液体与气体的性质差别,进一步发展了速率理论,提出了 Giddings 方程式——液相色谱速率方程式。下面将这两方程式分别进行阐述。

一、van Deemter 方程——气相色谱速率理论

气相色谱速率理论,吸收了塔板理论中用来衡量柱效的塔板高度 H 的概念,结合影响塔板高度 H 的各种因素,以理论塔板高度 H 作为色谱峰扩张(谱带扩张)的量度。在色谱过程中,谱带的扩张主要是由于各组分子在柱中的迁移速率不等而造成的。在填充柱中,组分分子的迁移速率主要受三种动力学因素的控制,即涡流扩散(eddy diffusion)、分子扩散(molecular diffusion)和传质阻力(mass transfer resistance),它们所形成的塔板高度分别表示为 H_e、H_d 和 H_t。速率理论将总的塔板高度 H 定义为 H_e、H_d 和 H_t 三者之和,即:

$$H = H_e + H_d + H_t = H_e + H_d + H_m + H_s \tag{2-37}$$

范第姆特等人,又依据气液色谱中组分分子的涡流扩散过程、纵向扩散过程和传质阻力过程与流动相线速度 u 的关系,推导出了 $H - u$ 的关系式(即 van Deemter 方程),表示如下:

$$H = A + B/u + Cu \tag{2-38}$$

式中,H 为塔板高度,u 为载气流速,A、B、C 为三个常数,分别代表涡流扩散相、分子扩散相及传质阻力相。当载气流速 u 一定时,A、B、C 三个常数越小,峰越尖锐,柱效越高;反之,则峰越宽,柱效越低。

由式(2-38)可知,在一定色谱条件下,塔板高度 H 与载气流速 u 呈现双曲线关系,如图 2-10 所示。

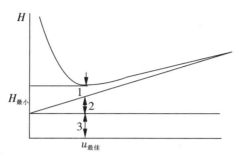

图 2-10 气相色谱中 $H-u$ 曲线

1. B/u 2. Cu 3. A

在低流速时（$0 \sim u_{最佳}$），u 越小，B/u 越大，Cu 越小（可以忽略），则 B/u 项占主导地位，随 u 的增大，H 降低，柱效升高；高流速时（$u > u_{最佳}$），u 越大，B/u 越小，Cu 越大，则 Cu 项占主导地位，随 u 增大，Cu 增加，H 增大，柱效降低。图 2-10 中形象地显示了涡流扩散项、分子扩散项、传质阻力项对塔板高度（或色谱峰宽）的影响，现分别就这三个方面对色谱峰宽的影响做详细地阐述。

1. 涡流扩散项对峰宽的影响

在色谱过程中，由于色谱柱内填料（固定相）颗粒大小、形状及填充致密程度的不同，使得同一组分的分子会由多个不同的途径流出色谱柱，这些分子就会或前或后地通过检测器，从而引起了色谱峰的扩张，这种效应称之为多路径效应，它所形成的板高为 H_e。同时，由于填料（固定相）颗粒间的空隙大小不一，使得组分分子穿过这些空隙时，必须不断地改变方向，从而形成一种紊乱的类似于"涡流"的流动，我们将这种"涡流"状的流动称之为涡流扩散。因此，式（2-38）中的 A 项被称为涡流扩散项或多路径项，涡流扩散对峰展宽的影响如图 2-11 所示。

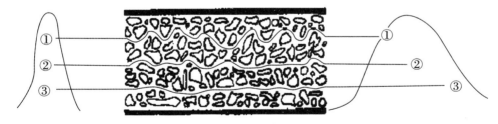

图 2-11 涡流扩散项引起的峰扩张

① ② ③为经过不同路径的分子

涡流扩散项所引起峰展宽的原因可用下式来具体描述：

$$H_e = A = 2\lambda d_p \tag{2-39}$$

式中，A 为涡流扩散项系数，λ 为填充不规则因子，d_p 为固定相颗粒的平均粒径。由式（2-39）可知，固定相颗粒的大小是影响涡流扩散的主要因素。固定相颗粒越小，填充越均匀, λ 越小, 柱效越高;但是, 固定相的颗粒太小会使柱的阻力增大, 柱压升高, 柱的渗透性降低, 导致颗粒间的空隙大小不等, 加重涡流扩散。

为了减小涡流扩散对色谱峰扩张的影响, 应尽可能地减小 d_p 和 λ。通常选择粒径小且均匀的球状颗粒作为固定相, 可有效地减小 λ。一般来说, 对于 3~6 mm 内径的色谱柱, 常用 80~100 目或 60~80 目的硅藻土担体;对于 2 mm 内径的色谱柱, 常用 100~120 目的担体;而对于开口毛细管柱, 由于柱中没有填料, 组分在经过柱时只能有一条路径, 因此, A 值为零。

2. 分子扩散项对峰宽的影响

当样品组分被流动相带入色谱柱后, 以"塞子"的形式存在于柱的一小段空间中, 在"塞子"的前后(纵向)存在着浓度梯度, 组分分子容易从浓度高的区域向浓度低的区域扩散, 而使色谱峰扩张。这种由于浓度梯度引起的组分分子沿轴向的自发扩散, 称为分子扩散或纵向扩散, 所形成的塔板高度为 H_d。分子扩散对峰展宽的影响, 如图 2-12 所示。

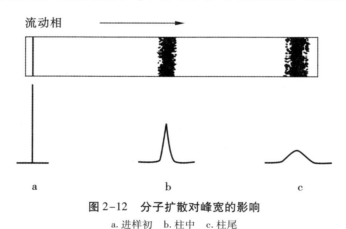

图 2-12　分子扩散对峰宽的影响
a. 进样初　b. 柱中　c. 柱尾

分子扩散项所引起的色谱峰扩张的原因可用下式来具体描述:

$$H_d = B/u = 2\gamma D_g \qquad (2-40)$$

式中, B 为分子扩散项系数, u 为载气线速度, D_g 为组分分子在流动相中的扩散系数, γ 为弯曲因子, 它反映的是填充柱内固定相颗粒的存在对分子扩散的阻碍程度。

显然, H_d 与载气线速度 u 成反比。u 越小, 组分在柱中的滞留时间越长, 分子扩散项对色谱峰扩张的影响越显著。因此, 在低流速时, 分子扩散项是引起色谱峰扩张的主要原因。

此外, 分子扩散项还与组分在载气中的扩散系数 D_g 成正比, 而 D_g 与载气分子量的平方根、载气的黏度和柱压成反比, 与柱温成正比。气相色谱中, 在较低的柱温下, 采用分子量较大的气体作为载气(如氮气), 可使得 D_g 值较小, 从而有效减小 B 项对色谱峰扩张的影响。但是, 当载气分子量较大时, 黏度会随之增大, 柱压增大。因此, 在载气线速度较低时常采用分子量较大的氮气作为载气, 较高时则宜采用分子量较小的氦气或氢气来作为载气。

弯曲因子 γ 和填充不规则因子 λ 都与柱中的填充物有关,但两者的含义并不相同。γ 是由于固定相颗粒的存在对分子扩散的阻碍作用所引入的校正系数,其数值一般在 $0.6 \sim 0.7$,毛细管柱的 $\gamma = 1$;λ 是由于填料的填充不均匀而造成的多路径效应所引入的校正系数。因此,对于某一色谱柱来说,填充很均匀,只能显著降低 λ,而对 γ 并不能使之明显减小,但选择均匀规则的球状颗粒则有助于减小 γ。

注:扩散现象是分子微观运动的宏观表现。分子运动的快慢与分子量和温度有关,分子扩散系数 D 是用来描述分子运动快慢的,因此,D 也与分子量和温度有关。温度越高,分子量越小的分子,其运动越快,扩散系数 D 则越大。

3. 传质阻力项对峰宽的影响

传质阻力分为流动相传质阻力和固定相传质阻力。二者均可使色谱峰发生扩张,所形成的塔板高度分别为 H_m 和 H_s,则传质阻力所形成的塔板高度 H_t 正是这两项之和,即:

$$H_t = H_m + H_s \tag{2-41}$$

流动相传质阻力,是指组分由流动相扩散到两相界面(气液界面)进行质量交换的过程所受到的阻力。正是流动相传质阻力的存在,使得组分由流动相到两相界面的扩散不能瞬间完成。这是由于组分的分子处在填料颗粒间的不同位置,与固定相的距离有一定差异,因此,它们到达两相界面所用的时间不等。其中,有些分子还未来得及到达固定相,便被流动相带走,而出现超前现象;有些分子则进入两相界面后,来不及返回流动相,而出现滞后现象。这样分子的超前和滞后就引起了色谱峰的扩张,所产生的塔板高度为 H_m,其影响因素可由下式来描述:

$$H_m = C_m u = 0.01 \left(\frac{k}{1+k} \right)^2 \cdot \frac{d_p^{\,2}}{D_m} \cdot u \tag{2-42}$$

式中,C_m 为流动相传质阻力系数,k 为容量因子。

由式(2-42)可知,H_m 与填料的粒径 d_p 的平方成正比,与载气流速 u 成正比,与组分在流动相(载气)中的扩散系数 D_m 成反比。因此,在气相色谱中,采用粒径较小的固定相,相对分子质量较小的载气(如氦气、氢气)和较低的流速,可减小 H_m,提高柱效。组分在流动相和固定相中的传质过程如图 2-13 所示。

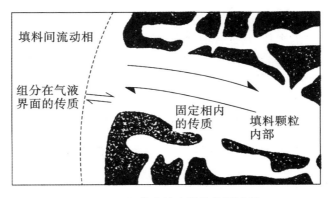

图 2-13　组分在填充柱的传质过程

固定相传质阻力,是指组分分子从两相界面扩散到固定相的内部,达到分配平衡后,又返回两相界面的过程中,所遇到的阻力。组分分子必须越过两相界面,才能进入或离开固定相,由于组分在两相界面的分配平衡不能瞬间完成,组分分子在固定相中停留的时间长短不一,使得部分分子超前或滞后流出色谱柱,从而引起色谱峰的扩张。其影响因素可由下式来描述:

$$H_s = C_s u = \frac{2}{3} \cdot \frac{k}{(1+k)^2} \cdot \frac{d_f^2}{D_s} \cdot u \tag{2-43}$$

式中,C_s 为组分在固定相(固定液)中的传质阻力系数,d_f 为固定相液膜的厚度,D_s 为组分分子在固定相中的扩散系数。

由式(2-43)可知,固定相传质阻力与固定相液膜厚度的平方成正比,与载气的流速成正比,与组分在固定相中的扩散系数成反比。因此,在气相色谱中,柱子的固定液含量越低,组分在固定液中的扩散系数越大并且载气流速越小,则产生的塔板高度 H_s 值越小,柱效就会越高。

综上所述,van Deemter 方程对于气相色谱分离条件的选择具有指导意义。它可说明色谱柱中填料的粒度、填充的均匀度、载气的种类和流速、柱温、固定相液膜的厚度等因素对于色谱柱效及峰扩张产生的影响,是选择色谱分离条件的主要理论依据。

4. 开管柱的色谱速率理论方程

van Deemter 方程讨论的是填充柱中影响色谱柱效和峰扩张的影响,而随着液-质联用技术、电色谱技术和痕量分析的快速发展,毛细管开管柱已引起了人们很大的兴趣。1958 年,Golay 依据毛细管开管柱的结构特点,在 van Deemter 方程的基础上提出了开管柱的速率理论方程——Golay 方程式,即:

$$H = B/u + C_m u + C_s u \tag{2-44}$$

式中,各项的物理意义及影响因素与 van Deemter 方程相同。由于开管柱中没有填料存在,故其速率方程式中涡流扩散项 A 为 0;分子扩散项中的弯曲因子 γ 为 1,$B = 2D_g$。Golay 方程式的完整形式为:

$$H = \frac{2D_g}{u} + \frac{r^2(1 + 6k + 11k^2)}{24D_m(1+k)^2}u + \frac{2kd_f^2}{3(1+k)^2 D_s}u \tag{2-45}$$

式中,r 为开管柱的半径,其他各项的物理意义同填充柱。

由 Golay 方程式(2-45)可知,随着载气流速的增加,分子扩散项急速下降,传质阻力项增大。对于高效薄液膜开管柱来说,液相传质阻力项很小,气相传质阻力项则是影响色谱柱效的主要因素。因此,为了增大 D_m,以提高柱效,常采用分子量较小、黏度较小的氢气作为载气。Golay 方程式也适用于其他色谱开管柱对柱效和峰宽影响因素的分析。

二、Giddings 方程——液相色谱速率理论

液相色谱的基本速率理论与气相色谱的相似,其区别主要可归因于两种色谱方法中流动相性质的差异:①液体的扩散系数比气体的约小 1.5 倍;②液体的黏度比气体的约大

10^2倍;③液体的表面张力比气体的约大10^4倍;④液体的密度比气体的约大10^3倍;⑤液体具有不可压缩性。

液体的这些性质对液相色谱的扩散和传质过程影响很大。因此,液相色谱的速率理论方程与气相色谱的速率理论方程式的主要差别表现在分子扩散项(B/v)及传质阻力项(Cu)上。鉴于液体与气体性质上的差异,Giddings 和 Snyder 等人在 van Deemter 方程的基础上,于 1958 年提出了液相色谱速率理论方程式——Giddings 方程式,即:

$$H = H_e + H_d + H_m + H_{sm} + H_s \tag{2-46}$$

$$H = A + B/u + C_m u + C_{sm} u + C_s u \tag{2-47}$$

式中,A 为涡流扩散项,B/u 为分子扩散项(或称纵向扩散项),$C_m u$ 为流动的流动相传质项,$C_{sm} u$ 为静态的流动相传质项,$C_s u$ 为固定相传质项。该方程比 van Deemter 方程式多了静态流动相传质项 $C_{sm} u$,虽然其他各项的含义与 van Deemter 方程相同,而内容却不同。现将影响液相色谱柱效和峰扩张的因素分述如下。

1. 柱效与流速的关系

据上述的速率方程式(2-47),测定不同流速下的塔板高度 H,并绘制 GC 和 HPLC 的 $H-u$ 曲线,如图 2-14 所示。

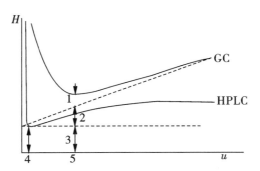

图 2-14　GC 和 HPLC 的 $H-u$ 曲线

1. B/u　2. Cu　3. A　4. HPLC 的 $u_{最佳}$　5. GC 的 $u_{最佳}$

由图 2-14 可知,GC 和 HPLC 的速率方程中的涡流扩散项(A 项)均为常数,与流动相的流速无关;两者 $H-u$ 曲线均有最低点,即都有最佳流速($u_{最佳}$)。GC 中,载气流速较低时($u < u_{最佳}$),分子扩散项对板高的影响显著,在此范围内,随流速的增加,板高 H 降低,柱效提高;但随流速的增加,传质阻力项对板高的影响增大,当超过最佳流速时,随流速的增加,H 相应升高。因此,在高流速区,传质阻力项是板高的主要控制因素。

在 HPLC 中,分子扩散相系数 $B = 2\gamma D_m$,D_m 为被分离组分的分子在流动相中的扩散系数。在液相色谱法中,流动相为液体,黏度(η)要比气体的大 10^2 倍,且柱温(T)多采用室温,一般比气相色谱低得多,而 $D_m \propto T/\eta$,因此,液相色谱的 D_m 值比气相色谱的约小 10^5 倍。另外,为了节约分析时间,液相中一般采用的流动相流速 u 至少是最佳流速的 3~10 倍,当 $u > 1$ cm/s 时,则分子扩散项 B/u 可忽略不计,但对于气相色谱来说,分子扩散项是很重要的。Giddings 方程可简化为：

$$H = A + C_m u + C_{sm} u + C_s u \qquad (2-48)$$

或

$$H = H_e + H_m + H_{sm} + H_s \qquad (2-49)$$

此两式是常用的液相色谱速率理论方程式。

式(2-49)说明在液相色谱法中，色谱柱的塔板高度 H 由涡流扩散项（H_e）、流动相传质阻力项（H_m）、静态流动相传质阻力项（H_{sm}）及固定相传质阻力项（H_s）所组成。由式(2-48)可知，当流动相流速较高时，可近似地认为塔板高度 H 与流动相的流速 u 呈线性关系，u 增大，H 减小，则柱效增高。

2. 涡流扩散项

液相色谱的涡流扩散项与气相色谱相似，即 $H_e = A = 2\lambda d_p$。因此，可以采用粒度（d_p）较小的固定相，并用匀浆法装柱，以减小填充不规则因子 λ，进而减小 H_e，以提高柱效。在 HPLC 中，常用的固定相颗粒的粒径 d_p 大小为 3~10 μm，尤其以 3~5 μm 为佳，粒度分布的 RSD≤5%。但是，d_p 越小，色谱柱越难填充均匀。一般来说，对于制备型色谱柱（柱内径较大），填充的均匀性是主要影响因素；对于分析柱（柱内径较小），则是填料颗粒大小的影响较大，如图 2-15 所示。

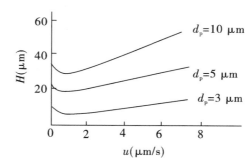

图 2-15　HPLC 中填料粒径对塔板高度的影响

3. 传质阻力项

液相色谱中的传质阻力项，是由于组分分子在流动的流动相、静态流动相和固定相中发生传质过程而引起的色谱峰扩张，现分述如下。

（1）流动的流动相中的传质阻力项　该项传质阻力主要发生在液-液分配色谱中，在固定液涂层较厚或解吸附较慢的吸附色谱中也存在。当流动相流经填料颗粒间隙时，处于某一流路横截面上的所有分子，其流速并不相等，靠近填充颗粒的流动相流速较慢，而靠近流路中心的则流速较快。这就使得处于流路中心的组分分子还未来得及与固定相达到分配平衡就随着流动相向前移动，因而引起了色谱峰的扩张。可用公式表示为：

$$H_m = C_m \cdot \frac{d_p^{\,2}}{D_m} \cdot u \qquad (2-50)$$

式中，C_m 为一常数，与填料（固定相）的性质和柱的内径有关，其值一般在 0.01～10 之间。当填料颗粒较均匀、填充得较致密时，C_m 较小。由该式可知，该项板高 H_m 与流动相流速 u 和固定相粒径 d_p 的平方成正比，与组分分子在流动相中的扩散系数 D_m 成反比。因此，可选用粒径较小的球状颗粒作为填料，并使之尽可能地填充均匀致密，从而减小 H_m，以提高柱效。

（2）静态流动相中的传质阻力项　　当选用多孔性填料时，填料的空穴内会充满滞留不动的流动相，即为静态流动相。主流路流动相中的组分分子要与固定相进行质量交换，必须先从流动相扩散到滞留区，而填料颗粒上微孔的深度并不相等，对于小而深的微孔，扩散到该孔深处的分子返回主流路时所用时间会比扩散至浅处的分子所用时间长，这种时间上的差异，就造成了色谱峰的扩张。可用公式表示为：

$$H_{sm} = C_{sm} \cdot \frac{d_p^2}{D_m} \cdot u \tag{2-51}$$

式中，C_{sm} 为一常数，它与颗粒微孔中被流动相所占据部分的分数及容量因子 k 有关。由该式可知，固定相的粒径越小，它的微孔孔径越大，传质阻力越小，传质速率越高，因而柱效越高。由于组分在滞留区的传质与固定相的结构有关，因此，改进固定相的结构，减小静态流动相中的传质阻力，是提高液相色谱柱柱效的有效途径。

由式（2-50）和式（2-51）可知，H_m 和 H_{sm} 均与扩散系数 D_m 成反比，因此，采用低黏度的流动相和较高的柱温可以增大 D_m；但需要注意的是，有机溶剂作为流动相使用时，高温易产生气泡，因此，液相色谱过程一般在室温下进行。

（3）固定相中的传质阻力项　　主要发生在液-液分配色谱法中。该项是由样品组分的分子从流动相进入到固定相（液）内进行质量交换的传质过程所引起的峰扩张，可用下式表示：

$$H_s = q \cdot \frac{k}{(1+k)^2} \cdot \frac{d_f^2}{D_s} \cdot u \tag{2-52}$$

式中，q 为与固定相性质、微孔结构有关的因子；d_f 为液膜的平均厚度，若固定相为离子交换树脂或多孔性固体颗粒时，d_f 可用 d_p 替代；D_s 为组分在固定相中的扩散系数。

由上式可知，对于液-液分配色谱，若要通过减小 H_s 来提高柱效，可通过采用低含量的固定液（以减小液膜的厚度 d_f），或采用低黏度的固定液（以增大组分在固定液中的扩散系数 D_s），也可以通过适当地提高柱温、降低流速来实现。对于吸附色谱、离子交换色谱则可通过采用小而均匀的填料来实现。

在吸附色谱中，H_s 与吸附和解吸速率成反比。因此，只有在固定液涂层较厚、离子交换树脂的孔较深或解吸速度较慢的吸附色谱中，H_s 对才柱效有显著影响；对于采用单分子层的化学键合固定相时，H_s 对柱效的影响可以忽略。

4. 柱外效应

速率理论所研究的是柱内各种因素对色谱峰展宽的影响，实际上，引起色谱峰扩张的还有柱外因素，即柱外效应（extra column effect）。若将峰宽用方差来描述，则色谱峰宽的总方差为各种影响因素所引起的方差之和，即：

$$\sigma^2 = \sigma^2_{\text{柱内}} + \sigma^2_{\text{柱外}} + \sigma^2_{\text{其他}} \tag{2-53}$$

　　柱外效应主要是由低劣的进样技术、进样器死体积、接管死体积和检测器内的死体积所引起的。容量因子 k 可直观地显示柱外效应对峰扩张的影响。k 较小时（$k<2$），峰易拖尾和发生扩张；而 k 较大时，柱外效应的影响则较小。对于某一色谱柱来说，柱内径越细，则理论塔板数越高，而同时柱外效应的影响也越大。因此，柱外效应对 HPLC 的影响要比对经典液相柱的大。

　　为减小柱外效应，首先应尽可能减小柱外死体积，如采用"零体积接头"连接各部件，管道的对接呈流线型，进样器的死体积和检测器的内腔体积应尽可能小。其次，进样时，样品应直接加到柱顶端填料上的中心点，这样可减小组分的扩散，改善峰的不对称性，提高柱效。随着色谱技术的广泛应用，色谱仪的设计日趋完善，柱外效应所引起的峰扩张是有限的，其中接管的影响是最主要的，因此采用细而短的接管，以减小柱外效应，是降低柱外效应所引起色谱峰扩张的主要途径。

第四节　分子间作用力

　　在色谱动力学理论的方程中涉及一个重要的色谱参数——容量因子 k，而事实上，容量因子是一个非常重要的热力平衡参数。容量因子 k 与组分在两相间的分配系数 K 成正比，因此，在热力学上，容量因子 k 的大小取决于分配系数 K，而分配系数 K 的大小又取决于组分分子与流动相和固定相之间的作用力。因此，研究色谱的热力学和动力学过程，必须以研究分子间的相互作用力为基础。

　　分子与分子之间存在着一种较弱的相互作用，只有几到几十个 kJ/mol，要比化学键小 1~2 个数量级，这种分子间的作用力称为范德瓦耳斯力。它是决定物质熔点、沸点、溶解度等物理化学性质的一个重要因素。范德瓦耳斯力的形式有多种，如：取向力、诱导力、色散力及其他特殊作用力。

一、取向力

　　取向力又称定向力、静电力，它发生在极性分子与极性分子之间。由于极性分子的电性分布不均匀，使分子的两端带上不同性质的电荷，形成偶极（固有偶极）。当两个极性分子相互靠近到一定程度时，它们的偶极则会同极相斥、异极相吸，发生取向排列，两分子之间产生的这种作用力叫作取向力，如图 2-16 所示。

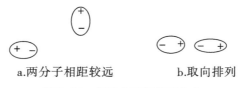

　　　a.两分子相距较远　　　b.取向排列

图 2-16　极性分子间的取向力

由于两分子的异极相距较近,同极相距较远,会使得引力大于斥力,而导致两分子相互靠近;当靠近到一定距离后,引力则会与斥力达到相对平衡。

二、诱导力

当非极性分子与极性分子靠近时,由于极性分子中存在固有偶极,它产生一个微小电场使非极性分子的电子云变形,正负电荷中心不再重合,产生偶极。这种因电子云变形而产生的偶极,称为诱导偶极。这种诱导偶极又反作用于极性分子,从而使分子间的作用力增强。这种因形成诱导偶极而产生的作用力,称为诱导力,如图 2-17 所示。

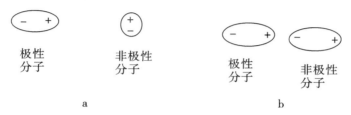

图 2-17　极性分子与非极性分子间的诱导力
a. 分子相距较远　b. 分子靠近时

三、色散力

非极性分子不具有偶极,似乎分子间不会有作用力,事实上,非极性分子间也存在作用力。由于分子内电子的不断运动和原子核的不断振动,使正、负电荷的中心发生了瞬间的不重合,而产生了瞬时偶极。当两个或多个分子相靠近时,一个分子的瞬时偶极会诱导邻近的其他分子也产生瞬时偶极,我们将由瞬时偶极产生的相互作用力称为色散力。虽然这种作用力很短暂,但由于瞬时偶极不断出现,因而分子间一直存在这种力。

四、特殊作用力

除以上三种常见的分子间作用力外,在 HF、H_2O、NH_3 等分子中还存在一种特殊作用力——氢键。如 H_2O 中,由于氧的原子半径小、电负性强,使共用电子对偏向于氧原子一方,这样氢原子核外就相对"裸露",易被相邻分子中的氧原子吸引,这种静电吸引力称为氢键。氢键包括分子内氢键和分子间氢键,具有取向性、饱和性,有别于其他三种作用力,所以氢键是一种特殊的范德瓦耳斯力。

总的来说,极性分子与极性分子间,取向力、诱导力和色散力都存在;极性分子与非极性分子间,存在诱导力和色散力;非极性分子与非极性分子间,只存在色散力,也就是说,色散力存在于一切分子之间。这三种作用力的大小取决于相互作用的分子间的极性和变形性,极性越大,取向力越大;变形性越大,色散力越大;而诱导力与两者均有关。一般来说,除了分子的极性很大或分子间存在氢键外,三种作用力的大小顺序为:色散力≥取向力≥诱导力。此外,取向力还与温度有关,温度越高,取向力越小;溶质分子与溶剂分子间的氢键将有利于溶质的溶解。在色谱分析中,了解分子间作用力,有助于色谱条件(固定相、流动相、柱温等)的选择和优化。

◎ **思考题**

1. 什么是色谱流出曲线？色谱流出曲线能说明什么问题？

2. 色谱保留值包括哪些？它们的意义是什么？

3. 色谱柱效的评价指标有哪些？评价柱选择性的指标是什么？为什么可用分离度 R 作为色谱柱的总分离效能指标？

4. 某一色谱柱，从理论上计算的塔板数 n 很大，塔板高度 H 很小，而实际分离效果却很差，试分析原因。

5. 试述塔板理论的成功之处与局限性。

6. 范第姆特方程式中，A、B、C 三项的物理意义是什么？讨论如何优化色谱分离条件。

第三章　药物气相色谱分析法

第一节　概述

气相色谱法(gas chromatography,GC)是一种以气体为流动相的色谱方法,它是分析有机化合物的一种不可或缺的分离分析方法。目前,在石油化工、环境保护、医药卫生、生物化学和食品检测等领域已经得到广泛的应用。

一、气相色谱法发展简史

早在1903年,俄国植物学家Tswett就提出了色谱(chromatography)这一概念,Tswett当时研究的是液相色谱(liquid chromatography,LC)分离技术。1941年,英国科学家马丁(A. J. P. Martin)和辛格(R. L. M. Synge)在研究分配色谱理论的过程中,提出了"采用气体代替液体作为流动相分离各类化合物的可能性是存在的"。并且他们在1941年发编的论文中也提出"流动相不一定是液体,也可以是蒸汽"。1950年,Martin和James使用硅油为固定相,硅藻土助滤剂做载体,用气体做流动相,用自动滴定仪作为检测器,对脂肪酸进行分离分析,创立了气相色谱法。并且发明了第一台气相色谱检测器。同年,在分析化学牛津会议上,James和Martin提出气-液色谱法是采用涂渍在多孔颗粒状惰性载体上的高沸点液体薄层为固定相,以溶解分配原理代替吸附原理进行色谱分析,大大地扩展了气相色谱法的应用范围,同时弥补了吸附剂种类少的缺陷。1952年,他们二人在《Biochemical Journal》上发表了三篇论文,分别阐述了气相色谱法分离分析高低碳数脂肪酸、吡啶类同系物以及挥发性胺的方法。标志着气相色谱法进入历史舞台。到1954的时候,第一台商品气相色谱仪上市。

虽然气相色谱相对于液相色谱而言,出现的晚了将近50年,但是气相色谱的发展速度却是液相色谱无法比拟的。1956年,荷兰学者van Deemter等人在总结前人研究成果的基础上,发展了描述色谱过程的速率理论,为GC奠定了理论基础。特别是在1958年,Golay又提出了分离效能极高的开管柱气相色谱法(open - tubular column chromatography),习惯称为毛细管柱色谱法(capillary column chromatography)。这一飞速发展使得GC很快由实验室研究技术阶段转变成为常规的分析手段。20世纪70年代以来,电子技术,特别是计算机技术的迅猛发展,GC、HPLC等色谱技术的功能更为完善,1979年弹性石英毛细管柱的问世更使GC迈上一个新台阶。

目前,气相色谱虽然已经发展成为一门非常成熟的分析技术。但对于气相色谱的研究仍然在进行。近年来,随着计算机技术的快速发展,也出现一些新的气相色谱技术,主要包括快速气相色谱法、微型气相色谱法和多维气相色谱法等。

快速气相色谱法与传统气相色谱法相比，其分析速度更快。传统的气相色谱法虽然分析速度较快，但是用于复杂成分的分离，时间仍然较长。为解决这一问题，许多色谱工作者都致力于快速气相色谱技术的研究。20 世纪 60 年代，快速气相色谱理论出现，到 20 世纪 80 年代，出现快速色谱仪器，并且被引入实际应用中去。快速气相色谱加快分析速度的主要途径：①使分离度最小化；②提高色谱系统的选择性；③在保证分离度恒定的条件下尽量缩短分离时间。因此，快速气相色谱相对于普通气相色谱，对仪器的要求更高。并且在 1998 年，Blumberg 和 Klee 以峰宽作为衡量标准，把快速气相色谱分成三类，分别为：FGC（FastGC，峰宽小于 1 s），VFGC（Very-fast GC，峰宽约为 100 ms），UFGC（Ultra-fast GC，峰宽小于 10 ms）。在实际分析中，应用最为广泛的是 FGC，而 VFGC 和 UFGC 只适用于简单样品的分离。在分离复杂混合物如药物、环境样品、石油工业样品、环境分析样品等方面，快速气相色谱起着十分重要的作用。

微型气相色谱法在 1979 年被 Terry 等首次提出。并且微型色谱仪随着不断地发展而实现了商品化。传统的气相色谱仪分析能力虽然很强大，但是体积大、功耗高却限制了其在野外分析以及航天领域的应用。微型色谱仪与传统色谱仪相比，将常规仪器按照一定的比例小型化，另外，使用高科技技术实现了元件的微型化，例如将色谱柱、检测器和进样口刻在硅板上，形成与集成电路类似的仪器。目前，微型色谱法凭借其较高的准确度和效率，得到广泛地应用，如对于大气中挥发性有机物的监测，有毒气体的快速分析，烟气中乙醛的现场测定，以及未知废物的监测等。

传统的一维气相色谱法对于成分非常复杂的混合物，还是很难实现有效地分离，所以，多维气相色谱技术得到较广泛的应用。目前研究最多的为使用两根色谱柱的二维气相色谱法。二维气相色谱法最早是由 Liu 和 Phillips 在 20 世纪 90 年代初开发的，二维气相色谱法分为两种：部分二维色谱法，也就是通常所说的二维气相色谱法（GC-GC），这种气相色谱法不能对全部的组分进行准确的定性和定量分析，因为它的工作原理是将第一根色谱柱上分离后的有关馏分利用中心切割法转到第二根柱子再进行分离；另一种为全二维气相色谱法（GC×GC），与二维气相色谱不同的是，它是将分离机制不同而又相互独立的两支色谱柱以串联的方式形成的气相色谱，馏分经过第一支色谱柱后，经调制器聚焦和快速加热后，以脉冲的形式进入第二支色谱柱，然后进行进一步分离，最后进入检测器。最终得到的色谱图为三维色谱图或二维轮廓图，以第一柱上的保留时间为第一横坐标，第二柱上的保留时间为第二横坐标，纵坐标为信号强度。GC×GC 具有分辨率高、峰容量大、灵敏度高等特点。近年来，GC×GC 被广泛地应用于复杂样品成分的分析。

二、气相色谱法的分类

气相色谱法可以按照分离机制、固定相聚集状态及柱径粗细进行分类。

1. 按分离机制分类

根据分离机制的不同，可分为吸附色谱法（adsorption chromatography）和分配色谱法（partition chromatography）。前者是利用固体吸附剂表面对不同组分的吸附性能的差异进行分离，气-固色谱即属于吸附色谱法。后者是利用各种组分在两相中分配系数的差异进行分离,气-液色谱即属于分配色谱法。

2. 按固定相聚集状态分类

按固定相聚集状态,可分为气固色谱法(gas-solid chromatography,GSC)和气液色谱法(gas-liquid chromatography,GLC)。气固色谱法是基于吸附理论的色谱法,以固体吸附剂作为固定相,例如高分子小球或多孔氧化铝,主要用于分离分析永久性气体及分子量较低的有机化合物。气液色谱法是基于分配理论的色谱法,以涂渍在惰性固体表面的液膜为固定相。实际色谱分析中,大多数样品的分离分析采用气-液色谱法。

3. 按柱径粗细分类

按照柱径粗细,可分为填充柱气相色谱法和毛细管柱气相色谱法。填充柱气相色谱法所使用的色谱柱是将固定相填充在内径2~4 mm,长度在1~10 m之间的管中制成。毛细管柱气相色谱法所用的色谱柱是内径为0.1~0.5 mm的玻璃或石英管,将固定相涂敷在毛细管壁上,管中心是空的,成为开管毛细管柱;将固定相装到玻璃或石英管内,再拉制成毛细管为填充毛细管柱。习惯上将开管柱称为毛细管柱,填充柱与毛细管柱的性能比较见表3-1。

表3-1　填充柱与毛细管柱主要参数的比较

参数	填充柱	毛细管柱
内径/mm	2~4	0.1~0.5
常用长度/m	1~10	10~60
每米柱效/n	≈1 000	≈3 000
柱材料	玻璃、不锈钢	熔融石英
	或聚四氟乙烯	玻璃
柱容量	mg级	<100 ng
固定相	载体+固定液	固定液
程序升温应用	基线漂移	基线稳定

由表3-1可知,与填充柱相比,毛细管柱具有更高的分离效能。毛细管柱管中心是空心的,无固体填料填充,气质阻力小,可通过加长柱管,缩小柱内径或提高载体流速来提高柱效。

三、气相色谱法的特点及应用范围

1. 分离效能高

气相色谱法中,填充色谱柱一般情况下具有上千块的理论塔板数,而毛细管色谱柱的理论塔板数可达到10^6块,这就是它们拥有较高分离效能的原因。对于一些沸点十分接近的组分,比较复杂的混合物以及分配系数比较接近的物质,能够进行较好的分离。例如,毛细管柱一次可以分析轻油中的150多个组分。高选择性的固定液可以分离分析性质极为相近的组分,如烃类异构体。

2.灵敏度高

高灵敏度的检测器使气相色谱具有较高的灵敏度,气相色谱法可以检测低至 $10^{-11} \sim 10^{-13}$ g 的物质。使其适用于痕量物质的分析,被广泛地应用于痕量杂质和超纯物质的分析,例如可检测超纯气体、高分子单体和高纯试剂等样品中质量分数为 $10^{-6} \sim 10^{-10}$ 数量级的痕量杂质;在环境监测方面可用来检测大气中质量分数为 $10^{-6} \sim 10^{-9}$ 数量级的污染物;农药残留物分析中可检出蔬菜水果、食品及水体中质量分数为 $10^{-6} \sim 10^{-9}$ 的卤素、硫、磷化合物。

3.选择性好

高选择性的固定相,使各组分之间的分配系数有较大差异,从而对物理、化学性质极为相近的组分(如同系物、烃类同分异构体等)有很强的分离能力。

4.分析速度快

气相色谱法操作简单,分析快速。一般情况下,对一个样品进行分离分析,可以在几分钟或者十几分钟内完成。有些样品甚至可以在几秒内完成,这是其他的化学分析方法所不能达到的。

5.应用范围广

气相色谱高效、快速、高灵敏度和高选择性的特点使其成为应用最广、发展最快的分析方法,也是分析化学中极为重要的分离分析方法,被广泛地应用于石油化工、医药卫生、环境监测、生物化学等领域。在药物分析中,气相色谱法已经成为药物杂质检测、含量测定、中药中挥发油的分析、药物纯化和制备等方面的一种重要手段。

6.应用

气相色谱法目前已成为分析化学中极为重要的分离分析方法之一,只要在气相色谱仪允许的条件下可以气化而不分解的物质,都可以用气相色谱法测定。对部分热不稳定物质,或难以气化的物质,通过化学衍生化的方法,仍可用气相色谱法分析。

在卫生检验中,空气、水中污染物如挥发性有机物、多环芳烃;农作物中残留有机氯、有机磷农药等;食品添加剂苯甲酸等;体液和组织等生物材料的分析如氨基酸、脂肪酸、维生素等均可以应用气相色谱法。在医学检验中,用来检测体液和组织等生物材料的分析:如脂肪酸、三酰甘油、维生素、糖类等。在药物分析中,气相色谱法已成为药物杂质检查和含量测定、中药挥发油分析、药物纯化及制备等方面的一种重要手段。还用于抗癫痫药、中成药中挥发性成分、生物碱类药品的测定等。在石油化学工业中大部分的原料和产品都可采用气相色谱法来分析;在农业上可用来监测农作物中残留的农药;在商业部门可用来检验及鉴定食品质量的好坏等。

四、气相色谱法的一般流程

气相色谱的流动相是一种不与试样和固定相发生作用的惰性气体(如氦、氮等),被称为载气。高压气瓶可提供具有一定压力的载气,经减压阀降压后,再经净化器脱水及净化,由稳压阀调至适宜的流量,然后通过气化室,一般采用注射器或六孔进样阀将试样注入气化室。液体被气化后被载气携带进入色谱柱中,进行分离。各组分在两相中的分配系数不同,按照分配系数大小的顺序,依次被载气带出色谱柱。分配系数小的保留时间短,先出柱,分配系数大的组分保留时间长,后出柱。被分离出的各组分再被载气带入检测器中,检测器将各组分的浓度(或质量)的变化,转化成电压(或电流)的变化,经放大器放大后,这种随着时间变化的讯号由记录器记录下来。由于电讯号强度正比于组分浓度(或质量),所记录的电压(或电流)-时间曲线即浓度-时间曲线称为色谱流出曲线,即得到代表样品组成和反映色谱分离效能的色谱图。然后利用气相色谱流出曲线对样品进行定性和定量分析(图3-1)。

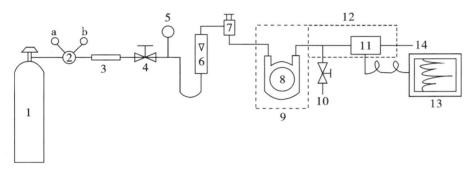

图 3-1　气相色谱法流程

1. 载气钢瓶　2. 减压阀(a 和 b 均为减压阀门)　3. 净化器　4. 稳压阀　5. 压力表　6. 转子流量计　7. 进样器　8. 色谱柱　9. 色谱柱恒温箱　10. 馏分收集口　11. 检测器　12. 检测器恒温箱　13. 记录仪　14. 气体出口

第二节　气相色谱法原理及仪器

一、气相色谱技术原理

色谱法分离原理是使混合物中的各组分在两相间进行,其中不动的一相是固定相,推动混合物流过固定相的流体是流动相。流动相带动混合物经过固定相时,混合物会与固定相相互作用,两者之间的相互作用因组成混合物的各组分的性质和结构的不同而存在差异。因此,各组分在固定相中保留的时间不同,并且按照一定的顺序从固定相中流出。气相色谱法最主要是利用混合物中各组分在流动相和固定相中的分配系数不同,当固定相和流动相相对运动时,各组分在两项之间进行反复多次分配,从而把各组分从混合物中分离出来。气相色谱的流动相为气体,其固定相分为固体和液体,所以将气相色谱法分为"气-液色谱"和"气-固色谱"。实际应用中,固相和液相常常同时使用,分别称为"担体"和"固定液",由这两项共同构成固定相。通常情况下,采用惰性气体(氩、氦、氮等)和氢气作为载气,一些情况下也会采用 CO_2 等作为载气。被分析样品在色谱柱中经过反复多次的分配而产生很大的分离效果,然后进入检测器对各组分进行鉴定。

二、仪器装置

气相色谱仪包括五个部分:载气系统、进样系统、色谱柱和柱温箱、检测系统和记录系统。

(1)载气系统　包括气源、气体净化以及气体流速控制装置。主要作用是为进样系统、色谱柱系统和检测器正常工作提供比较稳定的载气和检测器必需的燃气、助燃剂和一些辅助气体。载气系统和仪器的分离效率、灵敏度、稳定性密切相关,从而直接影响定性定量的准确度。工作时,气体从气体发生器经减压阀、流量控制器和压力调节阀,通过色谱柱,经检测器排出。整个系统必须保持密闭状态,不可以有气体泄漏。

(2)进样系统　由进样器、气化室和加热系统组成。主要作用是将样品气化并导入色谱柱中。

(3)色谱柱和柱温箱　色谱柱是色谱分析的心脏部件,是分离成败的关键。色谱柱的主要作用是将混合物中的有关组分分离开。可以分为两大类,分别是填充柱和毛细管柱。正确的选择色谱柱,可以提高分离效率、稳定性和检测灵敏度。装接和容纳各种色谱柱的精密控温的炉箱为柱温箱,是色谱仪的重要组成部分之一,柱温箱直接影响整机的性能,特别是柱温箱结构和设计的合理性。

(4)检测系统　检测系统的核心部件是检测器,检测器也是这个色谱仪的心脏部件。它的主要作用是将随载气流出的各组分进行非电量转化,将组分的浓度变化转化为电信号的变化,并有记录器记录下来。检测器对色谱仪的稳定性和灵敏度有直接影响,从而影响整个色谱仪的性能,也决定了色谱仪的应用范围。

(5)记录系统　气相色谱检测器将组分转化为电信号后,被连接在检测器输出端的记录仪记录下来并进行处理器。数据记录与处理系统一般情况下是与气相色谱分开的独立系统,可由使用者任意选配,但它也是整套色谱仪器不可分割的重要组成部分,将直接影响到定量精度。

2. 色谱仪方面新进展

随着自动化程度的提高,许多厂家的气相色谱仪上安装了 EPC(电子程序压力流量控制系统)作为基本配置,为实现色谱条件的再现、优化、自动化提供了更加可靠和完善的支持。色谱仪器的许多功能都得到了进一步开发和改进,如大体积进样技术的发展,液体样品的进样可以达到 500 μL;检测器也在不断地进行改进,灵敏度也得到进一步提高;并且色谱工作站与功能日益强大,两者相结合,色谱采样速率最高已可以达到 200 Hz,这些条件都为快速色谱分析提供了保证。色谱工作站功能的不断增大,从技术层面上讲,现在实现气相色谱仪的远程操作是没有问题的。

3. 色谱柱方面的新进展

高选择性固定液不断得到应用。内径比较细的毛细管色谱柱应用也越来越广泛,主要优势是可以大大提高分析速度。耐高温毛细管色谱柱的应用扩展了气相色谱的应用范围,还有石英毛细管,管材使用了合金或镀铝,可用于高温模拟蒸馏分析到 C_{120};其他方面,也可以用于聚合物添加剂的分析,得到了较好的峰形。

三、气相色谱检测器

一个气相色谱分析方法,色谱柱是色谱分离的心脏,是分离部件;检测器是色谱仪的眼睛,是分析部件。二者均属于气相色谱仪最重要组成部分。

检测器(detector)是将待测组分浓度变化转化为电信号变化的装置。气相色谱检测器有多种,常用的商品化检测器有以下六种:TCD、FID、ECD、FPD、NPD、PID。

（一）检测器的分类

1. 根据检测原理的不同分为浓度型检测器和质量型检测器

（1）浓度型检测器　这种检测器测的是通过检测器的组分的瞬间浓度的变化,其响应讯号(R)和载气中组分的瞬时浓度成正比,峰面积与载气流速成反比,峰高与载气流速基本没关系。热导检测器(TCD)、电子捕获检测器(ECD)和火焰光度检测器(FPD)属于浓度型检测器。

（2）质量型检测器　这种检测器测的是载气中组分的质量变化情况,其响应讯号与单位时间内进入检测器的样品组分的质量成正比,而与样品组分的浓度无关,所以峰面积是不受载气流速影响的。流速加快时,峰高增加,同时峰变窄,峰面积是不变的。FID、FPD 和 PID 属于质量型检测器。

2. 按照对组分的选择性分为通用型检测器和专用型检测器

通用型检测器对所有的组分都有响应,TCD、FID 属于通用型检测器。专用型检测器也称为选择性型检测器,仅对专有组分才有响应的一类检测器,ECD 和 FPD 属于专用型检测器。

（二）检测器的性能指标

理想的检测器应能在瞬间真实地反映出进入色谱柱后载气中组分的存在及其量的快速变化。因此对检测器总的要求是,不同类型的样品,在不同浓度范围内及不同的操作条件下,均能达到灵敏度高、稳定性好、响应快、线性范围宽、检测限低的目的,并以此作为衡量检测器质量范围的指标。检测器的主要性能指标:

1. 噪声和基线漂移

噪声和基线漂移是基线稳定性的指标。无样品通过检测器时,一些偶然因素如仪器本身或工作条件等引起的基线起伏被称为噪声(noise,N)。噪声是一种背景信号,一般用基线波动的宽度来衡量,单位为 mV;基线漂移(drift,d)指的是基线在单位时间内沿单方向变化的幅值,其单位为 mV/h。

噪声和漂移能够直接影响色谱分析工作的误差及检测能力。检测器的稳定性、载气以及辅助气体的纯度、柱温稳定性、载气流速的稳定性和固定相的流失与噪声和漂移有关,因此应根据不同的情况采取相应的措施消除。

2. 灵敏度(sensitivity)

灵敏度又称为响应值,是评价检测器质量的重要指标。实验证明,一定浓度或一定质量的样品进入检测器后,就会产生一定的响应讯号 R。以进样量 Q 对 R 作图,可得到一条直线(图3-2)。

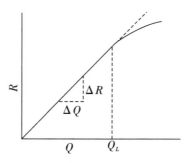

图 3-2   检测器的 R-Q 关系

图中曲线的斜率为检测器的灵敏度 S,由此可得出灵敏度就是响应值对进样量的变化率。灵敏度的计算公式:

$$S = \frac{\Delta R}{\Delta Q} \tag{3-1}$$

Q_L 为最大允许进样量,超出此量时进样量与响应信号将不呈线性关系。

(1)浓度型检测器灵敏度(S_c)   GC 既可用于气体样品,也可用于液态样品,两种样品浓度单位不同,S 值的表示形式不同,用于液态样品时,表示为质量灵敏度 S_g,1 mL 载气中含有 1 mg 气体样品时,所产生的电信号值(mV),单位为 mV·mL/mg,用于气态样时,表示为体积灵敏度 S_V,1 mL 载气中含有 1 mL 气体样品时,所产生的电信号值(mV),单位为 mV·mL/mg。其计算公式如式:

$$S_C = \frac{A C_1 C_2 F_0}{W} \tag{3-2}$$

式中 C_1—记录仪的灵敏度(mV/cm);

C_2—记录仪纸速的倒数(min/cm);

F_0—载气流速(mL/min);

A—峰面积(cm^2);

W—进样量(mg)。

灵敏度的测量须在检测器的线性范围内进行。其信号值应比检测器大 10~100 倍;或者在相同条件比噪声大 20~200 倍。TCD、ECD 等均是浓度型检测器。

(2)质量型检测器灵敏度(S_m)   常用 1 s 内有 1 g 样品进入检测器时产生的电信号值(mV 或 A)来表示。单位为 mV·s/g。其计算公式如下:

$$S_m = \frac{60 C_1 C_2 A}{W} \tag{3-3}$$

式中 A、C_1、C_2 与 W 含义同前。浓度型和质量型之所以不同是因为浓度型检测器对载体有响应,而质量型检测器对载气无响应。质量型检测器测量灵敏度的要求与浓度型相同。FID、NPD 等均是质量型检测器。

3. 检测限

定义为某组分的峰高恰为噪声的 2 倍时，单位体积的载体或者单位时间须向检测器中引入的该组分的量，用 D 表示。D 值越小，检测器仪器越敏感。低于此限的色谱峰将会被噪声淹没，无法检测出，因此称为检测限。检测限越低，检测器的性能就越好。检测限的计算公式为：

$$D = \frac{2N}{S} \tag{3-4}$$

N—检测器的噪声，mV 或 A；

S—检测器的灵敏度；

D—检测限。

对浓度型检测器：

$$D_g = \frac{2N}{S_g}\ (mg/mL) \qquad 或 \qquad D_v = \frac{2N}{S_v}\ (mL/mL) \tag{3-5}$$

对质量型检测器：

$$D_m = \frac{2N}{S_m}\ (g/s) \tag{3-6}$$

灵敏度和检测限均是衡量检测器敏感程度的指标。灵敏度越大，检测限越小，则检测器的性能就越好。

4. 线性范围（LR）

线性范围指检测器的响应信号强度与被测组分浓度或质量之间的线性关系范围，以线性范围内最大浓度和最小浓度的值来表示，也可用最大进样量和最小进样量表示。在这个范围内进入检测器的组分量与其响应值保持线性关系，或者灵敏度保持恒定所覆盖的区间。检测器的检测限一般为其下限，响应值偏离线性大于±5% 时为其上限。线性和线性范围对组分准确定量分析十分重要，在实际色谱分析工作中，务必要确保被测样品浓度或宽浓度范围样品在检测器线性范围内分析测定。一般而言，FID 的线性范围可高达 10^7，ECD 和 TCD 均为 10^3。

（三）常用的气相色谱法检测器

1. 热导检测器

TCD 是一种利用待测物质和载气热导系数的不同而响应的非选择性浓度型检测器。TCD 是一种通用型检测器，具有结构简单，性能可靠；定量准确，价格低廉；线性范围广且不会破坏样品。TCD 灵敏度不高，但是可以与其他检测器联用。因此在气相色谱中的应用比较广泛。

（1）结构及工作原理 TCD 是基于发热体热量损失的速率取决于其周围的气体组成。因此，热量损失的速率可作为气体组成的量度。热导检测器由热导池及其检测电路组成（图 3-3）。

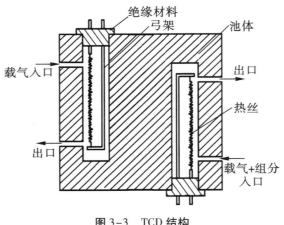

图 3-3 TCD 结构

热导池是由池体和热敏元件组成,可分为双臂热导池和四臂热导池 5。热导池中含有 2 根钨丝(1 个测量池,1 个参比池)的是双臂热导池,含有 4 根钨丝(2 个测量池,2 个参比池)的是四臂热导池(图 3-4)。

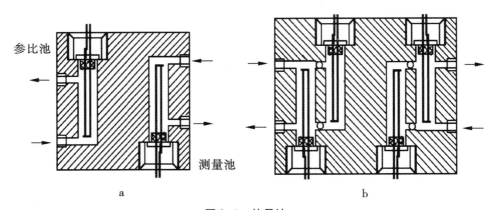

图 3-4 热导池
a. 双臂热导池;b. 四臂热导池

以双臂热导池为例,热导池体由不锈钢块制成,有 2 个大小相同,形状完全对称的孔道,每个孔里固定一根金属丝(钨丝或铂丝),金属丝的长短、粗细、电阻完全相同,且它们具有较大的电阻温度系数,其电阻随温度的升高而增大,故称为"热敏"元件,构成热导池。为提高检测器的灵敏度,一般选用电阻率高,电阻温度系数(T 变化 1 ℃,电阻的变化)大的金属丝为热敏元件。钨丝具有较高的电阻温度系数和电阻率,且价廉易加工,应用最广泛的热敏元件。但钨丝在高温下易氧化,为解决此问题,可镀金或包金于钨丝上。常用的热丝有铼钨合金,与钨丝相比,其电阻率高、电阻温度系数略低,且抗氧化性好,机械强度、稳定性、灵敏度都较高。

(2)检测对象 TCD 可用于无机物和有机物的检测。热导检测器的线性范围最高可

达 10^5，适用于常量和半微量的分析。并且，TCD 是常用检测器中唯一一种可以用于分析水的检测器，特别适用于分析永久性气体或者组分少但比较纯的样品。不能用于分析环境检测和食品农药残留等蒸汽类痕量组分。

（3）注意事项 ①TCD 属于浓度型检测器，进样量一定的时候，峰高受载气流速影响非常小，峰面积与载气流速成反比。因此，用峰面积定量，并且需要严格的保持载气流速的恒定不变。②为避免温度过高热丝被烧断，要先通载气再加桥电流，在关仪器的时候应先切断桥电流再关载气。③为提高 TCD 灵敏度，选用与待测样品热传导率相差较大的气体做载气，差值越大灵敏度越高；且载气纯度要高。氢气和氦气的热导率比有机化合物的热导率要大很多，因此，对多数物质进行检测的时候都可以用这两种载气，灵敏度高，且不会出倒峰。④TCD 的响应值正比于桥流的三次方，因此增加桥流可以提高灵敏度。但是随着桥流的增加，热丝更容易被氧化，噪声也会随着增大，并且容易将热敏元件烧坏。所以在灵敏度足够的情况下，应尽量使用较小的桥流从而对热敏原件进行保护。⑤检测器的温度不得低于柱温，否则会出现样品在检测器中冷凝引起基线不稳定，一般情况下，检测器的温度比柱温高 $20 \sim 50\ ℃$。检测器温度也不可以过高，温度过高的话会降低灵敏度。

2. 氢焰离子化检测器

FID 是气相色谱中最常用的一种检测器，利用有机物在氢火焰的作用下电离成离子流，通过检测离子流强度进行检测。属于破坏型、质量型检测器，FID 性能可靠、灵敏度高、响应快、线性范围宽、噪声小，对气体流速、压力和温度的变化不敏感。不足之处是会对检测的样品造成破坏，并且只能检测含碳化合物。适用于毛细管色谱法。

（1）结构和检测原理 FID 是一种气相电离检测器，利用氢气/空气火焰的热能和化学能使待测组分产生气相电离（图 3-5）。

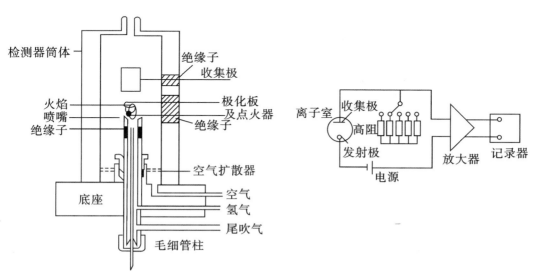

图 3-5 FID 结构

FID 是由电离室(传感器)和检测电路组成。工作原理是以氢气为燃气,载气携带待测组分通过毛细管柱后与可燃气(H_2)及尾吹气混合,然后从喷嘴进入检测器,用点火器点燃氢火焰,并通入空气助燃;待测组分在氢火焰中被电离成正、负离子和电子,在极化电压形成的高压静电场中,正、负离子和电子向各自相反的电极移动,形成的微电流被收集极收集、输出,经电阻转化,微电流放大器(放大 $10^7 \sim 10^{10}$ 倍)放大后便可获得测量电信号,记录器记录数据,即为基流,又称背景电流。

(2)检测对象   FID 几乎对所有的挥发性有机物都能产生响应,特别是烃类物质,FID 对烃类的敏感度比 TCD 要高出百倍。FID 适合用于水和大气中痕量有机物的分析。但是 FID 对在 H_2 焰中不电离的 CO_2、CO、H_2O、H_2S、CS_2、N_2、NH_3 等无机物无响应,无法检测。

(3)影响检测器灵敏度的因素   FID 工作时,氢氮比、空气流量、极化电压和温度会影响检测器的灵敏度。

氢气与载气流量之比影响氢火焰温度和火焰中的电离过程。氢气气流太低的话,不仅灵敏度低,而且容易熄火。氢气流量太高的话,噪声较大。氮气作为载气时,氢气与氮气流量之比为 $1:(1\sim1.5)$,二者之间比例最佳时,灵敏度最高且稳定性较好。

空气作为助燃气,并为生成 CHO^+ 提供 O_2。空气流量在一定范围内对响应值会产生影响。空气流量较小时,检测器灵敏低,较大时对响应值产生较大的影响。一般氢气与空气比值为 $1:10$。

氢火焰中生成的离子只有在电场作用下向两极移动,才能产生电流。所以,极化电压的大小直接影响响应值。低电压时,响应值随着极化电压的增大迅速增加,电压超过一定值时,增加电压对响应值影响不大。升高电压可以拓宽线性范围,电压要高些。

温度不是影响氢焰离子化检测器的主要因素,$80\sim200$ ℃ 之间灵敏度几乎不变。80 ℃ 以下,灵敏度会显著降低。

(4)注意事项   ①FID 是质量型检测器,用峰高定量时,需要保证载气流速的恒定;一般情况下都会采用峰面积来定量。②若固定相为硅油,需要选择分子量较大的载气,并且在柱温较低的情况下使用。否则的话,会因硅油的流失,在收集极表面形成一层绝缘层,使检测器不产生信号。需要清洗才能使检测器正常工作。③FID 需要载气、燃气、助燃气三种气源及其流速控制系统,使用时注意安全,尤其对防爆要有严格的要求。切勿让氢气泄漏入恒温箱中,以防爆炸。二者之间的流量关系一般为 $1:1\sim1.5:10$。

3. 电子捕获检测器

ECD 是最早出现的选择型检测器。灵敏度高、选择性好。线性范围窄,只有 10^3 左右,响应容易受操作条件的影响,分析的重现性比较差。ECD 的应用仅次于 TCD 和 FID(图 3-6)。

(1)结构和工作原理   ECD 主要由两个电极和一个放射源组成,放射源通常为阴极,由放射源辐射出的β粒子,即初级电子。进入检测器的载气在β射线的作用下,电离成正离子和自由电子(次级电子),即:

$$Ar(或 N_2) \longrightarrow Ar + (或 N_2^+) + e$$

初级电子和次级电子在电场的作用下形成电流,称为基流$I_。$。具有电负性的样品组分进入检测器时,自由电子被捕获,从而使基流降低,产生负信号而形成倒峰。待测组分浓度愈高,倒峰愈大;电负性越强,其捕获电子的能力越大,倒峰也越大。

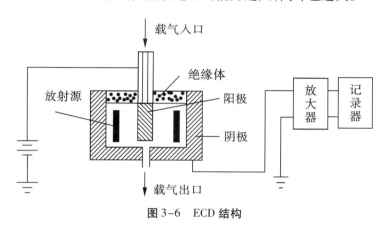

图 3-6 ECD 结构

(2)检测对象 ECD 是选择型检测器,只对含有强电负性元素的物质有响应,元素的电负性越强,检测的灵敏度就越高。用于检测含有卤素的有机物,对含氧、硫、氮、磷、金属等有机物也有信号。对于电负性弱的物质可将其转化为具有强电负性的衍生物后再进行分析。ECD 多应用于分析农副产品、食品及环境中的农药残留。

(3)注意事项 ①为了保证 ECD 的灵敏度,防止系统污染,使用高纯气(>99.99%)作载气。②检测器温度适当应高于柱温。③使用低于饱和基流所对应的极化电压。可使检测灵敏度提高。但电子能量不得太低,否则基流过小,灵敏度会下降。④防止 ECD 进样量过载。ECD 的线性范围窄,在 $10^{-9} \sim 10^{-13}$ g,进样量超出了其线性范围,不但会影响定量精密度,还可能会造成检测器污染。

4. 火焰光度检测器

FPD 是一种灵敏度高、选择性好、线性范围窄的检测器,属于质量型检测器,对含 S、P 的有机化合物及气体硫化物有极高地选择性和灵敏度,又称为"硫磷检测器"。近些年来,为提高 FPD 的灵敏度和选择性,人们还设计研发出双火焰光度检测器(DFPD)和脉冲火焰光度检测器(PFPD)。

(1)结构与工作原理 FPD 是一个简单的发射光谱仪,主要由光发射源、波长选择器、接收装置及记录系统四部分组成。光发射源是一个富氢火焰(氢气:氧气>3:1),由燃烧器和发光室构成。含硫、磷的有机化合物在富氢火焰中燃烧时,产生复杂的化学反应,将发射出一系列特征光谱。硫、磷在火焰上部的扩散富氢火焰中燃烧发光,烃类主要在火焰底部的富氧火焰中燃烧发光。因此,为提高 FPD 的选择性及其灵敏度,通常在火焰底部加一个能阻挡烃类特征光的遮光罩。

波长选择器、接收装置及记录系统可统称为 FPD 的光电系统。FPD 仅对 S、P 有较高的选择性,需要用波长选择器针对 S、P 特征光进行选择。常用的波长滤光器有干涉型或介质型滤光片。含硫化合物的发射光谱波长一般为 300~450 nm,最大发射波长约为

394 nm,含磷化合物的发射光谱波长一般为 480~575 nm,最大发射波长约为 526 nm;而烃类化合物通常可发射出波长为 480~575 nm 的光。为选择性地接收 S 和 P 的特征光,可分别选择 394 nm 的硫滤光片和 526 nm 的磷滤光片,使硫、磷的最大反射光透过,同时将其他杂质光滤去,从而达到选择性检测的目的。

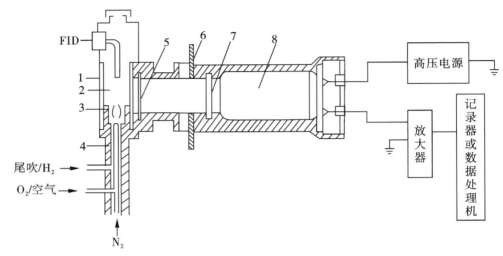

图 3-7　FPD 结构

1.石英管　2.发光室　3.遮光罩　4.燃烧器　5.石英窗　6.散热片　7.滤光片　8.光电倍增管

接收装置常包括光电倍增管(PMT)和放大器,作用是将通过相应的滤光片而照射到光电倍增管上的发射光信号转变为电信号,经放大器适当放大后,通过记录仪记录下硫或磷化合物的色谱图。

(2)检测对象　FPD 主要用于分析含 S、P 的有机化合物及气体硫化物,如油精馏中的硫醇、H_2S、CS_2、SO_2;污水中的硫醇;空气中的 H_2S、CS_2、SO_2;农药残留及天然气中的含硫气体等。

(3)注意事项　①保证燃烧火焰为富氢火焰,但富氢火焰比富氧火焰难点火,可适当增大空气流速或降低氢气流速,使其接近于 FID 富氧火焰的气流比再点火。点火后再调整气流为富氢火焰的气流比。②注意光电倍增管 PMT 的保护和调节。PMT 通电后切忌见强光,不可卸下 FPD 帽观察火焰颜色或点火。在卸帽或点火之前,不可开高压电源。PMT 的信噪比随着工作电压的升高而增大,电压升至某一定值时,信噪比最大。③检测器温度必须加热至 120 ℃以上,低于 100 ℃不要点火。

5.氮磷检测器

NPD 是电离型检测器,又称热离子化检测器(TID)。NPD 对含卤素化合物不敏感,对含氮、磷化合物敏感。目前 NPD 已成为检测痕量氮、磷化合物的气相色谱专一性检测器,广泛用于环保、医药、临床、生物化学、食品等领域。

(1)结构与工作原理　NPD 有电离室和检测电路构成。NPD 的结构及其检测电路与FID 相似。不同之处在于:NPD 的电离室内有一个热离子电离源及其加热系统,而 FID 没有;NPD 的电源部位有一喷嘴极性转换开关,对喷嘴的极性是可变的,而 FID 对喷嘴极性是固定的(图 3-8)。

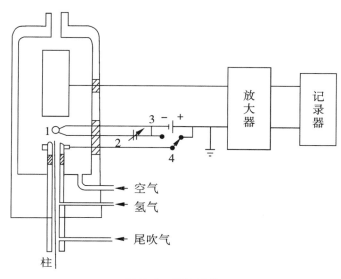

图 3-8　NPD 结构
1.热离子电离源　2.加热系统　3.极化电压　4.喷嘴极性转换开关

依照电离源加热方式、氢气流量及喷嘴极性的不同,NPD 的操作方式可分为三种:火焰电离型(FI)、氮磷型(NP)、磷型(P)。

(2)检测对象　NPD 的灵敏度高,选择性高,且线性范围宽。对氮磷化合物有极高的灵敏度和选择性,专用于分析痕量 N、P 化合物,对烃类化合物灵敏度不高。

(3)注意事项　①NPD 要求所用的氮气、氢气、空气等气源的纯度均应在 99.998% 以上,以保证检测器的正常使用;要防止氢气泄漏进入柱恒温箱,以防爆炸。②NPD 的使用温度应保持在 330~340 ℃,可有效防止及减轻检测器的污染程度,还有利于铷珠在较低的电压下的激发。③要避免大量电负性化合物进入检测器。由于氯代烃溶剂(如 CH_2Cl_2、$CHCl_3$)会使 NPD 灵敏度迅速下降,进一步影响 NPD 寿命。同时,切忌避免使用带氰基的固定液,还要避免用磷酸液处理载体等。

四、分离条件的选择

1.气相色谱速率理论

色谱过程中,谱带展宽是因为各组分分子在柱子中的迁移速率不同造成的,填充柱中,组分分子迁移速率主要三种动力学因素的控制,分别是涡流扩散、分子扩散和传质阻力,它们所形成塔板高度的总和被定义为 H。

范第姆特等人,依据气液色谱中组分分子的涡流扩散过程、纵向扩散过程和传质阻力过程与流动相线速度 u 的关系,推导出了 $H-u$ 的关系式(van Deemter 方程),即:

$$H = A + B/u + Cu$$

$$(3-7)$$

　　式中,H 为塔板高度,u 为载气流速,A、B、C 为三个常数,分别代表涡流扩散项、分子扩散项、传质阻力项。当载气流速 u 一定时,A、B、C 三个常数越小,峰越锐,柱效越高;反之,则峰展宽,柱效越低。

　　(1)涡流扩散项的影响　色谱柱内固定相颗粒大小、形状包括填充紧密程度的不同,都会对组分流出色谱峰的途径产生影响,不同分子或前或后到达检测器,引起了色谱峰的展宽,这是多路径效应。此外,固定相颗粒间空隙大小不一,组分分子穿过这些空隙时,会不断地改变方向,形成的这种紊乱的类似于“涡流”的流动,称之为涡流扩散。A 与填充物的平均直径以及填充不规则因子有关,具体可表述为:

$$A = 2\lambda d_{\mathrm{p}} \tag{3-8}$$

　　A 为涡流扩散项系数,λ 为填充不规则因子,d_p 为固定相颗粒的平均粒径。固定相颗粒的大小是影响涡流扩散的主要因素,固定相颗粒越小,填充越均匀,λ 越小,柱效越高,但颗粒太小时会使柱的阻力增大,柱压升高,柱的渗透性降低,导致颗粒间的空隙大小不等,加重涡流扩散。

　　空心毛细管柱只有一个流路,没有涡流扩散项,所以 $A=0$。

　　为了减小涡流扩散对色谱峰展宽的影响,应尽可能地减小 d_p 和 λ。通常选择粒径小而均匀的球状颗粒作为固定相,可有效地减小 λ。对于 3~6 mm 内径的色谱柱,常用 80~100 目或 60~80 目的硅藻土担体;对于 2 mm 内径的柱常用 100~120 目的担体。

　　(2)分子扩散项对峰宽的影响　B/u 正比于分子扩散系数,反比于载气平均线速度。分子扩散系数 B 正比于载气中的扩散系数和弯曲因子。分子扩散项所引起峰展宽的原因具体描述为:

$$B = 2\gamma D_{\mathrm{g}} \tag{3-9}$$

　　B:分子扩散项系数;

　　u:载气线速度;

　　D_{g}:组分分子在流动相中的扩散系数;

　　γ:弯曲因子,反应填充柱内固定相颗粒的存在对分子扩散的阻碍程度。

　　载气线速度 u 越小,组分在柱中的滞留时间越长,分子扩散项对色谱峰展宽的影响越显著,因此,在低流速时,分子扩散项是引起色谱峰展宽的主要原因。另外,较小的 D_{g},可有效减小 B 项对色谱峰展宽的影响,D_{g} 与载气相对分子量的平方根是呈反比的,会随柱温的升高而增大,随柱压的增大而减小。当载气分子量大时,黏度增大,柱压降低。因此,在载气线速度较低时常采用分子量较大的氮气作为载气,较高时宜采用分子量较小的氦气或氢气作为载气。

　　对于填充柱而言,填料的存在使扩散存在障碍,$\gamma<1$,载体硅藻土的 γ 为 0.5~0.7。空心毛细管柱是不存在扩散阻碍的,所以 $\gamma=1$。λ 是由于填料的填充不均匀而造成的多路径效应所引入的校正系数。

　　(3)传质阻力项对峰宽的影响　传质阻力包括流动相传质阻力和固定相传质阻力,它们均可使色谱峰展宽,即:

$$C_u = (C_g + C_l)u \tag{3-10}$$

C_g:组分在气相和气液界面之间进行质量交换时的气相传质阻抗系数;

C_l:组分在气液界面和液相之间进行质量交换时的液相传质阻抗系数。

流动相传质阻力,是指组分由流动相扩散到气液界面进行质量交换的过程所受到的阻力。由于流动相传质阻力的存在,使得组分由流动相到两相界面的扩散不能瞬时完成。这是由于组分的分子处在填料颗粒间的不同位置,与固定相的距离有差异,它们到达两相界面所用的时间不等,有些分子还未来得及到达固定相便被流动相带走,出现超前现象;有些分子进入两相界面后来不及返回流动相,出现滞后现象。这样分子的超前和滞后均引起了色谱峰的展宽,其影响因素可由下式来描述:

$$C_g u = 0.01 \left(\frac{k}{1+k}\right)^2 \cdot \frac{d_p^{\,2}}{D_g} \cdot u \tag{3-11}$$

k:容量因子。

由式 3-11 可知,流动相传质阻抗与填料的粒径 d_p 的平方成正比,与载气流速 u 成正比,与组分在载气中的扩散系数 D_g 成反比。因此,在气相色谱中,采用粒径较小的固定相,相对分子量较小的载气(如氦气、氢气)和较低的流速,可减小 H_g,提高柱效。

固定相传质阻力,是指组分从两相界面扩散到固定相的内部,达到分配平衡后又返回界面的过程中遇到的阻力。组分分子必须越过两相界面,才能进入或离开固定相,由于组分在两相界面的分配平衡不能瞬间完成,组分分子在固定相中停留的时间长短不一,使得部分分子超前或滞后出柱,而引起色谱峰的展宽。其影响因素可由下式来描述:

$$C_l u = \frac{2}{3} \cdot \frac{k}{(1+k)^2} \cdot \frac{d_f^{\,2}}{D_l} \cdot u \tag{3-12}$$

式 3-12 中,C_l 为组分在固定相(固定液)中的传质阻力系数,d_f 为固定相的液膜厚度,D_l 为组分分子在固定相中的扩散系数。

固定相传质阻力与固定相液膜厚度的平方成正比,与载气的流速成正比,与组分在固定相中的扩散系数成反比。因此,在气相色谱中,柱子的固定液含量越低,组分在固定液中的扩散系数越大,载气流速越小,柱效越高。

综上所述,van Deemter 方程对于气相色谱分离条件的选择具有指导意义。它可说明色谱柱中填料的粒度、填充的均匀度、载气的种类和流速、柱温、固定相液膜的厚度等因素对于柱效及峰扩张的影响,是选择色谱分离条件的主要理论依据。

2. 开管柱的色谱速率理论方程

van Deemter 方程式讨论的是填充柱中影响柱效和色谱峰展宽的影响,随着液-质联用技术、电色谱技术和痕量分析的发展,开管柱已引起人们的很大兴趣。1958 年,Golay 依据开管柱的结构特点,在 van Deemter 方程的基础上提出了开管柱的速率理论方程——Golay 方程式,即:

$$H = B/u + C_g u + C_l u \tag{3-13}$$

式中,各项的物理意义及影响因素与 van Deemter 方程相同。由于开管柱中没有填料存在,故其速率方程式中涡流扩散项为 0;分子扩散项中的弯曲因子 γ 为 1,B = $2D_g$。Golay 方程式的完整形式为:

$$H = \frac{2D_g}{u} + \frac{r^2(1 + 6k + 11k^2)}{24D_g(1+k)^2}u + \frac{2kd_f^2}{3(1+k)^2D_1}u \qquad (3-14)$$

式中,r 为开管柱的半径,其他各项的物理意义同填充柱。

由 Golay 方程式可知,随载气流速的增加,分子扩散项急速下降,传质阻力项增加,高效薄液膜开管柱,液相传质阻力项很小,气相传质阻力项是影响柱效的主要因素。为了增大 D_g,以提高柱效,常采用分子量较小、黏度较小的氢气作为载气,Golay 方程式也适用于其他色谱开管柱对柱效和峰宽影响因素的分析。

3. 实验条件的选择

气相色谱定性定量分析时,只有各个组分之间完全分离即分离度 $R \geqslant 1.5$,才能达到得到较好的准确度和精密度。假设两组分峰宽近似相等,分离度可以表示为:

$$R = \frac{\sqrt{n}}{4} \cdot \frac{\alpha - 1}{\alpha} \cdot \frac{k_2}{1 + k_2} \qquad (3-15)$$

(1)色谱柱的选择　分析烃类及脂肪酸酯类物质多用不锈钢柱,不锈钢柱具有惰性且机械强度好。含有杂原子的较为活泼的化合物,多用玻璃柱,可以减少金属表面的催化和吸附,使用高分子微球时用的也是玻璃柱。分析痕量物质时,选择石英柱,避免玻璃柱管硅烷化后其表面硅醇基的影响。

各组分间的分离度正比于柱长的平方根,增加柱长可以提高分离度,同时又会使组分的保留时间增加,分析时间延长,且柱子阻力会增大,不利于操作。所以各个物质能够实现较好分离的情况下,尽量使用较短的柱子,以缩短分离时间。

考虑色谱柱材质以及长度的同时,还要选择直径与定性定量分析的样品组分相适应。增加色谱柱的内径,可以增加分离的样品量,但是分子的纵向扩散路径也会随之增加,会降低柱效。而小内径的色谱柱线速度较高以利于快速分离,适用于高灵敏度的检测器。而且在色谱分析的过程中,小内径的色谱柱在程序升温的时候容易达到升温平衡。因此,在色谱过程中,尽量采用内径比较小的色谱柱。

(2)载气及载气流速的选择　从速率方程可以看出,载气流速越小,涡流扩散项就越大,传质阻抗就越小,涡流扩散项在色谱峰展宽上起主导作用,为了减小分子扩散,使组分在载气中具有较小的扩散系数,要选择分子量较大的载气,如 N_2、Ar。反之,当载气流速较高时,传质阻抗称为分子扩散的主导因素,需要选用分子量比较小的载气以减小传质阻力,从而提高柱效,如 H_2、He。在实际工作时,线速度一般稍高于最佳线速度,可缩短分析时间并且对柱效的影响不大。

4. 柱温的选择

柱温是色谱柱的重要参数,是分离组分的关键条件,直接影响分离效能和分离速度。柱温升高,提高分离效率、缩短分离时间、改善气相和液相的传质速率。但是提高柱温会使组分挥发加快、分配系数减小,不利于组分分离。降低柱温使色谱选择性增大、提高色谱柱稳定性、利于组分的分离,并且能够延长柱子的寿命。但是降低柱温也会使传质阻力增大、峰形扩张、延长分析时间,甚至会引起拖尾。

工作时,柱温要控制在固定液的最高使用温度和最低使用温度之间。高于最高使用温度,固定液容易流失;低于最低使用温度,固定液会以固体的形式存在,不能正常使用。一般情况下,柱温采用等于或略高于组分的平均沸点温度,分离易挥发组分时,采用较低柱温;分离难挥发组分时,则采用高柱温。总的原则是,在使最难分离组分得到较好分离的前提下,尽可能采用较低的柱温,以保留时间适宜,峰形不拖尾为度。柱温和样品沸点关系如下:

(1)高沸点混合物(300~400 ℃)　为改善液相传质速率,一般在比组分沸点低100~150 ℃的条件下分析。使用固定液含量为1%~3%的,并且比较液膜薄的、配有高灵敏度检测器的色谱柱。

(2)沸点小于300 ℃的样品　柱温一般控制在平均沸点以下50 ℃到沸点温度的范围内,固定液配比一般为5%~10%。

(3)宽沸程样品　比较复杂的宽沸程试样,适合采用程序升温法。所谓程序升温法是指在一个分析周期内,按照一定的程序改变柱温,使沸点不同的组分在合适的温度得到分离。

5. 其他条件的选择

(1)气化室温度　气化室温度由样品的挥发性、沸点和稳定性决定的。选择气化室温度时,要保证样品迅速气化而且不产生分解。一般气化温度等于或者稍高于样品的沸点,以保证样品可以完全气化。温度低于样品的沸点样品的气化时间会延长,样品峰展宽,柱效下降。温度也不宜过高,一般不超过样品沸点的50 ℃,否则容易造成样品的分解。此外,气化室的温度一般比柱温高10~50 ℃。对于稳定性较差的样品,选择高灵敏度的检测器从而使进样量降低,在远低于沸点温度时即可气化。

(2)检测室温度　检测室的温度一般高于柱温30~50 ℃,或等于气化室温度,以保证色谱柱中流出物不在检测器冷凝而使检测器污染。检测室温度和所使用的检测器也有一定的关系,检测室温度太高,TCD的灵敏度会降低。而使用FID时,检测室的温度要求在150 ℃以上,避免水汽的冷凝;相对而言,FID对温度的要求没有TCD严格。

(3)进样时间和进样量　进样时,速度必须要快,一般使用注射器或进样阀进样时,进样时间控制在1 s以内,进样时间过长,出现色谱峰半峰宽变宽,色谱峰变形。

气相色谱法灵敏度较高,进样量较小。液体进样量一般为0.1~0.5 μL,气体进样量一般为0.1~10 mL。进样量应控制在柱容量允许和范围和检测器线性范围之内。在保证灵敏度的情况下尽量减小进样量,进样量太大,会出现色谱峰的重叠,分离效果不好,并且容易出现拖尾现象;同时需要兼顾检测器灵敏度的问题,所以进样量又不能太少。因此,最大进样量应控制在峰面积或峰高与进样量呈线性的范围内。

第三节　填充柱气相色谱法

填充柱是指将固定相填充在内径为2~4 mm的管柱内形成的色谱柱,是气相色谱仪的核心部件。填充柱分为一般填充柱、微填充柱和填充毛细管柱。一般填充柱是内径为

2~4 mm,内部填有颗粒填料的柱子。微填充柱是内径小于 1 mm,内部填有小颗粒填料的柱子。这种柱子填充均匀性较好,分离效能较高,但是对于试样的负荷量较小,需要与高灵敏度的检测器联用。填充毛细管柱是将装有多孔性填料的玻璃管制成内径为 0.25 ~ 0.5 mm 的柱子。其内部填料热稳定性好、填充密度小、柱效高、分离速度快。

填充柱按操作条件下固定相物理性质的不同,分为气–液色谱填充柱和气–固色谱填充柱。

一、气–液色谱填充柱

(一) 填充柱气液色谱固定液

气–液色谱固定液是涂渍在载体表面的高沸点化合物,在常温下是液体或固体,在工作条件下呈液体状态,并且固定在载体上不流动。载体一般是化学惰性的固体微粒,用来支撑固定液。

1. 对固定液的要求

(1)热稳定性好   化学稳定性好,在操作温度下不分解,不与组分、载体、柱材料以及载气发生不可逆反应。具有较低的蒸汽压,可以防止固定液的流失,固定液的蒸汽压以及热稳定性决定了固定液的最高使用温度,要保证操作温度下成液态。凝固点要低,选择黏度较小的固定液,固定液黏度过高的话,分离物质时传质阻力比较大,会使柱效降低。物质的凝固点以及黏度决定了固定液的最低使用温度。固定液的凝固点就是固定液的最低使用温度,当温度低于固定液凝固点时,固定液以固体状态存在,起吸附作用。

(2)对试样中各组分有一定的溶解能力   这样组分才能在固定液中滞留,在气液两相中起分配作用。

(3)具有较高的选择能力   对于不同的组分有不同的分配系数,以利于组分的分离。

(4)对于载体具有一定的润湿性   使固定液牢固地吸附在载体表面并形成均匀的液膜,可以显著地提高柱效。

2. 分子间的作用力

固定液的选择性主要取决于被分析组分与固定液分子之间的相互作用力,主要包括静电力(定向力)、诱导力、色散力和特殊作用力等。

3. 选择固定液的原则和方法

气–液色谱中,载体起支撑的作用,固定液的选择非常重要。一般情况下,依据被分离组分和固定液分子之间的作用关系,常遵循"相似相溶"的原则选择固定液。即组分与固定液分子之间在结构、官能团、化学键、极性或者某些化学性质等有相似性,二者之间性质越相似,分子之间的作用力就越强,选择性就越高。

在气相色谱中,"极性"常常被用来表征固定液和被分离组分的性质。如果被分离组分和固定液分子的极性相近,固定液分子和组分分子之间的作用力就强,被测组分在固定液中的溶解度就大,分配系数就比较大,分离效果好。

对于非极性的试样组分,选用非极性固定液分离。各组分基本上按照沸点顺序依次分离,沸点低的组分先流出。当被分离的组分是极性物质和非极性物质的混合物时,沸点相同时,极性物质先流出。对于极性物质的分离,选用极性固定液。各组分根据极性的差别依次流出色谱柱,极性小的先出柱,极性大的后出柱。对于能形成氢键的组分,如水、醇、胺类等物质,一般选用氢键型固定液。组分与固定液分子之间的主要为氢键作用力,组分按照形成氢键能力的大小顺序依次被分离,不易形成氢键的先流出,容易形成氢键的后流出。

"相似相溶"原则适用于大部分已知样品的分离,分离效果的好坏还取决于柱温、载气流速等因素,所以仅仅是选择固定液的原则之一。还可以按照别的原则来选择固定液,当组分间的主要差别是沸点时,一般选择非极性固定液;当组分间的主要差别是极性时,就要选择极性固定液。对于复杂的样品,可以使用混合固定液,根据组分的性质,选择两种或两种以上的、性质各不相同的物质,按照一定的比例混合配制成混合固定液。

4.固定液的分类

气相色谱法固定液种类繁多,常用的分类方法有化学分类法和极性分类法。

(1)按化学结构分类

1)烃类:包括烷烃和芳烃,是极性最弱的一类固定液。常用的烃类物质包括:①角鲨烷(异十三烷),是标准的非极性固定液,相对极性为零,是分离C_9以下烃类最理想的固定液。②阿皮松 L,这类属于混合非极性固定液。③芳烃类,适合分离非极性化合物。样品各组分基本按沸点大小顺序出峰。但是对沸点相近的异构体的分离能力较差。

2)硅氧烷类:具有温度黏度系数小、蒸汽压低、流失少、稳定性好的优点,并且对大多数有机化合物都有很好的溶解能力。在该类化合物中的硅原子上引入不同的取代基,得到极性不同的固定液,包括从弱极性到强极性各种类型。硅氧烷类固定液的基本化学结构为:

$$(H_3C)_3Si \begin{bmatrix} \overset{\displaystyle CH_3}{\underset{\displaystyle |}{Si}} \end{bmatrix}_x \begin{bmatrix} O \overset{\displaystyle CH_3}{\underset{\displaystyle \underset{R}{|}}{Si}} \end{bmatrix}_y O Si(CH_3)_3$$

键节数$n=x+y$

根据 R 基的不同,可将硅氧烷类固定液分为以下几种:

甲基硅氧烷:R 为甲基(—CH_3)。按照分子量的不同,又可分为甲基硅油($n<400$)和甲基硅橡胶($n>400$)。甲基硅油是一类应用范围很广的高温、弱极性固定液。对烃类等非极性化合物按照其沸点的高低对其进行分离。

苯基硅氧烷:R 为苯基(—C_6H_5)。根据分子量的不同,可分为甲基苯基硅油($n<400$)和甲苯基硅橡胶($n>400$)。根据含苯基和甲基的比例的不同,又可分为:低苯基硅氧烷、高苯基硅氧烷。苯含量增加时,结构式中的甲基也会相应地变为苯基。因为苯基的引入,所以苯基硅氧烷的极性较强,并且苯基含量越高,极性也会越强。

氟烷基硅氧烷:R 为三氟丙基(—$CH_2CH_2CF_3$)。是一类中等极性的固定液,能很好分离沸点相近的烷烃、烯烃及芳烃。

氰基硅氧烷:R 为氰乙基(—CH_2CH_2CN)。是一类强极性固定液,随氰乙基含量的增高,其极性随之增强。

3）醇类：醇类是一类氢键型固定液，其选择性取决于氢键作用力，可以分为非聚合醇和聚合醇两类。

聚合醇中应用最多的是聚乙二醇（PEG），PEG 的相对分子量范围在 300~20 000。相对分子量增大，醚键增多，羟基的比例相应的减少，固定液的极性随之减小，形成氢键的能力降低。这类固定液常用于游离有机碱以及挥发油的分析。用于有机碱的分离时，常用碱洗载体或者在载体上涂上碱。

4）酯类：一类由多元酸、醇聚合而成的中强极性固定液，含有极性和非极性基团，其选择性取决于氢键作用力，对醇、胺、酸、酚、酮、酯、醚等类物质分离能力较强，可分为非聚合酯与聚酯两类。

非聚合酯类常用的固定液有邻苯二甲酸二壬酯及邻苯二甲酸二辛酯，但这类固定液的最高使用温度较低，只有 130 ℃。

聚酯类多是二元酸及二元醇所生成的线型聚合物。在高温、酸性或碱性条件下均能使聚酯水解，改变固定液的性质。聚酯中因含有残留的羧基和羟基，因此不能用于分析环氧化合物、酸酐、酰卤等化合物。

5）氰类：一类强极性固定液，与角鲨烷相对应，腈醚中的 β,β-氧二丙腈是强极性标准固定液，对极性物质或易极化的物质有很高的选择性。

（2）按相对极性分类   一般情况下，固定液的极性被认为是被测组分和固定液之间作用力的函数，表示的是组分中基团和含有不同基团的固定液之间相互作用力的大小，以描述固定液的分离特征。1959 年，Rohrschneider 提出用固定液的相对极性（P）表示其分离特性。规定：极性最小的固定液角鲨烷的相对极性 P 为 0，极性最强的固定液 β,β'-氧二丙腈的相对极性 P 为 100，其余的在 0~100 之间。测定方法为：选择合适的分离物质对如正丁烷与丁二烯，分别测定它们在对照柱 β,β'-氧二丙腈和角鲨烷及待测固定液构成的柱子，并进行比较，即可得到被研究固定液的相对极性 P_X 落在 0~100 之间。计算公式如下：

$$q = \lg\left[\frac{t_{R丁二烯}}{t_{R正丁烷}}\right] \tag{3-16}$$

$$P_X = 100\left(1 - \frac{q_1 - q_X}{q_1 - q_2}\right) \tag{3-17}$$

式中 q_1，q_2 分别是指物质对在 β,β'-氧二丙腈和角鲨烷上的相对保留值；q_X 是指物质对在待测柱固定液上的相对保留值。

这种方法将固定液以每 20 个相对极性单位为一级，在 0~100 之间分成 5 级，用"+"表示，见表 3-2。

表 3-2 固定液极性级别

级别	+	+ +	+ + +	+ + + +	+ + + + +
相对极性	0 ~ 20	20 ~ 40	40 ~ 60	60 ~ 80	80 ~ 100

在实际的色谱分析工作中,若想选择合适理想的固定相,除了考虑固定液极性外,还要分析各组分化学结构,充分利用固定液与各组分间的相互作用力。

5. 新型高选择性固定液

新型高选择性固定液是一类特殊固定液,主要用于一些特殊试样组分的分析,例如测定不对称选择合成中对映体纯度及过剩量,测定手性药物中对映体纯度、天然产物绝对构象等。新型高选择性固定液在毛细管气相色谱中得到较为广泛地应用,在填充柱气相色谱中也得到较好地应用。

新型高选择性固定液主要包括过渡金属混合物、液晶、手性化合物和有机盐类等。对顺反异构体进行分离时,通常采用过渡金属混合物,所以,过渡金属混合物被称为"超选择性"的填料。使用时将其涂敷在载体或吸附剂的表面。液晶是"液态晶体"的简称。在一定的温度范围内,是某些有机物会呈现出一种液态晶体中间状态,即所谓的"中介相"。在这种状态下,分子的排列具有特殊的取向,分子的运动也会呈现一种特殊的规律,因此,这些有机物处于这种特殊状态时,既具有液体的流动性和表面张力,又存在着像晶体一样的各向异性。液晶可以分为三种类型:近晶型、向列型、胆甾型。

作气相色谱固定液,液晶具有高选择性的优点,特别适合用于几何异构体和位置异构体的混合物的分离。例如对苯、甲苯、乙苯进行分离以及分离间位、邻位和对位的二甲苯混合物时,使用苯甲酸甲酯衍生物液晶固定相可以获得很好的分离结果。在填充柱气相色谱法中,液晶固定液的使用已经很成功,在毛细管柱气相色谱法中,使用液晶固定相可以获得较高的柱效和选择性。但是液晶固定液具有成膜性能较差,高温下固定相流失且涂渍比较困难等缺点。

手性色谱固定液作为分离对映体的特殊固定液,也已经得到较为广泛地应用。手性色谱固定液可以分为三类:氢键型手性色谱固定液、形成包合物的手性色谱固定液及金属配体交换的手性色谱固定液。

1. 氢键型手性色谱固定液

在分离氨基酸、羟基酸、羧酸、醇、胺、内酯、内酰胺等化合物的对映体时,常选择这类手性色谱固定液。以手性氨基酸的衍生物作为这种固定液选择体,利用对映体之间的氢键作用来达到分离的目的。如果这类固定液与聚硅氧烷固定液或者毛细管壁发生交联,可以形成手性聚硅氧烷固定液和交联手性固定液,会使选择性和热稳定性都得到较大的提高。缬氨酰叔丁胺的对映体的选择性强、外消旋趋势小,因此,被选为常用的手性中心。多数研究表明,二级烷基、苯基取代基与手性碳原子相连,三级烷基取代基与酰胺基相连时,会使这类结构的手性中心对多种化合物都产生较高的选择性。此外,固定液的对映体选择性、耐温性等还会手性中心的含量的影响,手性中心含量太高的话,固定液的软化点升高,而含量太低又会降低固定液的对映体选择能力。所以,手性中心的含量要合适,较理想的手性中心含量为 13%~25%。新近合成并交联的一种高温手性聚合物固定液,在聚合物中引入一个更稳定的手性中心,在 280 ℃加热 10 h 不流失,不发生外消旋,是手性聚合物固定液在热稳定性上的重要进展。

2. 形成包合物的手性色谱固定液

在形成包合物的手性固定液中,近几年发展起来的一些高选择性手性固定液,例如冠醚、环糊精及其衍生物和环芳烃。它们独特的环腔结构是色谱中超分子化学理论的主要研究对象。拆分各种手性对映体时用环糊精类衍生物作为固定液,分离各种位置异构体用冠醚类作为固定液。

环糊精固定液包括 a-、b-、g-环糊精的烷基化或者酰基化衍生物,它们都具有许多手性中心和特殊的笼状结构,这些结构能与被分析的化合物形成包合物,用于非极性和弱极性的烃类、卤代烃类和环氧类化合物的分离。其中 b-环糊精的应用最为广泛。b-环糊精的内腔由亲脂性的 $-C-O-C-$ 和 $=C-H$ 组成,自由羟基都伸向腔体外侧,中间空穴为 0.5~0.8 nm,正是这种环状大分子空腔结构,能将许多化合物包含其中,与对映体分子形成非对映包结物,从而导致对映体分子有选择地保留,在手性化合物的对映体选择包结中,环糊精空穴大小起着重要的作用。

环糊精衍生物分离对映体具有以下特点:①可分离一些在手性酰胺固定液上不能分离的含氮化合物;②对醇、二醇、多醇和糖类手性化合物对映体选择性极高,这些化合物不需要衍生化就能得到基线分离;③可直接分离外消旋混合物;④能分离一些易挥发、强极性的外消旋物。总之,由于环糊精分子上 2,3,6 位羟基活性的差异,它们可以选择性地分离多种类型的手性化合物。可以预见,这种高选择性的手性固定液在合成肽、香料、激素和手性药物的立体化学等方面将有广阔的应用前景。

冠醚是一类大环聚醚化合物,有一定大小环腔和王冠状结构。环外沿是亲脂性的一撑基($-CH_2-CH_2-$),环内沿是富电子的杂原子 O、N、S 等,冠醚的极性集中在环内的氧原子上,所以在配合阳离子及极性化合物,它有高选择性。气相色谱法中,使用冠醚作为色谱固定液还处于初级阶段,并且冠醚的分离机制目前尚不明了。可以将这类色谱固定液分为小分子冠醚固定液、聚硅氧烷高分子冠醚固定液、小分子开链冠醚固定液和套索冠醚固定液。将小分子冠醚固定液涂渍在白色硅藻土、耐火砖或白色 101 载体上,在对酚和苯的衍生物、氨基化合物及硝基苯酚和硝基苯胺的各种异构体等进行分离的时候,都能取得很好的效果。采用交联或共聚、加成等方法将小分子冠醚高分子化,使用高分子冠醚作为固定液的不仅可以提高色谱柱的柱效,而且最高使用温度可达 300 ℃,所以这种固定液对多种化合物的不同异构体都具有良好的选择性。近年来,又出现两种饱和漆酚冠醚固定液,对醇、酚和一些芳香化合物有较好的分离效果。开链冠醚具有类似冠醚 $-CH_2-CH_2O-$ 结构单元,是一种非环多醚化合物,可以分离一些非极性固定液不能分离的沸点相近的极性化合物,但开链冠醚的热稳定性差,使用温度范围小(80~200 ℃),柱寿命短。载气中有水、氧等的话,极易引起固定液降解。如果采用交联、键合 PFG 固定液或接枝到聚硅氧烷链等可弥补其不足。开链冠醚固定液可分析极性范围较宽的样品,如胺类异构体。还有两种开链冠醚聚硅氧烷固定液,最高使用温度达 310 ℃,能较好地分离醇、酚、多种芳烃异构体。套索冠醚固定液是在氮杂 18 冠 6 上引入"臂"基团,构成了独特的三维立体结构,使其具有更有利于溶剂分子的多点识别和包合作用,具有柱效高、易涂渍、表面惰性好、无活性吸附等特点,是一种适用于分离醇、卤代烃、芳香烃等各类异构体的一种中等极性、高选择性、色谱性能良好的特殊色谱固定液。

同时具有冠醚和环糊精包结能力的环芳烃是另一类环状低聚物。通过控制环芳烃中苯酚单元的数目、改变相邻苯酚单元的桥联基或对环芳烃的上、下缘进行改性等,可以制得数量众多且性能不同的功能化环芳烃。环芳烃作为一种新型的特殊固定液还处于初始研究阶段,但这类环状低聚物是一类极具发展前景的新型色谱固定液。很有可能比冠醚和环糊精类固定液更优秀。

3. 金属配体交换的手性色谱固定液

这类手性色谱固定液主要是一些金属离子与手性试剂所形成的配位化合物。常用的金属离子有 Eu、Rh、Ni、Mn、Cu 等,手性配体为樟脑酸衍生物,水杨醛与手性胺形成的西佛碱等。这类手性固定相可用于分离烯烃、环酮、醇、胺、氨基酸、羟基酸等化合物的对映体。

(二)载体

载体又称担体,是一种化学惰性的物质,为多孔性的固体颗粒。主要用来支撑固定液,使固定液和流动相间有尽可能大的接触面积。

1. 对载体的要求

化学惰性好,不与固定液以及样品组分发生化学反应,不参与分配平衡;表面没有吸附性或吸附性极弱;比表面积大,固定液能在其表面展成液膜,使待测组分与固定液有较大的接触面积;表面无活性,但是要有较好的浸润性,使固定液可以均匀分布;载体颗粒均匀、形状规则、细小,具有多孔性,孔径分布均匀;热稳定性好;具有一定的机械强度,使固定相在制备和填充过程中不易粉碎。

2. 载体的分类

能用于气相色谱填充柱的载体种类较多,一般分为硅藻土类载体和非硅藻土类载体。

(1)硅藻土类载体　是使用历史最长、应用也最普遍的载体。由天然硅藻土经煅烧处理而得到的具有一定粒度的多孔性固体颗粒,其主要成分是无机盐。天然硅藻土是由微小的无定型二氧化碳及少量金属氧化物杂质组成的单细胞海藻所依附的硅藻骨架构成。天然硅藻土经过不同的方式处理,分别得到红色载体和白色载体。

1)红色载体:天然硅藻土经粉碎后压成砖形,在 900 ℃下高温煅烧,然后粉碎、过筛制成。其主要成分为硅酸盐或氧化物,因天然硅藻土中的铁被氧化成三氧化二铁而显红色。红色载体表面空穴密集,孔径较小,平均孔径为 1 μm,比表面积较大,能负载较多的固定液,柱分离效率高,并且机械强度比白色载体要好但吸附性较大,常与非极性固定液配伍,常用于分离非极性或弱极性物质。红色载体表面催化性较强,不足之处就是表面存在活性吸附中心,分析极性物质时容易产生拖尾。

2)白色载体:天然硅藻土在煅烧前加入少量的助熔剂 Na_2CO_3。煅烧后氧化铁转化为无色的铁硅酸钠络合物而成白色的。由于助熔剂的存在,白色载体颗粒疏松、质脆,孔径较大,平均孔径为 8~9 μm。其比表面积小,表面活性中心较少,机械强度较差。白色载体表面惰性强,吸附作用较小,常与极性固定液配伍,适合分离强极性物质。

（2）非硅藻土类载体　这种载体种类不一，主要包括以下几种类型。

1）氟载体：是一种吸附性小、耐腐蚀性强的载体，较适合用于强极性物质和腐蚀性物质的分离。但是这种载体表面积小，机械强度低，对固定液的浸润性差，固定液涂渍量较少。常用的氟载体是聚四氟乙烯载体，可以在200 ℃下使用，因其吸附性小且耐腐蚀，可用于分析 SO_2、Cl_2、HCl 等气体。此外，还有聚三氟氯乙烯等氟氯载体，这种载体颗粒坚硬，易于填充操作，但是表面惰性和热稳定性较差。

2）玻璃微球：是一种有规则的颗粒小球，比表面积大，是一类非孔性、表面惰性的载体。该类载体能在较低的柱温下分析高沸点物质，与热稳定性差但是选择性好的固定液配伍使用，不仅可以使柱温大大降低，且能快速分离完全。由于该类载体是小玻璃珠，颗粒规则，因此涂渍困难，柱容量较小，只能涂渍低配比固定液，柱效较低，柱子寿命较短。

3）高分子多孔微球（GDX）：是以苯乙烯等为单体与交联剂二乙烯笨交联共聚的小球。这种聚合物具有类似吸附剂的性能，又有固定液的性能，可以作为载体涂上固定液用于分离。主要优点是：对极性物质和非极性物质吸附活性都较低；机械强度高；热稳定性好；耐腐蚀；可选择范围大；分离效率高。是一种性能优良的新型色谱固定相。GDX 既可作为气-固色谱的固相，又可作为气-液色谱的载体。

4）炭分子筛：炭分子筛是一类中性载体，表面积大，常用于微量分析。

3. 载体的选择和评价

载体性能对样品的分离起着重要的作用，实际工作中主要依据分析对象、固定液的性质和涂渍量来选择载体，见表3-3。

（1）固定液　当固定液的涂渍量大于5%时，可以选用白色或红色硅藻土载体；若涂渍量小于5%，则应选用处理过的硅烷化载体。

（2）分析对象　当样品为酸性时选用酸洗载体，样品为碱性时用碱性载体。对于高沸点组分，一般选用玻璃微球载体，分析强腐蚀性组分时应选用氟载体。

表3-3　载体的选择

样品	固定液	推荐用载体
非极性	非极性	未经处理的硅藻土类载体
极性	极性	酸洗、碱洗或硅烷化硅藻土类载体
极性和非极性	弱极性或极性	酸洗硅藻土类载体
弱极性、极性或非极性、用量小于5%	硅烷化载体	
高沸点		玻璃微球
强腐蚀性物质		聚四氟乙烯等特殊载体

载体的粒度一般控制在80~100目的范围内，有时为提高柱效也可使用100~120目的载体。

对载体评价是为了比较不同处理方法或处理前后的效果,确定最佳处理条件。将不涂固定液的载体填装到色谱柱中,选用丙酮、苯等有代表性的组分,测定相应的保留值、峰形和柱效对载体进行评价。载体的吸附性越强,相应组分的保留时间就会越长,峰形拖尾也就越严重,柱效越低。

4. 载体的处理

(1)酸洗法　通常将载体用 6 mol/L 盐酸浸泡,并且加热处理 20~30 min,然后用自来水冲洗至中性,用甲醇淋洗,烘干备用。也可以用王水或硝酸进行酸洗处理。载体经酸洗可除去碱性杂质,还可以除去无机杂质,减小吸附性能,主要用于分析酸性物质和脂类,不宜分析碱性化合物和醇类。

(2)碱洗法　将酸洗载体用 5% 氢氧化钾或 10% 强氧化钠甲醇溶液浸泡或者回流,再用水冲洗至中性,最后用甲醇漂洗、烘干备用。碱洗可以除去表面的酸性基团,酸性作用点较低,主要用于胺类等碱性化合物的分析。但碱洗载体的表面仍残留有微量游离碱,可能会引起非碱性物质(如脂类)的分解。

(3)硅烷化法　硅烷化是消除载体表面活性最有效的办法之一。用硅烷化试剂与载体表面的硅醇、硅醚基团发生反应,除去其表面的氢键结合力,使表面惰化,提高载体性能。一般将载体用 5%~8% 硅烷化试剂的甲苯溶液浸泡或回流,然后用无水甲醇洗至中性、烘干备用。硅烷化载体主要用于分析水、醇、胺类等易形成氢键而产生拖尾的物质。载体经硅烷化处理后,表面由亲水性变成了疏水性,比表面也相应缩小 2~3 倍。只能涂渍非极性或弱极性固定液,操作温度也应控制在 270 ℃ 以下。

(4)釉化法　目的是堵塞载体表面的微孔,改善表面性质。通常将欲处理的载体置于 2.3% 的 $Na_2CO_3-K_2CO_3$(1:1)水溶液中浸泡两昼夜,烘干后在 870 ℃ 灼烧 3.5 h,再升温到 980 ℃ 灼烧约 40 min。载体表面产生了一层玻璃状的釉质,屏蔽或惰化了载体表面的活性中心,增加了机械强度。这种载体吸附性能小,强度大。固定液中加入适量的扫尾剂用于分析醇、酸类极性较强的物质。但是对于非极性物质,柱效较低。

(三)气液填充柱的制备

1. 制备填充柱的要求

①载体和固定相要选择粒度分布均匀的颗粒;②固定液要涂渍均匀,同时能够完全覆盖残留在载体表面的活性中心,以减少吸附;③固定相填料要填充均匀,管柱内不能有死体积;④防止载体颗粒破碎。因为载体破碎后,未经处理或未涂渍的载体表面裸露出来,产生吸附,引起色谱峰拖尾;且破碎后的细颗粒易导致柱压增高,载气线速度降低,延长分析周期。

2. 固定液的涂渍

首先,载体应过筛,使其颗粒均匀,然后根据固定液选择适当的溶剂。常用的溶剂有氯仿、丙酮、乙酸乙酯、乙醇、苯等。然后,根据被测组分的性质确定固定液涂渍的配比。固定液的配比一般是指固定液占填料总重量的百分比或固定液与载体的重量比。固定液的配比主要是由被测组分的沸点及载体比表面积决定的。色谱柱中起分离作用的是固定液,固定液的用量越多,样品的保留时间就越长,允许的进样量也越大。但如果载体表面液膜太厚则会影响分离效果。因此,在保证能够完全覆盖载体表面的前提下,尽可能降低固定液的比例,以提高柱效,缩短分析时间。一般采用的固定液配比是 3%~25%。分析气体及沸点低的液体时,为得到较大的保留时间,应采用高固定液配比;分析高沸点组分时,为缩短保留时间 t_R,缩短分析周期,应采用低固定液配比;而分析微量组分时常采用更低的配比。

确定固定液的配比后,按配比称取固定液,用适量的溶剂溶解。待固定液完全溶解后,将载体缓缓倒入其中,使所有颗粒浸湿,边倒边搅,然后用红外灯照射(或用水浴蒸发)慢慢烘干溶剂,为加快烘干,需要不停地搅拌,待溶剂完全蒸发后,就完成了固定液的涂布过程,这种涂渍方法又称为蒸发法。另一种涂渍方法是过滤法,即先称取比实际量多的固定液,再将其溶解于比载体体积大得多的溶剂中,然后将载体倒入其中浸湿,滤去过量的溶液,铺开湿填料,在接近于熔剂沸点的温度下干燥烘干。这种方法的优点在于固定液涂布比较均匀,填料破碎现象少,所得填料均一性好。

3. 色谱柱的填充

固定相的填充质量对填充柱的柱效好坏有直接的影响。一根填充质量较高的色谱柱,理论塔板数通常应该达到 2 000~3 000/m。

(1)加压法   用硅烷化的玻璃棉将填充柱的一端塞好,填充柱另一端与填料池连接。将固定相倒入填料池后,将填料池的另一端出口与氮气或空气钢瓶的减压阀连接。气流应根据色谱柱内径大小做相应调整,一般对于内径为 4.5 mm 的填充柱,可将气流调节为 30 mL/min,将填充池内的固定相压入填充柱中的同时用木棒轻轻敲击填充柱体使固定相填充均匀。固定相填充完毕后,在原来连接填充池的一端塞上硅烷化的玻璃棉。

(2)减压法   又可以称为抽气法。填充长柱子时多采用减压法。用玻璃棉将空柱管的一端塞牢,经缓冲瓶与抽气机连接,柱管的另外一端装一个漏斗,慢慢倒入涂有固定液的载体,边抽边轻敲柱管,直至装满为止。

(3)手工填充法   一般只用于某些涂有沸点较低固定液的固定相的填充。通常采用边装边敲打的办法。每次加进柱内的填料约 5 cm。固定相要填充均匀和适度紧密,柱内不留有死空间或者间隙;要避免填充过程中敲打振动过猛,造成固定相机械粉碎。

4. 色谱柱的老化

新制备的填充柱在使用前一定要经过老化处理。常温下使用的色谱柱,可直接连接在色谱仪上,接通载气,冲至基线平稳即可进样分析,但新装填好的色谱柱若要在高温条件下应用,则要将装填好的色谱柱接入色谱仪中,应先试压试漏,而后在低于最高使用温度下,通入载气,将柱加热至数小时后才可用于进样分析,一般将此过程称为柱子的"老化"。

老化的目的是彻底除去固定相中的残留溶剂,一些挥发性物质及低分子量固定液等,并在老化温度下使固定液在载体表面有一个再分布过程,促使固定液均匀牢固地分布在载体表面。老化时升温要缓慢,从室温到老化温度最好在几小时,甚至几十小时内完成。老化后,色谱柱的柱效及性能均能稳定,将色谱柱与检测器连接后,待基线平稳即可以进样分析。

二、气-固色谱法

气-固色谱法属于吸附色谱,气-固色谱中所用的固定相是指填装到色谱柱中,具有活性的多孔性物质,一般包括吸附剂和聚合物固定相两类。

1. 无机吸附剂

无机吸附剂主要包括强极性的硅胶、中等级性的氧化铝、有特殊吸附作用的分子筛、活性炭和石墨化炭黑。这类固定相大多数能在高温下使用,热稳定性好、吸附容量大。多用于分析永久性气体和气态烃类混合物,使用这类固定相时,要注意以下几点:①吸附剂的吸附性能与其制备、活化条件有密切关系;②一般具有催化活性,不宜在高温和存在活性组分的情况下使用;③吸附等温线通常是非线性的,进样量较大时易出现色谱峰形不对称。

(1)硅胶　硅胶是一种氢键型的强极性固体吸附剂,其化学组成为 $SiO_2 \times nH_2O$。包含有细孔硅胶、粗孔硅胶和多孔硅球等几种类型。一般情况下气相色谱法中使用较多的是粗孔硅胶,这种硅胶的孔径为 80~100 nm,比表面积近 300 m^2/g,常被用来分析 N_2O、SO_2、H_2S、SF_6、CF_2Cl_2 以及 C_1~C_4 烷烃等物质。硅胶孔径的大小和含水量决定了硅胶的分离能力。使用前通常需要经过处理。常用处理方法:对于色谱专用硅胶,可在 200 ℃下活化处理 2 h 后使用;如果使用非色谱专用硅胶,则先用 6 mol/L 盐酸浸泡硅胶 2 h,然后用水冲洗至无 Cl^- 的存在。将晾干的硅胶置于马弗炉内,在 200~500 ℃温度下灼烧活化 2 h后降温取出,置于干燥器中备用。

(2)氧化铝　氧化铝有五种不同的晶型,气相色谱常用的主要是 γ 型,是一种具有中等极性的吸附剂,主要用于分析 C_1~C_4 烃类及其异构体,在低温下也可以用于分离氢的同位素。氧化铝具有热稳定性好和机械强度高的优点,但其活性随含水量的变化会产生较大的变化。故使用前需要对其进行活化处理。氧化铝经氢氧化钠处理改性后,能在 320~380 ℃ 柱温下分析 C_{36} 以下的碳氢化合物,峰形很好。

(3)活性炭　是一种非极性的固体吸附剂。是无定形碳,具有微孔结构,比表面积大(800~1 000 m^2/g),用于分析低沸点烃类化合物和永久性气体等。但由于活性炭的表面活性不均一,易造成色谱峰拖尾,产品批与批之间差异大,现在已很少使用了。

(4)石墨化炭黑　有稳定的表面性质且重复性好,对烷烃、脂肪酸、胺、酚有很好的分离效果。

为适应各种样品的分离,需要对炭黑表面进行处理后才能使用。常用的处理方法有:①为除去石墨化炭黑表面残存的少量活化点,应涂渍少量的固定液;②分析酸性化合物时,应该用磷酸处理石墨化炭黑;③分析碱性化合物时,应该用有机碱处理石墨化炭黑;④在 100 ℃下用氢气可除去石墨化炭黑表面的氧,适于分析还原性物质。

(5)分子筛　分子筛是一类人工合成碱及碱土金属的硅铝酸盐,是一种极性很强的吸附剂。分子筛具有良好的吸附性和均匀分布的孔穴,其空穴大小取决于金属离子 M 的半径以及其在硅铝构架上的位置。分子筛孔径的大小和表面特性决定了分子筛的性能。当组分分子经过分子筛时,粒径小于分子筛孔径分子可进入孔内,而大于分子筛孔径的分子则被排除于孔外,通过分子筛颗粒间隙流出色谱柱,先出柱。

为选择合适的分子筛,应符合以下条件:①具有几何选择性;②对极性分子和极化率大的分子作用力强;③对可形成氢键的化合物有很强的作用力,如分子筛对水、CO_2、NO_2有不可逆吸附的作用。

分子筛极易因吸水而失去活性。因此,用前应在 550~600 ℃或在减压条件下 350 ℃活化 2 h,降温后贮存于干燥器内。使用过程中要对载气进行干燥处理,样品中如果存在水分也应设法除去。

2. 高分子多孔小球

高分子多孔小球是以苯乙烯等为单体与交联剂二乙烯苯交联共聚的小球,是一种新型合成的有机固定相。高分子多孔微球的范围比吸附剂要广,在交联共聚过程中,使用不同的单体或不同的共聚条件,可获得不同分离效能、不同极性的产品。从表面化学性质上可将它们分为极性和非极性两种。非极性的是由苯乙烯(STY 单体)、二乙烯(DVB 交联剂)聚合而成的高聚物;而极性的是在非极性类高聚物中引入极性集团而成的。

3. 化学键合固定相

化学键合固定相又称化学键合多孔微球固定相。是一种以表面孔径度可人为控制的球形多孔硅胶为基质,利用化学反应方法把固定液键合于载体表面上制成的键合固体相。采用化学键合固定相可防止固定液流失,热稳定性也有所改善;分析极性或非极性物质时均可得到对称峰,柱效高。这种键合固相大致可以分为以下三种类型:

(1)硅氧烷型   这是以有机氯硅烷或有机烷氧基硅烷与载体表面硅醇基反应,生成 Si–O–Si–C 键合相。这种键合相的最大特点是热稳定性好。

(2)硅脂型   通常利用扩孔后的硅珠表面羟基与醇类的酯化反应生成 Si–O–C 键合相。在一定条件下有水解和醇解的可能性,热稳定性比硅氧烷型稍差。

(3)硅碳型   将载体表面的硅醇基用 $SiCl_4$ 等氯化后,再与有机锂或格氏(griynard)试剂反应可制得 Si–C 键合相。其最大的特点是对极性溶剂不起分解作用,耐高温。缺点是制备手续比较麻烦。

与载体涂渍固定液制成的固定相比较,化学键合固定相主要有下述优点:①具有良好的热稳定性;②适合于做快速分析。键合相的 $H/u–u$ 图中,有一长的平滑最小 H/u 区域,即线速增加,板高不变;③对极性组分和非极性组分都能获得对称峰。这种固定相具有较均匀的液相结合型分布,在载体表面上的液膜很薄,因此液相传质阻力小,柱效高;④耐溶剂。特别是耐极性溶剂的抽提。化学键合固定相在气相色谱分析中常用于分析 C_1~C_3 烷烃、烯烃、炔烃、CO_2、卤代烃及有机含氧化合物。

三、填充柱气相色谱法在药物分析中的应用

气相色谱法被广泛地应用于气体、挥发性物质以及高温下可气化的物质,经衍生法可转化为可气化衍生物的样品也可以利用气相色谱法对其进行分离分析。

1. 在中药材分析中的应用

在中药材中,一些中药的有效成分为挥发油类,气相色谱法主要用于分析这些挥发油类有效成分或指标性成分,还可以用于药材中的农药残留。对于那些不易气化的组分,可经衍生化后利用气相色谱法进行分析。

2. 在化学药品分析中的应用

在对药物剂型分析的时候,很少单独的采用气相色谱法进行分析。一般情况下,测定有机溶剂残留、测定药物含量即有关物质的化学药品,常利用气相色谱法进行鉴别。

一般对于分子量小于500,分子结构中不含活泼氢如—OH,—NH_2,—COOH,—SO_3H,—SH,—CONH,—SO_2NH 等极性基团,并且对热稳定的化合物,一般可利用气相色谱法进行分析。对于分子量小于200,分子结构中含有—OH,—NH_2,—NHR,—SH,—$CONH_2$等极性基团,并且极性基团不超过两个,又对热稳定的化合物,可以利用气相色谱法对其进行分析。对于分子量小于500,分子中含有活泼氢极性官能团—OH,—COOH,—SH,—NH,—NH_2,—$CONH_2$,—CONH 的,且难以气化的化合物,一般需要经衍生化后再利用气相色谱进行分析。

3. 在有关物质检测中的应用

有关物质主要来源是起始原料、试剂、中间体、副产物和异构体,也有制剂在生产、运输、贮藏过程中产生的降解产物。这些物质大多具有潜在的生物活性,与药物发生作用后对药物的有效性和安全性都有一定的影响,因此有关物质是药物质量研究的一个重要方面。有关物质含量较少,属于微量级别,在进行检测的时候必须选择专属性强、灵敏度高、重复性好的方法。目前最常用的是色谱法,一般情况下根据新药的品种和有关物质的性质确定使用哪种色谱法。

气相色谱法选择性好、灵敏度高、进样量少、分析速度快使其具有一定的优势。但是气相色谱仅能用于能气化且具有热稳定性的样品,或者是衍生物能够气化并具有热稳定性的样品。所以气相色谱法主要用于检测挥发性杂质以及残留的有害有机溶剂,如苯、氯仿、甲苯、吡啶、二氯甲烷和环氧乙烯等。

第四节　毛细管柱气相色谱法

一、毛细管柱的种类

根据材质,将毛细管柱分为金属毛细管柱、玻璃毛细管柱和弹性熔融石英玻璃毛细管柱,弹性熔融石英毛细管柱是目前使用最多的柱子。按照制备方式,毛细管柱又可以分为两类:填充型毛细管柱和开管型毛细管柱。

(一)填充型毛细管柱

填充毛细管柱是将载体、固体颗粒等装入玻璃管中,然后将其拉制成毛细管。玻璃管内装的固体颗粒为吸附剂时,作为气-固色谱毛细管柱,为吸附柱;玻璃管内装的为载体时,涂上固定液,作为气-液色谱毛细管柱使用。

微填充柱的内径一般为 0.5~1 mm。直接将固体颗粒装进毛细管中,这是与填充毛细管的不同之处。微填充柱对填充物的机械强度、热稳定性的要求不高,并且填充物上可以涂渍任何固定液。毛细管柱中固定液的涂渍量较少,固体颗粒之间的空隙也较小,所以柱效较高。微填充柱的显著优点是载气流速对柱效影响不大,可以通过提高载气流速进行快速分析。

（二）开管型毛细管柱

1. 按照毛细管柱内壁状态分类

分为涂壁毛细管柱、涂载体毛细管柱、多孔层毛细管柱及交联或键合毛细管柱四种类型。

（1）涂壁毛细管柱（wall coated open tubular column，WCOT）　是最早使用的毛细管柱，也是目前应用最多的一种毛细管柱。这种毛细管柱将固定液直接涂在毛细管壁上。

（2）涂载体毛细管柱（support-coated open tubular column，SCOT）　这种柱子是先将载体如硅藻土涂在玻璃管内壁上，然后拉制成毛细管，载体均匀地分布在毛细管内壁上，然后在载体表面涂上固定液。相比涂壁毛细管柱，这种柱子的柱容量较大。因为没有涡流扩散项，传质阻力较小，所以柱效极高。并且空心柱的渗透较好，分析速度快。

（3）多孔层毛细管柱（porous-layer open tubular column，PLOT）　在空心毛细管内壁上，用适当的方法沉积一层多孔性物质，既可以选择吸附剂，也可以选择涂有固定液的载体。主要用于分离永久性气体和低分子量物质。

（4）交联或键合毛细管柱　将固定液通过化学反应制成的键合相毛细管柱或通过交联反应制成的交联毛细管柱，可提高柱效，提高使用温度，减少柱流失。

2. 按照内径分类

按照内径分类，可分为常规毛细管柱、小内径毛细管柱和大内径毛细管柱。

（1）常规毛细管柱　这类毛细管柱的内径为 0.1~0.35 mm，目前常用的是 0.1 mm、0.25 mm 和 0.32 mm 内径的毛细管柱。

（2）小内径毛细管柱　指内径小于 100 μm 的弹性石英毛细管柱，多用于快速分析。

（3）大内径毛细管柱　该类毛细管柱是指内径为 320 μm 和 530 μm 的色谱柱。它既具备了毛细管柱的高柱效，又具有填充柱的大柱容量及高重复性。为直接代替填充柱，常做成厚液膜柱，液膜厚度一般为 5~8 μm。

还有一种新兴的集束毛细管柱（multicapillary column），这类毛细管柱是由许多支内径为 40 μm 的毛细管柱组成的毛细管束。其容量高、分析速度快，适于工业分析。

二、毛细管柱的特点

与填充柱相比，毛细管柱主要有以下特点：

1. 柱渗透性好

毛细管柱一般为开管柱，柱子阻力较小，可以通过加长柱子的方法增加分离速度，还可以通过增加柱长度提高柱效。

2. 分离效能高

毛细管柱长的可上百米，每米的板数一般为 2 000~5 000，总的柱效可达到 10^4~10^6。而一根普通的填充柱柱长一般长为 2~6 m，板数一般为 10^3。此外，与填充柱相比，毛细管柱的液膜比较薄，传质阻力小，没有涡流扩散项，也会使柱效提高。毛细管柱柱效比较高，对固定液的选择性没有填充柱的要求高。很多在填充柱上不能得到理想分离效果的样品，在毛细管柱中都能得到较好的分离。

3. 分析速度快

由于液膜薄而均匀,传质交换快,含有多种组分的试样的分离能在几分钟甚至几十秒内完成,这是填充柱不能完成的。

4. 柱容量小

毛细管柱的柱容量很小,只有几毫升。涂渍的固定液液膜也较薄,固定液用量一般只有几十毫克,因此进样量很小,最大允许进样量很小。由于进样量非常小,对仪器的结构、性能的要求也就更为严格。

5. 应用范围广

毛细管色谱具有高效、快速等特点,其应用范围涉及许多学科和领域。在医药领域,常被用于液体分析、药物动力学的研究、药品中有机溶剂残留量以及兴奋剂的检测。并且随着科技的进步,毛细管气相色谱在生态平衡、环境保护等方面也发挥着巨大的作用。

三、毛细管气相色谱系统

毛细管气相色谱和填充气相色谱在流路系统上没有本质的差别,两者之间的主要差别在于毛细管气相色谱在进样系统增加分流装置,在柱后增加了尾吹装置。

(一)毛细管柱的制备

毛细管柱的制备步骤包括拉制、柱表面处理和固定液的涂渍等。要求固定液的涂渍均匀稳定,并且不随柱温变化或者其他条件的改变而破坏。用玻璃管拉制而成的毛细管内壁是光滑的,固定液难以涂渍均匀,可以采用沉积细颗粒法或化学反应法使内壁粗糙化。沉积细颗粒法以有机胶做黏合剂,然后将细颗粒沉积在毛细管内壁上,再加热除去黏合剂。固定液涂渍前需要对管壁进行钝化。经处理后的毛细管可使用动态法或者静态法涂渍固定液。

用涂渍方法制备的毛细管柱,会产生柱流失,而且会发生液膜的破裂使柱性能恶化,而使用交联柱则可以改善这种情况。交联柱的制备方法是使固定液分子之间以及固定液与柱表面进行共价键合。交联毛细管柱液膜稳定,固定相膜不易脱落;交联键合后固定液的挥发性较低,柱子的热稳定性好,在高温状态下,柱子流失小;这种柱子还比较耐溶剂洗涤。

(二)毛细管气相色谱进样方式

毛细管柱容量小,流速较低,为 1 mL/min,色谱峰宽度小,所以柱外效应对分离效率和定量结果的准确度影响较大。毛细管色谱的进样方式有分流进样、不分流进样、直接进样和柱头进样等。

1. 分流进样

毛细管柱容量较小,就算采用微量进样器进样,也会导致柱子超载。因此,样品进入气化室后,将挥发的气体分成分量相差较大的两部分,将仅为样品几十分之一的一小部分引入色谱柱,剩余的大部分放空,这就是分流进样。分流进样一方面可以控制进入色谱柱的样品量,使毛细管柱不会超载;另一方面可以保证起始谱带较窄。

进入色谱柱的试样组分的摩尔数与被放空的组分的摩尔数之比叫作分流比(split injection)。普通毛细管的分流比通常为 1 : (20~500),对于稀释样品、气体样品和大口径毛细管柱,分流比通常为1∶(2~5)。分流进样时,分流点位于毛细管柱的起始区带,这个区域流速较高,可以做到快速进样,保证起始谱带较窄;在使用气相色谱分析样品时,进样口的温度一般接近或等于样品中各组分的最高沸点,使样品可以快速气化,但是使用温度不可以太高,温度太高容易造成样品分解。对于未知样品,可以将进样口的温度设为300 ℃进行预实验;毛细管气相色谱进样口内体积有限,样品气化时又会膨胀,所以进样量最好控制在0.5 μL以下。

优点:①合适的安放色谱柱,柱外效应较小,柱效高;②操作简单;③留在蒸发室的难挥发组分不会污染色谱柱,要注意经常更换衬管。

缺点:①分析宽沸程试样时,容易产生非线性分流,试样失真;②载气消耗较大;③热稳定性差的组分易发生热分解。

2. 不分流进样

不分流进样是在样品注入气化室被气化后,于开管柱入口处冷凝,并保持冷却,然后快速加入色谱柱进行再进样。这种进样方式比较适合痕量分析,而分流进样法不能用于痕量组分的分析。不分流进样能得到与分流一样窄甚至是更窄的谱带,对这一现象的解释是:气化室温度和进样速度都较低,避免了气化室过载,允许进样量大点;利用"溶剂效应"使溶剂在柱头富集,使靠近溶剂峰出来的组分峰成为尖峰;进样垫片清洗措施克服了进样器内部吸附、溶剂峰的扩展和拖尾现象。

不分流进样对操作条件要求较高,并且存在着严重的溶剂效应现象,也就是汽化后的样品体积相对于毛细管内载气流量大得多,样品的初始谱带较宽;汽化的样品中大部分是溶剂,没有办法迅速进入色谱柱,会造成溶剂峰严重拖尾。

不分流进样的优点:适合于痕量组分和宽沸程组分的分析。缺点:必须用溶剂效应,流出早的组分的保留时间重复性差,精密度决定于进样量的重复性,操作较困难。

3. 直接进样

直接进样是指样品在进样器中快速蒸发进样的方法。单独给进样器加热不受柱温的影响,蒸发过程在进样器中进行。优点:当样品浓度差别很大时,直接进样可以得到较满意的结果,并且对于浓度很低的组分不用预先进行浓缩。缺点:样品中若含有挥发性小的组分,难以进行定量分析。

4. 柱头进样

柱头进样使用特制的微量注射器将样品直接注射到柱子的顶端。进样器不加热,用气体冷却。样品进入柱头后,用程序升温对样品进行分离。柱头进样的优点:①可用于热不稳定物质的分析;②可用于不挥发组分的分析;③载气和样品用量较小;④进样器不加热,防止了橡皮垫热分解造成的鬼峰。缺点:①必须先清洗进样器才能进样;②进样器设备复杂;③溶剂能洗脱柱上的固定液,一般使用交联键合柱。

四、毛细管柱性能评价

好的毛细管气相色谱柱应具备柱效高、柱子活性小、热稳定好等特点。

1. 柱效

柱效常用每米柱长的理论塔板数衡量。

理论塔板数：

$$n = 5.54 \left(\frac{t_R}{W_{1/2}} \right)^2 \qquad (3-18)$$

有效理论塔板数：

$$n_{eff} = 5.54 \left(\frac{t'_R}{W_{1/2}} \right)^2 \qquad (3-19)$$

2. 柱表面惰性

柱子的惰性会对柱效和柱稳定性产生影响,惰性好的柱子所得的峰形对称。毛细管的活性主要是由于玻璃和石英内表面的硅烷醇基与极性组分中的氢或硅氧烷桥之间氢键的键合作用引起,玻璃管内存在的金属氧化物也会引起吸附。将造成峰展宽和拖尾,响应值减小,对样品产生催化作用。

3. 热稳定性

采用毛细管柱气相色谱法对样品进行分离一般是在程序升温下进行的,所以对柱子的稳定性要求较高。柱子的稳定性好,固定相分解较少,并保持表面液膜的均匀性。热稳定性好的柱子在长期的高温下,应具备以下条件:①容量因子无明显减少;②柱效基本保持不变;③标准化合物的保留指数保持不变;④强极性的溶质在使用非极性固定液时,吸附性应保持不变。

五、毛细管柱气相色谱法在药物分析中的应用

1. 在手性药物拆分中的应用

毛细管色谱对手性药物对映体进行拆分的时候主要有三种形式:①使用手性固定相,即在固定相上键合手性选择剂,如蛋白、环糊精等;②使用非手性固定相,但是选择手性添加剂作为流动相,二者结合,主要依靠流动相中的手性选择剂进行手性选择;③使用手性分子烙印固定相,这种主要用于记忆性、专一性的手性分离。

2. 在测定中药制剂及药材中农药残留量的应用

气相色谱法在中成药及中药制剂中主要用于测定其有效成分挥发油的含量,及药材中农药的残留。农药残留的特点:样品中农药残留量比较低,属于痕量分析的范围;常用的农药种类繁多,并且各种药的性质相差较大,进行分析时所选分析方法需要根据各类农药的特点确定;中药样品种类多,各个样品中化学组成各不相同,进行农药残留检测时需要进行不同的前处理。

在农药残留分析中,主要采用毛细管柱气相色谱法,配以这种检测方法的高灵敏度和专属性的检测优势,使其得到广泛的应用。实际工作中,柱子往往采用大口径毛细管柱,进样多采用大体积进样技术,常用的检测器有 ECD、PFE、NPD。固定液一般根据实际情况选择合适的固定液。

3. 在体内药物分析中的应用

毛细管柱气相色谱法具有良好的灵敏度和分离效能,这使其在体内药物分析中占有优势。药物经代谢后得到的代谢物极性较大,在进行分析的时候一般需要进行衍生化,经衍生化后利用气相色谱对其衍生物进行分析,可以改善色谱行为,提高定量测定的准确度,并且可以增加稳定性。进行衍生化还可以消除样品中内源性物质的干扰,对色谱柱也是一种保护,可以使色谱柱使用寿命延长。在检测生物样品中的药物时,一般选用 ECD。进样时则选择不分流进样,以提高分析方法的灵敏度。

4. 在残留溶剂检测中的应用

在原料药和赋形剂的生产过程中及制剂的制备过程中,会使用到一些有机溶剂,有时也会产生一些有机挥发性物质,这些有机物质在生产工艺中不能完全除尽。毛细管柱的灵敏度和分离效能都比填充柱要好,当药品中残留溶剂的种类比较多时,毛细管柱可以对大量不同种类的残留溶剂同时分离。进行检测时,一般使用氢焰离子化检测器,因其具有灵敏度高、线性范围广的特点,是一种通用型检测器,可以检测百万分之一到千万分之一的残留有机溶剂。

第五节　程序升温气相色谱法

一、概述

程序升温色谱法(programmed temperature gas chromatography , PTGC)最早出现于 1952 年,几乎与恒温色谱同时出现,目前已经被广泛地应用于宽沸程样品的分析。对于宽沸程样品,如果采用恒温色谱分析,温度和载气流速都是指定的,对于低沸点组分,温度太高会使组分很快流出,以致峰非常尖锐;而对于高沸点组分,则会因为温度太低和区域扩展,峰显得扁平。这不利于准确定性定量分析。为得到较好的结果,可以采用程序升温法。

程序升温色谱是指在一个分析周期内,色谱柱的温度根据组分沸程,按照一定的程序连续地随时间线性或非线性逐渐升高,使柱温与组分的沸点相互对应,以使低沸点组分和高沸点组分在色谱柱中都有适宜的保留、不同组分的沸点在合适的温度得到分离,并使色谱峰分布均匀且峰形对称。各组分的保留值可用色谱峰最高处的相应温度即保留温度表示。一般认为沸程大于 80~100 ℃的样品就需要采用程序升温色谱进行分离分析。

程序升温色谱法的特点是在分析过程中按照一定的程序升高柱温,使各个组分在适宜的条件下进行分离。根据柱温随时间变化关系来看,常用的升温方式有两种类型:

(1)直线式升温　柱温 T 与时间的关系为:

$$T = T_0 + rt \tag{3-20}$$

T_0是起始温度,t 为升温时间,r 为升温速度(常数)。

(2)非直线式升温　这种升温方式的升温速度不是常数,有多种方式,多数没有实际应用。

二、程序升温的原理

（一）重要概念

1. 保留温度（T_R）

程序升温气相色谱法中,某一组分的浓度极大值流出色谱柱时对应的柱温被称为保留温度,用 T_R 表示。保留温度是 PTGC 的基本参数,类似于恒温色谱中的保留时间或保留体积,对于某一组分,在一定的固定液和一定的操作条件下,T_R 是定性数据。

2. 冻结初期

在 PTGC 中,多组分宽沸程试样进样后,起始温度较低,少数低沸点组分得到较好分离。而对于大多数组分,却由于温度太低,蒸汽几乎停在柱口不动。随着柱温升高,样品向前移动,接近保留温度的组分移动加快,在保留温度出柱。

3. 有效柱温

$$T' = T_R - 45 \text{ ℃} \tag{3-21}$$

T' 为有效温度。它是能够获得一定理论塔板数和分离常数的温度。在有效柱温时,相邻组分进行恒温分离能达到与程序升温气相色谱相同的柱效和分离度。

（二）程序升温进样模式

程序升温进样把分流/不分流进样和冷柱上样结合在一起,充分发挥了各种进样口的长处。其适应性强,灵活性好,被认为是最为通用的进样系统。具有以下特点:消除了注射器针头的样品歧视,这是与冷柱上进样类似的方面;不需要特殊的注射器;可以实现大体积进样;可以除去溶剂和低沸点组分,实现样品的浓缩;将不挥发组分滞留在衬管中,可以很好地保护色谱柱;可在低温情况下捕集气体样品,便于和阀进样或者是顶空进样技术相结合;进样时有多种操作模式,即分流模式、不分流模式和溶剂消除模式。

1. 分流进样

液体样品直接注入冷的气化室,这样可以提高进样的重现性。然后抽出注射器,打开分流出口阀,并且进口处开始升温。样品与传统分流一样,只有少部分进入色谱柱。与传统分流进样也有不同的地方,程序升温中样品不是瞬时气化,而是根据沸点的高低依次进行气化。组分不会同时进入色谱柱,而是顺序进入。柱端的样品量少于瞬时气化时样品量,在柱容量相同的情况下可以适当增大进样体积。样品进入色谱柱的过程中,载气流量和压力较稳定,分析精度更高。

2. 不分流进样

程序升温不分流进样为冷不分流进样,也就是进样时气化室处于低温条件,这与传统不分流进样不同。但二者的分流出口的控制原则是完全相同的。此外,相比传统不分流进样,这种进样方式的进样体积更大,并且消除了样品分解的可能性,使分析重现性更好。

3. 溶剂消除分流/不分流进样

溶剂消除分流进样能够选择性的除去样品的溶剂,从而达到浓缩的目的。溶剂消除不分流进样能够大幅度提高分析灵敏度,简化样品处理过程。

（三）程序升温操作条件的选择

程序升温气相色谱法的参数包括起始温度、终止温度、升温方式、升温速度、载气流速和柱长。操作参数对分离效果、分离时间长短都有很大的影响。分离效果的好坏则由色谱柱制备的质量和分离条件决定。与恒温色谱评价指标一样，程序升温气相色谱法用理论塔板数和分离度来评价色谱柱的质量。

主要操作参数选择：

1. 升温方式

样品的性质决定升温方式。一般情况下采用直线式升温，对于有些多组分样品，其性质不同，沸点间隔相差又较大的时候，可以采用非直线性升温。

2. 升温速度

升温速度会影响分离度和分析速度。温度上升速度缓慢时，分离度会增大，高沸点组分分析时间长而且色谱峰变宽。温度上升速度较快时，柱效和分离度都降低，但是可以缩短分离时间。选择升温速度时，非极性组分根据相邻组分的沸点差别来选择，极性色谱则根据组分间极性差别选择。差别大的选择高速度升温的，差别小的选低速度部分色谱法。

3. 载气流速

在这种色谱中，载气的流速对柱效的影响较小，对分离度的影响也不大。增加载气流速可以提高分析速度，但是不如提高升温速度有效。所以载气流速总体影响不大，一般选择等于或高于恒温色谱柱的最佳线速度。

4. 起始温度

选择起始温度的主要依据是样品中沸点最低的组分的沸点以及固定液的最低使用温度。起始温度选择太低会使分析时间太长，太高的话，低沸点组分不好分离。实际工作时，如果低沸点组分易于分离，可以选室温作为起始温度；若低沸点组分不易分离，就必须选择充分低的起始温度了，但要高于固定液的最低使用温度。避免因为固定液凝固或黏度太大而引起柱效的下降。

5. 终止温度

主要是由高沸点组分的保留温度和固定液的最高允许温度所决定。使用填充柱时，终止温度选在高沸点组分的沸点左右，但如果这个温度高于固定液的最高使用温度时，由固定液最高使用温度决定终止浓度。然后在终止温度下，恒温将高沸点组分冲出。如果终止温度高于固定液最高使用温度，固定液会大量挥发或分解，污染监测器，会导致灵敏度的下降。

三、程序升温气相色谱法在药物分析中的应用

程序升温法是在气相色谱的基础上，色谱柱按照一定的程序改变温度。在利用气相色谱法对样品进行分析的时候，样品中的各组分都会有一个最佳的柱温。对于组分较多的复杂样品，其沸程一般较宽。若是选择各组分的平均沸点为柱温，会使低沸点的组分很快流出色谱柱，峰尖锐而拥挤甚至会出现重叠；沸点高的组分会因为滞留时间过长而使峰严重扩张。

在选择好灵敏度、选择性都较合适的色谱系统后，根据样品的特点为其设定特定的温

度程序,使色谱柱按照预定的程序分阶段升温,各组分在最佳柱温流出,以改善复杂样品的分离、分析时间。

一些中药材、中药制剂、生物制品、复方制剂,包含组分较多,组成复杂。不仅含有有效成分、原辅料,可能还会存在一些杂质、残留溶剂、中药材中还会有农药的残留。对于这些物质的分析,传统的恒温柱并不能得到较满意的结果。为柱子设定特定的温度程序后再进行分析,可以获得较好的结果。

第六节 全二维气相色谱法

一、全二维气相色谱法的原理

全二维气相色谱法(GC×GC)是把两根分离机制不同而又相互独立的色谱柱以串联的方式结合在一起,两支色谱柱之间通过调制器进行连接,调制器的作用是捕集和再传送。样品从进样口导入第一柱,然后各化合物根据沸点的不同进行第一维的分离。经第一维分离的馏分都要进入调制器,经调制器的聚焦后以脉冲的形式进入第二支色谱柱进行第二维的分离。那些因为沸点太接近在第一柱未分离的化合物,根据极性大小的不同进行第二维的分离。所有组分从第二支色谱柱中进入检测器。检测器检测到的响应信号经数据采集软件处理,得到三维色谱图或者二维轮廓图,三维色谱图以第一柱上的保留时间为第一横坐标,第二柱上的保留时间为第二横坐标,信号强度为纵坐标。然后根据三维色谱图或二维轮廓图中色谱峰的位置信息以及峰面积,可以对各组分进行定性和定量分析。

对于多维系统,正交分离十分重要,可以使分离空间得到充分的利用,交叉信息最小,峰容量达到最大。全二维气相色谱的两维都为气相色谱,挥发性是物质利用气相色谱进行分离的主要因素,因此两维固定性的保留机制不同并不能保证两维的分离完全不相关。全二维气相色谱法需要在适当的色谱条件下才能实现正交分离。可以通过选择合适的色谱条件,使两维的交叉信息有效地抵消,从而实现正交。在恒温条件下,一般在非极性柱上有较强保留的物质,在极性柱上也会有较强的保留,例如高沸点物质在第一维和第二维柱中保留的时间都能较长,而低沸点物质保留时间又都较短。结合线性程序升温的方法,第一维采用非极性柱,按照沸点的高低对物质进行分离;第二维则采用极性柱,相对于低沸点的同类化合物,高沸点物质因为进入第二维柱较晚,可以得到温度补偿,沸点越高,得到的温度补偿就越大,从而使同类化合物具有相似的二维保留时间,以消除两维相关,实现正交分离。并充分利用二维分离空间。

二、全二维气相色谱的特点

1. 分辨效率高、峰容量大

全二维气相色谱包含两根色谱柱,峰容量为两根柱子的峰容量的乘积,分辨率是两根柱子分辨率的平方和的平方根。

2. 灵敏度高

跟通常的一维色谱相比,灵敏度可以提高 20~50 倍。

3. 分析速度快

两根柱子联用样品更容易分开,总的分析时间较一维色谱更短。

4. 定性准确性大大增强

多数目标化合物和化合物组的色谱峰都可以达到基线分离,彼此之间相互干扰较小;色谱峰可以被分离成比较容易识别的模式;对于同族组分,每一组分的一般色谱峰位置固定。

5. 定量分析具有优越性

色谱峰重叠引起的干扰因色谱的高分辨率而减小,因此,对样品中各个组分进行准确定量更加容易;组分通过第二维柱及检测器的时间极快,所以样品峰更加尖锐,灵敏度也更高;调制作用使信噪比大大提高。

三、全二维气相色谱法的仪器

全二维气相色谱仪主要由以下基本单元组成:①气源系统;②进样系统;③色谱柱系统;④检测系统;⑤数据处理系统;⑥控制系统。以下对色谱柱、调制器和检测器做简单介绍。

1. 色谱柱

全二维气相色谱的第一维柱一般是液膜较厚的色谱柱,内部涂渍的为非极性固定相,产生相对较宽的峰;第二维色谱柱一般使用较短的极性色谱柱,内部涂渍极性固定相,有助于获得最快的分析速度、最大峰容量和最高柱效。全二维气相色谱的峰宽较窄,分析时间由第一维色谱柱决定。

2. 调制器

调制器是全二维气相色谱的核心部件,所以全二维气相色谱法的发展主要集中在调制器的发展上。调制器的主要作用是捕集从第一维柱分离出的既小又窄的馏分,然后将其注入第二维柱。实际上,调制器相当于第二维柱的进样器,调制器具有聚焦作用,可以使峰的信噪比得到提高。经调制器调制过的信号周期比没经调制器调制过的信号大约强 20 倍,而且,聚焦有使第二维峰宽减小的作用,提高了柱效。对调制器的要求:①能够连续的捕集、浓缩从第一维柱流出的组分;②对捕集的馏分进行再聚焦;③能以脉冲的形式将聚焦过的馏分注入第二维柱中,起第二维柱进样器的作用。目前主要有三种调制器:阀调制器、热调制器、冷阱调制器。

(1)阀调制器　阀调制器有两种重要缺陷:通过第二维柱的载气流速需要很高;样品中的组分大部分被放空。从第一维柱中流出的组分仅有一小部分进入第二维柱中,其余的大部分被舍弃。这种调制器并不适于实际的应用。

(2)热调制器　是全二维气相色谱中最先发展成熟并已经商品化的调制技术,也是最常用的一类调制器。通过改变温度,几乎可以使所有挥发性物质在固定相上被吸附和脱附。Phillips 等设计了两段涂有金属涂层的毛细管,主要用于第一维柱流出组分的富集和快速热脱附。虽然使用这种调制器获得了一些较好的结果,但是涂层常被烧坏,需要经常替换。这种调制器的主要缺点是调制器的温度必须比炉温高100 ℃。

（3）冷阱调制器　冷阱调制器属于热调制器的一种，由移动的冷阱组成，第一维柱的谱带以很窄的宽度保留在冷阱调制器中，调制器每隔几秒从捕集（T）位转换到释放（R）位。在R位，由于炉子气开始加热冷却的毛细管，使被捕集的馏分立即释放，同时，冷阱捕获从第一维色谱流出的组分，可以避免上一周期释放的组分在第二维柱中重叠。经过几秒的调制时间，自动的重复这个过程，直到第一维柱分析结束。冷阱调制器的优点：只需要将毛细管加热到正常的炉温就可以使待测组分脱附，因此，可以处理热调制器不能处理的高沸点组分。缺点是：调制器中的固定相会处于低达−50 ℃的环境中。

3. 检测器

全二维气相色谱中第二维柱分离速度非常快，必须在脉冲周期内完成第二维的分离。若不能在脉冲周期内完成，前一脉冲的后流可能会与前面的组分交叉或者重叠，引起混乱。因此，要求检测器的响应速度要非常快，数据采集的速度至少应该是100 Hz。目前，全二维气相色谱中常用的检测器是FID。

四、全二维气相色谱法分离性能研究

对于复杂的样品而言，提高一维色谱柱的柱效和选择性都难以得到较好的效果。多维峰的最大峰容量为各维峰容量的乘积，使其成为分离分析复杂化合物的有力手段之一。多维色谱所提供的信息时各维信息量之和再减去交叉信息，多维之间信息交叉严重会使部分分离空间被闲置，这时样品组分只能沿对角线分布。而且峰容量被闲置会使分析时间延长，降低了多维色谱的分离分析效率。所以对于多维色谱而言，要尽可能地减少信息的交叉，充分利用被闲置的空间，最大化多维色谱的信息量。多维色谱的正交分离是指组成多维色谱的各维之间彼此不相关，产生的交叉信息为零。正交分离时，各维的保留彼此独立，可用峰容量等于多维色谱的最大峰容量，即各维峰容量的乘积。如前面所述，全二维气相色谱将两根分离机制不同的色谱柱串联在一起。选择适合的色谱条件，消除两维之间相似的部分，使不相关的部分保留，实现全二维气相色谱的正交分离。

一些联用技术的两维的分离机制完全不同，得到的两维分离是正交的。全二维气相色谱中两维采用的是彼此相似的分离机制，因此全二维气相色谱需要在适当的色谱条件下实现正交分离，有效地抵消两维间的交叉信息。起始柱温、程序升温、两维柱温度之间的差异以及色谱柱系统都会对正交分离产生影响。下面以同系物为例阐述各个因素的影响。

1. 起始温度的影响

起始温度较高时，同系物中各物质在两维的分离上表现出相关性。是因为在较高的起始温度下，当两柱采用相同的温度程序时，第二维柱由柱温升高引起的保留值下降不能够补偿第一维柱流出的各组分挥发性的下降。这个时候，第二维柱的分离机制是极性和部分挥发性共同作用的结果，两维固定相的挥发性作用使保留相关。并且通过实验证明，初始柱温只对先流出的同系物组分的正交分离影响较大，但对后流出的组分几乎没有影响。

2. 程序升温的影响

色谱中调整保留值的方法有许多,其中以调节柱温最为简单。当双柱均为等温时,由于同系物各组分之间的间隔按碳数规律增加,这时保留值仅由组分的挥发性决定,易挥发的组分保留值较小。在程序升温的条件下,同系物组分几乎可以等间隔的从第一根柱子流出,当两维柱使用相同的温度程序时,产生的色谱图中同系物中所有组分在第二维柱上有几乎相同的保留。

3. 两维间柱温差异的影响

当两维间使用相同的温度程序时,会有较大的相关性,正交效果并不好。保持第一维柱起始温度不变,提高第二维的起始温度,两维间的相关性逐渐降低至接近常数。所以,可以通过第二维柱的起始温度高于第一维柱的方式缩短组分在第二维柱的保留,得到正交分离。

4. 柱系统的影响

实现正交分离不仅需要适当的柱温方式,还需要合适的两维固定相的匹配。不同的柱系统匹配对于是否能实现正交分离有很大的影响,当第一维柱为极性柱,第二维柱为中等极性的时候,调节操作条件也不可能实现正交分离。只有第一维柱为非极性或弱极性柱,第二维柱为中等极性或极性柱的匹配模式才能实现全二维气相色谱的正交分离。

五、全二维气相色谱法在药物分析中的应用

1. 全二维气相色谱在兴奋剂检测、毒物分析等领域的应用

在兴奋剂等违禁药物的检测以及司法鉴定和药物临床研究等方面,药物分析都起着非常重要的作用,药物仪器分析的核心技术就是分离手段。与一维气相色谱相比,全二维气相色谱的灵敏度和分辨率都较高,所以适合用于兴奋剂的检测,也比较适合于临床和法医毒理学中药物毒物的分析筛选。

大量的研究表明,相对于传统的一维色谱法,全二维气相色谱有较好的分析精度和较低的检测限,因此通过这种方法获得的样品指纹图谱可用于药物的常规筛选。在司法鉴定的毒物筛选时,分析结果至关重要,并且药物自身具有一定的复杂性,所以分析时需要提供尽可能多的信息,以便对药物进行准确定性。使用全二维气相色谱可以根据药物组分的保留时间,即在二维图谱中的位置结合质谱检索对药物进行定性,可以得到较为满意的结果。此外,大部分药物在极性上的差异很大,全二维气相色谱一维非极性柱与二维极性柱联用,可以得到较好的分离。

2. 全二维气相色谱在天然药物和中药分析中的应用

对中药挥发油进行分析主要包括三个方面:质量控制;化学组分的定性定量表征;中药组成的化合物种类分析,也就是对每类化合物的总体含量进行分析。

中药属于天然产物,不仅组成复杂,而且组分间含量差异很大。复方中,重要的配伍之用使其化学成分更加的复杂。传统的一维色谱峰重叠严重,分辨率较低,指纹图谱的信息含量有限,指纹不明显,再加上灵敏度的不足,所以对疗效组分的定量不准确,对低含量组分的定性定量更是存在一定的困难,想要获得高含量组分和低含量组分的信息,需要进行多次的实验。

指纹图谱是对药物进行筛选、对中药进行质量控制的重要依据,全二维气相色谱较大的峰容量、高灵敏度和分辨率,使它在重要的分析方面占有一定的优势。此外,全二维气相色谱还可以用于药物代谢分析和药物毒性的评价。例如用于评价集体在药物或疾病的作用下内源性小分子发生的改变。随着该技术的进一步发展,在药物分析领域将发挥举足轻重的作用。

第七节 定性、定量分析

一、定性分析方法

1. 利用保留值定性

色谱分析中,保留值是最重要的定性指标,利用保留值定性是色谱分析中最基本,也是最常用的定性方法。在一定的色谱条件下,每种物质都有确定的保留值,据此进行定性分析。因此,在相同的色谱条件下,两个相同的物质应有相同的保留值。但是,在相同的色谱条件下,具有相同保留值的两物质不一定是同一种物质,这就要求利用保留值定性时必须要慎重,严格控制实验条件的稳定性和一致性。

(1)利用已知物对照法进行定性 已知物对照法属于利用绝对保留值定性的方法,是色谱工作中最简便可靠的定性方法,但这种方法需要有已知的标准物质。其依据是同一种物质,在相同的色谱条件下,即在同一根色谱柱上并且操作条件相同,具有相同的保留值。

方法一,绝对保留值定性:在同一台仪器、同一根色谱柱、操作条件(柱温、流速、进样量等)一定的条件下,分别对已知标准物和未知样品进行分析,做出色谱图后进行比较。若在未知样品的色谱图上对应已知标准物的保留值位置上有出峰,则可初步判断该未知样品中含有此已知标准物中的某组分;反之,则不存在这种组分。方法二,标准加入法定性:将已知的标准物质加入到样品中,然后对比加入前后的色谱图,如果加入标准物质某色谱峰相对增高,那么该色谱峰所对应的组分与标准物质可能为同一物质。但是当使用的色谱柱不适用于标准物质与待测组分分离时,即使为两种物质,也会出现色谱峰的重叠。此时,选择与以上色谱柱极性相差较大的色谱柱进行再次试验,若两个色谱柱上都存在叠加现象,可以初步判断两者为同一物质。需要注意的是:在同一根色谱柱上,不同的物质可能有相同的或相近的保留值、相对保留值,这样用保留值或用标准加入法定性的结果均具有不可靠性。为解决这一问题,可采用双柱或多柱进行定性。

定性结果的稳定可靠性与色谱操作条件密切相关,若以保留时间为定性依据,由于载气流速或温度的微小变化,都会对保留时间产生影响,也就会影响定性结果的准确性。所以要求载气流速、温度以及柱温都要保持恒定。如果载气流速有波动,则不能采用保留时间来定性,此时选择保留体积或比保留体积进行定性。这种方法虽然可靠,但是这种方法的重现性比较差。

(2)利用相对保留值定性 相对保留值是指被测组分与基准物质的调整保留时间的比值。因为利用绝对保留值进行定性的重现性较差,如果利用样品与基准物质的相对保留值进行定性,这样可以消除某些操作条件的影响。其中,基准物质可以是另外加到样品中的其他物质,也可以是样品中已知的某组分纯品。相对保留值只与柱温和固定相的性质有关,与柱长、柱内径、填充情况及载气流速等的变化无关。因此,当柱温和固定相一定时,相对保留值为定值,用它来定性比较可靠。

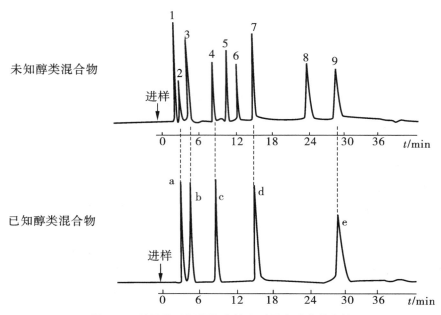

图 3-9   利用绝对保留值定性法对混合醇类的定性

a. 甲醇   b. 乙醇   c. 正丙醇   d. 正丁醇   e. 正戊醇

对于组成比较简单的样品,且其所含组分可以大概推测出的,可根据文献规定的实验条件及所用的基准物质进行实验,然后依据得到的色谱图求算相对保留值,再与手册上的相对保留值进行比较定性。而在样品组成较复杂,其所含组分较难推知,且色谱图上两相邻峰之间分离不好时,采用相对保留值定性并不可靠。

(3)利用保留指数定性   利用绝对保留值定性过于依赖实验条件,且受到标准物的限制,因而重复性差。利用相对保留值定性时,对于多组分的混合物,若只选择一种标准物质时,那些保留值离标准物质较远的组分,其相对保留值测定误差较大;若选用一个以上的标准物时,其相对保留值又有所不同,因此该法受标准物的限制较大。而标准加入法对未知混合物的定性有一定的难度。因此,可以选择保留指数定性。

用保留指数定性时,首先要知道待测未知物属于哪一类化合物,然后查找与分析该类化合物相关的文献,依据文献给出的色谱条件对未知物进行分析,并求算出未知物的保留指数,最后将实验所得的保留指数与文献中的相对比,来对未知物进行定性。保留指数不受色谱操作条件的影响,它只与柱温和固定相的性质有关,因此对于不同的实验室来说,保留指数的重现性和准确度都比较好,因而利用保留指数定性其结果比较可靠。利用保留指数定性是一种方便、重要的色谱定性方法。

利用保留指数定性也有其局限性,由于作为标准物的正构烷烃是非极性的,对于一些结构复杂的天然产物和一些多官能团的化合物,一般是无法利用保留指数来定性的。这时,需要选择另一些化合物的同系物作为标准物质,并以这些物质为标准得到的保留指数作为定性指标,这样会使定性结果的准确度不高。另外,保留指数定性主要是用于恒温分析,对于程序升温,利用保留指数定性更为复杂。

2. 利用保留值定性规律定性

(1)利用同系物的碳数规律 大量实验结果表明,同系物在同一操作条件下的保留值与其所含碳原子数之间存在一定的关系,一般碳原子数小的先流出色谱柱。对于由同系物组成的混合物进行定性分析时,如果知道其中几个组分的保留值,又含有一些组分是缺乏已知纯物质做对照时,则可依据碳数规律推出其他组分的保留值,再与待测物的色谱图进行对照定性。碳数规律定性是根据同系物在一定操作条件下,调整保留值(调整保留时间 t'_R 或调整保留体积 v'_R)或容量因子 k 的对数与同系物分子中碳原子数成正比,可用下式表示:

$$\ln t'_R = An + B \tag{3-22}$$

式 3-23 中,n 为同系物分子中碳原子的数目,A、B 为与固定相和待测物性质相关的常数,其中:

$$A = \ln\left[\frac{t'_{R(n+1)}}{t'_{R(n)}}\right] \tag{3-23}$$

利用该规律可以对多数化合物如烷、烯、醇、酮、醚、酯、芳烃、硫醇、硝基化合物、脂肪胺、呋喃、吡啶等的同系物进行定性分析。在定性分析中,当知道了同系物中几个组分的保留值就可以推知其他组分的保留值,或者根据未知同系物的调整保留值或容量因子的对数值从碳数规律曲线上对其进行定性。对于直链脂肪烃来说,每增加一个碳原子,保留时间约增加 1 倍,如图 3-10 所示。

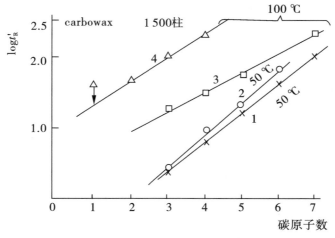

图 3-10 相对保留值的对数对分子中碳原子数的定性

1. 正构烷 2. 正-1-烯 3. 正-2-酮 4. 正构醇

碳数规律并不是严格不变的。对于碳数很低($n \leq 2$)或很高碳数的同系物来说,往往偏离碳数规律;对于同系物组分间存在氢键作用力、偶极矩或与固定相之间存在很强的分子间相互作用时,碳数规律也会发生明显的偏差。

(2)沸点规律   同系物的沸点与其相应的调整保留值(调整保留时间 t'_R 或调整保留体积 v'_R)的对数之间也存在着线性关系,也就是说,沸点低者先流出色谱柱,先出峰,沸点高者后出峰。沸点规律可用下式表示:

$$\ln V'_R = aT_b + b \tag{3-24}$$

式中,T_b 为沸点,a、b 为沸点规律常数。

3. 异构体的保留值规律

(1)出峰规律   样品组分在不同的色谱柱上的出峰顺序具有一定的规律性。在强极性色谱柱上,样品组分按极性的大小流出色谱柱,极性小的先出柱;在中等极性的色谱柱上,样品组分按沸点规律出柱,沸点低的先流出,对于沸点相同的组分,一般非极性化合物先出柱;在非极性色谱柱上,对于沸点相同的组分,一般烃类组分较其他组分要先流出色谱柱;在由高分子多孔微球填充的色谱柱上,样品组分是按分子量由小到大的顺序出柱等。

虽然有些物质的分子式相同,但由于空间结构上的差异,使其在色谱柱上的保留特性有了显著的差别,如链状化合物的位置异构体。一般情况下,取代基越靠近链中央的异构体,其保留值越小,越先出峰。对于由双键引起的环状化合物的顺反异构体来说,顺式的偶极矩较反式的要大,一般反式的先出柱,由于链状的顺反异构体受链长和取代基的影响,其出峰顺序要视具体情况而定。

(2)沸点规律、双柱规律   与同系物的沸点规律相同,同族具有相同碳原子数的碳链异构体的调整保留值或保留指数的对数值与其相应沸点间也呈线性关系。

通常情况下,待测样品的组分间存在沸点规律或碳数规律时,一定会存在双柱规律。综上所述,利用保留值定性还有许多局限性和不可靠性,实际分析中常结合其他方法来提高定性结果的准确性。

4. 利用两谱联用定性

气相色谱法在对复杂混合物的分离方面效率很高,但在对复杂组分的定性方面却很难。而质谱、红外光谱极核磁共振谱等在对未知物的定性方面比较成功,但其对样品纯度的要求较高。若将气相色谱仪与定性分析的仪器联用,则可达到取长补短的效果。目前发展最成功的两谱联用是气相色谱与质谱联用(GC-MS)、气相色谱与傅里叶红外光谱联用(GC-FTIR)。其中,GC-MS 是将复杂混合物先经气相色谱仪分离成单一的组分,然后再经质谱仪对其进行逐一的分析,获得质谱图,再依据分子裂解的规律和质谱图上离子峰的信息,推测出未知物的分子结构,完成对复杂混合物的分离和鉴定。

二、定量分析方法

气相色谱用于定量分析时,具有灵敏度高、准确度高、分析速度快、分离效能好等优点,因此,其既可用于对常量组分的分析,也用于对痕量组分甚至超痕量组分的分析。气

相色谱定量分析的依据是待测组分的量(质量或载气中的浓度)与检测器的响应值(峰面积 A 或峰高 h)成正比,即:

$$W_i = f_i A_i \qquad (3-25)$$

或

$$C_i = f_i A_i \qquad (3-26)$$

式中,W_i—待测组分的质量;

　　　A_i—色谱峰面积;

　　　f_i—校正因子;

　　　C_i—被测组分的浓度。

由上式可知,要对被测组分进行准确定量,应解决以下问题:准确测量峰面积或峰高、测定校正因子以及选择合适的定量方法。

（一）峰面积的测量

峰面积测量的准确度,直接影响着定量结果。对于不同峰形的色谱峰,为取得较好的测量结果,要采用不同的测量方法。在常见的色谱峰中,对称因子在 $0.95 \sim 1.05$ 之间的峰称为对称峰;小于 0.95 的被称为前沿峰;大于 1.05 位拖尾峰。

1. 峰高乘以板峰宽法

色谱峰对称时可以采用峰高乘以半峰宽法,峰面积近似为峰高乘以半峰宽:

$$A = h \cdot W_{1/2} \qquad (3-27)$$

实际峰面积为这样计算出来的峰面积 1.065 倍,实际峰面积为:

$$A = 1.065 h \cdot W_{1/2} \qquad (3-28)$$

A:峰面积　　h:峰高　　$W_{1/2}$:半峰宽

这种方法简单、快速,在实际工作中比较常用。

2. 峰高乘以平均半峰宽

对于不对称的峰,利用这种方法得到的结果比较准确,平均峰宽是指在 0.15 倍峰高处的峰宽和 0.85 倍峰高处的平均值,即:

$$A = \frac{1.065(W_{0.15} + W_{0.85}) \cdot h}{2} \qquad (3-29)$$

3. 峰高乘以峰底宽度

这种是通过作图求色谱峰面积的方法(从峰拐点出做切线与基线相交,构成一个三角形)。所得到的峰面积约为真实峰面积的 0.98 倍。这种方法对于窄而宽的峰更准确些。

$$A_P = 0.98A \qquad (3-30)$$

A 为真实峰面积。

（二）定量校正因子

大量事实表明,相同量的同一种物质在不同的检测器上有不同的响应值,即得到的峰面积不同;同一种检测器上对不同物质的响应灵敏度不同,也就是说,相同量的两物质得出的峰面积往往不等,这就不能用峰面积来直接计算物质的量。为了使峰面积真实地反映物质的含量,须对峰面积进行校正,因此引入了"定量校正因子"。

1.定量校正因子的分类

（1）绝对定量校正因子　绝对定量校正因子(f'_i)为单位峰面积所代表的组分量（W_i）,即:

$$f'_i = \frac{W_i}{A_i} \tag{3-31}$$

式中,f'_i主要由检测器的灵敏度决定。对于同类型的两个检测器,其对相同量的同一物质的响应灵敏度往往有差异,其f'_i也就不同;对于同一台检测器,随使用时间的延长,其响应灵敏度随之下降,其f'_i也在变化,因此,绝对校正因子在定量分析中无法直接使用,缺乏通用性。为此引入了相对定量校正因子的概念,以消除检测器灵敏度和色谱操作条件的影响。

（2）相对定量校正因子　某组分的相对定量校正因子（简称校正因子）,是指该组分的绝对校正因子与标准物质的绝对校正因子之比。常用的相对定量校正因子及其通式如下。

相对质量校正因子f_W:

$$f_W = \frac{f'_{Wi}}{f'_{Ws}} = \frac{A_s \cdot W_i}{A_i \cdot W_s} \tag{3-32}$$

式中,i 和 s 分别表示待测组分和标准物质;W 为质量;A 为峰面积。

相对摩尔校正因子:

$$f_m = \frac{f'_{mi}}{f'_{ms}} = \frac{A_s m_i}{A_i m_s} = \frac{A_s \cdot \dfrac{W_i}{M_i}}{A_i \cdot \dfrac{W_s}{M_s}} = f_W \cdot \frac{M_s}{M_i} \tag{3-33}$$

式中,m 为物质的摩尔数;M 为物质的分子量。

相对体积校正因子:

$$f_V = \frac{f'_{Vi}}{f'_{Vs}} = \frac{A_s W_i M_s \times 22.4}{A_i W_s M_i \times 22.4} = f_m \tag{3-34}$$

相对响应值:由灵敏度的计算公式可知,当单位一致时,待测组分的响应值与标准物质的响应值的比值 S'_i与相对校正因子互为倒数关系,即:

$$S'_i = \frac{1}{f'_i} \tag{3-35}$$

因此,相对质量响应值 S_W 为:

$$S_W = \frac{S'_{Wi}}{S'_{Ws}} = \frac{A_i W_s}{A_s W_i} \qquad (3-36)$$

相对摩尔响应值为 S_m 为:

$$S_m = \frac{S'_{mi}}{S'_{ms}} = \frac{A_i m_s}{A_s m_i} \qquad (3-37)$$

上述式中均采用的是峰面积定量,也可用峰高。相应的将峰面积定量校正因子改为峰高定量校正因子,并将上述式中的峰面积用峰高 h 替换,其他不变。一般峰高定量校正因子受色谱操作条件的影响较大,实际应用中要用标准物质进行测定,其应用起来不如峰面积较正因子方便。

色谱定量中标准物质的选择取决于所用检测器的类型,同时所选用的标准物质的色谱保留值和响应值应尽可能地与待测组分的相近。通常,热导检测器常用苯作为标准物质;氢火焰离子化检测器多用正庚烷作为标准物质。

3. 定量校正因子的测定

相对定量校正因子的实验测定方法如下:

(1)准确称取一定量的待测组分(要求为纯品或已知准确含量)和标准物质(要求纯度为色谱纯),并配成一系列已知浓度的混合液,其中待测组分在混合液中的浓度应相当于组分在待测样品中的浓度。

(2)在一定的操作条件下(同定量分析的操作条件),取一定量体积的样品注入色谱仪,得两个色谱峰,进样体积要准确,这样才可知道进入检测器的待测组分和标准物质各自的准确量(质量、摩尔数或体积)。

(3)准确测量待测组分和标准物质的色谱峰的峰面积,并依据式(3-32)、式(3-33)和式(3-34),就可以计算出相对质量校正因子、相对摩尔校正因子和相对体积校正因子。

由于影响校正因子的因素较多,为了确保色谱定量实验结果的准确性,最好采用自己实验所测定的校正因子。

当对定量结果的准确度要求不高或找不到标准物质的纯品时,可以通过查阅文献的方法获得定量校正因子,这种方法主要适用于 GC 的热导检测器和氢火焰离子化检测器。当采用热导检测器并以氢气或氦气作为载气时,其所得校正因子相差小于 3%,其通用性较好,采用氮气作为载气时,相差较大,不具有通用性。

当从文献中无法查到所需的校正因子的相关数据,又没有含量确定的样品可供实验测定时,可以依据一些规律(如同系物的碳数规律、分子量规律等)来推测校正因子,这种方法主要用于 TCD 和 FID。

(三)定量分析方法

气相色谱的定量分析方法主要有:归一化法、外标法、内标法及标准加入法,它们分别适用于不同的情况。

1. 归一化法

当样品中所有的组分都能流出色谱柱,并在检测器上产生响应信号,且都在线性范围内时,可用归一化法进行定量分析。

假设样品中有 n 个组分,每个组分的质量分别为 W_1、W_2……W_n,各组分质量的总和为 W,其中 i 组分的百分含量 X_i,可按下式计算:

$$X_i = \frac{W_i}{W} \times 100\%$$

$$= \frac{W_i}{W_1 + W_2 + \cdots + W_i + \cdots + W_n} \times 100\%$$

$$= \frac{f_i}{f_1 A_1 + f_2 A_2 + \cdots + f_i A_i + \cdots f_n A_n} \times 100\%$$

$$= \frac{f_i A_i}{\sum f_i A_i} \times 100\% \tag{3-38}$$

上式表示的是校正面积归一化法,当样品中个组分的定量校正因子近似相等或使用 FID 时,可直接用面积归一化法进行计算,上式可简化为:

$$X_i = \frac{A_i}{\sum A_i} \times 100\% \tag{3-39}$$

当样品中各组分色谱峰的峰宽相近时,也可用峰高替代峰面积来进行计算。归一化法用于定量的特点是:简便、准确、其结果与进样量无关,操作条件对结果的影响较小。其缺点是不需要定量的组分也要测出校正因子和峰面积,对于样品中所有的组分不能全部出峰的,不能采用此法。因此,归一化法的使用具有一定的局限性。

2. 外标法

外标法也称标准曲线法或直接比较法,以待测组分的纯品作为对照物质,配制一系列浓度的标准溶液,取相同量的标准溶液在一定的色谱操作条件下进行分析,测出相应的峰面积或峰高,绘制峰面积或峰高对浓度的标准曲线,并求出回归方程和斜率(曲线的斜率实际上是定量校正因子)。然后,在相同的色谱条件下,注入相同量的待测样品,测得待测组分的峰面积或峰高,根据标准曲线或回归方程求出样品中待测组分的浓度,继而推算出样品中待测组分的含量。

当待测组分的浓度变化不大时,可以不绘制标准曲线,而采用单点校正法进行定量。先配制与待测组分含量相近的一个标准溶液,然后,在相同的色谱条件下将等体积的待测样品溶液和标准溶液分别进样,得出色谱图,并计算峰面积或峰高,样品中待测组分的百分含量可依据下式计算:

$$X_i = X_s \times \frac{A_i}{A_s} \tag{3-40}$$

式中,X_i、X_s 为分别表示样品溶液中和标准溶液中 i 组分的百分含量;A_i 和 A_s 分别表示样品溶液中 i 组分和标准溶液中 i 组分的峰面积或峰高。当标准曲线不过原点时,用单点校正法计算的结果误差较大。

外标法的优点是操作简单,计算方便,不需求校正因子,不要求所有的组分都出峰。但该法定量结果的准确性取决于进样量的重复性和操作条件的稳定性。外标法是 HPLC 中较常用的定量分析方法。

3. 内标法

内标法是将样品中不存在的一种已知量的纯物质作为内标物,加入到准确称量的样品中,进行色谱分析,再依据待测组分和内标物的峰面积(或峰高)来确定待测组分含量的方法。

设样品的质量为 W,加入的内标物的质量为 W_s,待测组分和内标物的峰面积分别为 A_i、A_s,则待测组分的质量 W_i 可依据下式计算:

$$\frac{W_i}{W_s} = \frac{f_i A_i}{f_s A_s} \qquad (3-41)$$

$$W_i = \frac{f_i A_i W_i}{f_s A_s} \qquad (3-42)$$

则待测组分 i 的百分含量 X_i 为:

$$X_i = \frac{W_i}{W} \times 100\% = \frac{f_i A_i W_s}{f_s A_s W} \times 100\% \qquad (3-43)$$

内标法在测定量校正因子时,常以内标物作为标准物,此时 $f_s = 1$,则上式可简化为:

$$X_i = \frac{f_i A_i W_s}{A_s W} \times 100\% \qquad (3-44)$$

在内标法中,选择合适的内标物非常重要,内标物的选择应满足以下条件:①内标物应为样品中所不含有的、稳定易得的纯物质;②内标物的色谱峰应与待测组分的色谱峰相近,或位于几个待测组分的色谱峰中间,且彼此间能完全分开;③内标物的性质应尽量与待测组分的相近,即可与待测样品互溶又不与其发生化学反应。

内标法定量的准确性较高,它不受操作条件轻微变化的影响;在进样量不超载的情况下,和归一化法一样,不要求准确的进样量,只需待测组分与内标物产生响应讯号,且彼此间有较好的分离度即可,与其他组分是否出峰无关,因此,内标法适用于对药物中某些微量有效成分及对药物中微量杂质的含量测定。由于药物中的杂质与主要有效成分的含量相差悬殊,因此不适合用归一化法测定杂质含量,用内标法则比较方便,这时可先向待测样品中加入一个与杂质量相当的内标物,并通过增加进样量来使杂质峰面积增大,将杂质与内标物的峰面积相比,即可求出样品中杂质的含量。

内标法也有其不足之处:如要测定相对校正因子,这样操作起来就比较复杂;有时选择合适的内标物比较困难,尤其对于组成较复杂的样品。

4. 标准加入法

标准加入法也称叠加法,是在选择不到合适的内标物时,以待测组分的纯品作为内标物,取一定量加入到待测样品中,然后在同一色谱条件下,分别测定加入内标物前后待测组分的峰面积（或峰高），从而计算样品中待测组分含量的一种方法。因此,标准加入法是内标法的一个特例。

标准加入法的具体操作为:先在一定的色谱条件下对未加内标物的待测样品进行色谱分析,得出色谱图,测定待测组分 i 的峰面积 A_i（或峰高 h_i）;然后,在相同量的待测样品中加入一定量 ΔW 的待测组分 i（内标物）,再在与未加内标物完全相同的色谱条件下进样,得出色谱图,测定加入内标的待测组分 i 的峰面积 A'_i（或峰高 h'_i）,由上述的式子(3-40)可得:

$$W_i + \Delta W = f'_i A'_i \tag{3-45}$$

式中,W_i 为样品中待测组分的质量;ΔW 为内标物的质量;f'_i 为加入内标物后待测组分的绝对校正因子。

由于加入内标物前后是在完全相同的的色谱条件下测定的,又因内标物与待测组分是同一种物质,故 $f_i = f'_i$,因此:

$$\frac{W_i + \Delta W}{W_i} = \frac{A'_i}{A_i} \tag{3-46}$$

由此可计算出原样品中待测组分 i 的质量 W_i 推出:进而计算出原样品中待测组分 i 的含量。

标准加入法与内标法结合还可以推算出样品中其他组分的含量。如图 3-11 所示,以标准加入法中作为内标物的待测组分(i)作为另一种待测组分(j)的内标物,在利用上述内标法来测定待测组分(j)在样品中的含量,图中阴影部分为追加的 i 组分所增加的峰面积。

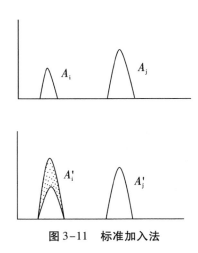

图 3-11   标准加入法

由式(3·48)可推出 j 的含量计算为:

$$X_j = \frac{f_j A_j (W_i + \Delta W)}{A'_i W} \times 100\% \tag{3-47}$$

式中,X_j 为待测组分 j 的百分含量;f_j 为组分 j 对组分 i 的相对较正因子;A_j 为待测组分 j 的峰面积,W 为追加内标前样品的质量。其中样品中 i 组分的质量 W_i 可结合式(3-47)求算出。

在峰形正常的情况下,上述计算式中的峰面积可用峰高来替代。

标准加入法是色谱定量分析中较常用的定量方法,其主要优点是无须选择其他纯物质作为内标物,操作较简便。但对加入内标物前后色谱条件的一致性要求较严格。

第四章　药物高效液相色谱分析法

第一节　概述

一、高效液相色谱法发展简史

高效液相色谱法(high performance liquid chromatography,HPLC)是在经典液相色谱法的基础上,引入了气相色谱法的理论和实验技术,以高压输送流动相,采用高效固定相及高灵敏度检测器发展而成的现代液相色谱分析方法。

早在古代罗马时期,人们已经知道将一滴含有混合色素的溶液滴在一块布或一片纸上,通过观察溶液展开产生的同心圆环来分析染料与色素。19 世纪中叶,德国化学家 Runge 对古罗马人的这种方法做了重要的改进,使其具有更好的重现性和定量能力,使盐溶液可在纸上分离;另外,化学家 Goppalsroeder 也在长条纸上分离了染料和动植物色素,这些研究标志着纸色谱法的建立,并逐步发展成现代色谱技术。

俄国植物学家 Tswett 在 1903 年的华沙自然科学学会生物学会会议上发表了题为"一种新型吸附现象及其在生化分析上的应用"的论文中提出了应用吸附原理分离植物色素的新方法,这一工作标志着现代色谱学的开始。

20 多年后,Kuhn 等为了证实蛋黄内的叶黄素系植物叶黄素与玉米黄质的混合物,参考 Tswett 的方法,以粉碎的碳酸钙装填色谱柱,成功地从蛋黄中分离出植物叶黄素。此后,色谱分离方法逐步为各国科学工作者所关注,并应用于各种天然有机化合物的分离分析。

1941 年,Martin 等采用水饱和的硅胶为固定相,以含有乙醇的氯仿为流动相,分离乙酰基氨基酸的工作是分配色谱的首次应用。他们也在总结其研究成果的基础上提出了著名的色谱塔板理论。

液固色谱是最先创立的色谱方法,最初液相色谱柱多是采用碳酸钙、硅胶、氧化铝填充的玻璃柱管,流动相加在柱管上端,靠重力作用向下迁移,而组分的检测则依靠肉眼的观察或将吸附剂从柱管中取出后进一步分析。自液固色谱被创立的 50 多年时间里,液固色谱装置并无实质性的改进。直到 20 世纪 60 年代,随着气相色谱知识的积累,人们把气相色谱中获得的系统理论与实践经验应用于液相色谱研究,研制成功了细粒度高效填充色谱柱,大大提高了液相色谱的分离能力。采用高压泵输送流动相替代重力作用,使柱效率更高,并加快了液相色谱的分析速度。液相色谱与光学检测器相结合也使得其由最初的以分离为主要目的,发展成为可以同时完成分离分析任务的重要分析手段。

随着高效固定相的研制以及装柱技术的不断改进,液相色谱柱效得到不断提高。高压的应用,也使得采用细粒径固定相的高效液相色谱得以普及。

1975 年,美国 Dow Chemical 公司 Small 等研制成功采用电导检测器的新型离子交换色谱仪,用抑制柱扣除高本底电导,进而检测无机、有机离子,这种方法称为离子色谱法(ion chromatography,IC)。离子色谱法使高效液相色谱法的分析领域扩展到分析常见的大多数无机、有机阴离子及 60 余种金属阳离子。近年来,为了满足复杂样品对分离柱效的需要,采用更细粒径固定相的超高压力的液相色谱(UPLC)问世,极大地提高了分离效率,也使得液相色谱可以应用于更加广泛的领域。

高效液相色谱与光谱技术联用方法的研究也一直是色谱科学的研究热点。20 世纪 80 年代,可同时得到每个组分 HPLC-UV 三维谱图的二极管阵列检测器(DAD)问世,对紫外-可见光谱的快速扫描检测,使液相色谱能提供的信息量大幅度增加,为模式识别等化学计量学中的许多手段提供了重要的应用领域。20 世纪 90 年代以后,HPLC-MS、HPLC-FTIR 等色谱-光谱联用技术逐渐成熟,为解决 HPLC 定性问题提供了多种实用、有效的手段。

今天,色谱技术还在继续向前飞速发展,新的色谱方法不断出现,各种类型的自动化、智能化、细内径柱的高效液相色谱仪及制备型液相色谱仪竞相问世,液相色谱-质谱联用,液相色谱-核磁共振联用仪的产业化,第三代色谱柱"整体柱"概念的出现及其商品化、多维液相色谱仪器系统的产业化等,使液相色谱技术有了日新月异的变化。所有这些为色谱方法的应用开拓了更广、更新的应用领域。事实上,液相色谱方法已经成了化学家、生物学家等分析分离复杂混合物不可缺少的工具。

二、高效液相色谱法的分类

近年来,高效液相色谱法的发展非常迅猛,在经典液相色谱各类方法的基础上,又有许多新方法不断涌现和完善。但高效液相色谱法的主要类型与经典液相色谱法相似。按固定相的聚集状态,可分为液液色谱法(LLC)和液固色谱法(LSC)两大类。根据流动相和固定相极性的差别,可分为正相色谱(normal phase chromatography)和反相色谱(reversed phase chromatography)两种模式。按色谱过程的分离机制,可分为分配色谱法(partition chromatography)、吸附色谱法(adsorption chromatography)、离子交换色谱法(ion exchange chromatography,IEC)和尺寸排阻色谱法(molecular exclusion chromatography,MEC)四类基本类型色谱法。除此之外,高效液相色谱法还包括许多与分离机制有关的色谱类型,如亲和色谱法(affinity chromatography,AC)、手性色谱法(chiral chromatography,CC)、胶束色谱法(micellar chromatography,MC)、电色谱法(electro chromatography,EC)和生物色谱法(biochromatography,BC)等。

三、高效液相色谱法与其他分离方法的比较

与经典液相色谱法比较,高效液相色谱法具有下列主要优点:①应用了颗粒极细(一般为 10 μm 以下)、规则均匀的固定相,传质阻抗小,柱效高,分离效率高;②采用高压输液泵输送流动相,流速快,分析速度快,一般试样的分析需数分钟,复杂试样分析在数十分

钟内即可完成;③广泛使用了高灵敏度检测器,大大提高了灵敏度。紫外检测器最小检测限可达 10^{-9} g,而荧光检测器最小检测限可达 10^{-12} g。

与气相色谱法相比,高效液相色谱法具有下列主要优点:①不受试样的挥发性和热稳定性的限制,应用范围广;②可选用不同性质的各种溶剂作为流动相,而且流动相对分离的选择性有很大作用,因此分离选择性高;③一般在室温下进行分离,不需要高柱温。

第二节　高效液相色谱法的分离机制

高效液相色谱法的分离机制按色谱过程可分为吸附色谱法、分配色谱法、离子交换色谱法和尺寸排阻色谱法(空间排阻色谱法)等类型。

一、液-固吸附色谱法

流动相为液体,固定相为固体且是利用被分离组分对固定相表面吸附中心吸附能力(即吸附系数)的差别而实现分离的色谱法,称为液-固吸附色谱法(liquid-solid adsorption chromatography)。

吸附过程是试样中组分的分子(X)与流动相分子(Y)争夺吸附表面活性中心的过程,即为竞争吸附过程。如图 4-1 所示,当流动相通过吸附剂(固定相)时流动相分子被吸附剂表面的活性中心所吸附。当组分分子被流动相携带经过固定相时,它们与活性中心发生作用,流动相中组分的分子 X_m 就与吸附在吸附剂表面的 n 个流动相分子 Y_a 相置换,组分的分子被吸附,以 X_a 表示。流动相分子回至流动相内部,以 Y_m 表示。即发生如下竞争吸附平衡:

$$X_m + nY_a \underset{\text{解吸}}{\overset{\text{吸附}}{\rightleftharpoons}} X_a + nY_m \qquad (4-1)$$

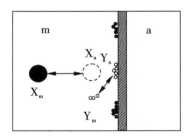

图 4-1　吸附色谱示意图

m.流动相　a.吸附剂　X_m.流动相中的组分分子　Y_m.流动相分子　X_a.被吸附的组分分子　Y_a.被吸附的流动相分子

当达到吸附平衡时,其吸附系数(adsorption coefficient,K_a)可用下式表示:

$$K_a = \frac{[X_a][Y_m]^n}{[X_m][Y_a]^n} \tag{4-2}$$

因为流动相的量很大,故$[Y_m]^n/[Y_a]^n$近似于常数,而且吸附只发生于吸附剂表面,所以吸附系数可写成:

$$K_a = \frac{[X_a]}{[X_m]} = \frac{X_a/S_a}{X_m/V_m} \tag{4-3}$$

式中,S_a为吸附剂的表面积,V_m为流动相的体积。吸附系数与吸附剂的活性、组分的性质和流动相的性质有关。

在柱色谱中,保留时间与吸附系数和色谱柱中吸附剂的表面积关系为:

$$t_R = t_0\left(1 + K_a\frac{S_a}{V_m}\right) \tag{4-4}$$

二、液-液分配色谱法

流动相、固定相都为液体,且利用被分离组分在固定相或流动相中的溶解度差别,即在两相间的分配系数的差别而实现分离的色谱法,称为液-液分配色谱法(liquid-liquid partition chromatography)。

液-液分配色谱法基本原理与液-液萃取相同,不同的是这种分配平衡是在相对移动的两相间进行,而且可重复多次,从而有很高的分离效率。

分配色谱法的分离原理如图4-2。图中 X 代表试样中某组分(溶质)分子,下标 m 与 s 分别为流动相与固定相。溶于流动相与溶于固定相的溶质分子处于动态平衡,平衡时浓度之比(严格应为活度比)为狭义分配系数(partition coefficient):

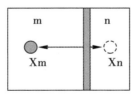

图4-2　分配色谱

$$K = \frac{c_s}{c_m} = \frac{X_s/V_s}{X_m/V_m} \tag{4-5}$$

溶质分子在固定相中溶解度越大,或在流动相中溶解度越小,则 K 越大。分配系数大的组分在固定相中的保留较强,向前移行的速度较慢;分配系数较小的组分在固定相中的保留较弱,向前移行的速度较快,结果使不同组分互相分离。在液-液分配色谱中 K 主要与流动相的性质(种类与极性)有关。

三、化学键合相色谱法

化学键合相是通过化学反应将有机基团键合在载体表面构成的固定相,简称键合相(bonded phase)。以化学键合相为固定相的色谱法称为化学键合相色谱法,简称键合相色谱法(bonded phase chromatography,BPC)。

1. 正相键合相色谱法的分离原理

在正相键合相色谱法中使用的是极性键合固定相。它是将全多孔(或薄壳)微粒硅胶载体,经酸活化处理制成表面含有大量硅羟基的载体后,再与含有氨基(—NH₂)、腈基(—CN)、醚基(—O—)的硅烷化试剂反应,生成表面具有氨基、腈基、醚基的极性固定相。溶质在此类固定相上的分离机制属于分配色谱:

$$SiO_2-R-NH_2 \cdot M+x \cdot M \leftrightarrow SiO_2-R-NH_2 \cdot x+2M$$

$$K_P = \frac{[SiO_2-R-NH_2 \cdot x]}{[x \cdot M]} \tag{4-6}$$

式中,SiO_2—R—NH_2 为氨基键合相,M 为溶剂分子,x 为溶质分子,SiO_2—R—NH_2 · M 为溶剂化后的氨基键合固定相,x · M 为溶剂化后的溶质分子。

2. 反相键合相色谱法的分离原理

在反相键合相色谱法中使用的是非极性键合固定相。它是将全多孔(或薄壳)微粒硅胶载体,经酸活化处理后与含烷基链(C_4、C_8、C_{18})或苯基的硅烷化试剂反应,生成表面具有烷基(或苯基)的非极性固定相。

关于反相键合相的分离机制有两种论点:一种认为属于分配色谱,另一种认为属于吸附色谱。

分配色谱的作用机制是假设在由水和有机溶剂组成的混合溶剂流动相中,极性弱的有机溶剂分子中的烷基官能团会被吸附在非极性固定相表面的烷基基团上,而溶质分子在流动相中被溶剂化,并与吸附在固定相表面上的弱极性分子进行置换,从而构成溶质在固定相和流动相中的分配平衡。其机制和前述正相键合相色谱法相似。

吸附色谱的作用机制认为溶质在固定相上的保留是疏溶剂作用的结果。根据疏溶剂理论,当溶质分子进入极性流动相后,即占据流动相中相应的空间,而排挤一部分溶剂分子;当溶质分子被流动相推动与固定相接触时,溶质分子的非极性部分(或非极性分子)会将非极性固定相上附着的溶剂膜排挤开,而直接与非极性固定相上的烷基官能团相结合(吸附)形成缔合络合物,构成单分子吸附层。这种疏溶剂的斥力作用是可逆的,当流动相极性减少时,这种疏溶剂斥力下降,会发生解缔,并将溶质分子释放而被洗脱下来。上述疏溶剂作用机制可如图 4-3 所示。

烷基键合固定相对每种溶质分子缔合作用和解缔作用能力之差,就决定了溶质分子在色谱过程的保留值。每种溶质的容量因子 k' 与它和非极性烷基键合相缔合过程的总自由能的变化 ΔG 值相关,可表示为:

$$\ln k' = \ln \frac{1}{\beta} - \frac{\Delta G}{RT}, \beta = \frac{V_m}{V_s} \tag{4-7}$$

式中，β 为相比；ΔG 值与溶质的分子结构、烷基固定相的特性和流动相的性质密切相关。以下简述上述三个因素对溶质保留值的影响。

(1)溶质分子结构对保留值的影响 在反相键合相色谱法中，溶质的分离是以它们的疏水结构差异为依据的，溶质的极性越弱，疏水性越强，保留值越大。根据疏溶剂理论，溶质的保留值与其分子中非极性部分的总表面积有关，其与烷基键合固定相接触的面积愈大，保留值也越大。

根据溶质分子中非极性骨架的差别，或衍生引入官能团的性质、数目、取代位置的不同，可初步预测溶质的保留顺序。如具有支链烷基化合物的保留值总比直链化合物的保留值小。例如对碳四醇的洗脱顺序为叔丁醇、仲丁醇、异丁醇和正丁醇。另如，当苯酚分子中分别引入甲基、乙基、丙基时，其 k' 值增大；若引入一个硝基，其 k' 值增大，但若继续引入两个或三个硝基时，其 k' 值明显减小。

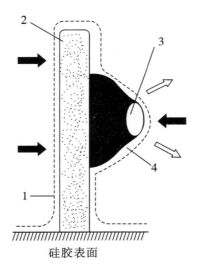

图 4-3 反相色谱中固定相表面溶质分子与烷基键合相之间的缔合作用
➡表示缔合物的形成 ⇒表示缔合物的解缔
1.溶剂膜 2.非极性烷基键合相 3.溶质分子的极性官能团部分 4.溶质分子的非极性部分

(2)烷基键合固定相特性对保留值的影响 烷基键合固定相的作用在于提供非极性作用表面，因此键合到硅胶表面的烷基数量决定着溶质 k' 的大小。烷基的疏水特性随碳链的加长而增加，溶质的保留值也随烷基碳链长度的增加而增大，如图 4-4 所示。

随着烷基碳链的增长，增加了键合相的非极性作用的表面积，其不仅影响溶质的保留值，还影响色谱柱的选择性，即随烷基碳链的加长其对溶质分离的选择性也增大。

(3)流动相性质对保留值的影响 流动相的表面张力愈大、介电常数愈大，其极性愈强，此时溶质与烷基键合相的缔合作用愈强，流动相的洗脱强度弱，导致溶质的保留值越大。

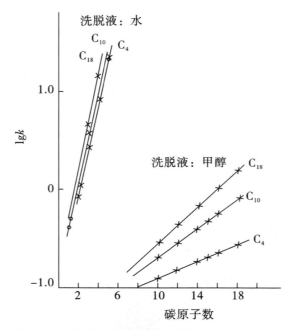

图 4-4   反相键合相碳链链长对样品保留值的影响

洗脱液:甲醇,水;固定相:硅胶 Si100,与丁基一、癸基一、十八烷基硅
烷反应;样品:乙醇

四、离子对色谱法

离子对色谱法是将一种(或数种)与样品离子电荷(A^+)相反的离子(B^-,称为对离子或反离子,counterion)加入到色谱系统的流动相(或固定相)中,使其与样品离子结合生成弱极性的离子对(呈中性缔合物)。此离子对不易在水中离解而迅速进入有机相中,存在下述萃取平衡:

$$A_W^+ + B_W^- \rightleftharpoons (A^+ \cdot B^-)_O \tag{4-8}$$

式中,下标 W 为水相,O 为有机相。

此时样品 A 会在水相和有机相中分布,其萃取系数 E_{AB} 为:

$$E_{AB} = \frac{[A^+ \cdot B^-]_O}{[A^+]_W \cdot [B^-]_W} \tag{4-9}$$

由于加入的离子对 $[B^-]_W \gg [A^+]_W$,所以 $[A^+]_W$ 很小。

若固定相为有机相,流动相为水溶液,就构成反相离子对色谱,此时 A^+ 的分布系数 K 为:

$$K = \frac{[A^+ \cdot B^-]_O}{[A^+]_W} = E_{AB} \cdot [B^-]_W \tag{4-10}$$

其容量因子 k' 为：

$$k' = K\frac{V_S}{V_m} = \frac{E_{AB} \cdot [B^-]_W}{\beta}(\beta = \frac{V_m}{V_S}) \tag{4-11}$$

当流动相的 pH 值、离子强度、有机改性剂的类型、浓度及温度保持恒定时，k' 与对离子的浓度 $[B^-]_W$ 成正比。因此通过调节对离子的浓度，就可改变被分离样品离子的保留时间 t_R。

$$t_R = t_M(1+k') = t_M(1+E_{AB} \cdot [B^-]_W/\beta) \tag{4-12}$$

式中，t_R 为死时间。

若固定相为具有不同 pH 值的缓冲水溶液，流动相为有机溶剂，就构成正相离子对色谱。其分布系数 K、容量因子 k' 和保留时间 t_R 为：

$$K = \frac{[A^+]_W}{[A^+ \cdot B^-]_O} = \frac{1}{E_{AB} \cdot [B^-]_W} \tag{4-13}$$

$$k' = K\frac{V_S}{V_m} = \frac{1}{E_{AB} \cdot [B^-]_W \cdot \beta} \tag{4-14}$$

$$t_R = t_M(1+k') = t_M(\frac{1}{E_{AB} \cdot [B^-]_W \cdot \beta}) \tag{4-15}$$

五、离子交换色谱法

离子交换色谱（ion exchange chromatography，IEC）以离子交换树脂作为固定相，树脂上具有固定离子基团及可交换的离子基团。当流动相带着组分电离生成的离子通过固定相时，组分离子与树脂上可交换的离子基团进行可逆交换。

离子交换色谱法的分离机制主要是基于离子交换树脂上可解离的离子与流动相中具有相同电荷的溶质离子之间进行的可逆交换，根据这些离子跟交换剂亲和能力的不同而被分离，主要用于亲水性阴、阳离子的分离。典型的离子交换模式是样品溶液中的离子与固定相上离子交换位置中的反离子（或称平衡离子）之间直接的离子交换。如使用 NaOH 做淋洗液分析水中的 F^-、Cl^-、SO_4^{2-}，首先用淋洗液平衡阴离子交换分离柱，再将进样阀切换到进样位置，淋洗液通过高压泵传递，将样品带入分离柱。待测离子从阴离子交换树脂上置换 OH^-，并暂时而选择地保留在固定相上。同时，被保留的样品离子又被淋洗液中的 OH^- 置换并从柱上被洗脱。因为对树脂亲和力较弱的阴离子比对阴离子交换位置亲和力强的离子通过柱子快，因而实现样品中阴离子的分离。经过分离柱之后，洗脱液先后通过抑制器和电导池，进行电导检测。非抑制型离子色谱中，洗脱液直接进入电导池。

离子交换色谱的固定相具有固定电荷的功能基，阳离子交换色谱的固定相一般为羧酸基和磷酸基；阴离子交换色谱中，其固定相的功能基一般是季铵基。在进行离子交换时，流动相不断提供参与离子交换的离子，这种淋洗液中的淋洗离子与固定相离子交换位置的相反电荷以库仑力结合，并保持电荷平衡。进样之后，样品离子与淋洗离子同时竞争固定相上的电荷位置。当固定相上的离子交换位置被样品离子占据时,由于样品离子与固定相电荷之间的正负电荷吸引的库仑力,样品离子将暂时被固定相保留。同时,被保留的样品离子又被淋洗液中的淋洗离子置换,并从柱子上洗脱,这些过程都是可逆的,一直在进行中。样品中不同类型的离子与固定相电荷之间的库仑力不同,则被固定相保留的程度也不同。

例如,当 NaOH 淋洗液通过离子交换柱时,树脂上带正电荷的季铵基由于库仑力与 OH^- 全部结合。随后当含有 Cl^- 和 SO_4^{2-} 等阴离子的样品进入分离柱后,则在树脂功能基(季铵基)位置发生淋洗液阴离子 OH^- 与样品阴离子之间的竞争性的离子交换平衡,OH^-被置换下来,向下流动,但这种平衡是可逆的。

由于 Cl^- 和 SO_4^{2-} 离子与季铵功能基之间的作用力不同,也就是说在固定相上的保留不同,于是,不同的阴离子才能相互分离。将上述离子反应的平衡常数 K 称为选择性系数,用通式表示如下:

$$y A_m^{x-} + x E_s^{y-} \leftrightarrows y A_s^{x-} + x E_m^{y-} \tag{4-16}$$

式中,A 表示样品中的阴离子,E 表示淋洗离子,m 表示流动相,s 代表流动相。此式的平衡常数为:

$$K_{AE} = \frac{\left[A_s^{x-} \right]^y \left[E_m^{y-} \right]^x}{\left[A_m^{x-} \right]^y \left[E_s^{y-} \right]^x} \tag{4-17}$$

该平衡常数反映了带电荷的溶质与离子交换树脂之间的相互反应程度。与样品离子相比,淋洗液离子的浓度远远大于样品离子的浓度,因此可将 $\left[E_m^{y-} \right]^x / \left[E_s^{y-} \right]^x$ 的比值视为定值。假若 $K_{AE} = 1$,则表示离子交换树脂对 A 和 E 的亲和力相同。若 $K_{AE} > 1$,则表示 A 与树脂的结合能力比 E 强,从而使树脂相中 A 的浓度将比溶液相中 A 的浓度高;反之,$K_{AE} < 1$,树脂相中 A 的浓度较溶液相中 A 的浓度低。带电荷的溶质和离子交换树脂之间的相互反应取决离子交换中的多种性质,其中主要包括 A 离子的电荷量、溶剂化合物的大小、极化性,树脂的交联度和离子交换容量,离子交换剂上功能基的性质,淋洗离子的性质和浓度。溶质与树脂之间的这种亲和力会随着色谱条件和离子交换剂的变化而发生变化,但可用上述性质来预测离子交换剂对不同离子的亲和力。

六、排阻色谱法

尺寸排阻色谱法是利用多孔凝胶固定相的特性,依据分子尺寸大小的差异来进行分离的方法,又可称作空间排阻色谱法。根据所用凝胶的性质,可分为使用水溶液的凝胶过滤色谱法和使用有机溶剂的凝胶渗透色谱法。

尺寸排阻色谱是一种溶质与固定相或流动相之间无互相作用的分离方式。柱填料有不同的孔径和孔网络,溶质分布按照它们大小和形状,或者保留,或者排除。因此,固定相能有效地按分子量大小分离,样品通过柱时,大分子因为体积大不能进入孔,就可以穿过柱填料的相对开阔区,与流动相以相同的流速洗脱出柱,小分子则扩散进入柱填料的孔隙,最后流出色谱柱。介于大分子和小分子之间的中等分子,只能进入一些较大的孔,而不渗入另外的一些小孔,其结果是推迟向下流动,在介于大分子和小分子之间的时间流出柱。用多孔柱填料装填的排阻色谱柱,可认为它是一种能改变通道长度的柱:对分子比柱填料孔径大的溶质来说,它是短柱,但对分子比柱填料孔径小的溶质来说,它又是长柱。

由上述体积排阻色谱的分离原理,可以看出,具有不同大小的样品分子,严格按照凝胶孔径大小在凝胶柱中进行分配的,因此体积排阻色谱的分布系数 K_D:

$$K_D = \frac{[X_s]}{[X_m]} \tag{4-18}$$

式中,X_s 为样品分子在固定相中的平衡浓度,X_m 为样品分子在流动相中的平衡浓度。溶质在色谱柱中的容量因子为:

$$k = K_D \frac{V_p}{V_0} \tag{4-19}$$

V_p 为全部可渗透的孔洞体积,V_0 为填料间空隙的体积。

当凝胶固定相中所有孔洞都能接受样品分子时,此种样品分子的 $[X_s] = [X_m]$,则其 $K_D = 1.0$,此即为凝胶的渗透极限。

若凝胶固定相的所有孔洞都不能使样品分子进入,则此种样品分子的 $[X_s] = 0$,其 $K_D = 0$,此即为凝胶的排阻极限。

因此在体积排阻色谱中,不同尺寸样品分子的分布系数 K_D 总保持在 0~1.0 之间。具有一定粒度含不同孔径凝胶构成的色谱柱,所能分离样品的分子量(M)的范围,是用组分被洗脱时洗脱体积(V_e)的差别来表示的。为表示凝胶色谱柱的特性,可以绘制 $\lg M - V_e$ 校正曲线,如图 4-5 所示。图中 A 点($K_D = 0$)为排阻极限,即相当于分子量大于 10^6 的分子被排斥在凝胶孔穴之外,以单一谱带 A' 流出柱外。对应保留体积为 V_0。图中 B 点($K_D = 10$)为渗透极限,相当于分子量小于 100 的小分子都可完全渗入凝胶孔穴内,以单谱带 B' 流出柱外,对应保留体积为 $V_0 + V_p$。由图 4-5 可看出只有分子量介于 A、B 两点之间的组分 x′ 可进入凝胶不同的孔穴进行渗透分离。通常将 A 和 B 两点间的分子量范围叫作凝胶色谱柱的分级范围,由此可知,只有孔穴体积 V_p 才是真正起分离作用的有效体积。分子排阻色谱法的分离机制是独特的,其洗脱体积总是位于 V_0 至 $V_0 + V_p$ 之间。因此凝胶色谱柱的峰容量是有限的,在整个色谱图上只能容纳不到 10~12 个色谱峰,而不像其他液相色谱方法那样在一次分离中可以分开几十甚至上百个化合物。这表明体积排阻色谱法的分离度较差,因此仅用体积排阻色谱法不能完全分离一个复杂的、多组分样品。

此外,尺寸排阻色谱法不能用于分子大小组成相似或分子大小仅差 10% 的组分分析,如对同分异构体的分离就不宜用尺寸排阻色谱法。

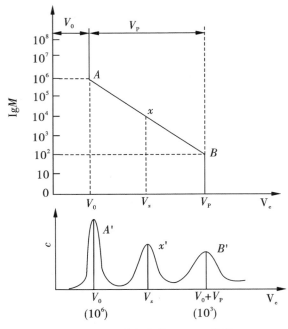

图 4-5 凝胶色谱的 $\lg M - V_e$ 曲线

第三节 高效液相色谱固定相

一、液-固色谱固定相

液-固吸附色谱,顾名思义,固定相是具有吸附作用的吸附剂。如硅胶、氧化铝、氧化镁、硅酸镁、活性炭、聚酰胺和高分子多孔微球等,其中硅胶应用最广泛。此外,高分子多孔微球在药物和生化分析方面的应用也日益增多。

色谱用的硅胶通常是由硅酸钠在酸性条件下聚合得到稳定的多孔固体,其表面存在着硅醇基或硅氧烷桥,硅醇基具有一定的活性,能产生吸附作用。硅氧烷的吸附性很弱,对色谱分离影响几乎可以忽略不计。通常,小孔硅胶的表面主要被氢键键合的硅醇基所占据,大孔硅胶的表面则主要是游离型硅醇基,未经加热的硅胶。其表面的硅醇基因被物理吸附水所覆盖而无吸附活性,将硅胶于 150~200 ℃下长时间加热使吸附水蒸发可活化。活泼型硅醇基的吸附活性过强也不好,因为常引起永久性吸附、峰形拖尾、柱的再生时间延长等不良的色谱效应,所以还应适当地进行减活处理,可向活化后的硅胶中加入水、甲醇、乙腈或异丙醇等极性改变剂,达到钝化目的。

在硅胶的吸附中,溶质官能团的极性越强,硅胶对溶质的吸附作用也越强,则溶质的保留值越大,但强极性分子或离子型化合物在硅胶上由于硅胶的吸附作用过强,可能发生不可逆吸附。此外,由于硅胶的微酸性,碱性物质在硅胶上易出现严重拖尾现象。各种化合物在硅胶表面上的保留顺序大致如下：

饱和烃<烯烃<芳烃≈卤代烃<硫化物<醚<硝基化合物<酯≈醛≈酮<醇≈胺<砜<亚砜<酰胺<羧酸。

从上可知，硅胶有利于不同族化合物的分离，但它分离同系物的选择性较差。另外，硅胶在分离异构体方面的能力也是突出的，这是因为硅胶表面的活性中心硅醇基在空间上的排列是有规律的，若分子的结构与硅胶活性中心相适应，则保留就强。

硅胶的主要性能参数有粒度、粒度分布、比表面积、平均孔径、表面活性以及线性容量等，这些性能直接影响硅胶的色谱保留特性。目前，液-固吸附色谱法广泛采用全多孔微粒硅胶固定相，其粒度一般为 3~20 μm，这种固定相的优点是比表面积大、柱效高及载样量大。球形全多孔硅胶是现在最常用的固定相。随着全多孔固定相粒径的减少，柱效提高，如粒径为 5 μm 的固定相，其柱效与涂层厚度为 2 μm 的表面多孔固定相相似，然而由于其全多孔性，柱容量要比表面多孔固定相大。因此，它已取代表面多孔固定相，是目前最常用的液相色谱固定相。

高分子多孔微球，又叫有机胶，通常是由苯乙烯与二乙烯苯交联而成的球形填料。高分子多孔微球的表面为芳烃官能团，其分离原理现在尚无定论，一般认为属于吸附色谱，也有人认为吸附、分配及空间排阻作用兼有。这种填料选择性好且峰形好，缺点是柱效低。高分子多孔微球在药物和生化分析方面的应用较多，可用于分离芳烃、杂环化合物、甾体、生物碱、脂溶性维生素等。

二、液-液色谱固定相

1. 全多孔硅胶填料

液-液色谱固定相由两部分组成：一部分是惰性载体，另一部分是涂渍在惰性载体上的固定液。在液固色谱中使用的固体吸附剂，如全多孔球形微粒硅胶、全多孔氧化铝等皆可作为液-液色谱固定相的惰性载体。要求其比表面积为 50~250 m^2/g，平均孔径为 10~50 nm。载体的比表面积不能太大，否则会引起不可忽视的吸附效应，导致色谱峰峰形拖尾。

常用的全多孔载体有硅胶，氧化铝和聚合物小球，其中微粒硅胶应用最广泛。无定形和球形的柱效相当，但球形的渗透性要优于无定形，微粒硅胶可以由粉碎的硅胶用浮选法得到，也可由硅溶胶直接制备出一定粒度范围的微粒硅胶。球形微粒多孔硅胶的制备方法是，把硅溶胶与甲醛及尿素混合在一起，在酸性介质中搅拌使之聚合，所得聚合物经高温(700 ℃)灼烧除去尿素-甲醛聚合物，即得到如图 4-6 所示的粒度分布范围窄的二氧化硅小球。

液-液色谱中使用的固定液如表 4-1 所示。

表4-1　液-液色谱法使用的固定液

正相液-液色谱法的固定液		反相液-液色谱法的固定液
β,β-氧二丙腈	乙二醇	甲基硅酮
1,2,3-三(2-氰乙氧基丙烷)	乙二胺	氰丙基硅酮
聚乙二醇400,600	二甲基亚砜	聚烯烃
甘油,丙二醇	硝基甲烷	正庚烷
冰乙酸,2-氯乙醇	二甲基甲酰胺	

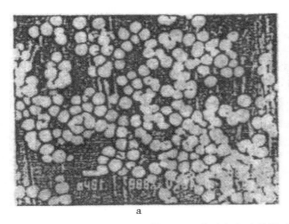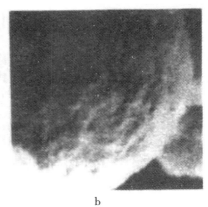

a　　　　　　　　　　　　　　　　b

图4-6　球形全多孔微粒硅胶扫描电镜

a.粒度分布　　b.单个堆积硅珠的扫描电镜电子衍射照片(约8 000倍)

在惰性载体表面涂渍固定液一般采用两种方法:一种是用含固定液的溶液浸渍惰性载体,再用蒸发法缓慢除去溶剂,这种方法涂渍在载体上的固定液比较均匀。另一种方法是先把惰性载体装填在色谱柱中,再用含固定液的流动相过柱子,使固定液吸附在惰性载体上,这种方法想要达稳定状态需要较长时间,且固定液很难达到均匀分布。固定液涂渍量为每克载体0.1~1.0 g,液-液色谱柱的柱容量比液固色谱柱大一个数量级,而峰形无明显扩展。

液-液色谱柱,由于在使用过程中被大量流动相冲洗,会溶解固定液而造成固定液的流失,进而导致保留值减小,选择性下降。为了防止固定液的流失,在使用中,流动相应选择对固定相溶解度小,且使用前用固定相饱和,流速不能太大,柱温要稳定,进样量要适当。但要完全避免固定相的流失也是不可能的,因此,近年来,液液色谱逐渐被键合相色谱取代。

2. 表面多孔型填料

表面多孔型填料和全多孔型填料一样,也是一种惰性载体,在它上面涂渍的固定液跟全多孔型填料也一样。制作方法是,在玻璃球表面先涂布一层有机聚合物聚甲基丙烯酸二乙氨基乙酯(或二甲氨基乙酯)醋酸盐,即0.5%胶状分散体,先用水洗,除去多余的高聚物,并烘干后,再涂一层硅溶胶。再用水洗去多余的硅溶胶,这样完成了一次涂层,重复上述方法,完成若干次涂层后,缓慢升温至725 ℃灼烧,以除去聚合物,微粒硅胶静电吸引在玻璃球上,即制得外部具有多孔活性二氧化硅,内为玻璃实心的表面多孔填料。表面多孔填料机械强度高,渗透性好,有相当好的柱效。

3. 化学键合固定相

制备化学键合固定相,目前广泛使用的是全多孔或薄壳型微粒硅胶作为基体。硅胶机械强度好,表面的硅羟基活性高,孔结构也易于控制。

在键合反应前,为增加硅胶表面参与键合反应的硅醇基数量,通常用2 mol/L盐酸溶液浸渍硅胶过夜,使其表面充分活化并除去表面含有的金属杂质。硅醇基也不是全部与键合的官能团反应,剩余的硅醇基被已键合上的官能团所屏蔽,形成"刷子"的结构(图4-7)或为"尖桩篱笆"结构(图4-8)。分析物与键合相的相互作用,仅发生在键合烷基链的顶部,紧贴硅胶表面的硅醇基已被屏蔽,其与分析物的相互作用可以忽略,显然微粒硅胶键合量与其表面积成正比。

为获得单分子层的键合相,使用的硅胶、硅烷化试剂和溶剂必须严格无水,并在较高温度下进行键合反应。分子体积较大的硅烷化试剂,由于空间位阻效应的存在,不可能与硅胶表面上的硅醇基全部发生反应,残余的硅醇基必须加以消除,否则会对键合相的分离性能产生一定的影响,特别是在非极性键合相的情况下,硅醇基的存在会硅胶表面对极性化合物或溶剂产生吸附,从而改变键合相的分离性能。通常在键合反应后,再用小分子硅烷化试剂(如二甲基氯硅烷或六甲基二硅胺)进行封尾处理,以消除残余的硅醇基,并提高化学键合相的稳定件和色谱分离性能的重复性。

目前非极性烷基键合相是最广泛应用的柱填料,尤其是十八烷基硅烷键合相(octadecylsilyl,ODS)在反相液相色谱中发挥着重要作用,高效液相色谱分析任务的70%~80%都由其完成。反相液相色谱系统分离对象几乎遍及所有类型的有机化合物。极性、非极性,水溶性、脂溶性,离子型、非离子型,小分子、大分子,具有官能团差别或分子量差别的同系物。

烷基键合相表面键合的碳链长度越长,其保留值也越大。对于ODS柱来说,其烷基覆盖量以硅胶表面含碳的质量百分数表示,最高可达40%,不同厂家的固定相,其覆盖量不同,一般约为10%(相当于每1 m^2硅胶表面含1 μmol ODS),覆盖量愈大,对溶质的保留值也愈大。苯基和酚基键合相常用于反相色谱,氨基、氰基、芳硝基、二醇基、醚基键合相用作正相色谱。它们主要以氢键力与溶质相互作用,其氢键力依下列顺序逐渐减弱:氨基>氰基>芳硝基>二醇基>醚基。

胺基键合相兼有质子接受体和给予体的双重性能。一方面它与具备较强氢键作用力的样品能产生强的分子间作用力,而呈现大的保留值;另一方面由于氨基固有的碱性,可在酸性水溶液中作为弱阴离子交换剂,用于分离酚、羧酸、核苷酸。氨基作为反相固定相时,可与糖分子中的羟基作用,因此广泛用于单糖、双糖及多糖的分离。一级胺可与醛、酮的羰基反应生成Schiff碱,因此氨基柱不能与含羰基的化合物或流动相接触。

氰基键合相为质子接受体,极性中等,分离选择性与硅胶类似,但保留强度不如硅胶。

对酸性、碱性样品均能获得对称的色谱峰;对含双键的异构体或双键环状化合物具有良好的分离能力。与胺基键合相比较,溶质在此类固定相的溶解度比在氨基键合相中的小。

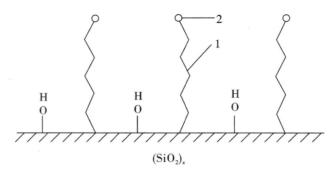

图 4-7　化学键合固定相的"刷子结构"

1.已键合官能团的链长　2.已键合官能团的端基

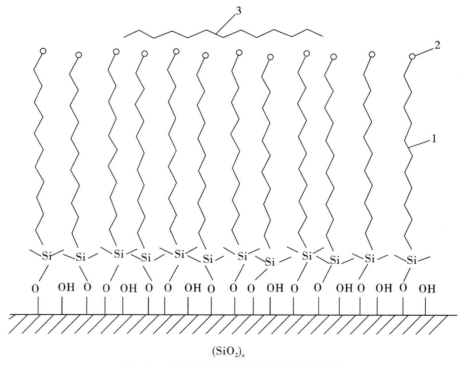

图 4-8　化学键合固定相的"尖桩篱笆"结构

1.已键合官能团的链长　2.已键合官能团的端基　3.分析物

芳硝基键合相具有电荷转移功能,呈弱极性,适用于芳香族化合物及多环芳烃。

二醇基键合相呈弱极性,可用于分离有机酸,还可作为分离蛋白质的凝胶过滤色谱的固定相。

醚基键合相也呈弱极性,可分离能形成氢键的化合物,如酚类和硝基化合物,也可用作分离蛋白质的凝胶过滤色谱的固定相。

键合相的使用寿命取决于硅胶表面被键合的官能团覆盖程度,覆盖量大或呈多分子覆盖层时,会增加其稳定性。通常正相键合的稳定性要小于反相的,用于反相的流动相应保持 pH 值在 2~8 之间,pH 值>8.5 会引起基体硅胶的溶解,pH 值<1.0,键合的硅烷会被水解。在实验中,由于大量极性或非极性样品的连续注入、引起固定相对样品的吸附、缔合等不良效应,柱子的性能将会越来越差,此时应及时对色谱柱进行再生处理。正相键合相柱可用甲醇-氯仿(1∶1)流动相来进行再生;反相键合相柱可用甲醇流动相再生,如果还未能达到要求,可使用丙酮、二甲基甲酰胺或约 0.01 mol/L 无机酸水溶液进行再生。

4. 其他基质材料的固定相

尽管硅胶和键合硅胶在固定相领域有不可替代的作用,但它也不是万能的,首先它只适用于 pH 值 2~8 的流动相,同时由于残余硅醇基的存在,容易对碱性物质产生不可逆吸附,易使生物大分子产生特异性吸附。因此,除有机高分子材料外,氧化铝、氧化锆、二氧化钛、羟基磷灰石、石墨化碳和可控孔径玻璃等均被研究,并开发出一些具有特色的新型高效液相色谱填料。

(1)氧化铝　用作吸附材料和色谱填料基质的氧化铝主要是 γ-氧化铝,类似于硅胶,γ-氧化铝的表面也含有活性羟基位点。与硅胶稍有不同的是,氧化铝通常还含有小于 2 nm 的微孔。由于 γ-氧化铝中通常含有碱金属或碱土金属杂质,所以,往往又呈碱性。利用酸中和,可得到中性氧化铝乃至酸性氧化铝。

正是由于 Al_2O_3 具有的独特分子结构和表面性质,以及相对较好的机械强度,使得它能够广泛应用于正相色谱和离子交换色谱。由于它对一些化合物有独特的选择性,因此恰好与硅胶具有互补作用。但与硅胶相比,氧化铝表面的化学修饰要困难许多,因此使得氧化铝多用于一些小分子有机化合物的分离,在生物制品的分离上则使用较少。不过,随着对氧化铝研究工作的深入开展,这种障碍正逐渐被突破。Al_2O_3 除在正相和离子交换色谱应用外,在反相高效液相色谱分离分析中也具备很好的应用前景,氧化铝独特的特性,使得它成为硅胶类固定相的一个重要补充。

(2)氧化锆　氧化锆的晶体结构决定其具有高机械强度与耐高温的特性,晶体氧化锆的熔点高达 2 700 ℃,氧化锆表面的羟基在高达 300 ℃ 的水热处理下依然稳定。氧化锆具有极好的耐酸碱稳定性,pH 值使用范围达 1~14,可见,氧化锆具有很强的耐酸碱性,这种特性是由它的表面结构决定。当氧化铝用作色谱填料时,Lewis 酸碱作用对色谱行为有很大影响,在不同类型的色谱中所产生的作用也是不同的。在反相色谱中,Lewis 酸碱作用使色谱峰增宽、拖尾,进而阻碍分离,必须想办法避免。在正相色谱中,可利用 Lewis 酸碱作用对一些富电子基团进行分离;在离子交换色谱中,可利用被分析物与填料间 Lewis 酸碱作用的差异,对被分析物进行分离。

氧化锆在正相色谱中的应用比较广泛,但它也有自己一些特征不同于硅胶柱。首先流动相的含水量对容量因子影响较大,因此可以利用这一特性大大缩短平衡时间,其次非键合的氧化锆表面极性高,可以分离多环芳烃等的一些异构体,这些性质是别的固定相少有的。最后氧化锆分离碱性物质时,能得到对称性很好的峰,比硅胶分离的效果要好得多。

由于氧化锆既有酸性位点又有碱性位点,因此它的表面可以发生四种 Lewis 酸碱作用,根据这一特性可用于离子交换色谱。而且它可以直接使用而不加表面修饰,因为在其表面既存在两种离子交换作用又存在配基交换作用。当用于色谱填料时,它的分离机制为阳离子、阴离子及配基交换同时存在的混合分离模式,适当调节流动相组成,如 Lewis 碱的浓度,即可用来分离蛋白质等生物大分子。

（3）可控孔径玻璃　某些玻璃,如含硼的 Na_2O—B_2O_3—SiO_2 玻璃,在热处理过程中会发生分离现象,生成可溶于酸的 Na_2O—B_2O_3 相及不溶于酸的高硅相,其中的酸可溶部分用酸处理令其浸析出来,而剩余的高硅相则保留下来,在这一过程中 Na_2O—B_2O_3 相所占的空间被浸析成为孔隙,剩余的高硅相也就是二氧化硅,便达到可控孔径玻璃。

可控孔径玻璃表面也有可进行修饰与衍生的游离硅羟基,通过各种化学修饰方法得到具有不同官能团的表面,可用作几乎所有色谱模式的色谱填料的基质。此外,它的机械强度高,可以承受数百巴的操作压力而不被破坏,同时它的孔系由相分离过程而形成的,因而孔径分布窄而均匀,此特性使它可应用于酶的固定化、色谱填料、催化剂载体和化工分离等许多领域。但是,由于它也是采用的硅羟基,因此硅胶的一些缺点也同样存在,加之,从制造成本上看,可控孔径玻璃的制造成本较高,这也是限制它更广泛使用的一个因素。因此,在色谱分离中,可控孔径玻璃主要应用于生化分离领域,故可控孔径玻璃有时也被称为生物玻璃或多孔玻璃。

由于性质的相似性,可控孔径玻璃在色谱中的应用范围大致与硅胶相同,但是,由于它的孔径分布窄,且可以随需要而方便地控制其孔径,因而,在生化分离中也有其特点,例如,以可控孔径玻璃为基质的反相填料,可用于蛋白质的分离。

三、离子交换键合相

离子交换固定相也称离子交换剂,主要有键合硅胶和聚合物两类。离子交换剂上的活性离子交换基团决定着其性质和功能。

离子交换键合相通过化学键合带有离子交换基团的有机硅烷分子得到,带磺酸基、羧酸基者为阳离子交换剂;带季铵基($-R_4N^+$)或氨基($-NH_2$)者为阴离子交换剂。硅胶基质离子交换键合相具有刚性强、耐压及没有树脂那种固有的溶胀和收缩现象等优点。此外,硅胶基质粒度小、均匀性好、表面传质过程快,因而柱效比离子交换树脂柱高。离子交换键合相柱的操作比树脂柱简单,通常在室温下操作即可获得良好的分离。

有机高分子类离子交换固定相,如纤维素、葡萄糖、琼脂糖的衍生物等具有全 pH(1~14)范围适用、可以选择各种缓冲液流动相体系、使用寿命长、色谱柱易于再生、填料色谱容量高、非特性吸收少、有利于保持样品生物活性等特点,因此在离子交换色谱固定相中占据主要地位。通常用聚苯乙烯和二乙烯基苯进行交联共聚生成不溶性的聚合物基质,再对芳环进行磺化制成强酸性阳离子交换剂;或对芳环进行季铵盐化,制成带有烷基胺官能团的强碱性阴离子交换剂。

两性离子交换剂是一类具有特殊结构的离子交换剂,在其基质结构中既含有阳离子交换基团,又含有阴离子交换基团。这类离子交换剂在于电解质接触时可形成内盐,用水洗的办法很容易使其再生。偶极子型离子交换剂作为两性离子交换剂中的一种特殊类型,通过氨基酸键合到葡聚糖或琼脂糖上制得,其在水溶液中可形成偶极子,这种离子交换剂非常适合于能与偶极子发生相互作用的生物大分子的分离。

1. 多糖基质离子交换色谱固定相

由传统的多糖软质凝胶(包括葡聚糖、琼脂糖、纤维素等类型)所制得的强、弱阴、阳离子交换色谱固定相,虽然机械强度较低,只能在低流速下使用,但普遍具有很好的亲水性和生物相容性,而且样品负载量高,价格便宜,所以至今仍被广泛应用。

2. 聚合物基质的离子交换色谱固定相

在以多孔交联聚苯乙烯微球为基质的 IEC 填料中,Mono Beads 系列、SOURCE 系列和 POROS 系列产品代表了目前商品聚合物基质离子交换色谱固定相的水平。由于这些填料在柱效、穿透性、分离度、负载量、回收率等方面的优势,使其在快速分离纯化生物大分子中表现出极其优异的性能。

Mono Beads 系列,包括 Mono Q、Mono S、Mono P 三种型号,都是以 10 μm 颗粒单分散的大孔 PS-DVB 微球为基质,经亲水化处理后再连接相应官能团制得。这类树脂具有中度交换容量。Q 型与 S 型每毫升的蛋白负载量分别为 65 mg HAS 和 75 mg IgG。

SOURCE 系列的 IEC 填料,包括 15Q、15S、30Q、30S 以及 RESOURCE Q 与 S 等型号。单分散树脂的粒径为 15 μm 和 30 μm 两种,机械强度高、化学稳定性好,可以满足酸碱溶液柱上清洗的要求。Q 型负载量为 45~50 mg/mL 白蛋白,S 型负载量为 80 mg/mL 溶菌酶。这类树脂也属于高分辨率的 IEC 填料,其最大特点是高速低反压,在 1 800 cm/h 的高流速下反压仅为 1 MPa,适合于在所有类型高、中、低压色谱系统中使用,柱效可达每米 30 000 理论塔板数,非常适合于精细分离纯化各种生化物质。

贯流色谱填料 POROS 系列中,其离子交换型包括 Q(Quarternized PEI)、DEAE、S(sulfoethyl)和 CM 四种产品型号,按颗粒大小又可分为 H 系列(10 μm)和 M 系列(20 μm)。这类兼备分离制备与分析检测用的离子交换填料,具有高分辨、高容量、高流速、低反压等特点。它们通常可在 1 000~5 000 cm/h,甚至更高线速下工作,并维持柱效在整个范围内基本不变。

TSK gel DEAE-5PW、SP-5PW、CM-5PW 等是以大孔亲水性高聚物羟基化聚醚凝胶为基质的 IEC 填料,它们都是在亲水性凝胶过滤色谱填料(TSK gel PW)的基础上发展起来的。这种大孔径、小粒度、中等交换容量的树脂对于蛋白质、肽类、核酸等活性生化样品均表现了良好的分离效能。由于这类树脂通过 0.1~0.5 mol/L NaOH 溶液的洗涤很容易被再生,所以可采用较大颗粒(20~30 μm)的填料完成大规模分离制备。

以亲水性大孔交联聚甲基丙烯酸羟基乙酯微球为基质的各种离子交换树脂,在高效 IEC 填料中也占有重要地位。例如,由 Spheron 凝胶所衍生的携带有 DEAE、TEAE、SP、CM 基团的树脂,其性能指标(包括粒度大小、孔径分布、强度、亲水性能、交换容量、负载量、回收率、pH 值与流速的适应范围等)均适合分离各种生物样品。类似结构的 Macrosphere/R DEAE、QAE、CM 和 SB 树脂,也是蛋白质、核酸等生物大分子分离的高效 IEC 填料。

四、凝胶固定相

体积排阻色谱法使用的固定相,依据机械强度的不同可以分为软质凝胶、半刚性凝胶和刚性凝胶三类。

凝胶是产生体积排阻作用的核心材料,使用时应选择和搭配具有不同粒度和不同孔径的凝胶材料,以获得最佳的分离效果。

凝胶可分为有机凝胶和无机凝胶两大类。有机凝胶又可分为均匀、半均匀和非均匀三种凝胶。均匀凝胶通过线性高分子交联或使用单体与交联剂共聚来制备,交联度都比较低,干胶外观呈透明状,无孔度易溶胀。半均匀凝胶是在良性溶剂中聚合生成的,干胶呈半透明状,有一定机械强度,并有小孔度稍可溶胀。非均匀凝胶是在非良性溶剂中,以高交联度聚合生成的小颗粒聚合物,此类干胶有大孔呈白色不透明状,机械强度高,溶胀度小。无机凝胶按孔结构考虑皆属于非均匀凝胶。

1. 软质凝胶

早期用于水相洗脱的软质有机凝胶为交联葡聚糖 Sephadex(Pharmacia,瑞典)、琼脂糖 Sepharose(Pharmacia,瑞典)Bio-Gel A(Bio-RAD,美国)和聚丙烯酰胺 Bio-Gel P(Bio-RAD,美国),其与亲和色谱中使用的软质基体材料相同,属于均匀凝胶,但此类低交联度的软质凝胶,在施加压力下特别不稳定,只能在低柱压、低流动相的洗脱流速下操作,且由于自身的溶胀和收缩会导致渗透率和分离效率下降,不适用于高柱压下使用。现在用于在水相中进行生化体系分离和分析的亲水性凝胶,主要使用交联度比较高、机械强度好的葡聚糖凝胶 Sephadex G25 及经丙基化交联的葡聚糖 Sephadex LH-20,它们适用于中、低压色谱,可用来分离多肽、蛋白质、核糖核酸及多糖。

2. 半刚性凝胶

用于有机相洗脱的半刚性有机凝胶,主要为具有较高交联度的苯乙烯-二乙烯基苯的共聚物,其为半均匀凝胶。使用此类小孔径凝胶,如 μ-Styagel(Waters,美国),孔径 10 nm,可用于分离分子量为 10^3 左右的小分子。若使用大孔径凝胶,孔径 10~200 nm,可用于分离分子量范围为 50~10^7 的多种样品分子,此类凝胶粒度可为 10~25 μm 或 25~75 μm,使用有机溶剂作流动相,可承受至少 10 MPa 的柱压。

3. 刚性凝胶

在现代体积排阻色谱中主要使用的是刚性凝胶,其为非均匀凝胶,使用的基体材料分为如下三类:

(1)高交联度(>40%)苯乙烯-二乙烯基苯共聚物微球　粒度约 10 μm,孔径分布范围很大,10~100 nm,耐压达 40 MPa,最高使用温度低于 150 ℃。常用的商品型号为 TSK-Gel(Toyo Soda Corporation,日本)、Progel-TSK H-Type 柱(Supelco,美国)、PLGel(ALLTECH,美国)、Micro Pak TSK H,H-HT 和 HXL 系列柱(Varian,美国)等。

(2)多孔球形硅胶　粒度 10 μm,孔径 10~200 nm,耐压达 50 MPa,耐温 4~60 ℃。常用的商品型号为 TSK SW(Toyo Soda Corpo ration,日本)、μ-Bondagel(Waters,美国)、Bio-Sil TSK 柱(Bio-RAD,美国)、Micro Pak TSK SW 柱(Varian,美国)等。如 μ-Bondagel 凝胶为经含醚基氯硅烷表面处理的硅胶,可在水相或有机相使用,是一种很好的两性凝胶。

（3）羟基化聚醚多孔微球　粒度约 10 μm，孔径 5~200 nm，耐压达 20~30 MPa，使用温度 10~40 ℃。常用的商品型号为 TSK PW（Toyo Soda Corporation，日本）、Bio-Gel TSK 柱（Bio-RAD，美国）、Micro Pak TSK PW 柱（Varian，美国）等。

在上述三类刚性凝胶中，高交联度苯乙烯-二乙烯基苯共聚物主要用于多种聚合物的凝胶渗透色谱；羟基化聚醚主要用于像聚乙二醇类的线性聚合物和球蛋白的凝胶过滤色谱；表面经疏水性基团改性的多孔硅胶可用于凝胶渗透色谱，表面经亲水性基团改性的多孔硅胶即可用于蛋白质、核酸、多糖的凝胶过滤色谱，也可用于凝胶渗透色谱。

第四节　高效液相色谱流动相

一、液相色谱流动相的特征

与气相色谱相比，液相色谱分析的最大特点是可以通过对流动相的调整，便捷地改变分离选择性。液相色谱流动相不仅可选择范围宽，而且参与实际的色谱分配过程，是影响分离效果的一个非常重要的可调因素。在实际分离分析工作中，流动相的选择和优化是液相色谱分离分析方法建立的重要内容。

1. 对流动相选择的一般要求

液相色谱所采用的流动相通常为各种低沸点有机溶剂与水或缓冲溶液的混合物。为了保证色谱系统的分离过程可重复性，流动相所采用的溶剂必须具有较高的纯度和化学稳定性。理论上，凡是能溶解样品的溶剂都可以作流动相，但实际上除了化学性质稳定外，还须具备一些基本条件。

（1）所选择的流动相必须符合检测器的要求　如采用紫外检测器时，就不能采用那些对所选波段有强吸收的溶剂来做流动相；用示差折光检测器时，则最好选择与被测组分折光率相差较大的流动相，以便得到较大的信号，提高最小检测量。但是如果要用示差折光检测器进行梯度洗脱，就要选用折光率相近的流动相，这样可以使基线相对稳定。

（2）样品要能溶解在流动相中　当溶解性较差时，在某些情况下（如制备色谱）则须将样品先用一些溶剂溶解。一般地，溶解度不是主要问题，有时为了保证其他的色谱性能，须选择溶解度不太好的溶剂，有时则相反，宁可损失溶剂的色谱活性，也要选择对样品溶解度好的溶剂。

（3）流动相的黏度不应过大　因为增加溶剂的黏度，试样的扩散力就会降低，传质速度也就变慢，导致塔板高度增加，柱效降低，柱子的渗透性也会降低，为了获得分析所需要的流速就不得加大柱前压，因此流动相的黏度不应太大。

（4）清洗　流动相使用完毕后，便于清洗。因为，同一台仪器一般都用来完成多种实验，所以流动相的更换将会十分频繁，要保证上一次实验的流动相不对下一次实验的结果产生干扰。

（5）滤过　流动相使用之前，须用微孔滤膜滤过，除去固体颗粒；还要进行脱气。

除上述几点外，还要考虑在制备分离中，流动相的存在不会干扰样品的分析测定，流动相的价格要合适，对人体的危害要降到最小。

2. 溶剂的极性

描述溶剂极性的方法有数种,最实用的是斯奈德(Snyder)提出的溶剂极性参数(polarity parameter of solvent),它是根据罗胥那德(Rohrschneider)的溶解度数据推导出来的,因此可度量分配色谱的溶剂强度。它表示溶剂与三种极性物质乙醇(质子给予体)、二氧六环(质子受体)和硝基甲烷(强偶极体)相互作用的度量。将罗氏提供的极性分配系数(K_g'')以对数的形式表示,纯溶剂的极性参数(P')定义为:

$$P' = \lg(K_g'')_{乙醇} + \lg(K_g'')_{二氧六环} + \lg(K_g'')_{硝基甲烷} \tag{4-20}$$

式中,K_g''为溶剂在乙醇、二氧六环、硝基甲烷中的极性分配系数。

混合溶剂的极性被定义为:

$$P' = \phi_a P'_a + \phi_b P'_b \tag{4-21}$$

式中,P_a'、P_b'分别为纯溶剂 A、B 的极性参数;ϕ_a、ϕ_b 分别为溶剂 A、B 在混合溶剂中的体积分数。

常用溶剂极性参数 P' 见表4-2。

表4-2　常用溶剂的极性参数 P' 和选择性参数

溶剂	P'	X_e	X_d	X_n
正戊烷	0.0	—	—	—
正己烷	0.1	—	—	—
苯	2.7	0.23	0.32	0.45
乙醚	2.8	0.53	0.13	0.34
二氯甲烷	3.1	0.29	0.18	0.53
正丙醇	4.0	0.53	0.21	0.26
四氢呋喃	4.0	0.38	0.2	0.42
三氯甲烷	4.1	0.25	0.41	0.33
乙醇	4.3	0.52	0.19	0.29
醋酸乙酯	4.4	0.34	0.23	0.43
丙酮	5.1	0.35	0.23	0.42
甲醇	5.1	0.48	0.22	0.31
乙腈	5.8	0.31	0.27	0.42
醋酸	6.0	0.39	0.31	0.3
水	10.2	0.37	0.37	0.25

3. 溶剂的选择性

Snyder 以溶剂和溶质间的作用力作为选择性分类的依据,将选择性参数定义为:

$$X_e = \frac{\lg(K''_g)_e}{P'}, X_d = \frac{\lg(K''_g)_d}{P'}, X_n = \frac{\lg(K''_g)_n}{P'} \qquad (4-22)$$

X_e、X_d、X_n 分别反映溶剂的质子接受能力、质子给予能力和偶极作用力。根据 X_e、X_d、X_n（表4-12）的相似性，将常用溶剂分为8组（表4-3），并得到溶剂选择性分类三角形（图4-9）。

表 4-3 部分溶剂的选择性分组

组别	溶剂
I	脂肪醚、三烷基胺、四甲基胍、六甲基磷酰胺
II	脂肪醇
III	吡啶衍生物、四氢呋喃、酰胺（甲酰胺除外）、乙二醇醚、亚砜
IV	乙二醇、苄醇、醋酸、甲酰胺
V	二氯甲烷、二氯乙烷
VI（a）	三甲苯基磷酸酯、脂肪族酮和酯、聚醚、二氧六环
VI（b）	砜、腈、碳酸亚丙酯
VII	芳烃、卤代芳烃、硝基化合物、芳醚
VIII	氯代醇、间苯甲酚、水、三氯甲烷

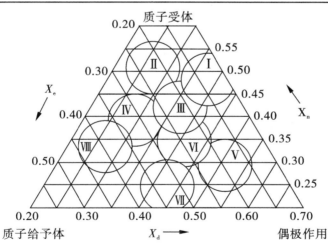

图 4-9 溶剂选择性分类三角形

由图4-9可见，I组溶剂 X_e 值较大，属于质子接受体溶剂；V组溶剂 X_n 最大，属偶极中性化合物；VIII组溶剂的 X_d 值较大。处于同一组中的各溶剂的作用力类型相同，在色谱分离中具有相似的选择性，而处于不同组别的溶剂，其选择性差别较大。采用不同组别的溶剂为流动相，能够改变色谱分离的选择性。

二、正相色谱流动相

在正相液相色谱当中,流动相与固定相的作用越强,则样品物质的保留作用就越弱,反之亦然。正相色谱中,流动相的洗脱能力可以按照它们的吸附强度进行分类。通常用溶剂强度 e^0(单位面积标准吸附剂的吸附能)进行度量。为了便于找到合适的 e^0 的溶剂,图 4–10 列出了以硅胶为吸附剂的二元混合溶剂洗脱能力顺序。利用二元溶剂的混合,能方便地得到最佳的 e^0 值,第二溶剂效应通常是指对色散、偶极、质子接收和质子供给力的总溶剂强度的贡献。在图 4–10 中,最上面横线的数字标明了溶剂强度参数 e^0 值。这条横线以下各横线上标明的数字为相应 e^0 值的强极性组分的百分数。最前一组的五条横线分别代表戊烷与 2–氯丙烷、氯化甲烷、乙醚、乙腈、甲醇五种溶剂混合物的百分数。第二组横线是 2—氯丙烷与更高 e^0 溶剂的二元混合物,以下各组横线可以以此类推。对任何一种需要的溶剂强度,由图 4–10 可以找到若干种二元溶剂混合物。例如,要得到 $e^0 = 0.30$ 的混合溶剂,由图可以看出,有六种混合溶剂可供选择:76% 氯化甲烷/戊烷、49% 乙醚/戊烷、2% 乙腈/戊烷、50% 氯化甲烷/2–氯丙烷、37% 乙醚/2–氯丙烷、1.6% 乙腈/2–氯丙烷。

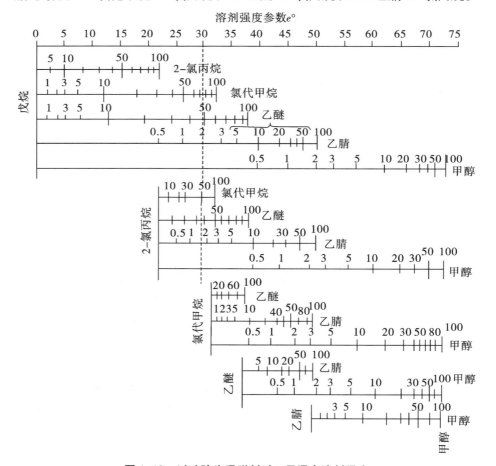

图 4–10   以硅胶为吸附剂时二元混合溶剂强度

正相色谱中,溶质的保留值随着溶剂的溶剂强度增大而降低。可以利用这一点,根据溶剂的洗脱能力寻找分离问题中的最佳分离强度。在正相色谱中,一般采用乙烷、庚烷、异辛烷、苯和二甲苯等有机溶剂作为流动相,往往还加入一定量的四氢呋喃等极性溶剂。采用多元流动相的分离模式,特别是三元流动相,这样不仅能找到合适的溶剂强度,更能调节选择性。正相色谱的流动相通常采用烷烃加适量极性调整剂。例如,选正己烷与异丙醚组成的二元流动相,通过调节极性调节剂异丙醚的浓度来改变溶剂强度,使样品组分的保留因子在 1~10 范围内。若溶剂的选择性不好,可以改用其他的强溶剂如氯仿或二氯甲烷,与正己烷组成具有相似溶剂强度的二元流动相,若仍难以达到所需要的分离选择性,还可以使用三元或四元溶剂体系。

三、反相色谱流动相

在高效液相色谱中,反相色谱应用最为广泛,主要原因是正相色谱的流动相为烃类溶剂,反相色谱的流动相通常为不同比例的水-甲醇或水-乙腈溶液,水远比烃类溶剂获取方便和便宜,在反相色谱中改变流动相组成和进行梯度洗脱都非常简便,因此反相色谱的应用范围比正相色谱广得多。

反相色谱的保留机制目前多用疏水溶剂理论来解释,该理论认为烃基键合相表面是一层均匀的非极性烃类配位基,并认为极性溶剂分子与溶质分子中的非极性部分互有排斥力,溶质与键合相的结合是为了减少受溶剂排斥的面积,而不是由于溶质分子的非极性部分与键合相烷基之间的作用力。或者说,溶质的保留主要是由于疏溶剂效应(简称溶剂效应)。溶剂即流动相,溶质即样品组分。

在反相色谱流动相中加入的有机溶剂称为有机改善剂。通常使用的有机改善剂是甲醇、乙腈、四氢呋喃、二氧六环,以甲醇和乙腈应用最为广泛。有机改善剂在反相色谱中有着比水强的强度(其极性却比水弱),只要选用不同的有机改善剂和控制它与水的比例,就可以改变样品组分的容量因子和分离的选择性。例如提高甲醇-水流动相中甲醇的比例,组分的保留值减小。改变有机改善剂的性质及其在流动相中的百分数,实际上也就是改变流动相的特性。上述四种主要有机改善剂的极性次序为:甲醇>乙腈>二氧六环>四氢呋喃。它们作为反相色谱流动相组分时的溶剂强度则与上述次序相反。例如,当它们分别在流动相中的百分含量相同时,THF-水的溶剂强度比甲醇-水的强。换言之,要保持THF-水与甲醇-水有相同的溶剂强度,则 THF 流动相中的比例应当比甲醇小一些。

表 4-4 的数据是反相色谱流动相中使用的一些有机改善剂的极性指数及其在流动相中的体积百分数减小时对保留因子的影响。这些数据可以帮助我们在分离中选择合适强度的溶剂配比。

表 4-4 反相色谱一些溶剂的特性

溶剂	溶剂强度	每加 10%(体积)的溶剂到水中,保留因子减少的幅度
水	10.2	—
二甲亚砜	7.2	1/3
乙二醇	6.9	1/3
乙腈	5.8	1/4
甲醇	5.1	1/4
丙酮	5.1	1/5
二氧六环	4.8	1/5
乙醇	4.3	1/5
四氢呋喃	4.0	1/7
异丙醇	3.9	1/8

根据溶剂强度,可以得出用于反相色谱溶剂的洗脱强度顺序为:水<甲醇≤乙腈<乙醇≈丙酮≈乙酸乙酯≈二氧六环<异丙醇≈四氢呋喃。

高效液相色谱的流动相都要求黏度低,紫外吸收本底小。在反相色谱中还要求流动相的表面张力小,流动相的介电常数有时也影响分离。流动相的黏度增加,分子扩散系数减小,柱效降低;黏度增加,在流速一定时,柱压升高。在反相色谱中,组分的保留随流动相表面张力的增加而增加;流动相的介电常数仅对可离解化合物的分离有影响,在低介电常数的流动相中这类化合物的离解受到抑制;反相色谱的流动相是水与有机溶剂的混合液,所选用的有机溶剂应与水互溶,黏度低、表面张力小、截止波长小。乙腈和甲醇是最常用的有机溶剂,这正是由它们的性质所决定的。甲醇-水或乙腈-水溶液的黏度不是其组成的线性函数,而呈现最大值,但表面张力和介电常数都随甲醇或乙腈含量的增加而减小。流动相 pH 值有时须用缓冲溶液控制,这对可解离化合物的分离尤为重要,在 pH 值为 3.5~5.5 范围内可用醋酸盐缓冲液,但检测波长要大于 204 nm,磷酸盐缓冲液在较宽 pH 值范围内都可以使用,但要避免使用卤化物,否则易对不锈钢产生腐蚀。

四、洗脱方式

高效液相色谱洗脱技术有等强度简称等度(isocratic)和梯度(gradient)洗脱两种。等度洗脱是在同一分析周期内流动相组成保持恒定,适合于组分数目较少、性质差别不大的试样。梯度洗脱是在一个分析周期内程序控制改变流动相的组成,如溶剂的极性、离子强度和 pH 值等,适合于分析组分数目多、性质相差较大的复杂试样。

1. 恒组成洗脱

在恒组成洗脱中,两个相邻色谱峰 1 和 2 的分离度可表示如下:

$$R = \frac{\sqrt{n_2}}{4} \cdot \frac{\alpha_{2,1} - 1}{\alpha_{2,1}} \cdot \frac{k_2}{k_2 + 1} \tag{4-23}$$

式中,n_2 和 k_2 为组分 2 的理论塔板数和容量因子,$\alpha_{2,1}$ 为组分 2 和 1 的分离因子,k 和 α 代表了溶质的保留特性和色谱峰的相对位置,取决于溶质、固定相和流动相的性质及温度等因素,n 是柱效,它代表色谱峰的扩展程度,其由色谱柱自身的特性和色谱分析操作条件决定的。从分析速度来讲,k 值越小,则越节约分析时间,但从分离度的角度来说,k 值大有利于提高分离度。当分离一个混合组分时,k 值的范围应该在 1~10 之间,通过改变流动相的组成和配比可以使 k 值达到合适的大小。

在反相 HPLC 中,流动相的主体是水,加入的有机改善剂为有机溶剂甲醇、乙腈和四氢呋喃。此时流动相的洗脱强度会随有机相的增加而增加,通常有机相的比例增加 10%,组分的保留因子可能会减少 2~3 倍。对于容量因子分布宽、多组分的复杂样品,若想仅用一种洗脱强度的流动相,通过恒组成洗脱来实现所有组分的完全分离,在实际上是不可能的。因此须考虑用梯度洗脱的方法来解决问题。

2. 梯度洗脱

对于组成复杂的样品,采用一种色谱体系,很难得到理想的分离结果。要么分离时间太长,要么分离度太差,为了在最短的时间内能够得到好的分离效果,在液相色谱中通常采用溶剂程序,也就是通过改变流动相的组成来调整组分的保留因子,改变分离因子,以达到在最短时间内得到最佳分离的目的,在液相色谱中,这种程序通常称为梯度洗脱。在梯度洗脱中,两个相邻色谱峰 1 和 2 的分离度 R 的测定方法几乎与恒组成洗脱中的关系式相同,即:

$$R = \frac{\sqrt{n_2}}{4} \cdot (\alpha_{2,1} - 1) \cdot \frac{\bar{k}_2}{\bar{k}_2 + 1} \tag{4-24}$$

式中用溶质 2 在梯度洗脱期间保留因子的平均值 $\bar{k}_2$ 代替恒组成洗脱中的 k_2,由于在梯度洗脱中,流动相的洗脱强度是递增的,所以 k_2 值会随洗脱时间的增加而减小。对梯度洗脱中的平均容量因子 $\bar{k}_2$ 作了定义:它是组分沿色谱柱迁移至一半时的瞬时 k 值,在梯度洗脱过程中各组分色谱峰的容量因子 k 值会迅速降低,从而缩短了保留时间;当离开色谱柱的最后时刻,每个组分色谱峰的 k 值都相当小,这样就保证了所有后洗脱的组分峰宽都相近,并克服了在等度洗脱中经常出现的峰拖尾现象。此外,随梯度洗脱的进行,流动相的洗脱强度会逐渐增加,每个较晚洗脱出的色谱峰都会比在它前面的色谱峰以稍快的速度向前迁移,因此对称性也会更好,从而提高了检测的灵敏度,可使其增加 2 倍或更多。

参数 k 与梯度分离条件之间的关系,可用下式表示:

$$\bar{k} = \frac{t_G F}{1.15 V_m \Delta \Phi S} \tag{4-25}$$

式中,t_G 为梯度时间(min),F 为流速(mL/min),V_m 为柱的死体积,$\Delta \Phi$ 为梯度期间

强溶剂 B 的浓度变化,用下式表示:

$$\Delta\Phi = \frac{\left[(终止时的\ \%B) - (起始时的\ \%B)\right]}{100} \qquad (4-26)$$

式(4-14)对梯度分离的理解十分重要,因为分离度与 $\bar{k}$ 有关,所以要选择适当的分离条件以使 $\bar{k}$ 值在希望的范围内,通常为 $2<\bar{k}<10$。改变影响 $\bar{k}$ 的色谱条件(如梯度时间或流速),可以使色谱的分离发生变化。

梯度范围是指流动相中强溶剂分别在起始液和终止液中的浓度。调节梯度范围对得到最佳的梯度分离起着重要作用,可以使样品组分的峰不太靠近色谱图的开始部分;同时,在梯度结束之前,能使所有组分从柱中洗脱出来;在色谱图的开始部分没有多余的空位。

对梯度洗脱,首先应考虑使样品中所有色谱峰的 $\bar{k}$ 值接近最佳值5,然后通过提高 α 和 N 系统地改善分离度和操作时间。具体步骤如下:①选择最初的分离条件,如 5%~100% 的乙腈–水;②调整梯度范围,减少色谱图前端或末端的空位,改变梯度时间;③如果成分较多,比较难分离,通过增加梯度时间,柱长或者减小固定相的粒度以增加 N,但改变的同时应注意保持 $\bar{k}$ 不变;④当所有的峰都有良好的分离度时,可以通过改变流速改变峰间距;⑤改变有机溶剂的种类,调整峰间距。

具体实验中,采用什么样的梯度形式还要通过实际样品的性质进行确定。首先要选择合适的 A 和 B 两种溶剂,溶剂 A 和 B 不一定是纯溶剂,可根据强度的需要由一定比例的两种溶剂配制而成。A,B 两种溶剂的强度要适当,溶剂 A 的强度不应太强,不应有部分分离或完全未被分离的谱带在梯度之前被洗脱下来。溶剂 B 的强度应能把梯度过程中所有预测谱带都洗脱下来,或在梯度结束后用纯溶剂 B 快速洗脱出来,而且保留因子应在 2~10。

在已选定 A、B 两种溶剂的基础上,配制成中等强度的溶液,在恒强度条件下进行初步分离。选择的混合溶剂的强度应能使所有谱带的保留因子在 1~10 的范围内。依据得到的分离图,可选择相应的梯度形式,根据具体问题具体分析。

第五节　高效液相色谱法分离条件的选择

一、高效液相色谱中的速率理论

1. 涡流扩散(eddy diffusion)

与气相色谱相同,涡流扩散项也是 $A=2\lambda d_{\mathrm{p}}$。为了降低涡流扩散的影响,HPLC 中一般使用 3~10 μm 的小颗粒固定相,目前有 2 μm 以下的固定相。为了填充均匀,减小填充不规则因子,常采用球形固定相,而且要求粒度均匀(RSD<5%)。此外,HPLC 色谱柱以匀浆高压填充。

2. 纵向扩散(longitudinal diffusion)

纵向扩散系数 $B=2\gamma D_m$，而 D_m 与流动相的黏度(η)成反比，与温度成正比。在 HPLC 中，流动相是液体，其黏度比气体黏度大得多(约 10^2 倍)，而且常在室温下进行操作，因此组分在流动相中的扩散系数 D_m 比气相色谱的要小得多(为 10^{-5} 倍左右)。而且 HPLC 的流速一般都在最佳流速以上，这时纵向扩散项很小，可以忽略。

3. 传质阻抗

(1)固定相传质阻抗(stationary phase mass transfer resistance) 在化学键合相色谱法中，键合相多为单分子层，即厚度 d_f 可忽略，因此固定相传质阻抗 C_s 可以忽略。

(2)流动相传质阻抗(mobile phase mass transfer resistance) 在 HPLC 中存在流动相传质阻抗 C_m。这是由于在流路中心的流动相中的组分分子还未来得及扩散进入流动相和固定相界面，就被流动相带走，因此总是比靠近填料颗粒与固定相达到分配平衡的分子移动得快些，结果使峰展宽。这种传质阻抗力与固定相颗粒粒度 d_p 的平方成正比，与组分分子在流动相中的扩散系数成反比：

$$C_m=\frac{\omega_m d_p^2}{D_m} \tag{4-27}$$

式中，ω_m 是由色谱柱及其填充情况决定的因子。

(3)静态流动相传质阻抗(static mobile phase mass transfer resistance) 由于组分的部分分子进入滞留在固定相微孔内的静态流动相中，再与固定相进行分配，因而相对晚回到流路中，引起峰展宽。如果固定相的微孔多，且又深又小，传质阻抗就大，峰展宽就严重。HPLC 中静态流动相传质阻抗系数 C_{sm} 也与固定相粒度 d_p 的平方成正比，与分子在流动相中的扩散系数成反比。

由此可知，为了降低流动相传质阻抗，也需要使用细颗粒的固定相。又由于组分在流动相中的扩散系数 D_m 与流动相黏度(η)成反比，与温度(T)成正比，为了提高柱效，需要选用低黏度的流动相。在实践中常使用低黏度的甲醇($\eta=0.54$ mPa·s)或乙腈($\eta=0.34$ mPa·s)，而很少用乙醇($\eta=1.08$ mPa·s)。

值得注意的是，两种黏度不同的溶剂混合时，其黏度变化不呈线性。例如，水与甲醇混合时，40%甲醇黏度最大，达 1.84 mPa·s，进行梯度洗脱时，这种变化不仅会影响柱压，还会影响柱效。

综上所述，HPLC 中的范第姆特方程为：

$$H=A+C_m u+C_{sm} u \tag{4-28}$$

由上式可见，流动相流速提高，色谱柱柱效降低(但变化不如在 GC 中快)，因此高效液相色谱流动相的流速也不宜过快，分析型 HPLC 一般流量为 1 mL/min 左右。

4. 固定相颗粒粒度对塔板高度的影响

由于 A、C_m 和 C_{sm} 均随固定相颗粒粒度 d_p 的变小而变小，而且实验还表明固定相颗粒粒度越小，柱效受流动相线速度的影响也越小(图4-11)。可见小的 d_p 是保证 HPLC 高柱效的主要措施，近年来许多商品固定相的颗粒粒度已小于 2 μm。

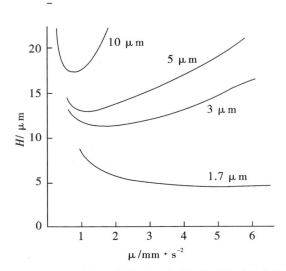

图 4-11 HPLC 固定相颗粒粒度和流动相线速度对柱效的影响

根据速率理论,HPLC 的实验条件应该是:①小粒度、均匀的球形化学键合相;②低黏度流动相,流速不宜快;③柱温适当。

二、分离条件的选择

1. 正相键合相色谱法的分离条件

正相键合相色谱法(NP-bonded phase chromatography)一般以极性键合相为固定相,如氰基、氨基键合相等。分离含双键的化合物常用氰基键合相,分离多基团化合物如甾体、强心苷以及糖类等常用氨基键合相。

正相键合相色谱的流动相通常采用烷烃加适量极性调节剂,极性调节剂常从Ⅰ、Ⅱ、Ⅴ、Ⅷ组(表 4-5)中选。例如,以正己烷作为基础溶剂,与异丙醚(Ⅰ)组成的二元流动相,通过调节极性调节剂异丙醚的浓度来改变溶剂强度 P',使试样组分的 k 值在 1~10 范围内。若溶剂的选择性不好,可以改用其他组别的强溶剂如三氯甲烷(Ⅷ)或二氯甲烷(Ⅴ),与正己烷组成具有相似 P' 值的二元流动相,以改善分离的选择性。若仍难以达到所需要的分离选择性,还可以使用三元或四元溶剂系统。

2. 反相键合相色谱法的分离条件

在反相键合相色谱法(RP-bonded phase chromatography)中,常选用非极性键合相,非极性键合相可用于分离分子型化合物,也可用于分离离子型或可离子化的化合物。ODS 是应用最广泛的非极性固定相。对于各种类型的化合物都有很强的适应能力。短链烷基键合相能用于极性化合物的分离,苯基键合相适用于分离芳香化合物以及多羟基化合物如黄酮苷类等。

反相键合相色谱法中,流动相一般以极性最强的水为基础溶剂,加入甲醇、乙腈等极性调节剂。极性调节剂的性质以及其与水的混合比例对溶质的保留值和分离选择性有显著影响。一般情况下,甲醇-水已能满足多数试样的分离要求,且黏度小、价格低,是反相键合相色谱法最常用的流动相。乙腈的溶剂强度较高,且黏度较小,其截止波长(190 nm)比甲醇(205 nm)的短,更适合于利用末端吸收进行检测。

可选择弱酸(常用醋酸)、弱碱(常用氨水)或缓冲盐(常用磷酸盐及醋酸盐)作为抑制剂,调节流动相的 pH 值,抑制组分的离解,增强保留。但 pH 值须在固定相所允许的范围内,以免损坏键合相。

调节流动相的离子强度也能改善分离效果,在流动相中加入 0.1%~1% 的醋酸盐、磷酸盐等,可减弱固定相表面残余硅醇基的干扰作用,减少峰的拖尾,改善分离效果。

3. 反相离子对色谱法的分离条件

反相离子对色谱法(RP-ion pair chromatography)要求尽可能选择表面覆盖度高且疏水性强的键合相,如 C_8 或 C_{18} 键合相。短链烷基键合相的稳定性较差而不宜采用。

在反相离子对色谱法中,影响试样组分的保留值和分离选择性的主要因素有离子对试剂的性质和浓度、流动相的 pH 值以及流动相中所含有的有机溶剂的比例。

(1)离子对试剂的选择　离子对试剂(ion pair reagent)所带的电荷与试样离子的电荷相反。分析酸类或带负电荷的物质时,常用季铵盐作为离子对试剂;分析碱类或带正电荷的物质时,常用烷基磺酸盐(或硫酸盐)作为离子对试剂。离子对试剂的选择见表 4-7。离子对试剂的浓度一般在 3~10 mmol/L。

(2)流动相 pH 值的选择　调节 pH 值使试样组分与离子对试剂全部离子化,将有利于离子对的形成,改善弱酸或弱碱试样的保留值和分离选择性。各种离子对色谱法的适宜 pH 值范围也列于表 4-5。

表 4-5　反相离子对色谱中离子对试剂和 pH 值的选择

试样类型	离子对试剂	pH 值范围	说明
强酸($pK_a < 2$)如磺酸染料	季铵盐、叔胺盐(如四丁基铵、十六烷基三甲基铵)	2~7.5	在整个 pH 值范围内均可离解,根据试样中共存的其他组分性质选择合适 pH 值
弱酸($pK_a > 2$)如氨基酸、羧酸、水溶性维生素、磺胺类	季铵盐(如四丁基铵、十六烷基三甲基铵)	①5~7.5;②2~4	①可离解,根据弱酸的 pK_a 值选择合适的 pH 值;②弱酸离解被抑制,不易形成离子对
强碱($pK_a > 8$)如季胺类化合物、生物碱类化合物	烷基磺酸盐或硫酸盐(如戊烷、己烷、十二烷磺酸钠)	2~8	在整个 pH 值范围内均可离解,根据试样中共存的其他组分性质选择合适 pH 值
弱碱($pK_a < 8$)如儿茶酚胺、烟酰胺、有机胺	烷基磺酸盐或硫酸盐	①6~7.5;②2~5	①离解被抑制,不易形成离子对;②可离解,根据弱碱值选择合适 pH 值

(3)有机溶剂的比例　与一般反相 HPLC 相同,流动相中所含有机溶剂的比例越高,

组分的 k 值越小。被测组分或离子对试剂的疏水性越强,需有机溶剂的比例越高。

第六节　高效液相色谱仪

高效液相色谱仪(high performance liquid chromatograph)主要包括输液系统、进样系统、色谱柱系统、检测系统和数据记录处理系统。其中输液系统主要为高压输液泵,有的仪器还有在线脱气和梯度洗脱装置。进样系统多为进样阀,较先进的仪器还有自动进样装置;色谱柱系统除色谱柱外,还包括柱温控制器;数据记录系统可以是简单的记录仪,而很多仪器有数据处理装置。现代高效液相色谱仪都有微处理机控制系统,进行自动化仪器控制和数据处理。制备型高效液相色谱仪还备有自动馏分收集装置。下面简要介绍高效液相色谱仪的主要部件。

一、高压输液系统

1. 储液瓶

用于存放洗脱液的容器即为储液瓶,容积一般为 $0.5 \sim 1.0$ L,储液瓶的材料应耐腐蚀、化学惰性,不与洗脱液发生反应,可分为玻璃、不锈钢、氟塑料或特种塑料聚醚醚酮。在凝胶色谱仪、制备型仪器中,其容积应更大些。储液瓶放置位置要高于泵体,以便保持一定的输液静压差,使用过程中储液瓶应密闭,以防溶剂蒸发引起流动相组成的变化,还可防止空气中 O_2、CO_2 重新溶解于已脱气的流动相中。

2. 洗脱液过滤脱气装置

一般洗脱液中含有不可避免的细小固体微粒,数量不多时,不易被肉眼察觉。这种微粒不但会使泵的活塞和单向阀磨损,而且还可能堵塞柱头垫片的微孔、降低柱效和缩短柱寿命,故所有溶剂在放入储液瓶之前必须经过 0.45 μm 的滤膜过滤,除去溶剂中的机械杂质,以防输液管或进样阀阻塞。溶剂过滤常使用 G_4 微孔玻璃漏斗,可除去 $3 \sim 4$ μm 以下的固态杂质。最简单的方法是用微孔滤膜过滤,微孔滤膜有不同的孔径,可根据要求选用。经过滤的洗脱液贮放一定时间后又会产生微粒,因此应使用新过滤的洗脱液。对输出流动相的连接管路,其插入储液瓶的一端,通常连有孔径为 0.45 μm 的多孔不锈钢过滤器或由玻璃制成的专用膜过滤器。

流动相使用前必须进行脱气处理,以除去其中溶解的气体(如 O_2),以防止在洗脱过程中当流动相由色谱柱流至检测器时,因压力降低而产生气泡。气泡会增加基线的噪声,造成灵敏度下降,甚至无法分析。溶解的氧气还会导致样品中某些组分被氧化,柱中固定相发生降解而改变柱的分离性能。若用 FLD,可能会造成荧光猝灭。常用的脱气方法有四种:超声脱气法、抽真空脱气法、吹氮脱气法和在线真空脱气法。①超声脱气法。将配好的溶液装入储液瓶,置于超声波液池中,用水为介质,超声波脱气 $10 \sim 30$ min,可除去大部分溶解的气体,脱气效率在 80% 左右。注意,超声波会使流动相的温度上升,低沸点溶剂可能会有一些挥发,混合溶剂的比例可能会发生微小变化,这是普通实验室最常用的脱气方法,但效果最差。②抽真空脱气法。效果比超声波略好,但要注意在抽真空条件下,低沸点溶剂的挥发对流动相组成的影响,可以用真空泵也可以用水泵,但纯有机溶剂对真空泵有一定损坏作用。③吹氦脱气法。利用液体中氦气的溶解度比空气低,将氦气以恒定的流速(1~3 mL/min)通入流动相储液瓶,通过鼓泡将溶剂中溶解的气体带出,使用方便,一般认为这是最有效的脱气方法,但须消耗高纯氦气,成本较高。在使用电化学检测器时,推荐使用该方法。使用高纯氮气成本较低,但效果也差一些。

以上几种方法均为离线(off-line)脱气操作。因为流动相存放时间的延长,又会有空气重新溶解到流动相中,所以目前大部分商品仪器配置有在线(on-line)自动脱气装置。脱气效果较好,适合于各种应用,可满足大部分检测器的脱气要求。它的原理是利用膜渗透技术,把真空脱气装置接到储液系统中,并通过膜过滤器,实现流动相在进入输液泵前的连续真空脱气。此法的脱气效果明显优于上述几种离线方法,并适用于多元溶剂体系,图4-12是安捷伦1100型高效液相色谱仪的在线脱气装置示意图。

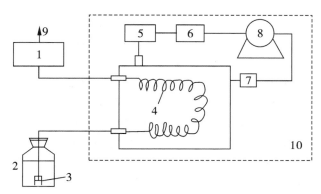

图4-12　Aglient 1100 高效液相色谱仪在线脱气结构
1.高压输液泵　2.储液瓶　3.膜过滤器　4.塑料膜管线　5.传感器　6.控制电路　7.电磁阀　8.真空泵　9.脱气后流动相至过滤器　10.脱气单元

3.高压输液泵

对高压输液泵的要求是:①泵体材料耐化学腐蚀。一般仪器使用的都是普通耐酸不锈钢或优质耐酸不锈钢。在离子色谱或亲和色谱分析中为了防止酸、碱缓冲溶液的腐蚀,使用由聚醚醚酮材料制成的高压输液泵。②高压下可连续工作。通常要求耐压 40~50 MPa/cm²,连续工作8~24 h。③输出流量范围宽。填充柱:0.1~10 mL/min(分析型),1~100 mL/min(制备型);微孔柱:10~1000 μL/min(分析型),1~9900 μL/min(制备型)。④流量稳定,重复性高。高效液相色谱仪中的检测器,多数对流量变化敏感,高压输液泵应提供无脉冲流量,以便降低基线噪声并获得理想的检测下限。流量控制的精密度应小于1%,重复性最好为0.5%。目前使用较广的是往复柱塞泵和气动放大泵。

往复柱塞泵又叫恒流泵,其输出的流量恒定。它由液缸、柱塞、单向阀和驱动器组成,结构见图4-13。液缸容积一般为 0.1~1 mL,当柱塞自液缸内抽出时,出口单向阀关闭,液体自入口单向虹吸入液缸,由于柱塞往复运动频率较高,对密封环耐磨性和对单向阀的刚度和精度要求很高,故密封环一般以聚四氟乙烯为材料,单向阀的阀球、柱塞和阀座均以人造宝石做成。

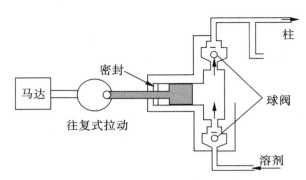

图4-13　往复柱塞泵结构

往复柱塞泵分单、双、三柱塞型,柱塞越多,则流速越稳定,但结构相对复杂,故障也相对增加,目前多用双柱塞往复泵。双柱塞泵有并联式和串联式,并联式的两个泵头由同一凸轮来驱动,两泵相差180°。凸轮曲线分为三段,分别为等加速、等速和等减速。等加速和等减速部分的加速度相等但方向相反。当第一个泵头开始做等减速远动时,第二个泵头就开始做等加速运动,两个泵头得以互相补偿,使输出流量稳定。往复串联式泵是把第二个泵(副泵)的入口端接在第一个泵(主泵)的出口端,液体由第二个泵的出口排出。主、副泵的液缸容积比为2∶1,当主泵头柱塞匀速排液时,副泵头则匀速后退,主泵排出的50%液体为副泵吸入,另50%输入色谱系统,当主泵吸液时,副泵将已经吸入的液体排出,保持了液体的恒流。这种泵比并联式双柱塞泵少两个单向阀,但要设计两个凸轮。

气动放大泵气动放大泵又称恒压泵,其输出压力恒定。它的特点是当系统阻力一定时,能够保持恒定的流速,但当系统阻力发生变化时,就不能保持恒定的流速了,图4-14为恒压泵的示意图。

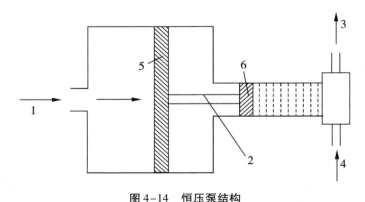

图4-14　恒压泵结构

1.空气　2.连杆　3.输液　4.吸液　5.大活塞　6.小活塞

恒压泵是以气体的压力去驱动和调节流动相的压力,以压缩空气作为动力驱动气缸中横截面积大的活塞5,活塞5通过一个连杆驱动液缸中横截面积小的活塞6。由于两个活塞面积有一定的比例(约50∶1),则汽缸压力 p_2 传至液缸压力 p_1 时,其压力也增加相

应的倍数,而获得输出液的高压 p_1:

$$p_1 A_1 = p_2 A_2 \qquad (4-29)$$

$$p = p_2 \frac{A_1}{A_2} \qquad (4-30)$$

式中,A_1 为小活塞的面积,A_2 为大活塞的面积。

若是单液缸气动放大泵,则每个输液冲程结束时,为保证流动相不中断,汽缸和液缸活塞即快速反向运行,基线会暂时的波动。若为双液缸,则可通过两个电磁阀定时切换气体压力,这样就保证了一个液缸输液的同时,另一个液缸正在吸液,从而实现流动相连续输出且不引起基线波动。使用气动放大泵时,流动相的流量不仅由泵的输出压力决定,还与流动相的强度及色谱柱的压力降有关,因此在实验时不易获得稳定的流量。

气动放大泵的优点是形成高压的方式简单,输出无脉动的一定压力的流动相;能与折光指数检测器配合。缺点是不能输出恒流的流动相,因此保留时间不易重复;不能获得可靠的定性结果。此外由于泵的液缸体积大(约 70 mL),更换流动相时操作不方便。气动放大泵在高效液相发展初期盛行,随着往复式恒流泵的出现,恒压泵已不再使用,但在制备高效液相色谱柱时,匀浆装柱机须配备气动放大泵,以获得快速的高压输出。

二、进样系统

1. 手动六通阀进样装置

高效液相色谱仪中,应用广泛且有效的进样装置是微型进样阀,其中典型代表是六通阀。由于这种阀的良好特性,现在几乎已经完全取代了以前的注射器进样。这种进样方式能够保证良好的重现性,而且即使在高温下也不会明显干扰流量,图 4-15 是六通阀的示意图。样品先充满一个外接环管,当需要进大量样品时,为了减小谱带加宽,不应使用短而粗的样品环管,而应用长而细的环管较好。用普通的注射器向样品环管中注射适当体积的样品,确保环管中无气泡存在(通常最好使样品存在环管中)。必要时可用一种专门的注射器向环管中注射少量样品(如少于 10 μL),此时精度依赖于注射器注射的精度。使阀柄按照顺时针旋转时,使充满样品的环管被置于流动相流路中,样品即被流动相冲入色谱柱顶部。

采用阀进样有许多优点,它能快速和重现地注入大量的样品(如达几毫升),在高达 48×10^3 kPa 的压力下,其误差小于 0.2%。使用六通阀所引起的谱带加宽相当于或优于注射器进样。多数阀的缺点是样品量发生变化时,必须更换样品环管。进样阀的另一个优点是它们可以安装在一个恒温箱内,用于那些必须在高温下进样的样品。表 4-6 是注射器进样和阀进样的比较,通过比较可见,阀进样更具有可取性。

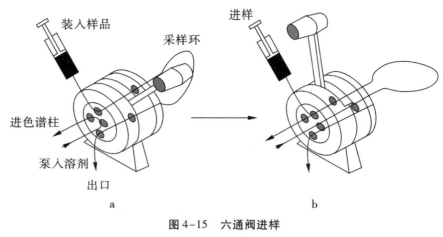

图4-15　六通阀进样

a 取样　　b 进样

表4-6　注射器进样和阀进样的比较

性能	注射器(有隔膜)	微型进样阀
重现性	−	++
高压	−	++
改变样品体积	++	+
成本	++	+
谱带扩展(对最佳系统)	++	++
常规操作,自动化	−	++
输入大的样品体积(>10 mL)	++	−
输入非常小的样品体积	+	−
在高温下的适用性	−	+

注:"−"表示不满意或在某些情况下有效;"+"表示满意;"++"表示最佳

2. 自动进样器

液相色谱自动进样装置能方便地进行大量样品的自动分析,而无须要操作者照看。在进行某些样品的常规分析时(如药物的质量控制),这种装置更常见。在无人照管(如晚上)下寻找最佳色谱参数,如溶剂选择性、流量和温度时,自动进样器是必不可少的。自动进样器是由计算机控制定量阀的取样、进样、复位、样品管路的清洗和样品盘的转动,全部按设定程序自动进行,图4-16 所示的是安捷伦 HP1100 型自动进样器。

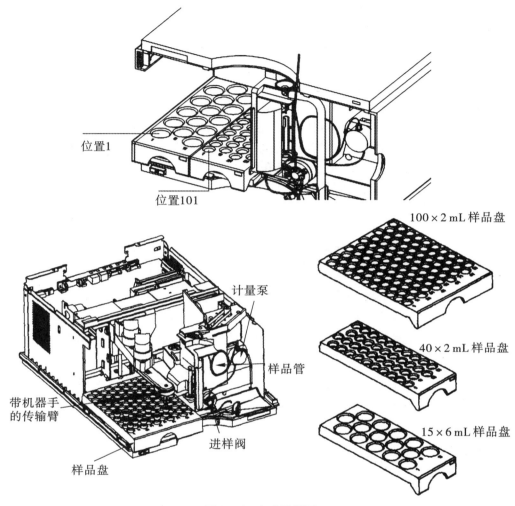

位置1

位置101

100×2 mL 样品盘

40×2 mL 样品盘

15×6 mL 样品盘

计量泵

样品管

带机器手
的传输臂

进样阀

样品盘

图4-16 自动进样器

三、色谱柱

稳定高效的色谱柱是建立适用范围广、重现性理想的分离分析方法的基础,作为 HPLC 分离过程的核心,过去 30 年中,色谱固定相发展主要经历了以下几个阶段:①20 世纪 60 年代薄壳型填料被引入 HPLC,结合低流速往复泵和在线检测器,使得分离效率提高了一个量级;②20 世纪 70 年代,稳定化学键合硅胶代替传统的液-液色谱固定相,同时 10 μm 以下微球固定相高压匀浆填充技术的发展,极大地促进了 HPLC 方法的广泛应用,使其成为高速、高效分离分析的最主要手段;③20 世纪 80 年代,生物色谱填料的开发为 HPLC 在生命科学领域的地位奠定了坚实基础;④随着 20 世纪 90 年代生物医药研究与开发的迅猛发展,各种类型高通量及手性色谱柱纷纷出现,同时针对环境、化学及其他特殊问题的专用色谱柱也使得 HPLC 几乎能够应用于所有领域。

1. 色谱柱的类型和结构

色谱柱是液相色谱仪分离的核心部件。热力学因素和动力学因素是影响组分在色谱柱中分离的关键。为得到满意的分离，首先必须考虑固定相的性质及其与溶质间相互作用的强弱，这取决于色谱柱填料的选择。高效液相色谱柱可按其分离模式及分离的规模进行分类。此外，随着色谱技术的发展，不断有新的柱型出现，整体柱（又称为棒状柱）就是一个很好的例子。这种柱子不是用微粒型填料填装的，是一种用有机或无机聚合方法在色谱柱内进行原位聚合的连续床固定相，这种色谱柱制备方法简单，由于使用了聚合方法可以向固定相中引入各种可能的作用基团，有十分多变的灵活性。同时用原位聚合制得的整体色谱柱要比常规装填的色谱柱具有更好的多孔性和渗透性。若按色谱分离模式来分，大致可分为正相、反相、离子交换、疏水作用、体积排阻、亲和及手性等类型。表4-7给出了这种分类的模式、分离原理和适用范围。

表4-7　各种液相色谱分离模式

柱类型	分离原理	适用对象
反相柱	因溶质疏水性的不同，而产生在流动相和固定相之间的分配系数差异而分离	大多数有机化合物，生物大或小分子
正相柱	因溶质的极性不同而产生在吸附剂上吸附性的差异而分离	中，弱至非极性化合物，样品一般应溶于有机溶剂
离子交换柱	依据离子所带的电荷不同，离子与离子交换剂的库仑作用力的不同而分离	离子型化合物或可解离化合物；样品应能够溶于不同 pH 值和离子强度的水溶液中
体积排阻	依据分子的大小和形状的不同，而使分子在多孔填料体系中滞留时间产生的差异	可溶于有机溶剂或水溶液中的非交联型化合物
疏水柱	依据溶质的弱疏水性和疏水性对盐浓度的依赖性而使溶质得以分离	具有弱疏水性且其疏水性随盐浓度而改变的水溶性生物大分子
亲和柱	根据溶质和填料上的配基间的非成键作用力产生识别现象而分离	多肽、蛋白质、核酸等生物分子及能够和生物分子产生相互作用的小分子
手性柱	手性化合物与配基间的手性识别	手性拆分

其中所列举的各种色谱模式，还可再细分为不同的类别，如反相色谱又可分为 C_{18}、C_8、C_4、C_1 以及苯基等；正相柱也可细分为硅胶柱及各种键合正相柱；离子交换柱也有强阴、强阳、弱阴、弱阳之分；体积排阻色谱（又称凝胶色谱）柱中，用于有机相的称为凝胶渗透色谱柱，而用于水相体系的称为凝胶过滤色谱柱；疏水作用色谱柱虽然种类少，但也按不同配基划分，如丁基、苯基和聚乙二醇基等；亲和色谱柱也可依据配基的类别或亲和作用专一性的程度而进一步细分。随着药物分析技术的发展，手性柱近年也有了很大的发展，其配基种类也急剧增加。总之，色谱柱的种类也正不断扩大，以适应于日益开拓的应

用领域。

按照分离的规模，又可分为制备柱、分析柱和微型柱三种类型。用于制备分离的高效制备柱，一般最小直径为 10 mm，已可用于毫克级的制备，工业上用的柱子，内径一般在 20 mm 以上，长度都为几百毫米，也有 1 m 甚至更长的柱子，以用于制备更大数量级的高纯度产品。而目前应用最广的是分析柱，内径大多为 4.6 mm 或 4.0 mm 左右，长度一般为 250 mm，也有 150 mm 的。随着装填技术的发展，3 μm 填料的短柱子也很普及，长度都在 150 mm 以下。为了适应痕量分析的要求，又发展了微型柱，最具有代表性的就是 LC–MS 中的细孔柱和用于毛细管电色谱的毛细管柱。现代液相色谱柱的形状几乎均是管状、直形的，因为柱子填料都是高效填料，无须很长的柱子，做成直型柱，既有利于加工又利于填充。但少数情况下，如采用膜分离介质时，就使用盘型柱和径向柱。

2. 色谱柱的装填方法

目前多数实验室都购买商品化的预填装柱来满足需要，但在一些特殊的情况下，自行填装高效液相色谱柱也是可行的。众所周知，柱效以及谱带的展宽效应与固定相的粒径和填装的均匀程度关系密切，选择粒径细且分布均匀的填料是获得高效柱的根本，如何高效均匀的填装则是关键。

在填装制备色谱柱时，由于粒径比较大（≥20 μm），可以用干法装填。其基本方法和填装气相色谱柱类似。但须注意在填装时，切记不能剧烈的震动和敲打。因为填料本身就具有不均匀性，震动和敲打会使较大的颗粒靠近柱壁，而较小的粒子则集中在柱中心，这样的不均匀性会导致柱效的降低，最好的方法是采用小量多次的方式向柱内填料。

对于 3~10 μm 粒径填料填装的高效分析柱，则必须使用湿法，即匀浆法装柱。因为粒径减小，静电作用和表面能将会增大，粒子将会聚集和黏结，如果用干法填装，它们会黏附在柱壁四周，也会因强烈的静电作用彼此排斥，难以填装出均匀而紧密的柱床。这时，必须改用湿法装填，即将填料悬浮于适宜的液体中消除上述不良作用。但在固–液系统中，仍然存在因有重力作用而产生的沉降现象。

$$V(\text{cm/s}) = \frac{2gd^2(\rho - \rho_0)}{3600\eta} \qquad (4\text{–}31)$$

式中，V 为粒子的沉降速度，g 为重力加速度（cm/s^2），d 为粒子直径（cm），ρ 为粒子密度（g/cm^3），ρ_0 为液体密度（g/cm^3），η 为液体的黏度（mPa·s）。根据公式，可得出阻止沉降的思路分成三种：第一种方法是设法寻找与硅胶密度相近的溶液，以使（$\rho - \rho_0$）减小而降低沉降速度。第二种方法是增加液体的黏度以阻止粒子的下沉。第三种方法是综合利用前两种方法，尽力减小沉降并尽快地在发生较显著沉降之前完成装柱操作。

目前，最常用的方法是高压匀浆法。将填料悬浮在适宜的匀浆液中制成匀浆，在尚未沉降前，用高压泵以高流速将其压入色谱柱，便可制备出填充均匀的柱子，高压匀浆法的设备如图 4–17 所示。

装柱之前，先确定所用的柱型，再确定匀浆罐的体积。例如，常用的标准色谱柱为 4.6 mm×250 mm，其内腔体积约为 4.2 mL，约需 3.5 g 填料。一般为使填充更好，须适当过量 15%~20% 为宜，用 4 g 填料充填它，选择固–液比约为 1∶10，匀浆罐体积则须达到

40 mL。如果罐子比较大,则可将一个以惰性材料(如聚四氟乙烯或不锈钢)制的衬套放入匀浆罐内,将其调整至所需体积。

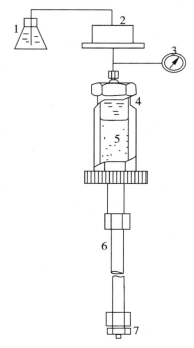

图 4-17   下行法装柱

1.溶剂储罐   2.气动放大泵   3.压力表   4.匀浆罐

5.匀浆液   6.色谱柱   7.柱头

柱子选定后,用乙醇或丙酮清洗干净并吹干,如果内壁污染严重不易洗净,也可用表面活性剂及去离子水依次清洗,并以长竹签或塑料棒扎上棉纱或纱布反复抽擦,以除去污垢。注意不要伤及内壁,更不能造成轴向的划痕。将清洁的柱管一端装配上带滤板的柱头,另一端则连接至匀浆罐上。

配制匀浆液时,不同的填料应采用不同的匀浆液,匀浆液的种类和比例不同。例如填充硅胶正相柱,可以使用1∶1的氯仿-甲醇;填充反相C_{18}柱,可以使用适宜比例的正己烷氯仿混合溶剂。称取所需重量的填料,置于小烧杯中,按其重量的10倍量(也可按体积计,即10 mL的匀浆液中加入1 g重的填料)加入匀浆液。搅拌均匀后,放至超声波清洗机中,以中强超声波使填料粒子均匀而稳定地悬浮起来。最后,以强超声短时间强化一下。另外还要注意超声处理的时间不应过长,一般不超过3 min,否则易造成颗粒的破碎。

将准备好的匀浆液立即倒入匀浆罐中,装满后,旋紧,再以针筒从盖子上的连接孔中插入匀浆罐内部并加注匀浆液,至从连接孔中溢出为止,目的是为了排除匀浆罐中的气泡,使之不妨碍向系统中迅速地施加压力。抽出注射针并将罐与气动放大泵的出液管路相连。连接牢固后,即可开启放大泵,让贮存于气动放大泵内的顶替液(正相时使用氯仿,反相使用甲醇)高速压入罐内。

实验和理论研究证明，上述下行式匀浆法难以填装成长柱子，因为随着填充柱床的增高，流体的阻力逐渐增大，一定压力下通过柱床的流速降低，期间，填料颗粒的沉降也在进行，致使填充的柱床紧密性和均匀性降低。为确保柱效，在填充长柱子时，建议采用上行方式，见图4-18。上行法中使用的匀浆液浓度比下行法小、速度也慢些，因此所填充的柱床相对较均匀。

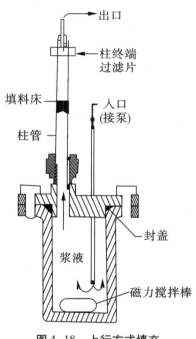

图4-18　上行方式填充

3. 色谱柱的性能评价

装成柱子后，使用者最关心的是色谱柱的分离效率和选择性，在不同 pH 值介质中的稳定性，同型号不同批次填料间的重现性以及较适合的操作压力。当用于大分子物质的分离与分析时，还要考虑柱子的样品负载量和回收率。通常指定一组标准溶质为样品，测定它们在柱上的理论塔板数，作为柱效的衡量指标。这种标准溶质的选择，要求它们具有不同的容量因子，而且能在一般的色谱装置上得到清晰的信号，这样才能反映出对柱子性质的基本要求。对于反相填料，可以选择一组极性不同的芳香族化合物，如苯、萘、菲或苯、甲苯、二甲苯等为基本组分，然后再加入酸、碱性溶质，如苯酚和苯胺。根据标准溶质系列的色谱图，便可以测定出各溶质的理论塔板数 N，N 可按下式计算：

$$N = 5.54 \left(\frac{t_R}{W_{h/2}} \right)^2 \tag{4-32}$$

式中，t_R 为保留时间，$W_{h/2}$ 为半峰宽。$k' \approx 0$ 组分的 N 值，通过该组分的保留行为可以反映色谱柱的填充好坏和系统的情况。若它的 N 值明显小于被保留组分的 N 值，则说明此系统有严重的柱外展宽效应；若 N 值随 k' 的减小而减小，则说明填料本身的质量就不好。

新购买的柱子在实验室中测得的柱效,往往低于说明书中给出的柱效,原因有两个:一个是保存和运输过程中发生了改变;另一个是柱外效应的影响。只需将柱外效应减至最小(主要是将进样阀至柱头自柱头至检测器的连接管处理好),即可得到理想的色谱图。

在保证良好的分离效率的情况下,使用较低的操作压力也是必要的。柱子的操作压力由其渗透性决定,渗透性 K 的表达式如下:

$$K = \frac{FL\eta}{\pi r^2 \Delta P} \tag{4-33}$$

式中 F 为流动相流速(mL/s), L 为柱长(cm), η 为流动相的黏度(Pa·s), r 为柱子的内径, ΔP 为柱压降(Pa)。由此式可得:渗透性与流动相流速、柱长及流动相黏度成正比,而与柱子的截面积和压降成反比。因此,记录下柱子在一定冲洗条件下所需的柱压,即能反映出柱子渗透性。

4. 色谱柱的保养

色谱柱若使用不当,就会降低柱效、缩短寿命甚至损坏。因此在色谱操作过程中,需要注意以下问题,以延长其使用寿命。

(1)避免压力、温度的急剧变化及机械震动　温度的突然变化或强烈震动色谱柱都会影响填料的填充状况;柱压的突然变化也会冲动柱内填料,因此不能大幅度改变流速,在阀进样时阀的转动也不能过缓。

(2)色谱柱一般不能反冲　只有说明书指出该柱可以反冲时,才可以反冲除去留在柱头的杂质。否则一旦反冲,柱效将会迅速降低。

(3)根据固定相选择适宜的流动相(尤其是 pH 值)　避免使用高黏度的溶剂作为流动相,含水流动相最好在实验前配制,尤其是夏天使用缓冲溶液作为流动相不要过夜。最好加入叠氮化钠,防止细菌生长。

(4)最好不要将基质复杂的样品尤其是生物样品直接注入柱内　可以对样品进行预处理或者在进样器和色谱柱之间连接一保护柱。保护柱是填有相似固定相的短柱,保护柱应经常更换。

(5)清除　经常用强溶剂冲洗色谱柱,可清除保留在柱内的杂质。清洗时,流动相的置换应以能相互混溶的溶剂逐渐过渡,每种流动相的体积应是柱体积的 20 倍左右,即常规分析需要 50~75 mL。例如:正相硅胶柱以正己烷(或庚烷)、二氯甲烷和甲醇依次冲洗,然后再以相反顺序依次冲洗,所有溶剂都必须严格脱水。甲醇能洗去残留的强极性杂质,己烷使硅胶表面重新活化。反相柱则以水、甲醇、乙腈、氯仿依次冲洗,再以相反顺序依次冲洗。如果下次实验的流动相不含缓冲盐,用水冲洗这一步可以省略。残留的非极性物质用氯仿洗去,因为四氢呋喃与乙腈或甲醇的混合溶液能除去类脂,所以在甲醇(或乙腈)冲洗时重复注射 100~200 μL 四氢呋喃数次有助于除去强疏水性杂质。此外,乙腈、丙酮和三氟醋酸 (0.1%) 梯度洗脱能除去蛋白质污染。

对于离子交换柱,阳离子交换柱可以用稀酸性缓冲液冲洗,阴离子交换柱则用稀碱性缓冲液冲洗,这样可除去交换性能强的盐。最后用水、甲醇、二氯甲烷(除去吸附在固定相表面的有机物)冲洗,然后反过来再冲洗一遍。

(6)保存　保存色谱柱时应将柱内充满乙腈或甲醇,柱头一定要堵紧,防止溶剂挥发使柱内干燥。做完实验后,如果流动相中有缓冲盐,一定要冲洗干净,再关机,绝对不能留置过夜或更长时间。

5. 色谱柱的再生

色谱柱使用过程中,如果发现压力突然升高,有以下几种可能性:①烧结滤片被堵塞,应更换或取出进行清洗;②如果大分子进入柱内,使接头被污染,压力也会突然升高;③如果柱效降低或色谱峰变形,可能是柱头出现塌陷,造成死体积增大所致。在后两种情况发生时,小心拧开柱接头,用洁净小铲将柱头填料取出1~2 mm高度(高度不定,主要是把被污染填料取净),再把柱内填料整平。然后用湿润的固定相(与柱内相同,适当溶剂进行湿润)填满色谱柱,压平并拧紧柱接头。处理后的柱子柱效改善了,但恢复到新柱的水平几乎不可能。

四、检测器

2015版《中国药典·四部》中列出,高效液相色谱法最常用的检测器为紫外-可见光检测器,包括二极管阵列检测器,其他常见的检测器有荧光检测器、蒸发光散射检测器、示差折光检测器、电化学检测器和质谱检测器等。

1. 紫外检测器

紫外-可见光检测器(ultraviolet-visible light detector,UV-VIS),又称紫外可见吸收检测器,或直接称紫外检测器,是液相色谱应用最广泛的检测器,其使用率占70%左右。80%的物质都有紫外吸收,该检测器对它们都有响应,既可测190~400 nm范围(紫外光区)的光吸收变化,也可向可见光范围400~700 nm延伸。因此几乎所有的液相色谱仪都配有紫外-可见光检测器。紫外检测器灵敏度高,流动相对其基本无响应(对流速和温度不敏感,适合梯度洗脱),属于非破坏性检测器,适用于制备色谱。

紫外检测器工作原理是基于光的吸收定律:朗伯-比尔定律(lambert-Beer Law)。该定律指出,当一束单色光通过物质溶液时,如果溶剂对光不产生吸收,则溶液的吸光度与吸光物质的浓度和光经过溶液的距离成正比。

$$A = abc = \lg \frac{I_0}{I} = \lg \frac{1}{T} \tag{4-34}$$

式中,I是透过光强度,I_0是入射光强度,T为透过率,A为吸光度(absorbance),又称光密度或消光值,b是光在溶液中经过的距离,正常情况下应为吸收池厚度,c是吸光物质溶液的浓度,a为吸光系数。如果溶液浓度单位采用mol/L,b的单位为cm,则相应的吸光系数为摩尔吸光系数或摩尔消光系数,单位为L/(mol·cm),用符号ε表示,则

$$A = \varepsilon bc \tag{4-35}$$

由上式可见,吸光度与吸光系数、溶液浓度和光路长度呈直线关系,当检测池固定

（此时 b 一定），波长固定（ ε 为定值），紫外可见光检测器应输出一个与样品浓度（c）成正比的光吸收信号——吸光度（A）。其实仪器的输出信号与透光率成正比，为了定量计算方便，在仪器设计中采用对数放大器，将透过率转换成吸光度，这样仪器输出信号就与样品浓度成正比。因此紫外–可见光检测器属于浓度型检测器。

对于紫外检测器来说，性能指标包括噪声和漂移、线性范围、温度影响。

朗伯–比尔定律只适用于单色光和均匀非散射溶液。为了克服非单色光引起的偏离，要尽量设法得到比较窄的入射光谱带，这就需要较好的单色器和合适的狭缝宽度，一般棱镜和光栅的谱带宽度仅几个纳米。检测限与线性范围有着相互依赖的关系。狭缝宽度大，光通量增加，有利于灵敏检测，但线性范围小；狭缝宽度过窄，又会降低信噪比。如果将入射光波长选择在被测物的最大吸收波长处，不仅测定灵敏度高，而且在最大吸收波长处附近的一个很小的范围内吸收曲线较为平坦，吸光系数相差不大，因此由杂散光引起的偏离就会比其他波长处小得多，而且因波长不稳定引起的偏差也会较小。

与气相相比，温度对液相检测器的影响要小得多。但为了尽可能地减少噪声，检测器的温度控制仍是必要的。除了流动相的折射率会受温度影响外，有些化合物的紫外吸收也会随着温度的变化而变化。因此液相系统还要放在空气流通的地方，但流动也不能太大，要远离热源。

紫外检测器按光路系统分，可分为单光路和双光路两种。因为单光路稳定性不佳，目前已很少使用。双光路检测器包括检测光路和参比光路两部分，它有几种类型（图4–19）。

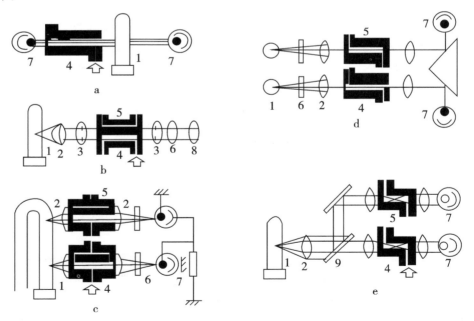

图4–19　几种紫外吸收检测器的光学系统

1.低压汞灯　2.透镜　3.遮光板　4.测量池　5.参比池　6.紫外滤光片　7.光电倍增管　8.双紫外光敏电阻　9.半透光反射镜

紫外检测器按波长分,为固定波长和可变波长,一般实验室最常用的就是可变波长检测器。紫外吸收检测器的基本部件是光源、流通池和敏感器,还有滤光片和光栅作为单色器用于选择单色光。

光源一般为氙灯和氢灯或中压汞灯,氙灯和氢灯在 200～400 nm 范围内有较好的连续光谱。光栅透过光连续可调,用于可变波长检测器。

敏感器,也就是光电转换元件,可采用光电池、光敏电阻、光电管和光电倍增管。光电池结构简单,使用方便,产生的光电流较大,但是光电流与照射光的强度并不是很好的线性关系,而且很容易产生疲劳效应。用光电管作接收元件时,要求光电管严格配对,暗电流低,噪声小,光电管的输出信号由微电流放大器放大,放大器是高稳定度的线性放大器或对数放大器,这样能提高仪器的线性范围。使用光敏电阻做接收元件时,测量电路采用普通的惠斯登电桥。光电倍增管使用得最多的,它的作用是将微弱光能量转换成电信号,利用二次电子发射现象放大光电流。优点是它既有光电转换效应,又有放大作用,因此提高了检测器灵敏度,可以测量十分微弱的光强。

无论何种检测器,流通池的设计都非常重要。设计中应注意尽量减少紊流、光散射、流量和温度等因素对检测器稳定性的影响。紫外-可见光检测器流通池包括样品池和参比池,为了提高灵敏度,就要减小池内色谱峰扩展,要求流通池长而内径小,池体积愈小愈好。增加池的光程会使检测灵敏度增大,但光程的提高也不是无限的。为了降低池体积引起的峰扩展,当光程增加时,样品池的内径必须减少,就会导致光敏元件上光照减少,使信噪比降低。所以两种效果矛盾,除非在光敏元件上有很低的内在噪声水平,否则提高灵敏度的程度有一定局限。一般标准池体积为 5～8 μL,光程为 5～10 mm,内径小于 1 mm。目前迅速发展的微量色谱中,池体积已缩小到 0.5～1 μL。可用石英毛细管做成直通型的,但这种直通型池光程短,灵敏度低。流通池应选用惰性材料,如不锈钢和聚四氟乙烯,透光材料为石英。目前流通池多为“U”形和“H”形。

可变波长检测器在广义上讲主要可分为两种类型:色散型检测器和光学多道检测器(通常意义上的可变波长检测器仅指色散型检测器)。两种检测器都使用连续光源,其中最常用的就是氙灯。两种类型检测器的区别主要在光路上:色散型检测器中,入射光在进入流通池之前已经色散,因此通过流通池的光实际上是单色光。光学多道检测器平时最常用的就是光电二极管阵列检测器,在光电二极管阵列检测器中,光源所发出的所有波长的光都会通过流通池,透过光被多色仪色散,得到的色散光谱带聚焦在二极管阵列上,每个一极管探测不同波长的光。另外,由于光敏元件上检测到的光除了光源发出的光,还可能包含荧光,因此流通池的入射光单色性越强,则荧光效果越小,定量结果准确可靠。就以上这点而言,色散型检测器较二极管阵列检测器还是有一定的优越性。

图 4-20 是一个普通可变波长紫外吸收检测器的结构图。从氙灯发出的多色光经过透镜及滤光片聚焦在单色仪(主要部分为光栅)的入口狭缝上,单色器选择性地让一窄谱带的光透过出口狭缝。从狭缝出来的光束通过流通池,被其中的溶液吸收,通过测定吸收后到达光电二极管的光强度与空白参比时的光强度,来确定样品的吸收值。

光电二极管阵列检测器,又称光电二极管列阵检测器或光电二极管矩阵检测器,表示为 DAD (diode array detector)、PDA (Photo – diode array) 或 PDAD (photo – diode array detector），光电二极管阵列检测器目前已在高效液相色谱分析中大量使用。

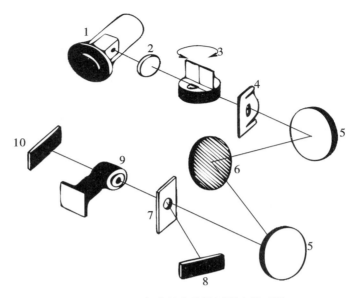

图 4-20　可变波长紫外检测器光学系统
1.氘灯　2.透镜　3.滤光片　4.狭缝　5.反射镜　6.光栅　7.分光束
8.参比光电二极管　9.流通池　10.样品光电二极管

　　光电二极管阵列检测器是让光路先通过样品流通池,然后由一系列分光技术,使所有波长的光在接收器同时被检测,其光学系统又称多色仪。与普通的光谱检测器相比,样品与光栅的相对位置正好相反的结构,也就是常说的"倒光学"系统。

　　图 4-21 是双光束二极管阵列检测器的光学系统,以氘灯（200~380 nm）及钨灯（381~600 nm）作为光源,从光源发出的光经反射通过狭缝后进入分光器,当光束照在分光器上固定的扇形镜上时,就被反射到环形镜上,从而进入参比池,透过参比池的光经汇聚和反射通过狭缝进入多色仪。参比光束和样品光束快速地交替照在单色器上,经过全息凹面光栅色散后,投射到光电二极管阵列元件上。

　　近 20 年来,光电二极管阵列检测器已经成为高效液相色谱紫外-可见光检测器的最好选择。但它与普通的可变波长紫外-可见光检测器相比,要低一个数量级。而二极管阵列检测器灵敏度提高能够使分析检测限降低,样品量的减少,线性范围的扩大,并且可以提高痕量分析的精度和谱库检索以及峰纯度鉴定结果的准确度,提高检测器灵敏度的两个办法是降低背景噪声和加大响应信号。

　　2.荧光检测器

　　由于有些溶质在紫外光激发下能发射荧光,或无荧光的物质经过衍生制成有荧光的物质,因此都可以用荧光检测器检测。由于荧光检测器灵敏度高,这种方法可对那些缺乏灵敏检测方法的化合物进行选择性检测。具有对称共轭和非强离子化的化合物通常都能发射荧光。荧光检测器的主要应用范围是生物样品、药物学、食品、矿物燃料和环境科学的分析试验。

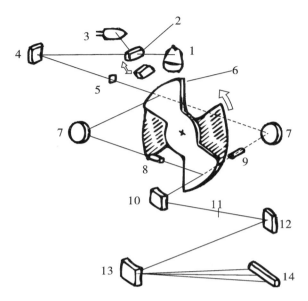

图 4-21　双光速光电二极管阵列检测器光学系统

1. 氘灯　2. 光源转换镜　3. 钨灯　4. 反射镜　5. 入口狭缝　6. 扇形镜　7. 环形镜

8. 参比吸收池　9. 样品吸收池　10. 准光镜　11. 分光器入口狭缝　12. 平面镜

13. 光栅　14. 光电二极管阵列

图 4-22 是典型的直角型荧光检测器的示意图。卤化钨灯产生 280 nm 以上的连续波长的强激发光,被透镜和激发滤光片聚集在一起,然后被其分为所需的谱带宽度,并在 25 μL 的吸收池上聚焦。另一个棱镜将从该池中出来与激发光成 90° 的发射荧光聚焦,透过发射滤光片照射到光电倍增管上进行检测。

一般荧光检测器比紫外检测器的灵敏度要高 100 倍,因此,荧光检测器是液相色谱中最灵敏的检测器之一。正是由于它的灵敏度高,所以其在样品量很少或溶质浓度非常低的痕量分析中应用较多。

与其他检测技术相比,荧光检测器的优点是具有较高的灵敏度,并且对仪器稳定性(如温度和压力波动时)的依赖性较小。荧光检测器的缺点是在选定的液相色谱条件下,不是对所有的化合物都有响应。

荧光检测器通常对影响荧光测量的干扰是较敏感的,如这些物质所产生的荧光背景和熄灭荧光效应。但在多数液相色谱应用中,这些情况是不多见的。因此,在定量分析中最好检查一下这种效应是否能对检测产生影响,通常是通过在样品中加入已知量的被测物质或采用标样加入法来完成。

使用带有单色器的荧光分光光度计,既可以选择激发波长又可选择发射波长,因此具有多用性。使用这一类型的检测器能方便地选择最大灵敏度和最佳选择性的特定波长。因此这种检测器比固定波长的荧光检测器性能优越得多。另一种荧光检测器是用激光做激发光源,能极灵敏地检测荧光物质。

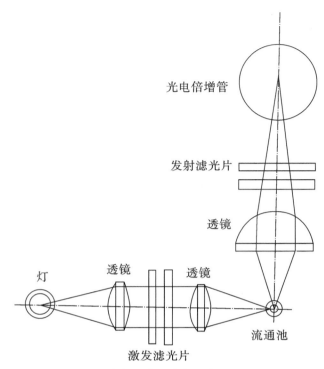

图 4-22　直角型滤光片荧光检测器的光路

3. 蒸发光散射检测器

蒸发光散射检测器(evaporative light-scattering detector, ELSD),又称蒸发型质量检测器,其主要工作原理如图4-23所示。组分经色谱柱分离后随流动相进入雾化器中,遇到高速载气流(氮气),被喷成薄雾。这些雾粒进入温度能够控制的蒸发器中,目的是使流动相气化蒸发,则剩下的不挥发组分成为微小的雾状颗粒,它们高速通过光源光路,光源大都是普通的白炽灯,也可以是卤素灯或激光光源。光源光线成直角方向通过气流,然后被光阱捕集,以防止反射。当蒸气状态的溶剂通过光路时,光线也会反射,当反射到检测器上时,被记录仪记录成无漂移的稳定信号,也就是基线记录下来。而当云雾状溶质颗粒通过光路时,则使光线散射,被位于入射光束120°角处的光电管或光电倍增管收集,得到样品信号。光散射程度取决于进入散射室中溶质粒子的大小和数量,假定流动相和流速恒定,则颗粒的体积由溶质的浓度决定。

蒸发光散射检测器的调节一般通过两个参数,即雾化载气流压力和蒸发器温度。雾化载气流压力主要影响雾化器中液滴的形成,因而能够影响检测器的响应,主要特点是信噪比与压力成正比,在某一压力达到最佳值。检测器温度越高、流动相蒸发越完全,但信噪比也上升,温度过高,会导致组分部分气化而使信号变小。

目前,商品化检测器大都设计为流动相雾化后,先进入带有虹吸装置的雾化室分流,然后再加热蒸发,最后再检测。这样就避免了高含水流动相的基线噪声大和半挥发性化合物难以被检测的缺点。结构上采取分流喷雾设计,无样品歧视,且雾滴颗粒均匀,可以同时提高检测灵敏度和降低操作温度。

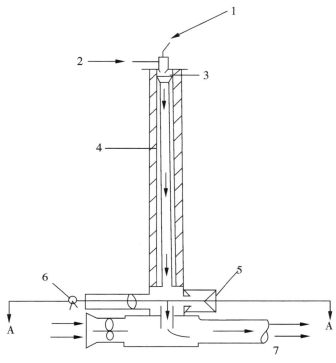

图 4-23　蒸发光散射检测器工作原理
1.溶剂流　2.喷雾气　3.雾化器　4.蒸发器　5.光阱　6.光源　7.排气口

蒸发光散射检测器不仅灵敏度高,而且能够排除流动相溶剂的干扰,对流动相系统温度变化影响不敏感,还可以进行梯度洗脱。对于磷脂、皂苷、糖类、聚合物、树脂等无紫外吸收或紫外末端吸收及吸收系数很小的化合物,蒸发光散射检测器均能正常检测。而且无须测定定量校正因子,因为蒸发光散射检测器几乎对所有的组分响应都相等,响应值仅取决于光束中溶质颗粒的大小和数目,与化学组成关系不大。蒸发光散射检测器的应用主要受样品组分和流动相挥发性的影响,样品应是非挥发性的或半挥发性的,而流动相应是易挥发性的,另外,流动相中若含缓冲溶液,缓冲液必须具有挥发性且浓度低。

正是因为蒸发光散射检测器具有自身独特的优点,可在药物分析、生化物质、高分子聚合物分子量测定方面起重要作用,由于流通池体积小,除常规检测外,还可用于细内径柱。

4.示差折光检测器

几乎所有的物质都有各自不同的折射率,示差折光检测器正是利用这一点,连续测量检测池中溶液折射率的变化,以实现其样品浓度的检测,所以它是一种通用型检测器。示差折光检测器有偏转式、反射式、干涉式及克里斯琴效应式四种,本章主要介绍前两种方式,前者多用于凝胶色谱,后者则适用于分析型的高效液相色谱。

在液相色谱检测中,待测样品(溶质)和流动相组成了稀溶液,依据溶液中折光率具有加和性的原理,稀溶液的折光率 n 与溶剂的折光率(n_A),溶质的折光率(n_B),溶剂的浓度(C_A),溶质的浓度(C_B)之间有以下的关系:

$$n = C_A n_A + C_B n_B \tag{4-36}$$

$$C_A + C_B = 1 \tag{4-37}$$

$$n - n_A = (n_B - n_A)C_B \tag{4-38}$$

由式(4-38)可以看出,溶液与溶剂的折光率之差,与样品浓度成正比。当流动相流过参比池,流动相和样品的溶液流过测量池,测量池与参比池中液体折光率的差值就与样品的浓度成正比,示差折光检测器正是利用这个差值测量的。

偏转式示差折光检测器的光路如图4-24所示。钨灯1发出的光线通过聚光镜2,隔热片3后,从狭缝4透过,形成一条细光束,经反射镜5反射后,再经过透镜6,穿过参比池7和样品池8,经反射镜再返回样品池和参比池,通过调零玻璃9,成像于棱镜10的棱口上,光束被均匀的分成两束,再分别照射到两个对称的光电管11上。如果样品池和参比池均通过纯流动相时,照在光电管的光火强度相等,产生的光电流大小相等,方向相反,输出信号为零。如过样品池有样品通过,则折射率将会发生变化,两支光电管接受的能量就会不一样,就会出现一个偏转角,经过转化,就成为样品信号。图4-25是反射式示差折光检测器的光路示意图。

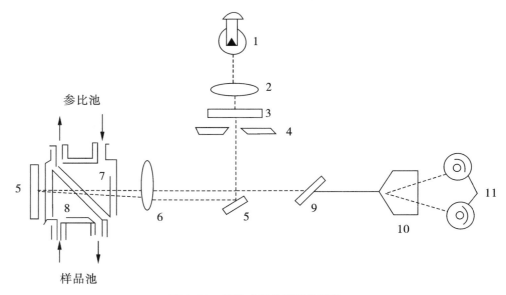

图 4-24　偏转式示差折光检测器

1.钨灯　2.聚光镜　3.隔热片　4.狭缝　5.反射镜　6.透镜

7.参比池　8.样品池　9.调零玻璃　10.棱镜　11.光电管

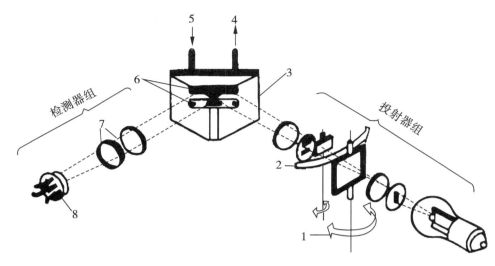

图4-25 反射式示差折光检测器的光路
1.细调节 2.粗调节 3.池棱镜 4.参比溶液 5.样品 6.检测池 7.透镜 8.检测器

由光源发出的光(一般为钨灯),经过垂直和平行光栏及透镜准直成两个能量相等的平行细光束。两束平行光线射入装有样品池和参比池的棱镜。两束平行光分别照在样品池和参比池的玻璃-液体界面上,大部分被反射而射出,小部分光透射入介质。透射光照在一个反光的、精细研磨的光漫射背景上,此漫反射光自棱镜的另一面反射出来,射到光敏电阻上。同理与偏转式,如果没有样品经过样品池时,光敏电阻接受的光强度相等,当有样品进入时,折射率就发生变化,这种变化正比与样品的浓度。反射式示差折光检测器的池体积小(<5 μL),适用于高效液相色谱。其缺点是对于液相色谱溶剂的整个折射率范围来说,一块棱镜是不够的。为了适用于不同折射率的溶剂,常配有两种规格的棱镜,低折射率(1.31~1.44)和高折射率(1.40~1.55)两块,根据需要互换。

5.电化学检测器

电化学检测器(electrochemical detector,ECD)包括极谱、库仑、安培和电导检测器等。电导检测器主要用于离子检测,前三种用于具有氧化还原性质的有机化合物检测,统称为伏安检测。其中,安培检测器应用最广泛,在此重点介绍安培检测器。

安培检测器就是在电极间施加一恒定电位,当电活性组分经过电极表面时,便发生氧化还原反应(电极反应),电量(Q)的大小符合法拉第定律:$Q = nFN$,因此反应的电流(I)为:

$$I = nF \frac{dN}{dt} \tag{4-39}$$

式中 n 为在氧化还原过程中每摩尔物质转移的电子数,F 为法拉第常数,N 为物质的量,t 为时间。当流速不变时,dN/dt 与组分在流动相中的浓度有关。因为所反应的只是在电极表面的分子,很大一部分都没有参与反应,因此,电化学反应率实际上只有 3%~

5%。如果使电化学反应率达到100%，也就是说完全电解，就变成了库仑检测法。

安培检测器有各种不同构造的，薄层式三电极安培检测器的结构如图4-26所示，这是最常用的安培检测器。参比电极常为 Ag—Agcl 电极，辅助电极一般是碳或不锈钢材料，主要是用来消除电化学反应产生的电流，保证参比电极和工作电极间的电位恒定。常用的工作电极有碳糊电极和玻碳电极。碳糊电极残余电流小，价格低廉，但其使用不方便，碳糊须经常填补更换；玻碳电极相比较使用就方便许多了，应用更为广泛，但电极表面须经常抛光清洗。

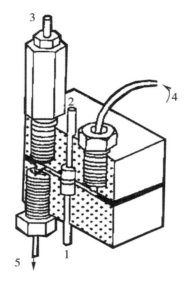

图4-26　三电极安培检测器的剖面结构
1.工作电极　2.辅助电极　3.参比电极　4.色谱柱流
出液入口　5.出口

凡具氧化还原活性的物质都能用安培检测器检测，安培检测器的灵敏度高，对痕量组分的分析更具独到之处，其应用范围广，酚、碳基化合物、巯基化合物等都能用其检测。本身没有氧化还原活性的化合物经过衍生化后，也能进行电化学检测。但是，一般说来电化学检测的干扰比较多，生物样品或流动相中的杂质、流动相中溶解的氧气，还有温度的变化等都会有较大影响。使用安培检测器时，跟其他检测器不同之处是要注意一些特殊的事项，即流动相必须能够导电，使溶质能够离解，如果不能导电，就要加入高介电常数的溶剂，其次流动相必须不断除气，选择适当的外加电位，保证检测器的稳定性和选择性。

6. 化学发光检测器

在某些化学反应中，能生成处于激发态的反应中间体或反应物，这些反应中间体或反应产物从激发态返回基态时，会伴随有发光的现象。由于物质激发态的能量是通过化学反应获得的，故称这种通过化学反应产生的光辐射为化学发光，化学发光检测器就是利用这个原理进行检测的。用于液相色谱检测的化学发光是指用高能量的化学反应所释放的能量，去激发体系中某些化学物质分子而产生的次级光发射。化学发光检测法因为不需要外部光源,从而避免了杂散光及因光源发光不稳定而导致波动的缺点,能够降低噪声,提高信噪比。再加上高效液相色谱的良好分离特性,使得液相色谱化学发光检测法在痕量及超痕量分析上有卓越的表现,比较适合于环境、生物科学、医学和临床化学等复杂、低含量组分的分析。

化学发光检测法和荧光检测法相似之处就是二者都是发光检测法。但主要区别是激发态中间体的产生方式不同,化学发光检测法的中间体是由化学反应产生激发态,而荧光检测法基于对光源光能的吸收。因为化学发光检测器不需要激发光源,也就避免了激发光源的背景干扰,使得化学发光检测法的灵敏度比普通荧光法一般要高两个数量级。化学发光检测法已成为最灵敏的检测方法之一,其检测限可达 $10^{-15} \sim 10^{-18}$ mol。

典型化学发光检测系统的结构如图4-27所示。用于发生化学反应的试剂经输液泵传送,使之与柱后流出物混合,即和其中组分发生化学发光反应,流通池内的光信号通过光电倍增管接收及光电转换,最后被记录下来。因为化学发光反应变化快,需要认真合理设计检测器并控制反应体系,使检测信号尽可能的大,避免信号的损失。

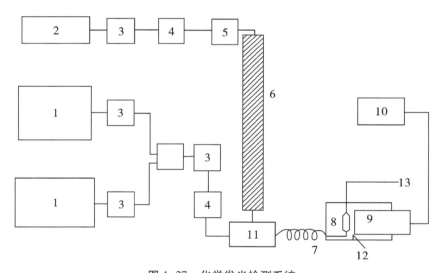

图4-27　化学发光检测系统

1.试剂　2.流动相　3.泵　4.阻尼器　5.进样器　6.柱　7.混合反应　8.流通池
9.光电倍增管　10.记录仪　11.混合器　12.滤光片　13.废液

为了测得较高的发射光强,在充分混合的情况下,混合反应管的长度要尽可能短,这样才有利于提高收集效率。增加流通池体积,也可以达到上述目的。

在液相色谱化学发光检测中,以过氧草酸酯化学发光体系和鲁米诺体系使用较多,此外还有光泽精等其他化学发光反应体系。电致化学发光反应体系及生物发光也发展成为化学发光检测的重要组成部分。

7.手性检测器

检测手性化合物的检测器主要有旋光检测器和圆二色检测器。

(1)旋光检测器　对手性化合物检测的专属性好,激光光源的波长适合于各种化合物,无须与吸收带的波长相吻合。新的检测器采用激光功率更高(300 W)的二极管激光器作为光源,由于激光束的发散度小,因而可以采用小孔径、长光程的流通池,使检测灵敏度大幅提高。定量检测的线性范围可达 50 μg/mL ~ 50 mg/mL,对果糖的检出限小于100 ng。激光旋光检测器尤其适合于与紫外检测器和 RI 串联使用,在液相色谱分离手性化合物方面发挥着重要作用。对于有标准品的手性化合物,使用非手性液相色谱图法即可检测;如没有标准品,只要两对映体的含量不完全相等,就可以进行检测。

　　(2)圆二色检测器(circular dichroism detector,CD)　　较旋光检测器具有更高的选择性。光学活性物质对左、右旋圆偏振光的吸收率不同,两者之差称为光学活性物质的圆二色性。目前以日本 JASCO 的产品应用较为广泛,主要包括三个系列,即 J-500、J-200D 和J-20。CD-2095 圆二色检测器是 JASCO 公司独特的产品,可同时测出样品的紫外吸收、圆二色吸收及扫描光谱图,并据此直接得到样品的光学纯度。

　　8. 激光诱导荧光检测器(laser-induced fluorescence detector,LIFD)

　　1977 年,Zare 在分离维生素 B 时首次将 LIFD 引入到微柱液相色谱中。与传统光源相比,激光光源具有光照密度大、方向性强、谱线宽度小、单色性好等诸多优点。在荧光检测技术中,检测灵敏度正比于激发光强度。通过简单的聚焦,激光光强比普通光源高出几个数量级,因此 LIFD 检测灵敏度通常要比普通荧光检测器(fluorescence detector,FD)高出 2~3 个数量级。商品化 LIFD 检测器产生于 20 世纪90 年代初,如法国的 Picometrics 和美国的 Beckman 公司等。

　　激光诱导荧光检测器主要由光源(激发器)、光学系统(光学透镜、单色仪或滤波片)、流通池及光检测元器件等组成。激光作为相干光源具有较高的光子能量(photo flux),极大地增强了荧光检测的信噪比,有利于提高分析检测的灵敏度。在激光诱导荧光检测器中所用的透镜可分为聚光透镜和荧光采集透镜。聚光透镜的作用是将激光束准确地聚焦到检测窗口上。聚焦后激光束的光点应与检测窗口相匹配。激光诱导荧光对聚光镜头没有严格的要求,但考虑到其与荧光采集镜头间的空间位阻因素,聚光镜头应尽量选用焦距长的透镜。单色仪和滤光片的作用是消除散射光对荧光检测的干扰。光电转换系统可采用光电倍增管、二极管阵列检测器和电荷耦合器件。

五、数据记录处理与计算机控制系统

　　现代 HPLC 的重要特征是仪器的自动化,即用微机控制仪器的斜率设定及运行。如输液泵系统中用微机控制流速,在多元溶剂系统中控制溶剂间的比例及混合,在梯度洗脱中控制溶剂比例或流速的变化;微机能使检测器的信噪比达到最大,控制程序改变紫外检测器的波长、响应速度、量程、自动调零和光谱扫描。微机还可控制自动进样装置,准确、定时地进样。这样提高了仪器的准确度和精密度。利用色谱管理软件可以实现全系统的自动化控制。

　　计算机技术的另一应用是采集和分析色谱数据。它能对来自检测器的原始数据进行分析处理,给出所需要的信息。如二极管阵列检测器的微机软件可进行三维谱图、光谱图、波长色谱图、比例谱图、峰纯度检查和谱图搜寻等工作。许多数据处理系统都能进行峰宽、峰高、峰面积、对称因子、保留因子、选择性因子和分离度等色谱参数的计算,这对色谱方法的建立都十分重要。色谱工作站是数据采集、处理和分析的独立的计算机软件,能适用于各种类型的色谱仪器。

HPLC 仪器的中心计算机控制系统,既能做数据采集和分析工作,又能程序控制仪器的各个部件,还能在分析一个试样之后自动改变条件而进行下一个试样的分析。为了满足 GMP/GLP 法规的要求,许多色谱仪的软件系统具有方法认证功能,使分析工作更加规范化,这对医药分析尤其重要。

第七节 高效液相色谱分析方法

一、定性和定量分析方法

HPLC 的定性分析方法与气相色谱法的相似,可以分为色谱鉴定法和非色谱鉴定法,后者又可分为化学鉴定法和两谱联用鉴定法。但是 HPLC 中没有类似于 GC 的保留指数可利用,采用保留值定性时,只能用保留时间(或保留体积)和相对保留值或用已知物对照法对组分进行鉴别分析。

为了保证定量分析的准确性和重现性,色谱系统应达到一定的要求。《中国药典》(2015 年版)规定的色谱系统适用性试验通常包括理论板数、分离度、灵敏度、拖尾因子和重复性五个参数。

HPLC 的定量分析方法也与气相色谱法的相似,常用外标法和内标法进行定量分析,但较少用归一化法。另外,对药物中杂质含量的测定常用主成分自身对照法。

主成分自身对照法可分为不加校正因子和加校正因子两种。当没有杂质对照品时,采用不加校正因子的主成分自身对照法。方法是将供试品溶液稀释成与杂质限度(如 1%)相当的溶液作为对照溶液,调整仪器的灵敏度使对照溶液主成分的峰高适当,取同样体积的供试品溶液进样,以供试品溶液色谱图上各杂质的峰面积与对照溶液主成分的峰面积比较,计算杂质的含量。加校正因子的主成分自身对照法需要有各杂质和主成分的对照品,先测定杂质的校正因子,再以对照溶液调整仪器的灵敏度,然后测量供试品溶液色谱图上各杂质的峰面积,分别乘以相应的校正因子后与对照溶液主成分的峰面积比较,计算杂质的含量。

二、高效液相色谱分离方法的选择

选择 HPLC 分离模式的主要依据是试样的性质和各种模式的分离机制。试样的性质包括分子量、化学结构、极性和溶解度等。现将其归纳于图 4-28,可供选择方法时作为参考。

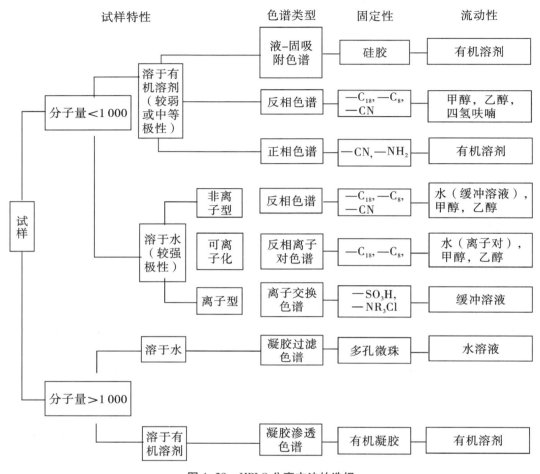

图 4-28　HPLC 分离方法的选择

第八节　液相色谱新技术、新方法

一、超高效液相色谱法

超高效液相色谱法（ultra performance liquid chromatography，UPLC）是在 LC 以及 HPLC 的基础上发展起来的，在当前还属于一个科学研究新领域。UPLC 借助于 HPLC 的研究理论，在其基础上引入小颗粒填料、低系统体积以及快速、灵敏检测器等技术手段，将该方法的分析通量、检测灵敏度以及色谱峰容量等做了适当的增加。随着国内药物分析技术的日益进步，UPLC 这一与时俱进的新型药物分析法已逐渐投入到液相实验室中，并渗透到药物分析领域，获得了良好的社会经济效益。

1. 超高效液相色谱的技术特点

（1）高效色谱柱 色谱柱中装填固定相的粒度是对色谱柱性能产生影响的最重要的因素。采用杂化颗粒技术（hybrid particle technology，HPT）合成了新型全多孔球形、耐高压的 1.7 μm 反相固定相，运用新设计的装填技术和筛板，制备了高柱效的 UPLC 色谱柱。其优越性在于采用 1.7 μm 颗粒，柱长可缩短至常规 5 μm 颗粒色谱柱长的 1/3，其提供的柱效较 5 μm 颗粒提高了 3 倍，分离度提高了 70%，并加快了分离过程，获得更窄的色谱峰和峰容量。因此，UPLC 比 HPLC 具有更高的分离度、分析速度和灵敏度。

（2）超高压输液泵 装备了独立柱塞驱动，可进行四种溶剂切换的二元高压梯度泵，对柱长 10 cm、填充 1.7 μm 固定相的色谱柱，其达到最佳柱效时的 1.0 mL/min 流速，耐高压可达 105 MPa（15 000 psi）。溶剂输送系统可在很宽压力范围内补偿溶剂压缩性的变化，从而在等度或梯度分离条件下保持流速的稳定性和重现性。集成改进的真空脱气技术，可使流动相溶剂和进样器洗针溶剂同时得到良好的脱气。

（3）高速检测器 新型光纤导流通池，使用 10 mm 光程虽与普通 HPLC 相同，但池体积仅为 500 nL，约为 HPLC 池体积的 1/20，而且利用聚四氟乙烯池壁的全析射性能，不损失光能量，采样速率达 20~40 点/s，满足 UPLC 高速、高分辨的要求，检测灵敏度较 HPLC 有极大地提高。

（4）低污染自动进样器 设置"针内针"进样探头，使用 PEEK 材质的液相色谱管路充当进样针以减少死体积，而"外针"是一小段硬管，用来扎破样品瓶盖；采用一强、一弱的双溶剂进样针清洗步骤，降低了交叉污染，保证了仪器长时间运行自动进样的快速性、可靠性和重现性。

（5）优化的技术系统 有效的系统管路和连接，使 UPLC 系统的死体积远低于常规 HPLC，很小的系统体积减少了色谱柱的平衡时间。

2. 超高效液相色谱的原理

（1）超高效液相色谱技术的原理 超高效液相色谱技术以范第姆特（van Deemeter）方程为理论基础，与高效液相色谱技术的原理一样，具体公式为：$HETP = Ad_p + B/v + Cd_p2v$，公式中的 HETP 代表理论塔板高度，其中的 A 代表涡流扩散系数，其中的 d_p 代表填料微粒的粒径，其中的 B 代表分子径向扩散系数，其中的 C 代表传质因子，其中的 v 代表流动相线速度。本公式的意义为：①微粒的颗粒度越小，色谱柱效就会越高；②不同微粒的颗粒度尺寸对应有相应的最佳色谱柱效的流速；③微粒的颗粒度越小，最高柱效点会向更高流速的方向进行移动；④越小的颗粒度具有越宽的线速度范围。由以上可以得出结论：通过降低微粒的颗粒度大小，来提高色谱柱效，同时还可以提高速度。也就是说色谱分离度可以随着色谱柱中填料颗粒的粒径的降低反而提高。研究发现当填料颗粒的粒径降低至小于 2 μm 时，公式中的理论塔板高度最小值会扩大很大范围，也就是说小于 2 μm 的微粒粒径可以比具有较大粒径的微粒在更加宽广的流量范围内得到更高的色谱柱效，可以在不损失高分离度的前提下提高微粒的流速以及样品的分析速度。

（2）超高效液相色谱技术的原理的优缺点

1）超高效液相色谱技术的优点：超高效液相色谱技术与高效液相色谱技术的分离原理相同，但相对来说超高效液相色谱技术具有更高的分析速度、检测灵敏度以及分离度。

超高效液相色谱技术可以在高压下、更宽的线速度和流速下进行超高效的样品分离,取得较好的成果。①分离度的提高:分离度与微粒的粒径的平方根呈反比,所以微粒的粒径小于 2 μm 甚至到 1.7 μm 时,超高效液相色谱技术使颗粒的柱效增高,发挥了 1.7 μm 颗粒的全部优越性。研究表明径度为 1.7 μm 的颗粒的色谱柱效比径度为 5 μm 的颗粒的色谱柱效提高了 3 倍,其分离度对应地提高了 70%。②分析速度的提高:超高效液相色谱技术系统采用的粒径为 1.7 μm 的颗粒,其色谱柱柱长比粒径为 5 μm 的颗粒的柱长缩短了 3 倍,但其还保持柱效不变,这样就使样品的分离是在提高三倍的流速下进行,就缩短了分离时间,但保持分离度不变。③检测灵敏度的提高:以往的样品应用各种高灵敏度的检测器进行检测可以提高其检测的灵敏度,而在超高效液相色谱技术领域主要是通过减少微粒的颗粒粒径,让微粒的色谱峰更加窄,使检测灵敏度得到相应快速地提高;超高效液相色谱技术也比高效液相色谱技术的分离度有很大提高,更加有利于样品化合物进行离子化,有助于与其样品的基质杂质进行分离,通过降低基质效应,提高检测灵敏度。

2)超高效液相色谱技术的缺点:超高效液相色谱技术不只是具有以上这些优点,同时在实际应用过程中也存在一些问题和不足,比如:超高效液相色谱技术所用的仪器价格较高效液相色谱技术的高,限制了其应用的普遍推广;由于超高效液相色谱技术对色谱柱的要求较高,工艺精度很难掌握,生产的厂家很少;其进样量太少,又是采用半环的方式进样,会导致其峰面积的重复性稍差;由于填充色谱柱的颗粒极细,为了防止色谱柱的堵塞对样品的要求更高等。这些问题与不足会随着进样技术和填料技术等的进一步发展,逐渐得到克服。

3. 超高效液相色谱法的局限性

(1)与 UPLC 匹配的色谱柱比较少   UPLC 是应小粒径(小于 21 xm)柱填料的需求而专门设计的耐高压液相色谱系统,因此使用小颗粒填料的色谱柱能够最大限度地发挥 UPLC 高分离度和高灵敏度的优势。但是这种色谱柱要能够耐受由于粒径减小而带来的高反压,而且粒径的减小也给色谱柱充填技术带来了挑战。

(2)峰面积的重复性欠佳   某研究人员发现,UPLC 分析样品时峰面积的重复性略逊于 HPLC,特别是低浓度样品时更加明显,其峰面积重复性的 RSD 约为 HPLC 的 2 倍。研究者认为,可能因 UPLC 的进样量过少,或者由于采用了半环进样的方式,理论上这种进样方式的精密度不如全环进样。通过稀释样品,增加注入样品的体积,可以改善这种状况。

(3)对高频检测仪器的需要   UPLC 分离样品色谱峰扩展很小,通常峰底宽度只有几秒,低浓度的样品峰则更窄。使用 UPLC 测定低浓度样品时,准确度、精密度都比较差。这可能是由于检测仪器探测频率比较低,检测低浓度样品时出现了样品点的遗漏。因此,随着 UPLC 的开发应用,必将推动高频检测仪器的进一步发展。

4. 超高效液相色谱在药物分析中的应用

(1)化学药品的分析   在对化学药品的成分或性质进行分析时,某研究人员采用了超高效液相色谱,试图用超高效液相色谱分析技术来分离并分析异烟肼、吡嗪酰胺以及利福平等药品。分析时,先采用粒径为 1.7 μm 的色谱柱进行梯度洗脱。具体分析时,将色谱柱的温度控制在 30 ℃,将三种结核药物完全分离开,分离时间约为 2 min。比起传统的

HPLC,UPLC 的药物分离时间更短;而如果将色谱柱的温度上升到 90 ℃,最终所获得的药物分离时间将更短。

(2)生化药品的分析 与上述类似,采用 UPLC 来分析圣湖药品时,同样将其与 HPLC 进行对比。具体方法为:同时采用 HPLC 和 UPLC 来分析蛋白质水解物中的氨基酸成分。对比其实验结果,发现尽管两种方法所获得的数据基本都一致,但利用 UPLC 技术分析时,其得出结果的时间仅仅需要 HPLC 的 40%,也就是说,UPLC 在分析生化药品时,得出分析结果的时间比高效液相色谱技术的分析时间快一倍还不止。

(3)中药成分分析 中药药品中大多含有丰富的生物碱,而生物碱又属于中药中的活性成分,对用药工作有着极大影响。因此有必要对中药药品中的生物碱成分进行研究。而关于生物碱成分的研究,我们同样可采用 UPLC 来进行分析。需要注意的是,在采用 UPLC 来分析中药药品中的生物碱成分时,由于分析工作容易受到固定相表面残余硅羟基的影响,所以,此类化合物色谱峰的保留行为会发生变化,造成色谱峰严重展宽和拖尾,因而在分析时常需要在流动相中加入添加剂,如离子对试剂、有机胺类等,用以屏蔽固定相表面残余硅羟基的作用。

(4)药物代谢动力学研究 药物代谢动力学涉及药物在机体内吸收、分布、代谢和排泄过程的研究,包括药物及其在各种复杂基质中代谢物的分离、结构鉴定以及痕量分析测定。机体的体液系统中存在大量的保留时间相同、分子量也相同的干扰组分;而目前药物研制日趋低剂量,使常规的分离检测技术难以满足复杂介质中痕量成分准确定量的要求。能否在复杂的体液系统中快速检测和鉴定出药物的代谢产物,依赖于高效的色谱分离和灵敏的高分辨质谱技术的联用。采用 UPLC-MS 联用技术进行药物代谢及药物动力学研究,能够同时测定样品中复方制剂的多组分浓度,实现样品高通量分析。

UPLC 作为一种新型液相色谱技术,延伸了液相色谱的应用范围。UPLC 以超强分离能力和速度、超高灵敏度、与 HPLC 简单方便的方法转换、良好的质谱入口等特点为现代色谱分析开创了广阔的前景。其进样体积小,分离快,溶剂消耗少,为药物化学成分分析、药物合成分析、中药快速定性定量分析和体内代谢产物分析、药物合成分析、中药快速定性定量分析和体内代谢产物分析,提供了一种高效、准确的分析技术。充分利用 UPLC 的高分离效率和 MS 的高灵敏度与定性功能,能快速完成众多复杂成分的分离与鉴定。该联用技术既可建立中药或复方药物指纹图谱,又可进行多种有效成分或指标成分定量,还可用于体内药物分析。

二、高速逆流色谱法

高速逆流色谱技术(high-speed countercurrent chromatography,HSCCC)。是由 20 世纪 80 年代初美国国立健康研究院 Yoichiro Ito 教授在液-液分配色谱的基础上建立的一项分离技术。流体动力学中有一种特殊的动力学平衡现象——单向流,HSCCC 就是利用了这种现象来实现高速分离的。根据不同溶质在两相中的分配系数不同,溶质在两相溶剂中进行分配平衡,从而使不同成分得以分离的原理。HSCCC 是一种效率高、产品纯度高的分离技术,载体对样品不存在吸附和沾染,而且有制备量大和溶剂消耗少等优点。高速逆流色谱分离法不仅用于非极性化合物的分离,也用于极性化合物的分离,并且也应用于进行中药粗提物中各组分的分离或进一步的纯化精制。目前,已成功地开发出分析型、生产型两大类型的高速逆流色谱仪,分别可用于中药有效成分的分离制备以及定量分析。鉴于它的这些优点,HSCCC在生物医药、环境分析、食品等多领域都有非常广泛的应用。

1. SCCC技术的工作原理与特点

HSCCC技术是基于液液分配原理的新技术,它利用了螺旋管的方向性与高速行星式运动相结合,产生的一种独特的流体力学现象,使两相溶剂在螺旋管中实现高效的接触、混合、分配和传递。建立在流体动力学平衡上的HSCCC,如美国PTR公司生产的HSCCC-1000型高速逆流色谱的色谱柱绕离心机中心轴旋转,同时做同步行星式运动。在离心力和阿基米德原理的作用下,系统达到动力平衡,固定相保留在柱中,溶质(样品)成分因分配系数的差异而在两相溶液间进行有效的分离。分离程度和溶剂系统的选择及上机操作条件的选择,有较为密切的关系。通常可借鉴相关文献寻找溶剂系统从而达到最快速而简便的分离产物的目的。文献报道的最有效的溶剂组合应是样品在其中的分配系数为1左右,两相的分层时间应小于30 s。HSCCC与逆流分配法(counter current distribution)、液滴反流色谱法(droplet countercurrent chromatograph)相比,具有分离效果高、溶剂用量少、应用范围广等优点。同时也具有无固体载体、逆流色谱的内在优点,可以避免分离样品与固体载体表面产生化学反应而变性和不可逆吸附等情况发生。

HSCCC技术的特点是操作简便,容易掌握。该技术对样品的预处理要求低,仅需一般的粗提取物即可。该种技术的回收率高。由于HSCCC技术没有固体载体,不存在吸附和降解,理论上样品的回收率可达100%,通常实验测得的回收率都很高。HSCCC技术具有很好的分辨率,并且重现性好。如果样品不具有较强的表面活性作用或酸碱性,那么多次进样,分离过程都很稳定,峰的保留值相对标准偏差小于2%,而且重现性好。HSCCC技术能实现梯度操作和反相操作,亦能进行重复进样,具有较好的应用价值,可配合中药生产中从原料到中间体以及加工到成品的质量控制工作。

2. 高速逆流色谱联用技术

(1)高速逆流色谱-高效液相色谱联用技术(HSCCC/HPLC)　HSCCC/HPLC联用技术的发展,使样品分离和检测过程同步进行,减少了检测过程的中间环节,避免了样品在转移过程中造成的污染。样品经过HSCCC分离后,若须采集样品进行HPLC检测,流经T型分流阀部分的馏分被收集,流经六通阀的另一部分可以通过转换六通阀来采样检测。Lu等采用HSCCC/HPLC联用技术从紫锥菊中分离得到了烷基酰胺类化合物。

(2)高速逆流色谱-质谱联用技术　HSCCC与MS联用解决了HSCCC由于固定相的流失而使得流出液乳化,导致检测器的灵敏度降低和峰形变宽的问题,并能够有效地提供化合物的分子结构信息。HSCCC与MS联用中的关键技术是接口技术。HSCCC/MS接口技术有快原子轰击(fast atom bombardment,FAB)、电子电离(electron ionization,EI)、化学电离(chemical ionization,CI)、热喷雾(thermospray,TSP)、大气压化学电离(atmospheric pressure chemical ionization,APCI)及电喷雾电离(electrospray ionization,ESI)等。

(3)速逆流色谱-蒸发光散射检测联用技术(HSCCC/ELSD)　蒸发光散射检测器(evaporative light-scattering detector,ELSD)是一种通用型检测技术。ELSD是一种质量型检测器,由雾化、蒸发和检测三个独立而连续的部分组成。HSCCC/ELSD联用时,HSCCC分离的流出液经过雾化和蒸发,在载气流中只留下细小的溶质颗粒,这些颗粒在载气带动下通过激发光发生发射,散射光被检测。Yao 等分别用正己烷-乙酸乙酯-乙腈及石油醚-乙酸乙酯-甲醇-水溶剂体系从南沙参中分离得到九种组分;Tang 等分离从黄花乌头中分离得到六种生物碱;Liu 等从浙江贝母中分离得到浙贝甲素和浙贝乙素。

(4)二维逆流色谱技术　HSCCC 可以单独使用,也可以两台串用,有研究者比较了高速逆流色谱仪单台和串联使用对相同的溶剂系统和分析样品的分析能力,发现串联的分离能力是单台的四倍。

(5)胶柱色谱-高速逆流色谱联用技术　硅胶色谱与 HSCCC 结合分离样品具有简便快捷,所得产物纯度高、制各量大、分离效果高的特点。Xu 等用硅胶色谱与 HSCCC 结合成功分离了干姜中的多种姜酚成分;另有文献报道了此联用技术成功分离了荷花中的黄酮类化合物和丹参中的丹参酮。

(6)微波辅助萃取-高速逆流色谱联用技术　微波辅助样品预处理技术包括微波溶样、微波干燥、微波辅助提取。其中,微波辅助提取技术(MAE)由 Ganzler 于 1986 年首次应用于提取植物中的油脂、棉籽酚等成分。MAE 是通过微波强化传热和传质的一种具有发展潜力的样品提取技术,与室温条件下的浸提、溶剂热回流、超声波辅助提取等技术相比而言,它具有快速高效、选择性强、环境友好、溶剂用量小、同时测定多个样品等特点,适合提取热不稳定的活性物质。

MAE 的提取机制主要有两个方面:一是当提取溶剂为非极性溶剂时,高频电磁波能够穿透提取介质,到达植物物料的内部,由于物料内所含水分大部分是在维管束和细胞内,当水分吸收微波能后,细胞内部温度将迅速上升,而非极性溶剂对微波能吸收较少,受微波的影响小,因此温度较低。细胞内水分的高温产生的内部压力超过细胞壁膨胀的能力,从而导致细胞破裂,细胞内溶物将自由流出,提取溶剂在较低的温度条件下即可捕获并溶解,通过进一步过滤和分离,便可获得提取物料。另一方面,微波所产生的电磁场,对被提取组成向溶剂扩散起到加速作用,如用水做提取溶剂时,微波场下,水分子高速转动成为激发态,形成高能量不稳定状态,或者汽化,加强了提取组分的转移;或者水分子本身释放能量回到基态,所释放的能量传递给其他物质,加速其热运动,缩短提取组分由物料内部向提取溶剂界面扩散的时间,从而使提取速率加快,同时还降低了提取温度,保证提取的质量。此方法中的提取溶剂是苯、正己烷等非极性溶剂中加入一定量的极性溶剂,如丙酮等,也有使用 1%(v/v)HCl 溶液提取的报道,提取时问一般为 2~15 min。

MAE 与 HSCCC 联用能够充分发挥二者的优势,实现中草药有效成分的快速高效分离制备。利用 MAE 的快速提取与 HSCCC 高效的分离纯化的优势,对天然产物中有效成分进行更加快速、有效的提取、分离和纯化,具有良好的应用前景。

(7)加速溶剂提取-高速逆流色谱联用技术　加速溶剂提取法(ASE)是 Richter 等在1995 提出的一种全新的提取方法,它是在较高温度(50~200 ℃)和压力(3.4~20.7 MPa)下,采用溶剂提取固体样品和半固体样品的前处理方法。ASE 具有省时、耗溶剂少、提取率高和易于自动化等优点,在天然物质有效成分提取中逐渐得到应用。HSCCC 具有操作简便,目标组分回收率高、纯度高、重现性好等特点广泛应用于天然产物的分离制备。ASE 与 HSCCC 联用能够充分发挥两者的优势,实现中草药目标组分的快速提取和分离制备。

3.高速逆流色谱的应用

(1)中药有效成分分离

1)黄酮类:属于生理活性物质。虽然它们不被认为是维生素,但是在生物体内的反应里,被认为有营养功能。这类化合物种类大部分与糖形成苷,部分以游离的形式存在。

孙印石等以石油醚-乙酸乙酯-甲醇-水(体积比为2∶4∶3∶3)为两相溶剂系统,在陈皮中分离出橙皮苷、橘皮素和5-羟基-6,7,8,3′,4′-五甲氧基黄酮。骆厚鼎等以正庚烷-乙酸乙酯-甲醇-水(2∶3∶2∶3,v/v),上相(有机相)为固定相,下相(水相)为流动相,分离出卷柏中三种高纯度黄酮类化合物,为阿曼托双黄酮、罗伯茨双黄酮、扁柏双黄酮。曲丽萍等选定氯仿-甲醇-水(4∶3∶2)为两相溶剂系统,分离制备淡豆豉中大豆素和染料木素。其他还有乙酸乙酯-甲醇-水(4∶1∶5)为溶剂系统,上相作为固定相,下相作为流动相,分离长瓣金莲花中的黄酮类物质;采用超声波强化提取罗布麻中总黄酮;以溶剂系统为氯仿-甲醇-水(4∶3∶2),用冰醋酸调pH值4~5,上相为固定相,下相为流动相,分离黄苹茎叶中黄酮类化合物等方法。

2)生物碱类:生物碱是一类存在于生物体内的含氮有机化合物,是中草药中广泛存在的一类天然有机化合物。根据近年的文献参考,大部分采用HSCCC技术提取纯生物碱的方法,采用的溶剂系统主要是氯仿-甲醇-酸性改性剂体系。

以洪波等为作者的文献中记录了采取氯仿-醇-0.3 mol/L HCl(4∶3∶2)为溶剂系统,然后从附子中分离出了15-a-羟基新乌碱这种物质。王新宏等为作者的文献中记录了以氯仿-磷酸-磷酸钠缓冲液(pH值6.2∶1∶1)为溶剂系统,从苦参中分离得到苦参生物碱。其他还有采用氯仿-甲醇-磷酸二氢钠缓冲液(4∶3∶1)为溶剂系统,从弥勒獐牙菜中分离出龙宁胆碱;以氯仿-甲醇-磷酸二氢钠缓冲溶液(pH值4.8)为溶剂系统,上相为固定相,下相为流动相。从红河青叶胆生物碱中分离出多个成分,经检验证实其中一种为龙胆碱;采用分离制备季铵型生物碱对照品去氢紫堇碱、巴马汀等;采用由四氯化碳、氯仿、甲醇和稀盐酸以不同的体积比组成分离的溶剂体系,从黄连、黄柏、十大功劳和金果榄等四种中药中分离出了几种小檗碱类生物碱;利用溶剂系统氯仿-甲醇-0.5 mol/L HCl(10∶3∶3),从乌头的根中分离得到了8种生物碱等方法。

3)苷类:苷类是中药中广泛存在的一种重要物质,由于其分子量比较大,极性相对比较高,因而加大了对其的分离难度。20世纪80年代以前苷类化合物的纯化和鉴定相对是难度较大的工作。近年来,由于HSCCC的发展,对该类成分的研究取得了重大的进展。

窦德强等为作者的文献中记录了采用乙酸乙酯-正丁醇-水(4∶1∶5)的上相作为流动相,可以从人参茎叶总皂苷中分离出人参皂苷Re和Rgl。孙成贺等以乙酸乙酯-正丁醇-水(1∶6∶7)上相为固定相,下相为流动相,从人参果中分离制备高纯度人参皂苷Re。王艳艳等以氯仿-甲醇-正丁醇-水(5∶4∶2∶4)为溶剂系统,从龙胆中分离制备高纯度龙胆苦苷。其他还有以氯仿-甲醇-异丙醇-水(5∶6∶1∶4)上相为固定相,下相为流动相,采用HSCCC分离纯化刺五加粗品中的刺五加苷E;采用正丁醇-乙酸乙酯-水(4∶2∶5)的溶剂系统,上相为固定相,下相为流动相,分离连翘中的连翘酯苷;采用正己烷-乙酸乙酯-乙醇-水(1∶4∶2.3∶2.7)的两相溶剂系统中,从穿心莲的粗提物中同时分离纯化出四种生物活性化合物等方法。

4）多糖：多糖是由糖苷键结合的糖链，至少要 10 个以上的单糖组成的聚合糖高分子碳水化合物，多糖不是一种纯粹的化学物质，而是聚合程度不同的物质的混合物。逆流色谱在多糖、蛋白的分离中的应用不多。近年来，随着双水相体系的开发，使得逆流色谱在多糖、蛋白的分离上显露出很大的潜能。

蒋志国以聚乙二醇 1000：磷酸氢二钾：磷酸二氢钾：水（0.5：1.25：1.25：7.0）对香菇多糖进行分离。孙达远为作者的文献中记录了可以从芦荟冷冻粉中分离出多种物质，包括 2,3-乙酚化-β（1→4）D-甘露聚糖、6-乙酚化-β（1→4）D-甘露聚糖和 β（1→4）-葡萄甘露聚糖以及芦荟苷。

5）醌类：醌类化合物是中药中一类具有醌式结构的化学成分，主要分为苯醌、萘醌、菲醌和蒽醌四种类型。在中药中以蒽醌及其衍生物尤为重要。

陈存社等为作者的文献中记录了采用氯仿-甲醇-丙酮-水（9：8：1：8）为溶剂系统从芦荟中分离纯化出多种有效成分，如芦荟大黄素等。还有采用以氯仿-甲醇-水（4：3.8：2）为主的两相溶剂分离系统，并且对大黄中的活性成分进行了分离，检验了其中的大黄素，证实了其中的蒽醌类成分；采用正己烷-乙酸乙酯-甲醇-水（9：1：5：5）；采用加入酸碱的方法对传统中药大黄中的蒽醌类活性成分进行了分离研究，证明得到了大黄蒽醌的五种纯物质。

（2）HSCCC 技术在中药质量控制中的应用　　HSCCC 可以分为制备型与分析型两类，分析型 HSCCC 与各种检测器联用可以进行分析检测，或者将分析型与制备型 HSCCC 联用。还可以将 HSCCC 技术与其他色谱或光谱技术联用，如与 HPLC、MS 等联用，或者是与 NMR 联用，利用 NMR 来鉴定结构。HSCCC 作为一种新型的前沿技术，被作为对粗提物进行初步分离的首选方法应用于很多以天然产物为来源的药物研究中。该技术越来越成为一种重要的检测技术被广泛应用于各种重要质量的控制中。对于近代乃至与目前的中药成分分离和质量控制应用起了极其重要的作用。

尽管 HSCCC 具有其他色谱分离方法不可替代的优点。但是 HSCCC 的更广泛的应用还受到一些因素的制约。首先在溶剂体系的选择上还没有非常系统、成熟的理论来指导，虽然已经有学者建立了几种经验性的溶剂系统筛选方法，但这些方法均为经验性的规律总结，具体如何选择一种具有良好分离效果的溶剂体系还依赖于操作者的经验，通常都需要多次实验才能筛选出较佳的溶剂系统。另外尽管目前的 HSCCC 已经能实现上百毫克甚至数十克级的制备分离，但是数百克级甚至千克级的制备能力还相差甚远。此外，HSCCC 在中试规模和产业化当中的应用还需要对逆流色谱的分离机制从理论上做更深入的探讨，还需要解决现有仪器设备在放大过程中的一些关键性技术问题。目前，已有科技人员着手这方面的研究，相信在不久的将来 HSCCC 将发展成为一种更加成熟的可产业化的高效分离技术。

三、微流控芯片分析系统

集多学科交叉的微型全分析系统（μ-TAS）首先由 Manz 等科学家在 20 世纪 90 年代初提出，现又被称为"芯片实验室（Lab-on-a-chip）"。国内相关研究中更多采用方肇伦先生提出的"微流控芯片分析(microfludic chip analytical systems)"概念。它是由简单的电泳分离到大规模多功能集成实验室的飞跃。到目前已经经历了十多年的发展历程。随着电子计算机集成电路的高度发展,超微加工技术水平获得了迅速提高,这一分析技术取得了突飞猛进的进展,并且在各个领域都得到了广泛的应用。由于其试剂用量少,分析速度快,工作效率高,自动化程度高等突出优点已使其成为化学和生物领域的一种前沿且可普遍应用的分析方法。

微流控芯片分析是采用微加工技术制成具有微结构的芯片,把试样的采集、预处理、分离、反应、检测等各部分集成在几平方厘米的面积内,从而高效、快速地完成试样的分离、分析及检测的技术。

微全分析系统可分为芯片式和非芯片式两大类,其中芯片式较为多见。根据芯片结构及工作机制可分为:微阵列芯片(microarray chip)和微流控芯片(mirofluidic chip)。两种技术间虽有少量交叉,但基本经历了各自独立的发展过程,微阵列芯片又称生物芯片,主要以生物技术为基础,以亲和结合技术为核心,以在芯片表面固定一系列可寻址的识别分子阵列为结构特征,将大量(通常每平方厘米点阵密度高于400)探针分子固定在支持物上后与标记的样品分子进行杂交,通过检测每个探针分子的杂交信号强度获取样品分子的数量和序列信息。这类芯片使用方便,测定快速,一般是一次性使用。

另一类芯片,即微流控芯片则主要以分析化学和生物分析化学为基础,以微机电加工技术为依托,以微管道网络为结构特征,是当前微全分析系统发展的热点。它的目标是把整个化验室的功能集成在芯片上,且可多次使用,因此具有广泛的适用性。

1. 微流控分析系统的实现

(1)流动注射(flow injection,FI)与毛细管电泳(capillary electrophoresis,CE)的微型化与集成　流动注射分析(flow injection analysis,FIA)是丹麦化学家 Ruzicka 和 Hansen 于1975年提出的一种新的溶液流动分析技术,它是将一定体积的试样注入一定流速的载流之中,试样带由载流携带向下游传输,待测物经历混合、稀释、化学反应、预分离和预浓集等物理和化学过程,经过在线处理后分析物(或其衍生物)最后被载流送入一定流通式检测器中检测,获得一个动态的分析信号。它具有分析速度快、精密度好、试剂和试样用量少、仪器设备简单、可与多种分析方法在线联用等特点。作为一种高效、快速、准确的自动进样系统,FIA 技术已经被成功地用于各种检测手段。常规流动注射系统所消耗的样品和试剂量通常在 mL/min 级,作为 FIA 系统的一个分支的顺序注射系统(senquential injection analysis,SIA)的样品(试剂)消耗量相对于 FIA 系统有明显降低,可达 μL/min级,但是即便是如此低的流速对于生物样品的分析,往往也消耗量过大。因为生物样品和试剂大都相当昂贵,进行生物样品分离分析的时候,一般样品的消耗量都在 nL 级,因此,用常规 FIA 系统进行生物样品的分析往往是不合适的。FIA 系统微型化可以大大降低样品和试剂的用量,使这一性能优越的自动进样系统得以用于更为广阔的领域。

CE 是诸多成功地与 FIA 系统联用的分离检测系统之一,它是 20 世纪 80 年代迅速发展起来的一种新型的电泳与色谱相结合的分离技术,具有分离效率高、分析速度快、样品用量少等特点,广泛地应用于生物、化学、环保、食品等领域。毛细管电泳系统特别适合集成在微流控芯片上,用电场来驱动通道中的液体,其分离效率随电场强度增大而增大,而与毛细管孔径无关,因而在微型化过程中不受影响。毛细管电泳的微型化可以缩短分离时间,提高分离效率,同时还可以减小体系产生的焦耳热。平板微流控芯片具有较大的表面积,有利于热量的分散,因此,目前的微流控芯片系统都无须传统毛细管电泳具有的散热系统。微流控芯片是将 FI 系统与 CE 系统微型化并集成在几平方厘米的芯片上,其基本模式如图 4-29 所示:

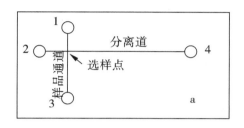

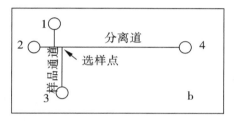

图 4-29 微流控芯片的基本模式

a 十字结构 b 双 T 结构

图中 a 是十字形通道,b 是双 T 形通道模型,在一定的驱动力下待测物从 1 流向 3,在十字交叉处或双 T 的交叉处形成一定形状的样品带,实现 FIA 的采样操作。接下来,缓冲溶液(载流)从 2 流向 4,将该样品带送入分离通道,完成 CE 分离与检测。这样就将 FIA 与 CE 系统有机地结合起来。该系统可根据需要加长分离通道,增加柱前或柱后反应器等,进而完成进样、柱前衍生、电泳分离、柱后反应、分步收集等多步分析操作,实现在线检测的小型化、集成化、一体化和自动化。

(2)驱动力 FI 系统与 CE 系统一经以微通道的方式集成在芯片上,下一步首先需要解决的问题便是液体在芯片上流动的驱动力。迄今为止,人们已经采取许多方法来控制液流,如液体声波微泵,芯片上的气动装置,压电泵,离心泵,电渗泵,以及外接的液槽、泵或气动装置等。其中,电渗泵是目前微流控系统中应用最为普遍的驱动方式。电渗流是电渗泵的驱动力,也是毛细管电泳中的主要驱动力。电渗是由于外加电场对毛细管壁溶液双电层的作用而产生的溶液的整体流动现象,其大小与毛细管表面电荷有关,还与溶液的介电常数、离子强度及黏度等因素有关。对于石英毛细管来说,在一般情况下,硅羟基(SiOH)电离成 SiO^-,使管壁内表面带负电荷。为了保持电荷平衡,溶液中对离子(在一般情况下是阳离子)被吸附到表面附近形成双电层。在毛细管两端加电压时,双电层中的阳离子向负极移动,由于离子是溶剂化的,所以带动了毛细管中整体溶液向负极流动。

电渗的一个重要特性是平流型,称为柱塞流。电渗流在距离管壁很小的距离内(10~

20 nm)便迅速地增大到一个定值,在毛细管内部没有压力差。由于毛细管内径很小(一般小于 200 μm),溶液在整个横截面上的流速几乎是相等的,这与 HPLC 中泵驱动所产生的层流或抛物线流型不同,大大降低了样品带在输送过程中的分散。

电渗的另一个特点是可以使几乎所有的组分不管电荷正负都同方向移动。组分在毛细管中的流出时间取决于电渗速度和组分迁移速度的矢量和。在一般情况下(毛细管壁带负电),电渗方向从正极到负极,且电渗速度一般大于电泳速度,因此阴离子也在负极流出。即:

阳离子(+)移动速率=电渗流速率+阳离子电泳速率

中性分子(N)移动速率=电渗流速率

阴离子(-)移动速率=电渗流速率+阴离子电泳速率

总之,电渗流驱动是降低分散对系统影响的很好方式,它的柱塞流在微通道中推动液体的状况只受双电层厚度的影响(大约几十纳米)。然而要很好地控制电渗流也是不容易的,它还与液体的 pH 值、浓度、离子强度等性质有关。因此更好地利用电渗流,可以实现更为复杂的操作。

(3)检测系统   对 FI 系统微型化的主要限制在于体系的检测器。当检测体积为 1 μL 时,其中出现的分子数约为 6×10^{11},常规检测方法均可用于此数量级的测定;当检测器测定 10 μm×10 μm×10 μm 体积时,则只有 6×10^5 个分子出现在检测范围内,如此低的分子数目只能用较为灵敏的检测方法进行测定,如激光诱导荧光(laser - induced fluorescence,LIF)法等。

由于激光诱导荧光的信号强,灵敏度高,故在微流控分析中应用较多。一种常用的装置是将激光从与芯片面呈 45°并垂直于微通道的方向照射检测区,在与入射光呈 135°并垂直于微通道的方向用光电倍增管(photomultiplier,PMT)或电荷耦合检测器(charge coupled detector,CCD)检测荧光信号。另一种检测装置是共聚焦式,它是用显微镜物镜把入射激光光束聚焦在微通道上,激发的荧光用同轴的另一物镜成像到检测器上,两个物镜是共焦的。

方群等人采用 440 nm 的氦镉激光器为激发光源,PMT 共焦检测,SI 作为进样系统,8 s 内分离了 3 种 FITC 标记的氨基酸。Widmer 等用 488 nm 氩离子激光器激发,经 514 nm干涉滤光片收集荧光信号,在微流控芯片上 24 s 内分离了六种氨基酸。最近,王世立等采用发光二极管激发荧光检测-流动注射-H 通道微流控芯片联用系统分离了 FITC 标记的三种氨基酸。他们将液芯波导管(liquid core waveguide,LCW)作为微流控分析芯片的分离通道,使产生的荧光沿波导管轴向传播,从而让激发光和荧光有效地分离,使得传统毛细管 LIF 检测系统中复杂的分光系统不再必要,大大减小检测系统的体积。Webster 等人将蓝色发光二极管嵌入单晶硅片中,把光检测部分集成到芯片上,从而向激光诱导荧光检测小型化,集成化迈进了一步。他们将一层透明的铝-锌氧化物膜嵌入芯片中用来屏蔽电泳分离时高压电场对发光二极管的影响,并在此芯片上分离了 SYBR-Green 标记的 dsDNA。

化学发光检测是一种暗背景下的光检测,灵敏度高,选择性好,故在微流控分析中也得到应用。Arora 用两片聚甲基丙烯酸甲酯中间夹乙酸酯薄膜电极的方式制作了体积为纳升级的电致化学发光(electrochemi-luminescence,ECL)检测池,采用三(2,2′-二吡啶)钌(Ⅱ)与三丙胺在铂电极上的电致化学发光反应,在 100 nL 体积下检测三丙胺,检测限为 0.5 pmol。Mangru 与 Harrison 首次实现了在毛细管电泳分离后的化学发光检测,该系统利用辣根过氧化氢酶(horseradish peroxidase,HRP)催化鲁米诺和过氧化氢的化学发光反应。通过检测免疫反应产物中的 HRP 标记羊抗-鼠免疫球蛋白G(IgG)间接检测了鼠IgG。最近,黄晓晶等采用化学发光检测-流动注射-H 通道微流控芯片联用系统,60 s 内完成 Co(Ⅱ)和 Cu(Ⅱ)的基线分离,检出限分别为 0.01 μmol·L^{-1} 和 2.3 μmol·L^{-1}。

电化学检测是一种高效而且易于微型化的检测方法,而电化学检测用于芯片时,最重要的问题是高压电场的隔离。傅崇岗等采用安培检测 FI-H 通道微流控芯片系统,60 s 内基线分离了两种糖。为了避免 CE 的高压电场对检测的影响,他们将电泳电压端接在检测端并且采用落滴式(falling drop)接口有效地实现了联用系统的高压电场隔离。Ewing 等将电化学检测应用于"连续流"通道毛细管电泳,他们采用化学沉淀法在通道平板上制作了由 100 个金微电极组成的阵列电化学检测器。Wang 等在玻璃芯片上用邻苯二甲醛(o-phthalaldehyde,OPA)对氨基酸进行柱前衍生,柱端采用电化学检测,在 6 min 内完成了八种氨基酸的分离与检测,检出限为 5 fmol·L^{-1}。采用电化学检测器可以提高检测灵敏度,并可以进一步降低通道毛细管的内径。由于电化学检测具有选择性好,灵敏度高,并无须衍生就可以检测生命物质等优点,将成为微流控分析中很具有发展前途的一种检测方法。

除此之外,还有质谱检测、分子发射光谱等。

2. 微流控分析系统的应用

(1)荧光试剂、金属离子和药物　Jacobsen 等人以 514.5 nm 氩离子激光作为激发光源,在 11.1 mm 长的通道上仅用 1.5 s 分离了罗丹明 B 和荧光素,最高柱效达到每秒 18 600 理论塔板数。他们接下来用 351.1 nm 氩离子激光器激发,十八烷基二甲基硅烷修饰通道表面,基线分离了三种分子量的香豆素。Moore 等采用 351~364 nm 的多波长氩离子激光器通过一蓝色窄带滤光片作为激发光源,426 nm 收集荧光信号,用毛细管胶束电动色谱法分离三种香豆素。他们利用同样的检测系统,用线性聚丙烯酰胺修饰通道表面,分离了 8-羟基喹啉-5-磺酸标记的 Zn、Cd、Al 三种金属离子。Koutny 等先用免疫法荧光标记氢化可的松,再采用通道毛细管电泳,在 20 s 内完成血浆中氢化可的松的分析,检出限为 10^{-8} mol·L^{-1}。Chiem 等采用微流控免疫毛细管电泳,检测了免疫球蛋白(IgG)和药物1,3-二甲基黄嘌呤。

(2)氨基酸的分离检测　Harrison 等人在 4 s 内分离了 FITC 标记的三种氨基酸,16 s 内分离 FITC 标记的六种氨基酸。采用微刻蚀技术可以在分离通道上制作试剂通道和反应器。Jacobson 等用 OPA 柱前衍生两种氨基酸,351.1 nm 氩离子激光器激发,经(440±10) nm 的通带滤光片 PMT 检测,在场强 1.8 kVcm^{-1} 下仅 7 s 就完成了衍生和分离全过程。在同样检测条件下采用柱后衍生标记,他们还成功地进行了三种氨基酸的分离分析。Fluri 采用柱后衍生标记,325 nm 氦镉激光器激发,515 nm 收集荧光信号,20 s 内完成了氨基酸和细胞溶素的分离分析,理论塔板数最高达 83 100。Heeren 等用同步循环通道毛细管电泳装置,采用毛细管胶束电动色谱,80 s 内基线分离了五种 FITC 标记的氨基酸和尿样中的伯胺。

（3）核酸及 DNA 测序　Mathies 等首先在微流控芯片上实现了 DNA 测序,他们在微通道中注入一种聚丙烯酰胺筛状介质,10 min 内分离了 433 个碱基对,检测效率大大超过了平板凝胶电泳和毛细管电泳(对于同样数目的碱基对用平板凝胶电泳测序须 8~10 h,毛细管电泳也要 1~2 h)。次年,他们又将 PCR 通过光刻蚀法集成在微流控芯片上,在微通道内填充羟乙基纤维素,20 min 内完成了 PCR 扩增和扩增产物的电泳分离检测。接着,他们又设计了一种毛细管阵列电泳芯片,在上面集成了 12 组样品通道,可以平行分析 12 个不同的样品。他们在该装置上平行分离了 12 个 PBR322 MsplDNA 样品,仅用 160 s 时间。近期,Ramsey 等在芯片上通过硅酸盐脱水缩聚作用形成一处多孔膜,在均相缓冲溶液体系中实现了 DNA 样品的浓集作用,与未经浓集的信号相比强度提高了两个数量级。

总之,微流控芯片技术是一种具有小型化、自动化、集成化和廉价、节省等优点的分析体系,有可能被用于生产与过程的在线监控、生命科学、环境科学等许多领域。其结构的灵活多样性和广泛地适应性预示着它的应用前景十分广阔。

四、径向流色谱法

径向流色谱技术(radial flow chromatography,RFC)是近十几年发展起来的一种新型色谱分离系统,其原理和方法可追溯到 60 年前。1947 年在 Hopf 在利用离心力分离溶液的装置中使用了径向流色谱的原理和方法,由于其结构庞大,主要应用于大规模的工业制备分离;1972 年,Heftmann 等首次将径向流原理应用于吸附色谱;20 世纪 80 年代,Sexena 发明了采用压力驱动流体,沿色谱柱径向流过色谱填料;Andresen 和 Saxena 研究了通过薄层分离床层的径向流动,类似于薄层色谱的分离行为;20 世纪 90 年代中期,Rice 等对柱型和填料结构加以改进,解决了流体在分离床层的均匀分布问题,同时可以降低颗粒间的缝隙,以减小峰宽,使其在进样量、分离速度等方面的优势得到明显体现,从而推动了径向流色谱技术的产业化进程。目前,径向流色谱在血液制品、基因工程产品、生物样品和农产品等的分离纯化中得到广泛应用。

1. 径向流色谱技术的原理及特点

（1）径向流色谱的色谱分离原理　径向流色谱的色谱分离原理与传统的色谱技术相同,即利用物质在两相中的分配系数差异来进行分离,当两相做相对移动时,被分离物质在两相间经反复多次分配,原来微小的分配差异便会产生很大的效果,从而使各组分分离。

径向流动色谱柱由两个多孔渗透树脂玻璃同心圆筒及介于两者之间的色谱分离介质构成,主要包括内外树脂玻璃圆筒、分离介质、树脂玻璃顶板和底板,以及不锈钢中心流体分布器等组件,其中填料厚度即为床层高度。径向流色谱柱采用了径向流动技术,流动相携带样品沿径向迁移,不同于传统轴向色谱柱的流体在柱内从一端流向另一端(图 4-30)。在径向柱内,流动相和样品可以从色谱柱的周围流向柱圆心,也可以从柱心流向柱的周围。Gu 等研究表明,向心式和离心式径向流动模式中流体输运行为存在差别。理论和实践都证实,由于柱外效应的影响,样品从柱外流向柱内有利于提高分离效果和收集样品。流动相在径向流色谱柱内的线速度不同于传统轴向色谱,它沿径向随其所在位置而变化。因此,在研究流速与柱效之间的关系时,一般采用体积流速这一参量,而不用线速度。

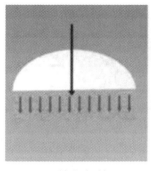 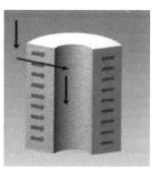

a.轴向色谱　　　　　　　b.径向流色谱

图4-30　轴向色谱(a)和径向流色谱(b)

(2)径向流色谱法的特点　与传统的轴向色谱相比,由于独特的径向流动设计,径向流色谱显示了操作压力低、线性放大容易、分离效率高及样品处理量大等突出优势。

1)反压降较低:由于色谱柱的表面积一般大于其横截面积,在流动相保持较高体积流速的同时,径向流流动相的线速度并不高,因此其反压降也较低。Peter R Levison 研究表明,在相同的体积流速下,尤其是当体积流速较高时,径向流色谱柱的柱压比传统轴向柱的柱压低得多(表4-8)。较低的反压降,使径向流色谱可用较高的流动相速度,从而样品出峰较快,同时对设备的要求也较低,只需通常的低压色谱系统即可满足要求。因此,径向流色谱的分离速率可以得到大幅度提升。

表4-8　径向流色谱与轴向色谱分离蛋清蛋白时柱压比较

流速 (mL/min)	柱压(p.s.i.)			
	DE52 柱		QA52 柱	
	轴向	径向	轴向	径向
5	1		1	1
15	5	1	5	4
25	14	1	17	4
50	>45	1	>45	4
100	—	6	—	18
150	—	6	—	20

2)便于线性放大:在制备色谱分离纯化生物样品的研究中,难点之一就是色谱柱及分离条件的放大问题。为增加样品制备量,一般需要对柱结构和尺寸进行相应的调整:一

是保持色谱柱的长度不变,增加色谱柱的直径;二是保持色谱柱的直径不变,增加色谱柱长度。但在传统轴向色谱柱中,随着色谱柱长度的增加,柱压相应增加,样品保留时间延长,对柱子的要求也增加,同时还给实际分离操作带来诸多不便。而径向流色谱由于特殊的径向流动设计,在只增加柱长、保持色谱柱直径不变的情况下,即可线性增大样品处理量,即样品处理规模可在保持相似色谱条件下直接放大,各组分保留时间及分辨情况基本相同。因为保持径向流色谱柱的直径不变时,样品通过色谱柱内填料的途径也未改变,因此分离过程基本保持一致;同时,由于色谱柱的长度增加,色谱柱的柱容量也增加,从而样品处理量就线性增大。另外,如须进一步将样品处理量放大至工业生产规模,还可以通过将多支径向流色谱柱串联或并联使用来实现。

3)分离效率高:与轴向色谱相比,径向流色谱的一个典型特征就是在相同的柱压下有更高的体积流速。由于径向流色谱为样品流动提供了较大的横截面积,所以即使在较低的线速度下,样品体积流速也能达到柱自身体积的 15 倍/h,由于样品在柱内暴露时间短,不仅有利于生物活性物质快速分离纯化,而且能提高样品的回收率和最终产物的浓度。另一方面径向流色谱使得样品在上样过程中能充分与填料结合,即使在高流速下,样品仍能在柱内较好的扩散,从而得以充分地吸附在填料上,因此在一定范围内提高上样流速及洗脱流速并不影响分离效果。

研究表明,柱体积越大时,径向流色谱表现出的优点越明显。但在色谱柱体积较小(<100 mL),流速较低的情况下,径向流色谱的分离效果较轴向色谱差,因为这时轴向色谱的理论塔板数较多,因此更有利于样品的分离纯化。

2.径向流色谱的柱结构

径向流色谱柱中样品和流动相沿径向流动,流体流动方向可分为向心式和离心式流动。在一般径向柱结构设计中,考虑到柱外效应、样品富集等因素,通常采用向心式流动模式。

图 4-31 为 SEPRAGEN(美国)公司用于承载颗粒固定相的 Superflo^{R}径向柱,其流动原理可用图 4-32 来说明。经填装的径向流色谱柱有三个圆环形区域,分别为外层树脂渗透圆筒、填料层、内层树脂渗透圆筒。其中内外层圆筒起到了引导流体流动方向的作用。中间层即为填料层,其宽度即为径向流色谱柱的有效床层高度。样品从顶部的进样口进入,通过均匀分布的导管从中心流向四周,通过外层树脂渗透圆筒的引导进入填料层,再向内汇集并通过内层树脂渗透圆筒,最终从底部出口流出。

随着径向流色谱技术的不断推广应用,出现了多种新型结构的径向流色谱柱,用于承载不同性质的色谱分离介质。图 4-33 是用于承载大孔连续床层的径向流色谱柱。

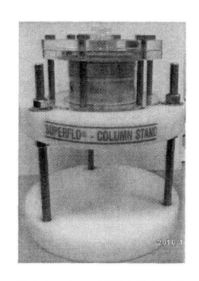

图 4-31　Superflo^R 径向流色谱柱

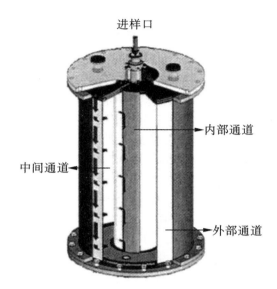

图 4-32　径向流色谱柱原理

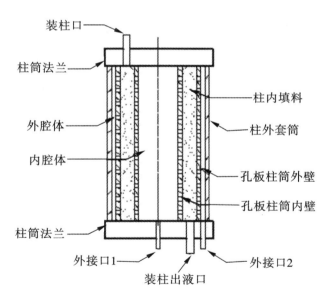

图 4-33　用于大孔床层的径向柱结构

a 型:可用于两种流动模式(离心、向心)　b 型:向心流模式

3. 径向流色谱柱的分离介质

选择适宜的色谱柱分离介质是取得良好分离效果的最根本保证。选择何种填料,一方面要考虑填料的性质,包括其分离范围、理化稳定性和强度等;另一方面还要考虑分离目的和样品的性质。径向流色谱可用的填料种类有离子交换、疏水、反相及亲和色谱等,可根据分离目的及分离对象性质不同选用不同的填料。从已发表的文献来看,径向流色

谱使用的分离介质主要是离子交换型和亲和型填料,这与现在生物样品的分离纯化所用填料的趋势一致。由于样品和流动相流经色谱柱的路径较短,因此径向流色谱柱应采用高选择性的填料来弥补这一缺点,进一步发挥其速度快,处理量大的优点。而离子交换树脂和亲和型填料这两种介质具有高选择性和高稳定性的特点,正符合这一要求。

离子交换色谱因为填料的容量高而价格低,并有利于尽可能早地减小样品体积,既能提高后续分离步骤的选择性,又可降低成本,故适用于对大量的初步提取液进行浓缩及粗纯化。径向流色谱一般可采用 Sepharose Fast Flow 或 Sepharose Big Beads 等离子交换介质,根据目标成分的性质选择强阳 S、SP,强阴 Q、QAE,或弱阳 CM,弱阴 CM 等介质进行粗分离。

此外,也有许多特殊设计的径向流色谱柱填料,如膜填料和连续床层填料可作为其分离介质。膜填料径向流色谱柱是通过接枝聚合等反应在基质上引入能与生物大分子作用的官能团,如 DEAE、QAE、CM 和 SP 等,获得径向流色谱填料,再将其绕一中心孔道缠绕多层,然后置于事先设计好的色谱柱中。它的特点是容量和负荷量大,操作方便,可原位再生和高压消毒,已被广泛用于生物大分子的分离。

连续床层填料又称整体固定相填料,其内部有高度连接的多孔结构,由大孔、小孔和微孔组成,其中大孔保证了整体固定相的对流传质特征,比传统颗粒填料的扩散传质速率高出几个数量级;而中孔及微孔为整体固定相提供了足够的活性位点,赋予其一定的色谱分离能力。因此,流动相流经连续床层填料时表现出低流动阻力及高传质速率等特性,具有在高流速下的高分离效率及高渗透率。由于整体固定相所表现出的高分辨率及高吸附量,且不依赖于流速,以及高流速操作时背压适中等特性,使其适合于蛋白质、多肽、低聚核苷酸等生物大分子的制备分离。

4. 径向色谱的应用

径向色谱不仅应用于生物、制药等领域,还应用于动、植物民族药研究中成分的分离和纯化中,可根据采用凝胶过滤色谱、离子交换色谱、亲和色谱、疏水色谱进行分离纯化,也可用于提取液中杂质的去除。

Ahmed 等研究的"乳清蛋白的连续分离方法"中,采用径向色谱技术对乳清蛋白实现了连续分离,分离过程中利用不同的 pH 值条件和离子强度的缓冲液体系,此方法可以从乳清中至少分离得到五种不同的蛋白。Church 等采用 SP 型径向色谱柱纯化牛或人的凝血酶,使用的是快速、便利的单步程序。两种蛋白酶的产率均大于 85%,牛凝血酶纯度提高了 30 倍,人凝血酶纯度提高 4 倍。Per-Erilk Gustavssonu 采用径向流亲和色谱柱成功地从牛心脏乳酸脱氢酶粗提液中提纯牛乳酸脱氢酶,且对于 100 mL 的粗提液分离纯化时间只需 68 min。

孙涛等使用国产膜径向离子交换柱分离纯化了 Nitschmann 组分中的凝血酶Ⅲ中的凝血酶原复合物,并对上样流速、洗脱流速、上样量等参数进行了优化。在实验范围内提高洗脱流速和上样流速,膜径向色谱柱保持了较好的分离效果,不仅提高了凝血酶原复合物的纯度和凝固活性,而且操作过程中的工作压力均低于 0.50 MPa;用 DEAE 型径向色谱柱从 NitSchmann 组分Ⅰ中分离纯化人体纤维蛋白原,通过径向层析法分离的纤原纯度为 68%~75%,分离效果较好,即使在 40 mL/min 的高洗脱流速下,目标峰仍保持了

70.55%纯度,而且洗脱过程中的操作压力均低于0.25 MPa,由此可见径向层析柱在大幅度提高流速的前提下并不显著降低分离效果。

刘国诠等利用自行研制的径向离子交换色谱柱,对人血浆成分、登革病毒单克隆抗体及基因工程产物A蛋白及人白介素-2进行了分离纯化。结果表明,以上目标产品均可得到有效地分离,纯度提高2~3倍,达90%以上,在流速、处理量方面均优于传统的色谱方法。

杨利等使用固定化铜离子的DA型金属螯合膜色谱柱对过氧化氢酶进样了分离纯化,与国外用快速Sepharose凝胶柱相比,纯化效果相当,但速度快3~4倍。随后杨利等又以DEAE-Sephrose CL-6B作为对照,采用DEAE型径向膜色谱柱对IGase酶进行了分离纯化。结果表明,径向色谱柱与传统轴向柱的单位吸附蛋白容量和分离量相当,但随着柱长的增加,处理容量是线性增加的,这为分离纯化过程的定性定量及条件优化乃至工业放大都带来了方便。

2009年,中国天津科技大学研究出了径向色谱纯化天然可溶性多糖的方法,是利用径向色谱样品和流动相从柱的外周向柱圆心会聚且处理量大、速度快的特点,对天然可溶性多糖进行分离纯化。

从目前国内外的研究报道来看,径向流色谱分离技术主要还是集中在离子交换径向流分离纯化蛋白质和核酸方面。径向色谱随着生物工程技术研究的不断深入,径向色谱的应用前景非常广阔。采用径向色谱技术对生物大分子进行精制,不仅可以改善产品质量,提高生产效率,也可以简化生产流程,实现生产过程的连续化和自动化,将是今后一段时间色谱方法与生物技术结合的重要发展方向。

五、细胞膜色谱法

细胞膜色谱法(cell membrane chromatography,CMC)是由贺浪冲教授在1996年创建的一种新型的具有生物活性的亲和色谱技术。该技术将高效液相色谱、细胞生物学与受体药理学相结合,利用药物与膜受体间存在的特异性亲和力,将药物在体内的作用过程在色谱柱内进行动态模拟,该法无须放射性标记,具有操作方便、稳定可靠、高效灵敏的优点,为系统阐明药物的作用机制提供了新的实验方法和思路。

1. 细胞膜色谱技术的分类及原理

根据所选的细胞膜是否固定于色谱载体上可将细胞膜色谱技术分为细胞膜生物亲和色谱技术与细胞膜固相色谱技术。

(1)细胞膜生物亲和色谱技术　细胞膜生物亲和色谱技术是将人或动物的活性组织细胞膜固定在特定载体表面,制备成细胞膜固定相,用色谱分析的方法研究药物或化合物与固定相上细胞膜及膜上受体的相互作用。该方法的原理见图4-34,复杂的中药体系通过以细胞膜为固定相的色谱柱时,与细胞膜发生亲和、吸附、锚定等作用,从而根据中药成分在细胞膜色谱柱上亲和程度的差异进行活性成分的筛选。主要流程包括:①分离活性细胞膜;②固定化活性细胞膜;③制备细胞膜色谱柱;④细胞膜色谱分离、分析。该方法最大特点是具有色谱分离和细胞膜活性双重特性,色谱参数与药物最终的药理作用密切相关;筛选方法快速、简捷、命中率高;靶点多样,适合于中药这一复杂体系的研究。

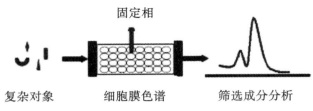

图4-34　细胞膜生物亲和色谱法的原理

（2）细胞膜固相色谱技术　细胞膜固相色谱法是直接以活性细胞为分离载体，以中药提取物为研究对象，依据提取物中的成分与细胞是否具有特异亲和能力而进行分离。该方法的原理见图4-35，采用色谱技术比较中药提取物与细胞结合前后中药提取物色谱图的变化，分析细胞破碎液中与活性细胞相结合的成分，应用在线 LC-MS 等技术进行鉴定，从复杂的中药体系中筛选出与活性细胞相互作用的成分。主要流程包括：①细胞与药物亲和孵育；②未亲和成分洗脱；③亲和成分提取；④色谱分离、分析、比较。该方法最大特点是应用活性细胞为固定相，选择性地结合中药提取物中的活性成分，细胞膜的完整性、膜受体的立体结构、周围环境和靶点得以保持；操作简便易行。

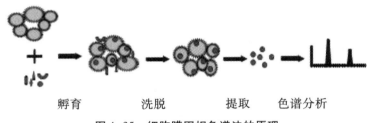

孵育　　　　　洗脱　　　　　提取　　色谱分析

图4-35　细胞膜固相色谱法的原理

2. CMC 制备方法和特点

CMC 将活性组织细胞膜固定在特定载体表面，制备成细胞膜固定相（cell membrane stationary phase，CMSP），用液相色谱的方法研究药物或化合物与固定相上细胞膜及受体的相互作用。这种色谱系统能模仿药物与靶体的相互作用，药物与细胞膜及膜受体的相互作用，能用色谱的各种表征参数定量表征。

（1）制备

1）CMC 的制备：细胞通过置于低渗溶液中破裂，离心除去细胞核等物质，然后再次离心得到细胞膜。可以通过扫描电镜来确定细胞膜的纯度，电镜下如果观察到细胞膜的片状物及由膜性结构卷曲成的小泡，说明细胞膜的制备方法可行，并测定细胞膜悬液的总ATP 酶活性和膜的蛋白水平。

2）CMSP 的制备：CMC 的关键在于 CMSP 的制备，将活化的硅胶置于低温反应管中，加入细胞膜悬液，直至达到吸附平衡。整个吸附过程在真空装置中超声进行，以使细胞膜在硅胶表面分布均一。然后，向反应管中补加等体积的去离子水，使细胞膜的磷脂双分子层进行自身相互作用，直至硅胶表面覆盖均匀的细胞膜。制成的 CMSP 在几天内可保持受体蛋白的立体结构和生物活性。

3）CMSP的表面活性：溶液中硅胶表面上的硅羟基对生物大分子的吸附具有不可逆的很强作用，它们会与膜蛋白和脂类分子中的极性基团作用，细胞膜被牢牢地吸附在硅胶的表面。吸附在硅胶表面的细胞膜碎片间彼此靠近而融合，并自动形成闭合结构，结果硅胶表面完全被细胞膜覆盖。通常用的化学键合方法则由于空间效应，无法实现对硅胶表面硅羟基的完全覆盖。

（2）CMC的特点

1）简便、稳定、高效：与放射配体结合法相比，细胞膜受体是固定于硅胶载体表面上，方法更简便；色谱柱具有可重复使用和膜蛋白消耗量少的特点，使得筛选效率高，稳定性高，变异性很小；且不需要特殊的放射性配体，没有放射性污染。检测手段为激光诱导荧光时，CMC法的灵敏度可超过RBA。与功能受体动力学方法相比，CMC法具有更高的灵敏度和精确度。

2）细胞膜活性筛选和色谱分离：CMC可对药物与受体亲和力进行定性和定量分析，同时对结合状态的化合物进行色谱分离。特别是在中药研究中，可有效地分离出中药有效成分，并进行其受体亲和力测定。CMC技术已成功应用于中药有效成分的筛选和色谱分离。

3）特异性、饱和性、可逆性和竞争性结合：细胞膜生物亲和色谱实质反映了小分子化合物与膜受体蛋白分子间的相互作用，它的结合具有特异性、饱和性、可逆性和竞争性结合等特点，并具有手性识别能力。CMC法与RBA和功能受体动力学的相关研究证明，三种方法测得的配体及其异构体对受体亲和力参数顺序一致，并具有明显的相关性。CMC技术已经成功用于钙阻滞药的受体-配体结合反应研究和立体异构体的识别。

3. 细胞膜色谱技术的应用

（1）药物受体相互作用研究　CMC作为一种新的受体药理学研究方法，通过将细胞膜受体固定于硅胶载体表面，用高效液相色谱研究药物与受体的特异结合。该法简便可靠，细胞膜色谱柱可反复使用，使受体研究和药物筛选效率提高。如果实现自动化测定，可发展为药物高通量筛选的新方法。CMC被广泛地用于研究药物受体的相互作用和衡量药物和受体之间的亲和力。袁秉祥等研究了9种 α_1 受体对大鼠HEK293 a_{1D} 细胞株色谱柱的容量因子，结果表明，CMSP的制备和CMC在评价药物与受体，药物和受体亚型间的亲和力以及检测药物对 α_{1D} 肾上腺素能受体的选择性方面是有效的。袁秉祥和贺浪冲等制备了兔大脑细胞膜和豚鼠肠膜固定相，用于快速在线评价受体对于mACh受体的亲和力，他们的数据反映药物和mACh受体相互作用的选择性和特异性并证明CMC可以用来评价新药的药物受体亲和力。候进等人将CMC和RBA法进行比较表明：7种配体对心肌、小肠平滑肌和大脑细胞的M胆碱能受体的放射性亲和力与色谱参数排序完全相同，并具有明显相关性。依据这些发现，CMC方法可以用来研究药物与受体相互作用。

（2）中药活性成分筛选研究　中药在发现新药中活性成分方面是很重要的自然资源。长期以来，中药中有效成分的筛选思路一般为对其成分分离、鉴定，再用药理模型分析其生物活性。这种传统的中药有效成分研究模式并不能反映其多成分、多靶点和整体作用的特点。应用细胞膜色谱技术，可对中药中的效应物质进行分离，使分离和筛选结合在一起,避免了成分分离和药效筛选脱节的弊端。

中药的药理作用是由它的活性成分产生,对于其中复杂的研究对象,细胞膜色谱法由于固定相能够特异性、选择性的与活性成分结合,可以排除大量非活性杂质成分的干扰。在这个领域,CMC 已经证明是一种有效的筛选技术。

赵惠如等采用细胞膜色谱筛选出 DG21 是对血管细胞膜及膜受体有作用的活性成分。赵小娟等采用 CMC 确定了淫羊藿根的乙醚提取部位(YYH-2)含有与血管细胞膜及膜受体相互作用的成分。梁明金等采用大鼠主动脉细胞膜色谱模型观察藁本内酯和丁烯酞内酯的保留特性,发现藁本内酯和丁烯酞内酯与大鼠主动脉平滑肌细胞具有亲和力,能抑制血管平滑肌细胞的异常增殖。张博等采用兔红细胞色谱模型,从金刷把中筛选分离得到的有效成分经验证具有一定的抑制杀伤癌细胞作用。红细胞色谱模型作为筛选具有细胞毒成分的新模型,基本上可以从分子水平上反映细胞毒性成分与细胞膜及膜受体之间的某种作用关系,在色谱过程中表现出明显的保留特性。高琨等采用兔血管细胞膜色谱模型,发现红毛七正丁醇部位(HMQ-4)是红毛七中对血管有舒张作用的有蛀部位,而由红毛七正丁醇部位中分离得到的成分(HMQ-44)则是其有效成分。李翠芹等制备兔白细胞膜色谱固定相,建立白细胞膜色谱模型。发现自术中白术内酯 1 具有与紫杉醇类似的保留特性,作用于自细胞膜及 TLR4 受体,其较强的抗炎活性与拮抗 TLR4 受体有关。

(3)中药质量控制方面研究　李洪玲等人对中药复方制剂心康平的质控指标进行研究。各有效部位的确定采用了犬心肌、大脑和血管细胞膜受体筛选技术。方法学研究显示 CMC 条件下准确度、灵敏度和线性相关性均符合含量测定要求。此外,朱丽华等结合 RP-HPLC 与 CMC,对葛根有效部位进行指纹图谱定性分析,对葛根有效部位中的有效成分进行定量测定。CMC 建立的以有效部位定性和有效成分定量的分析方法,可全面有效控制中药质量。

第九节　高效液相色谱法在药物分析中的应用

HPLC 技术作为化学成分分析领域的一种常规技术,近年来已经被应用于药物分析领域,并且得到了广泛的应用和发展。高效液相色谱技术应用于药物分析领域具有分析速度迅速、检测灵敏度高、药物成分分离效率较高、适用范围较广、检测全自动化、样品处理方法较为简单以及药品组分容易吸收等特点,一直占有主导地位。HPLC 经过 40 年的发展,目前已成为药学工作者解决各种实际分析课题必不可少的工具,在合成药、中药及中成药、制剂分析、药代动力学研究、天然产物分析等方面得到广泛应用。

一、合成药

洪蕾洁等采用使用 SHIMADZU Shim-pack VP-ODS(250 mm ×4.6 mm) 色谱柱,流动相为乙腈和 0.4% 乙酸-水(体积比),检测波长为 268 nm,柱温 33 ℃,进样量为 100 μL,流速为 1 mL·min^{-1},采用梯度洗脱,色谱图如图 4-36 和图 4-37。在以上条件下,建立了一种 SPE-HPLC 法同时测定水体中 10 种磺胺类抗生素的方法。该方法前处理简单,分离效果好,具有快速简便、灵敏高效等优点,可满足实际工作的需要。

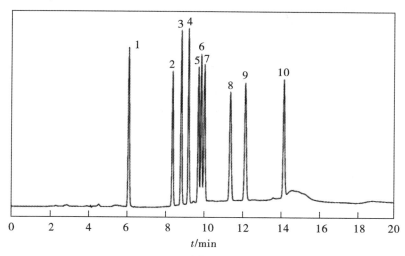

图4-36　10种磺胺类药物的色谱

磺胺类药物混标的浓度为 100 μg·L^{-1},其中:1.磺胺(SA)　2.磺胺嘧啶(SD)　3.磺胺吡啶(SPD)　4.磺胺甲基嘧啶(SM1)　5.磺胺甲二唑(SMZ)　6.磺胺二甲嘧啶(SM2)　7.磺胺对甲氧嘧啶(SMD)　8.磺胺氯哒嗪(SCP)　9.磺胺甲噁唑(SMX)　10.磺胺间二甲氧嘧啶(SDM)

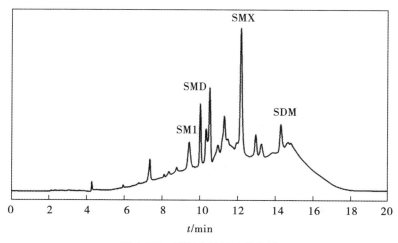

图4-37　崇明岛地下水的色谱

二、中药及中成药

　　中药历史悠久,源远流长。中药不仅是我国医药体系中独具特色的重要组成部分,也是西方医药,特别是植物药、天然药物的有机组成部分。众所周知,中药防治疾病的物质载体是其所含有的化学成分群。因此,中药化学成分分析一直是其药效物质阐明及质量控制的关键。但由于中药化学成分的复杂性,中药成分分析存在诸如分离难度大、分析时间长等问题。近年来,快速高效液相色谱分离技术的发展与成熟有效地弥补了传统

HPLC 分析中存在的不足,使中药化学成分分析进入了高效、高通量的阶段。

伍庆等采用 HPLC 法同时测定杜仲叶药材中芦丁等三种黄酮类有效成分的含量,采用 Spherisorb BDS C_{18}(5 μm,250 mm × 4.6 mm)色谱柱,流动相为甲醇-0.1%磷酸水溶液进行梯度洗脱,流速为 1 mL·min^{-1},柱温35 ℃,检测波长为350 nm,色谱图如图4-38 和图4-39。结果样品中芦丁、槲皮素、山萘酚的加样回收率分别为96%~98%,93%~97%和96%~101%,三者线性均良好,表明该方法简便、快速、准确,可用于杜仲药材质量控制和评价。

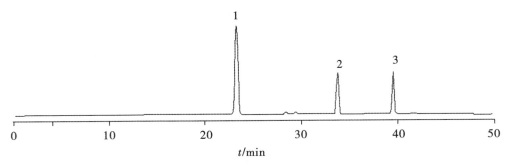

图4-38　芦丁、槲皮素、山萘酚对照品色谱

1.芦丁　2.槲皮素　3.山萘酚

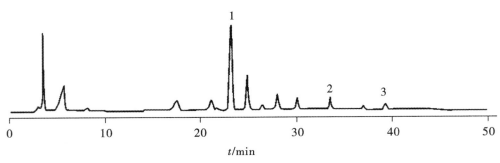

图4-39　杜仲叶样品色谱

1.芦丁　2.槲皮素　3.山萘酚

三、制剂分析

双黄连由金银花(双花)、黄芩、连翘三味中药组成,常用的剂型有口服液、片剂和注射液,用于外感风寒所致的感冒、上呼吸道感染、急性支气管炎、急性扁桃腺炎、轻型肺炎等。

水彦芳等采用 HPLC 法同时测定双黄连制剂中绿原酸、黄芩苷和连翘苷的含量,采用 Cosmosil-C_{18}(4.6 mm×150 mm,5 μm)分析柱,流动相为乙腈-含 0.1% 三乙胺的 2% 乙酸,梯度洗脱,柱温为室温,流速0.9 mL·min^{-1},检测波长278 nm,进样量10 μL,色谱图如图4-40。结果绿原酸在 1.00~64.00 μg·mL^{-1}、黄芩苷在 5.00~320.00 μg·mL^{-1}、连翘苷在 0.20~19.20 μg·mL^{-1} 浓度范围内三种分析物线性关系良好,相关系数均>0.9993,三种分析物的加样回收率均>98.71%,表明该方法简便、结果准确可靠,可有效地用于双黄连制剂的质量控制。

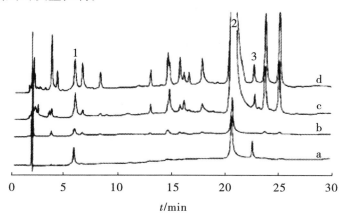

图 4-40　HPLC 色谱

a. 对照品　b. 注射液　c. 口服液　d. 片剂

1. 绿原酸　2. 黄芩苷　3. 连翘苷

四、药代动力学研究

维生素 A、维生素 E 和维生素 C 是维持人体正常代谢功能所必需的维生素,体内不能自行合成,须从食物中摄取,维生素缺乏或过量均可导致相应疾病。刁娟娟等采用 HPLC 法测定人血清中维生素 A、维生素 E、维生素 C 的含量,使用色谱柱(SHIMADZU VP-ODS,4.6 mm×25 cm,5 μm,LCsolution 色谱工作站),维生素 A、维生素 E 血清样品使用甲醇为流动相,检测波长为 325 nm、292 nm,维生素 C 血清样品使用甲醇-30 mmol·L^{-1} KH$_2$PO$_4$ 缓冲液为流动相,检测波长为 234 nm,色谱图如图 4-41~图 4-43。结果维生素 A、维生素 E、维生素 C 线性范围分别为 89.1~1425.0 μg·L^{-1}、4.6~73.9 mg·L^{-1}、0.5~15.0 mg·L^{-1},相关系数 r 均大于 0.9996。维生素 A、维生素 E、维生素 C 高、中、低三个浓度的平均回收率为 84.0%~101.2%,相对标准偏差为 0.9%~5.1%。方法准确可靠,可用于测定人血清样品中的维生素含量。

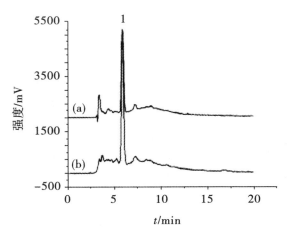

图 4-41   维生素 A 对照品(a)及样品(b)色谱图

色谱峰 1:维生素 A

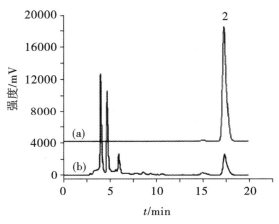

图 4-42   维生素 E 对照品(a)及样品(b)色谱图

色谱峰 2:维生素 E

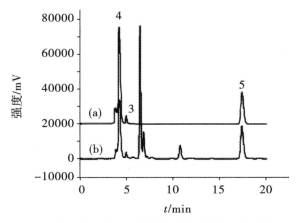

图 4-43   维生素 C 对照品(a)及样品(b)色谱图

色谱峰 3:维生素 C   色谱峰 4、5:维生素提取溶剂的溶剂峰

五、天然产物的分析

近年来，从天然产物中寻找先导化合物并进行结构修饰成为新药研发的热点之一，中草药是我国新药研发的宝贵资源。而为了从中药中分离出更多的有效成分，以满足化合物药效结构的高通量筛选及药理作用研究的需要，还需借助于具有快速、高效的分离能力的技术。HPLC 在 20 世纪初便已出现，其良好的分离度、灵敏度和较大的样品通量使其成为现阶段天然产物研究中不可或缺的重要手段。

1. 萜类化合物的分析和分离

萜类化合物是广泛存在于植物和动物体内的天然有机化合物。如从植物中提取的香精油（薄荷油、松节油等），植物及动物体中的某些色素（胡萝卜素、虾红素等）。李赫等采用 Diamonsil™ C_{18} 色谱柱（250 mm ×416 mm，5 μm），以乙腈和乙酸乙酯为流动相进行梯度洗脱，采用二极管阵列检测器检测，检测波长为 450 nm，柱温为 25 ℃，进样量为 10 μL，色谱图如图 4-44、图 4-45。在以上的条件下，建立了不同剂型保健品中类胡萝卜素的提取方法和同时测定保健品中 4 种类胡萝卜素含量的高效液相色谱分析方法。该方法简便、快速、准确，是保健品中多种类胡萝卜素定量测定的可靠方法之一。

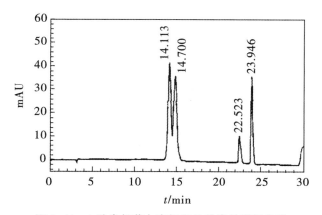

图 4-44　4 种类胡萝卜素标准品的高效液相色谱

14.113 min 叶黄素；14.700 min 玉米黄素；22.523 min 番茄红素；23.946 min β-胡萝卜素

2. 生物碱类化合物的分析和分离

生物碱类是存在于生物体（主要为植物）中的一类含氮的碱性有机化合物，大多数有复杂的环状结构，氮多包含在环内，有显著的生物活性，是中草药中重要的有效成分之一。罗猛等人采用反相高效液相色谱法同时分离测定四种长春花吲哚类生物碱。其色谱条件为：以水：二乙胺，用磷酸调节 pH=7.2（溶液 A），甲醇：乙腈 = 4 : 1（溶液 B），380 mL A 和 620 mL B 混合作为流动相，流速 2 mL·min^{-1}，进样量 10 μL，检测波长 220 nm，以恒流洗脱方式在 25 min 内分离了长春碱等四种成分，色谱图如图 4-46。同时还研究了流动相组成、pH 值等对分离效果的影响。对实际样品分析，取得了较好结果。

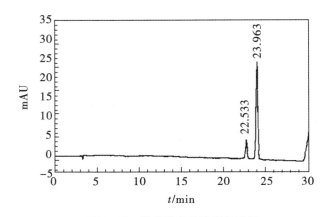

图4-45　样品的高效液相色谱图

22.533 min 番茄红素;23.963 min β-胡萝卜素

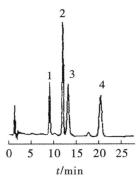

图4-46　四种长春花生物碱的色谱

1.文多灵　2.长春质碱　3.长春新碱　4.长春碱

3.黄酮类化合物的分析和分离

　　黄酮类化合物是天然产物中非常重要的化合物,迄今为止从天然产物中发现了大量的黄酮类化合物,其中大多数具有显著的生理药理活性,在医药上已有广泛的应用。田娜等采用高效液相制备色谱法从荷叶中分离制备荷叶黄酮类化合物。用60%乙醇回流提取荷叶,粗提液浓缩后经 D-101 柱及聚酰胺柱色谱分离,再在 Symmetry Prep™ C_{18}柱上分离,以水-乙腈为流动相进行梯度洗脱(流速为 $5.0\ mL \cdot min^{-1}$),进样量为 600 μL,柱温为 30 ℃,检测波长为 360 nm,得到了三种黄酮类化合物,色谱图如图 4-47、图 4-48。经紫外光谱、红外光谱、核磁共振及质谱分析,确定该三种物质分别为金丝桃苷、异槲皮苷和紫云英苷。所制备的三种化合物的纯度都在 97% 以上。其中紫云英苷为首次从荷叶中分离得到。

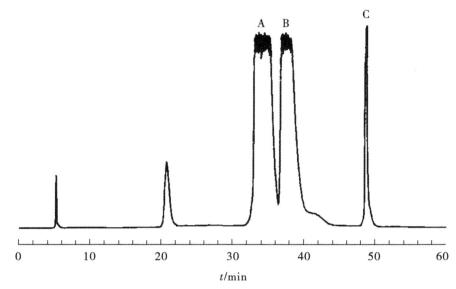

图 4-47　荷叶黄酮类化合物的制备液相色谱

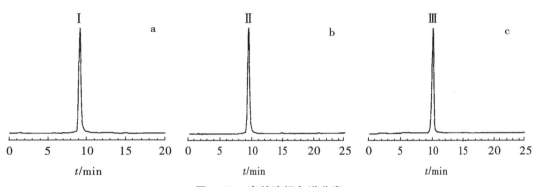

图 4-48　高效液相色谱分离

a. 金丝桃苷　　b. 异槲皮苷　　c. 紫云英苷

4. 香豆素类化合物的分析和分离

香豆素又称香豆精,为顺式邻羟基桂皮酸的内酯,具特异香气,以游离状态及其苷类存在于生物体内。田尚衣等在色谱柱为 Alltech C_{18} 柱(250 mm ×4.6 mm,5 μm),流动相为甲醇:水(40:60,v/v),流速为 1.0 mL·min^{-1},检测波长 326 nm,柱温 28 ℃,进样量 10 μL,色谱图如图 4-49、图 4-50。在此条件下建立了反相高效液相色谱法测定瑞香狼毒根、茎、叶、花中 7,8-二羟基香豆素含量的方法,同时利用二极管阵列检测器建立了 7,8-二羟基香豆素标准品纯度检测法和植物提取样品中 7,8-二羟基香豆素紫外光谱鉴定方法。测得瑞香狼毒根、茎、叶、花中 7,8-二羟基香豆素百分含量分别为 0.37%、0.58%、1.76% 和 1.60%;其中叶样品中 7,8-二羟基香豆素的回收率为 95.8% ~100.8%;RSD 为 1.92%($n=6$)。该方法简便、准确、线性范围宽、重现性好,适于对含有该成分的药物和药材进行质量评价。

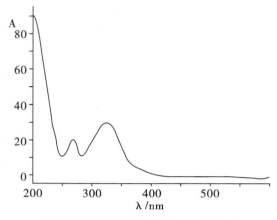

图 4-49　7,8-二羟基香豆素紫外光谱

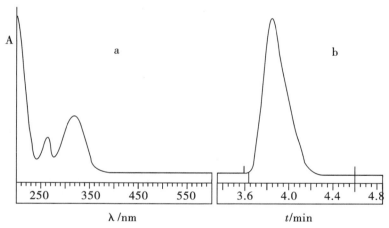

图 4-50　7,8-二羟基香豆素对照品光谱峰纯度

a. 紫外光谱　b. 色谱图

5. 皂苷类化合物的分析和分离

目前已知的人参皂苷类成分有 30 多种。到现在为止,许多研究人参皂苷的研究人员基于不同物质建立了许多方法,而现在比较常用的方法是高效液相色谱法。潘坚扬等采用 Agilent Zorbax SB-C$_{18}$柱,以乙腈-水-0.05% 磷酸为流动相,流速 1.5 mL·min^{-1},柱温 35 ℃,检测波长 203 nm,色谱图如图 4-51。在此色谱条件下,建立可同时测定人参皂苷 Rg$_1$、Re、Rf、Rg$_2$、Rb$_1$、Rc、Rb$_2$、Rb$_3$ 和 Rd 含量的反相高效液相色谱(RP-HPLC)方法。各组分在 60 min 内均得到较好分离,回收率符合含量测定要求。运用该方法对不同产地人参进行含量测定,道地药材主根中九种人参皂苷总含量为 1.19% ~ 1.45% ,须根为 5.47%~6.90% ,3 个非道地药材主根分别为 1.03% 、1.04% 、1.85% 。聚类分析结果表

明,根据测定的 9 种皂苷含量能准确区分人参的主根与须根,并判断其道地性。

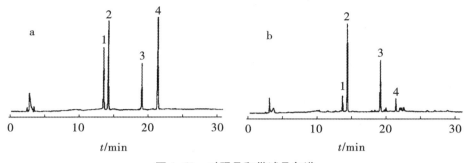

图 4-51　对照品和供试品色谱
1. R1　2. Rg1　3. Rb1　4. Rd

6. 醌类化合物的分析和分离

醌类化合物是许多中药中具有多种生物活性的有效成分,包括苯醌、萘醌、菲醌和蒽醌。其中蒽醌及其衍生物的种类、含量较多,在自然界植物中分布很广。马志刚等采用 Waters Spherisorb ODS2(5 μm,4.6 mm ×250 mm)色谱柱,以体积比为 85 ∶ 15 的甲醇-0.1% 磷酸溶液为流动相,流速为 1.5 mL·min⁻¹,柱温为 40 ℃,检测波长为 430 nm,色谱图如图 4-52。在此色谱条件下,建立 1 个同时在 10 min 内有效的分离和测定大黄及其制剂中的芦荟大黄素、大黄酸和大黄素含量的反相高效液相色谱法。此方法简便、快速、灵敏、线性范围宽,可用于大黄及其制剂中芦荟大黄素、大黄酸和大黄素的定量测定。

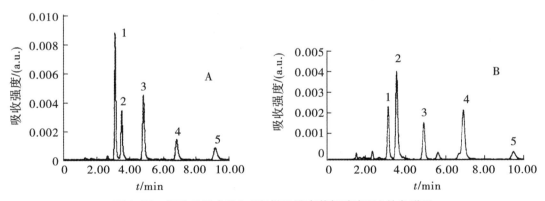

图 4-52　标准品混合物(a)和样品排毒养颜胶囊(b)的色谱图
1. 芦荟大黄素　2. 大黄酸　3. 大黄素　4. 大黄酚　5. 大黄素甲醚

六、手性药物的拆分

两种化学组成、分子式完全相同的化合物,但因组成化合物的原子在空间的取向不同,而成为镜像化合物,它们像人的两只手一样彼此不能重合,称为手性化合物(chiral compound)或称对映体(enantiomer)。由于对映体的物理、化学性质相同,实现它们的分离就比较困难,如大多数氨基酸都有右旋体(用+、D 或 R 表示)和左旋体(用−、L 或 S 表示),但往往只能获得右旋体和左旋体的混合物,即外消旋体。对于手性药物往往呈现一种对映体(R)具有强的生物活性和药效,而另一种对映体(S)却无药效,因此对手性药物对映体的拆分也是高效液相色谱分析的热点。

临床常用的化学药物 2 000 余种,其中手性化合物约占 40%,单一对映体药物不足 100 种,大多数仍以外消旋体供药用。从立体化学角度看,手性药物的 2 对映体实际上是 2 种完全不同的药物。当手性药物以外消旋体供药用时,其 2 对映体间可能会发生相互作用,从而引起 2 对映体各自的药效学和药动学改变,以及手性药物药效学和药动学立体选择性的改变,这对手性药物的开发研究和临床应用都有重要意义。

HPLC 分离手性药物对映体的主要方法分为间接法和直接法。前者是先对对映异构体进行柱前衍生化,形成一对非对映异构体,然后用常规柱分离;后者在 HPLC 系统中引入"手性识别器"或手性环境,以形成暂时的非对映异构体复合物,根据其形成复合物的稳定常数不同而获得分离。直接法可以分为手性固定相(chiral stationary phase,CSP)法和手性流动相(chiral mobile phase,CMP)法。

1. 间接法

间接法常用的衍生化试剂有酸酯和异氰酸酯类、萘衍生物类、羧酸衍生物类和胺类等。这几种衍生化试剂分别适用于醇类、胺类、氨基酸类、羧酸类等化合物,部分衍生化试剂还能提高检测灵敏度。陈鹰等以乙酰葡萄糖异硫氰酸酯(GITC)为柱前衍生化试,以普罗帕酮对照品[内标,(R,S)−PPF 或简写为 PPF],RP−HPLC 测定血浆中比索洛尔(BSP)各对映体的含量,色谱条件:Hypersil ODS (4.0 mm×125 mm,5 μm);流动相:乙腈∶水(3∶2);流速:1.0 mL·min^{-1},检测波长:270 nm,色谱图如图 4−53。此方法可用于分离测定血浆中比索洛尔对映体以及对映体药动学立体选择性差异的研究。

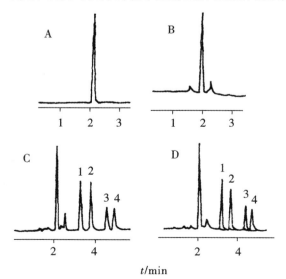

图 4−53　血浆中比索洛尔对映体和内标的 RP−HPLC 色谱
1−(S)−BSP　2−(R)−BSP　3−(S)−PPF　4−(R)−PPF

2. 直接法

（1）手性固定相法（CSP）　利用 CSP 分离对映体的液相色谱法是测定手性化合物对映体成分最经典和最准确的方法之一。CSP 可分为小分子型（Pirkle 型 CSP）和大分子型（包括蛋白质类、纤维素类、环糊精的生物聚合物等）。

寿崇琦等报道，近年来蛋白质手性亲和固定相、环糊精型手性固定相、配体交换型固定相、高聚物手性固定相的研究进展，并指出采用无机微粒做载体将是高效液相色谱手性固定相发展的重要方面。孟晓荣等用双官能团试剂 4,4′-二苯基甲烷二异氰酸酯同时键合氨丙基硅胶与万古霉素，这种键合方法成本低，为 HPLC-CSP 的制备提供了较新的方法。

（2）手性流动相法（CMP）　CMP 法可以分为手性包含复合、手性配合交换和手性离子对等 6 类。由于在 HPLC 系统中存在着多种平衡过程，因此 CMP 手性分离机制的理论研究要比 CSP 复杂得多。

Herraez-Hernandez 等用 β-环糊精作为手性添加剂对氯噻酮对映体成功地进行了拆分，最佳色谱条件为：C_{18} Lichrospher（125 mm×4 mm），甲醇-0.1 mol/L 磷酸盐缓冲液（pH 值为 4，含 2% 三乙胺，v/v 25∶75），β-环糊精浓度为 12.5 mmol/L，流速 0.8 mL/min。徐秀珠等用离子对色谱法，以（+）-10-樟脑磺酸为手性离子对试剂，在二醇柱（Lichrospher 100-Diol）上，分离了苯丙醇胺、美托洛尔、普萘洛尔、肾上腺素和沙丁胺醇 5 种氨基醇类对映体。并确定了最优化条件：二氯甲烷-正戊醇（v/v 97∶3，内含 $2.2×10^{-3}$ mol/L 樟脑磺酸），流速为 0.3 mL/min，检测波长 225 nm，色谱图如图 4-54。

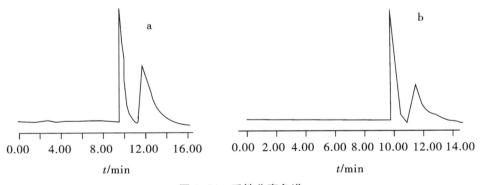

图 4-54　手性分离色谱

a. 普萘洛尔（propranolol）　b. 肾上腺素（adrenaline）

第五章　药物毛细管电泳分析法

第一节　概述

一、毛细管电泳及其特点

1. 毛细管电泳

毛细管电泳(capillary electrophoresis, CE),又称高效毛细管电泳(high performance capillary electrophoresis, HPCE),是继高效液相色谱技术之后,于20世纪80年代迅速发展起来的一种新型电泳技术。它是以毛细管为分离通道、高压电场为驱动力,依据样品中各和组分之间淌度或(和)分配行为的差异而实现分离的一类高效液相分离技术。毛细管电泳是传统电泳技术和现代微柱分离技术相结合的产物,以其无法比拟的高效性和快速性而得到迅速发展,在药物分离、环境检测、生物分析、临床医学、食品安全等方面得到了广泛的应用,已成为分析科学领域的一个重要分支。

2. 毛细管电泳的特点

经过30多年的发展,毛细管电泳已成为分析科学领域中发展最快的一种分离分析技术,它具有柱效高、分离速度较快、溶剂和样品的消耗量少、选择性较强、仪器操作成本低和自动化程度高,而且拥有多种分离模式等优点。

具体有以下特点:

(1)高效　毛细管电泳通常采用25~100 μm内径的熔融石英毛细管,其具有很大的侧面/截面积比,能使产生的焦耳热有效地扩散,从而可以在毛细管两端加上一般可达几十千伏的高电压,因此得到非常高的分离效率。在100~500 V/m的电场强度下,可以达到每米 10^5 ~ 10^6 理论塔板数的分离柱效,而在凝胶电泳中更是高达每米 10^7 以上。

(2)快速　电压升高,电场推动力增大,使得分离操作可以在很短的时间内完成,而且采用在线检测,一般分析时间不超过30 min,最快可在几秒内完成。例如芯片式毛细管电泳的分离速度便以秒计算。

(3)高灵敏度　由于毛细管内径极细,通过毛细管柱的光程有限,因此人们在检测器开发方面开展了大量和卓有成效的研究。近年来采用激光诱导荧光检测器来提高检测的灵敏度,能达到单分子检测水平。同时,毛细管电泳与质谱检测器的联用也得到了迅速发展,它灵敏度高,专属性强,能提供分子结构信息,在生命、环境、医药、食品等多个领域显示出极其重要的应用前景。

(4)低消耗、低成本　由于毛细管内径很小(一般小于100 μm),对于内径50 μm,长度为 50 cm 的毛细管,其容积不足 1 μL,因而样品用量极少,进样体积为纳升级;溶剂和试剂消耗量也很少,仅为 mL 级,处理废液成本低;毛细管本身成本低,且易于清洗。

（5）分离模式多 目前已经有多种模式,只需要更换毛细管内填充溶液的种类、浓度、酸度或添加剂等,就可以在同一台仪器上实现多种分离模式的转换。而且当切换不同的分离模式时,无须较长的时间平衡毛细管柱,所以较 HPLC 法建立分析方法的时间更短,更容易。

（6）仪器简单,易实现自动化 毛细管电泳是目前自动化程度较高的分离方法,由于毛细管电泳的原理并不复杂,商品仪器的结构也较为简单,只需要一个高压电源、一个检测器和一截毛细管就可组成一台简单的毛细管电泳仪器,所以目前的商品仪器均操作简便,全部实现自动化。

（7）应用范围广 一般地,凡能配成溶液的样品都可用毛细管电泳进行分离,既能用于带电离子的分离,又能用于中性分子的测定;既能分析无机和有机小分子,又能分析多肽和蛋白质等生物大分子。涉及多种学科领域包括生命科学、医药科学、分子生物学、化学、食品、环境及材料等。

此外,毛细管电泳仅消耗毫升级的缓冲溶液,且分离介质多数为水溶液,产生的废液量很少,所以还具有环境污染小的特点。正是因为具有上述优点,使它在短短三十年中,受到分析科学家的极大关注,成为生物化学和分析化学领域中最受瞩目、发展最快的一种分离分析新技术。当然,毛细管电泳的制备能力较差,这是由细内径毛细管所决定的,除非特殊需要,一般不考虑制备工作。

二、毛细管电泳发展简史

带电粒子在电场中向着电荷相反方向迁移的现象称为电泳。在 19 世纪中期就已经有人发现这一现象。1897 年,Kohlrausch 在实验的基础上推导出了离子移动的理论公式,描述了包括区带电泳（zone electrophoresis, ZE）、等速电泳（isotachophoresis, ITP）和移动界面电泳（moving-boundary electrophoresis, MBE）在内的电泳基本理论。电泳现象虽很早被发现,但是作为一种在生命科学中有重要意义的分离分析工具,则是始于 1937 年由瑞典科学家,诺贝尔奖获得者 Arne Tiselius 的创造性工作。他和同事们将蛋白质混合液放在两段缓冲溶液之间,两端施以电压进行自由溶液电泳,第一次将电泳技术应用到生物分析中,从人血清提取的蛋白质混合液中分离出血清白蛋白和 α、β、γ 球蛋白;并研制出了第一台电泳仪,使得电泳技术有了快速的发展。但是该方法不能使用较高的场强,因为焦耳热引起的对流效应严重地影响分离效率。在此后的一段时间里,关于电泳的工作主要集中于寻找能够有效克服对流的方法。研究者们先后使用自由溶液、纸、淀粉、琼脂糖、聚丙烯酰胺等作为载体对多肽、蛋白质、核酸等进行了分离。但是上述传统电泳分析时间较长、操作烦琐,分离效率低,定量困难,无法与其他分析方法相比。最大局限性仍在于无法克服由两端高电压所带来的焦耳热,它会引起载板从中心到两侧或管子内部径向出现温度梯度、黏度梯度及速度梯度,从而使区带变宽,影响迁移,降低分离效率。由于这种负面影响与电场强度成正比,因而极大地限制了高电压的使用,当然也难以提高电泳速度和分离效果。

在长期的分离实践下,电泳技术也逐步发展,1967 年瑞典科学家 Hjerten 在高电场的作用下使用内径为 3 mm 的毛细管进行了自由溶液电泳,可以很好地测定淌度,但是操作麻烦,不适合实际应用。1970 年,Everaerts 在等速电泳的基础上得到区带电泳的结果,操作简便,但效率不高。1974 年,Virtenan 用内径为 200~500 μm 的毛细管进行了电泳分析,加快了焦耳热的散热效率,从而在更大程度上消除对流对分离的影响,说明可以使用更小内径的毛细管来提高分离效率。在 1979 年,Mikkers 和 Everaerts 证实了这一观点,使用 200 μm 的聚四氟乙烯管,在毛细管区带电泳下成功的分离了 16 种有机酸,使用电导和紫外检测,获得了小于 10 μm 理论塔板高度的柱效,是 CE 发展史上的第一次重大飞跃。1981 年 Jorgenson 和 Luckas 发表了划时代的研究工作,采用内径为 75 μm 熔融石英毛细管进行实验,采用高电场电迁移进样,以灵敏的荧光检测器进行检测,使丹酰化氨基酸高效、快速分离,首次获得理论塔板数高达 $4\times10^5/m$ 的柱效,并且深入地阐明了 CE 的一些基本性能和分离的理论依据。Jorgenson 和 Lucas 等人的开创性工作使 CE 发生了根本性的变革,标志着 CE 从此跨入高效毛细管电泳时代。

毛细管电泳技术从 20 世纪 80 年代末到现在一直飞速发展。Jorgenson 等先使用电迁移进样,后研究出压差法(虹吸、进样端加压和检测端减压),这样可以减少"电歧视"。1981 年 Jorgenson 和 Lukacs 在毛细管中填充了 Partisil ODS-2,在电场作用下分离了 9-甲基蒽和芘,得到了较高的柱效,提出了电色谱(capillary electromatography,CEC)。1983 年,Hjerten 首次在毛细管中填充聚丙烯酰胺凝胶,从而形成了毛细管凝胶电泳(capillary gel electrophoresis,CGE)。CGE 具有极高的分辨率,可用于蛋白质碎片的分离及 DNA 序列的快速分析。1984 年 Terabe 等将胶束引入毛细管电泳,开创了毛细管电泳的重要分支——胶束电动毛细管色谱(micelle electrokinetic capillary chromatography,MEKC)。他首次将表面活性剂十二烷基硫酸钠(SDS)加入缓冲液中,在溶液中形成离子胶束作假固定相,实现了中性离子的分离,目前,MEKC 已成为应用非常广泛的电泳模式之一。1985 年 Hjerten 等把平板等电聚焦电泳过程转移到毛细管内进行,发展了毛细管等电聚焦(capillary isoelectric focusing,CIEF)。他将带有两性基团的样品、载体两性电解质、缓冲剂和辅助添加剂的混合物注入毛细管内,当在毛细管两端加上直流电压时,载体两性电解质可以在管内形成一定范围的 pH 梯度,从而达到使复杂样品中各组分分离的目的。1987 年,Karger 等对凝胶填充技术进行了改进,优化了 CGE 技术,极大提高了其分离效率并阐明了用小内径毛细管可进行毛细管凝胶电泳。同年 Smith 等将毛细管通过电喷射接口与质谱相连,从而实现了质谱和毛细管电泳联用的检测法,毛细管电泳-电喷雾质谱联用技术以其高效及高准确性被广泛应用于很多领域。

1989 年,美国贝克曼公司推出了首台全自动商品化的毛细管电泳仪 P/ACE™ 2000。自此,毛细管电泳开始突飞猛进地发展,1989 年第一届国际毛细管电泳会议的召开标志着一门新的分支学科的产生,它的出现为解决大量的分离分析难题提供了崭新的思路和方法,分析科学的微量分析方法从微升水平提升到纳升水平。自此,每年有多次国际性或区域性学术会议定期举行,2012—2014 年间,国际、国内举办的学术会议中与 CE 相关的会议平均每年 7~8 个,极大地推动了 CE 技术的发展。目前,CE 已成为发展最为迅速、最具发展潜力的微纳分离技术之一。

我国的毛细管研究起步早,发展快,国内的毛细管电泳技术研究是在 1980 年由竺安教授开始的,由他组建的两个研究组分别是中国科学院化学研究所和浙江大学化学研究所。其中,红细胞区带电泳、扁毛细管区带电泳、毛细管梯度凝胶电泳和低背景毛细管凝胶电泳等都有着重要的理论与实践意义。20 世纪 90 年代,毛细管电泳在国内受到了广泛地关注,发展速度也较快。林炳承等对 CE 中各种影响区带展宽的因素进行了定量的分析,得到计算 CE 区带展宽的数学表达式;陈义等比较系统的研究了毛细管电泳中存在的基本理论问题,如区带展宽、塔板高度、电渗流及分离度的优化等,以及各种影响分离效率的因素,并对 CE 中的进样和检测问题进行了研究。以上理论对 CE 的实际应用具有重要的指导意义。全国性的毛细管电泳会议每年定期召开,主要由国家自然科学基金委员会和中国分析化学会、中国化学会色谱专业委员会主办。

经过三十多年的快速发展,毛细管电泳作为一种新型的分离分析技术已进入成熟和全面推广阶段,随着高灵敏度检测器、高性能毛细管柱、电子技术的发展以及商品化仪器的出现,使毛细管电泳技术在实际工作中的应用越来越广泛。目前,毛细管电泳在药物的手性拆分、中药有效成分的分离、DNA 片段的筛分以及蛋白质分离分析中显示了极强的能力。有关的分离理论、分离模式、联用技术和分析对象等方面的研究依然是分析科学领域的研究热点。

第二节　毛细管电泳法原理及仪器

一、毛细管电泳法的原理

1. 毛细管电泳的理论基础

(1)电泳　电泳是指带电粒子在直流电场中所发生的定向运动。带电粒子在电场中,除受到电场力 F 的作用外,还会受到黏滞阻力 F' 的作用。当这两种作用力相对平衡时,$F=F'$,此时粒子以稳态速度 v 运动。根据电学定律可知,电场作用力是离子有效电荷 q 与电场强度 E 的乘积,即 $F=qE$;又根据流体力学可知,$F'=fv$,式中 f 为平动摩擦系数,与粒子大小和形状有关。于是有 $v=qE/f$,对于球形粒子,可写作为:

$$f=6\pi\eta\gamma \tag{5-1}$$

式中 η 为介质的黏度,γ 为离子的表观液体动力学半径,因此,式 5-1 可写作为:

$$v=\frac{qE}{6\pi\eta\gamma} \tag{5-2}$$

由于 $\zeta=q/\varepsilon\gamma$,用荷电粒子的 zeta 电势 ζ 来表示,上式成为:

$$v=\frac{\varepsilon\xi_i}{6\pi\eta}E \tag{5-3}$$

对于棒状粒子:

$$v = \frac{\varepsilon \xi_i}{4\pi\eta} E \tag{5-4}$$

由此可见,荷电粒子在电场中的迁移速度,除了与电场强度和介质特性有关外,还与粒子的有效电荷及其大小和形状有关。因此,粒子的大小与形状,及其有效电荷的差异,就构成电泳分离的基础。

(2)电渗现象和电渗流

1)双电层和 zeta 电势:固-液两相界面上,固体表面分子会发生解离形成离子,同时也会产生吸附形成带电离子,表面的离子通过静电引力又会吸附溶液中相反电荷的离子从而形成双电层。在水溶液中,多数固体表面带有过剩的负电荷,它们是由表面的电离(即酸碱平衡)和表面对离子物种的吸附而引起的。按照近代双电层模型,在双电层溶液一侧由两层组成,第一层为吸附层,称之为 Stern 层或紧密层,如图 5-1 所示。在 Stern 层中与固体表面接触的吸附离子是部分脱水的,它们被静电力紧密吸引,不能自由运动。其外面主要是由静电力吸附的水化对离子。第二层为扩散层,由 Stern 层外的剩余对离子构成,其电荷密度随着表面距离的增大而急剧减小,逐渐与体相溶液接近。这一部分离固体表面的负电层稍远,是可以运动的。实验表明,对于熔融二氧化硅(熔硅)毛细管,在一般情况下(pH 值>3),熔硅表面的硅羟基(Si-OH)电离成 SiO⁻,使表面带负电荷。负电荷表面在溶液中积聚相反电荷的对离子,形成双电层。

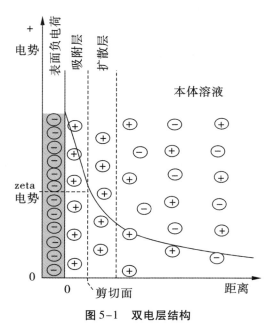

图 5-1   双电层结构

在 Stern 层和双电层扩散部分的起点的边界层之间的电势称之为管壁的 zeta 电势。典型值在 0~100 mV 之间,zeta 电势的值随距离增大按指数衰减。熔硅表面上的 zeta 电势正比于它表面上的电荷数与对离子层厚度的乘积,用 ζ 来表示:

$$\zeta = \frac{4\pi\delta e}{\varepsilon} \tag{5-5}$$

式中,δ 为双电层外扩散层的厚度,离子浓度越高,该值越小;e 为单位面积上的过剩电荷;ε 为溶液的介电常数。而电荷数与对离子层厚度,对离子的性质、缓冲液 pH 值、缓冲液中阳离子和熔硅表面间的平衡等因素有关。毛细管壁上的 zeta 电势是毛细管电泳中的一个重要参数,对控制电渗流,优化分离条件有实际指导意义。

2)电渗现象和电渗流:当液体两端施加电压时,就会发生液体相对于固体表面的移动,这种液体相对于固体表面移动的现象称为电渗现象。电渗是毛细管电泳中的一个重要物理现象,它是毛细管内壁表面电荷所引起的管内液体的整体流动,电渗的产生和双电层有关。例如毛细管电泳所用的石英毛细管在运行液 pH 值>3 时,其内表面的硅羟基(Si-OH)会发生电离。一般认为石英表面的等电点 pI 约为 3,当溶液 pH 值>3 时,相当数量的硅羟基由于电离而以 SiO^- 的形式存在,使石英毛细管内壁带负电荷。负电荷表面在溶液中积聚相反电荷的离子,形成双电层。电渗就是在高电压的作用下,双电层中的水合阳离子层引起溶液在毛细管内整体朝负极方向的运动(图 5-2)。

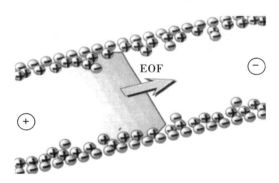

图 5-2　由毛细管壁引起的电渗

电渗现象中整体移动着的液体叫电渗流(electroosmotic flow,EOF)。电渗流的大小可用电渗流速度 v_{EOF} 表示,取决于电渗流淌度 μ_{EOF} 和电场强度 E,即:

$$v_{EOF} = \mu_{EOF} \cdot E \tag{5-6}$$

电渗流淌度又可用下式表示:

$$\mu_{EOF} = \frac{\varepsilon\xi}{\eta} \tag{5-7}$$

式中 ε 为溶液的介电常数,η 为溶液的黏度,ξ 为 zeta 电势。一般来讲,zeta 电势越大,双电层越厚,黏度越小,电渗流值越大。电渗流的速度通常是泳流速度的 5~7 倍。

电渗流的方向取决于毛细管内表面电荷的性质:内表面带负电荷,溶液带正电荷,电渗流流向阴极;内表面带正电荷,溶液带负电荷,电渗流流向阳极;对于石英毛细管,运行溶液 pH 值>3 时,管壁带负电荷,电渗流流向阴极。改变电渗流方向的方法有:①毛细管改性,即表面键合阳离子基团;②加入电渗流反转剂。运行溶液中加入大量的阳离子表面活性剂,会使石英毛细管壁带正电荷,溶液带负电荷,电渗流流向阳极。

毛细管中同时存在着电泳流和电渗流,所以,带电微粒在毛细管内实际移动的速度为两种速度的矢量和。即:

$$V_{ep} + V_{eo} = (\mu_{ep} + \mu_{eo})E \qquad (5-8)$$

一般情况下(毛细管表面带负电荷),电渗流的方向是由正极向负极移动,正离子的运动方向和电渗一致,因此它最先流出;中性粒子的泳流速度为"零",将随着电渗流迁移,但彼此不能分离;至于负离子因为其运动方向和电渗相反,因此在电渗速度大于电泳速度时,它将随中性粒子之后流出,如图5-3。这样,阳离子、中性分子及阴离子组分均朝向一个方向迁移,从而在一次分析中得到分离。

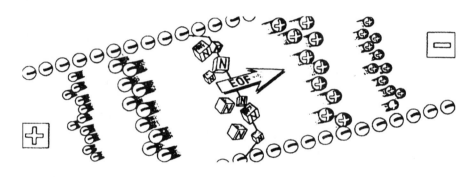

图5-3   毛细管区带电泳中溶质的分离过程

毛细管内电渗流由于受电场力驱动,它的流型属扁平流型,或称为塞流。而在高效液相色谱中靠外部泵压产生的则是抛物线状的层流,如图5-4。由于引起电渗流的推动力沿毛细管(在管壁处)均匀地分布,不会在毛细管内形成压力差,所以流速从毛细管中心到毛细管壁接近相同。平面流型的优点是不会引起样品区带的增宽,这是 CE 获得高分离度的重要原因之一。

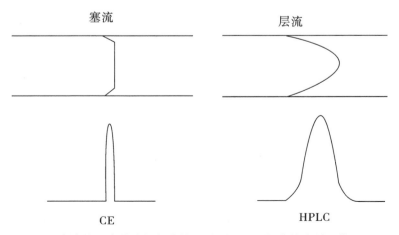

图5-4   电渗流和高效液相色谱的流型(上图)及相应的溶质区带(下图)

电渗速度可用实验方法测定,最常用的方法是标记法。我们知道,带电微粒在毛细管内移动的速度为电泳和电渗速度之和,不带电荷组分的速度就等于电渗速度。可以选用中性组分作为标记物,进行电泳,测定其出峰时间,然后根据 $v_{EOF} = L_{eo}/t$(L_{eo} 为毛细管有效长度,t 为电渗流标记物从进样端迁移至检测窗口所需时间),求出电渗速度。常用的中性标记物有:苯酚(酸性条件)、吡啶(碱性条件)、甲醇、丙酮、甲酰胺及二甲亚砜等。

(3)影响电渗流的因素　电渗是伴随电泳产生的一种电动现象,在 CE 分离中扮演着重要角色。影响 EOF 的因素很多,一般地,所有能改变 ζ、ε 和 η 的因素都可能影响电渗,下面主要介绍电场强度,毛细管材料,缓冲液 pH 值,缓冲液的组成与浓度,添加剂和温度等的影响。

1)电场强度的影响:由式(5-6)可知,电渗流速度与电场强度成正比。当毛细管长度一定时,电渗流速度正比于工作电压。但是,当工作电压太高(或缓冲溶液浓度太高)时,EOF 就会偏离线性。这是由于在此条件下毛细管不能有效地散失产生的焦耳热,导致温度升高,介质黏度变小,扩散层厚度增大的结果。

2)毛细管材料的影响:除了石英毛细管外,玻璃、聚四氟乙烯(PTFE)及聚氟乙烯-丙烯毛细管也有使用。不同材料毛细管的表面电荷特性不同,产生的电渗流大小不同。图5-5 表示出石英和其他材料在不同 pH 值下的 EOF 淌度。

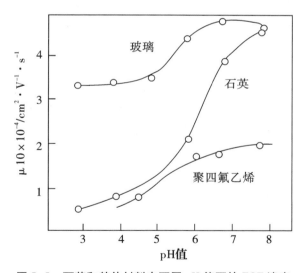

图 5-5　石英和其他材料在不同 pH 值下的 EOF 淌度

3)电解质溶液性质的影响:由式(5-7)可知,电渗流的大小与 zeta 电势成正比关系。zeta 电势主要是由毛细管壁表面电荷大小所决定,而电荷大小又受 pH 值影响,不同的 pH 值对应于不同的 zeta 电势,因此对电渗流会产生很大的影响。对于石英毛细管,溶液 pH 值增高时,硅羟基大量电离,负电荷密度增加,管壁 zeta 电势增大,电渗流也增大。在 pH =3~10 之间,硅羟基的解离度随 pH 值上升而迅速增加,电渗流亦迅速增强。而 pH 值>10 时,硅羟基解离基本完全,电渗变化很小。随着 pH 值降低,表面硅羟基电离受到抑制,负电荷密度减小,当 pH 值<3 时,由于硅羟基质子化作用,负电荷表面完全被氢离子中

和,表面呈电中性,电渗流为零。所以溶液 pH 值对 EOF 有非常显著的影响,实际分析时,采用缓冲溶液来保持 pH 稳定。

4)缓冲液组成及浓度:除溶液 pH 值外,zeta 电势还取决于缓冲溶液的离子强度。双电层理论表明,增加离子强度可使双电层厚度变薄,zeta 电势下降,从而使电渗流淌度变小。所以对于同一缓冲溶液,离子强度增加,电渗流降低。此外,有研究表明,在相同外加电压下,缓冲液浓度相同而构成的阴离子不同时,毛细管中的电流相差很大,产生的焦耳热不同,EOF 大小亦不同。

5)添加剂的影响:添加剂可直接改变溶液的黏度,改变管壁的电荷性质,双电层中的黏度等,能对电渗产生重大影响。①加入中性盐,如 K_2SO_4,溶液离子强度增大,使双电层厚度变薄,溶液的黏度增大,电渗流减小。②加入两性离子可增加溶液黏度,降低 pH 值,导致 EOF 减小。③加入表面活性剂,可改变电渗流的大小和方向;依加入的种类和浓度不同,可使内壁带负的或正的电荷,或呈中性。浓度增大时,EOF 下降。加入阳离子表面活性剂,如长链烷基季铵盐,可使内壁带正电荷,从而使 EOF 反向,由流向阴极变为流向阳极;加入阴离子表面活性剂,如十二烷基硫酸钠(SDS),可以使壁表面负电荷增加,zeta 电势增大,电渗流增大。需要注意的是,表面活性剂的浓度要小于临界胶束浓度(critical micelle concentration,CMC)。当表面活性剂浓度高于 CMC 时,将形成胶束,此时的分离机制就会发生改变;④加入有机溶剂会降低离子强度,使双电层变厚,zeta 电势增大,同时,加入甲醇,乙腈等有机溶剂还可使溶液黏度降低。此外,有机溶剂通过氢键或偶极相互作用键合到管壁,将改变表面净电荷或双电层局部黏度。这些效应共同作用的结果,往往使 EOF 变小。

6)温度的影响:毛细管内温度的升高,会使溶液的黏度下降,管壁硅羟基的解离能力增强,电渗流增大。温度的变化来自于焦耳热,虽然细孔径毛细管可以有效地散失产生的焦耳热,但在外加高电压时,焦耳热导致的温度升高仍然是不可忽略的。HPCE 中的焦耳热与背景电解质的摩尔电导、浓度及电场强度成正比。温度每变化 1 ℃,将引起背景电解质溶液黏度变化 2% ~ 3% 。

(4)淌度   电泳淌度 μ_{ep} 定义为单位电场强度下离子的平均电泳速度,即:

$$\mu_{ep} = \frac{v}{E} = \frac{q}{6\pi\eta\gamma}（球形离子） \tag{5-9}$$

在电泳中常用淌度而不用速度来描述荷电粒子的电泳行为与特性,淌度不同是电泳分离的基础。

1)绝对淌度(absolute mobility,μ_{ab}):在无限稀释溶液中带电离子在单位电场强度下的平均迁移速度,它是该离子在一定溶液中的一个特征物理常数。有关离子绝对淌度的数据可在手册中查阅。

2)有效淌度(effective mobility,μ_{ef}):实验测出的离子淌度。它是所有产物的解离度 α_i 和分子的第 i 离子形式的绝对淌度 μ_i 乘积之总和。即 $\mu_{ef} = \sum \alpha_i \mu_i$,$\mu_{ef}$ 取决于多种因素,包括离子半径、溶剂化作用、介电常数、溶剂黏度、离子形状、电荷、pH 值、解离度和温度等。假如两个溶质在完全离子化状态下具有相同的 μ_{ab},但是它们的 pKa 值不同,在相同的 pH 值下,它们具有不同的淌度。因此,依据它们的 μ_{ab} 值不能分离,而调节到一个合适的 pH 值时，则可以实现分离。

3）表观淌度（apparent mobility，μ_{ap}）：是离子在实际分离过程中的淌度。实际上，电泳与电渗流并存，在有电渗流存在下，不考虑它们之间的相互作用时测得的离子迁移速度是电泳和电渗流两个速度的矢量和，即 $v_{ap}=v_{ef}+v_{eo}$，或 $\mu_{ap}=\mu_{ef}+\mu_{eo}$。

2. 毛细管电泳中影响柱效的因素

毛细管电泳中的柱效与色谱分配平衡所描述的柱效概念完全不同。毛细管电泳主要是由离子在电场中的迁移速度不同而得到分离的，在物理意义上其分离效率不能采用色谱塔板的概念，因为一般的区带电泳过程不存在分配平衡，但为了定量比较和描述系统的分离能力，仍沿用了塔板数的概念和计算公式。

毛细管电泳中的分离效率一般用理论塔板数 N 或塔板高度 H 表示，其理论表达来源于色谱理论，用 Giddings 方程定义 N 为：

$$N=\frac{l^2}{\sigma^2} \tag{5-10}$$

式中，l 为区带迁移距离，即有效长度，σ^2 是以标准偏差表示的区带展宽。假设分子扩散是造成区带展宽的唯一因素，根据 Einstein 扩散定律，区带展宽表示为：

$$\sigma^2=2Dt \tag{5-11}$$

式中，D 为溶质的扩散系数，迁移时间 t 可表示为：

$$t=\frac{l}{v_{ap}}=\frac{l}{\mu_{ap}\cdot E}=\frac{l\cdot L}{\mu_{ap}\cdot V} \tag{5-12}$$

式中，V 为外加电压，L 为毛细管总长度，所以 CE 分离柱效方程为：

$$N=\frac{\mu_{ap}Vl}{2DL}=\frac{(\mu_{ef}+\mu_{eo})\,Vl}{2DL} \tag{5-13}$$

上式表明，使用高电场和增大电渗流淌度都可以得到高的分离效率。此外，扩散系数小的溶质，如蛋白质、DNA 等生物大分子，有较高的分离效率，这正是分离生物大分子的依据，所以毛细管电泳比色谱更适合于大分子分析。

用理论塔板高度 H 表示，则有：

$$H=\frac{L}{N} \tag{5-14}$$

N 可用实验方法直接进行测定。对具有高斯型的电泳峰，N 按下式求出：

$$N=5.54\left(\frac{t_R}{W_{1/2}}\right)^2 \tag{5-15}$$

式中，t_R 为迁移时间，$W_{1/2}$ 为半峰宽。

在 CE 中，有时 N 很大但分离并不理想，此时可以采用分离度来衡量分离效果。分离度 R_s，亦称分辨率，是指将淌度相近的组分分开的能力。Giddings 的色谱分辨率公式为：

$$R_s = \frac{1}{4} N^{\frac{1}{2}} \frac{\Delta v}{\bar{v}} \tag{5-16}$$

式中，Δv 为相邻两区带的迁移速度之差，$\bar{v}$ 为二者的平均值，Δv 表示分离选择性，N 为分离柱效。在毛细管电泳中：

$$\frac{\Delta v}{\bar{v}} = \frac{\Delta \mu}{\mu_{ef} + \mu_{eo}} \tag{5-17}$$

$\Delta \mu$ 为相邻两组分的淌度差，则综合以上各式得到 CE 的分辨率公式为：

$$R_s = 0.177 \Delta \mu \left[\frac{Vl}{DL(\mu_{ef} + \mu_{eo})} \right]^{\frac{1}{2}} \tag{5-18}$$

由方程可以看出，提高毛细管电泳分辨率有两条途径：一是通过增大分离电压来提高柱效；二是控制电渗流。当电渗流移动方向与分离组分的方向相反，大小相等时，分辨率将趋于无穷大。通常，在电泳图上读出两相邻峰的迁移时间和它们的峰宽，按下式计算 R_s：

$$R_s = \frac{2[(t_R)_2 - (t_R)_1]}{W_2 + W_1} = \frac{t_2 - t_1}{4\sigma} \tag{5-19}$$

式中，下标 1 和 2 分别代表相邻两个物质，t_R 迁移时间，W 为以时间为单位的基线峰宽，σ 表示方差。因此上式中，分子代表两种物质迁移时间之差，分母则表示这一时间间隔组分展宽对分离的影响。

样品中由于各个组分的电迁移速度不同，在 CE 分离过程中形成了各自的区带。由于受一系列分散因素的影响，各组分区带不断被增宽，导致分离效率降低。为了使淌度相近的两个物质能得到很好的分离，了解和控制可能存在的分散因素，将迁移过程中的分散作用减至最小是至关重要的。

式（5-13）是在假设电迁移过程中仅存在纵向扩散的前提下导出的，实际上，引起毛细管电泳区带展宽的因素除分子扩散外，还有进样、焦耳热、毛细管壁对样品的吸附以及检测等因素，下面逐一述之。

（1）进样 在 CE 中，细内径毛细管的采用虽然提供了潜在的高分离效率，但也给进样带来了严格的要求。不合适的进样很容易导致样品过载，因此在进样过程中减小样品塞长度非常重要。理想情况下，导入毛细管中的样品应是无限窄的矩形塞，样品塞长度引起的偏差必须小于扩散引起的标准偏差。进样对分离效率的影响可用下式表示：

$$\sigma_{inj}^2 = \frac{l_{inj}^2}{12} \tag{5-20}$$

其中 l_{inj} 为样品区带的长度，σ_{inj}^2 是进样对样品峰标准偏差的贡献。如果 σ_{inj}^2 超过因扩散造成的区带分散，分离效率和分离度将下降。相同的样品塞长度，扩散系数小的溶质，其分离效率受到的损失大。大分子可能比小分子的扩散系数低近 100 倍，因此更需要较短的样品塞长度。

通常,在实际操作中,对进样长度的一个实用的限制是小于或等于毛细管总长度的1%～2%。例如,60 cm 的毛细管,进样长度为 6 mm 左右。值得注意的是,无论用压力或电动方法进样,都会产生额外的进样(所谓零进样),即当毛细管插入样品溶液,进样时间为零时所进入毛细管中的样品。零进样的原因可能由于样品溶液和毛细管内操作缓冲溶液间存在黏度,表面张力和密度差异引起对流,或由于溶质扩散而进入毛细管中,对这种额外进样需要加以控制。

(2)焦耳热和温度效应　　在细孔径毛细管内进行电泳的一个主要好处是减小热效应,热效应可导致不均匀的温度梯度和局部的黏度变化从而引起区带展宽。虽然分离度的理论公式中提倡使用尽可能高的电场强度,但不论毛细管的尺寸和温度控制措施如何,升高场强所带来的收获最终将受到焦耳热的限制。

电流通过毛细管内缓冲溶液时产生的热量称为焦耳热。电泳过程产生的焦耳热可由下式计算:

$$Q = \frac{V \cdot I}{\pi r^2 L} = \Lambda_m c_b E^2 \tag{5-21}$$

式中 Λ_m 为电解质溶液的摩尔电导,I 为工作电流,c_b 为电解质浓度,r 为毛细管内径。温度的上升与产生的功率(电压×电流)有关,并由毛细管尺寸、溶液的电导和外加电压所决定。当功率的产生超过散逸时,温度就会急剧升高,虽然温度的绝对升高并无妨碍(除非可能引起样品分解等),但温度梯度却是有害的。焦耳热通过管壁向周围环境散逸时,在毛细管内形成径向温度梯度。管壁温度低于管轴心温度,即使细孔径毛细管,轴心和管壁之间的温差亦可达到好几度,温度径向梯度导致操作缓冲溶液的径向黏度梯度(温度每变化 1 ℃引起的黏度变化为 2%～3%),因而产生离子迁移速度的径向不均匀分布,导致区带增宽,使理论塔板高度增加,分离效率降低。抑制焦耳热有多种方法,如降低电场强度、减小毛细管内径、降低缓冲液浓度或离子强度、采用控温装置(这对散热和保持毛细管温度恒定至关重要,即使在没有焦耳热效应的情况下,室温的变化也会引起黏度变化,从而改变迁移时间,影响重现性)。

(3)溶质和管壁间的作用　　蛋白质、多肽带电荷数多,有较多的疏水基,有较强的疏水作用,被极性水溶剂向管壁挤压,在 pH 值<3,管壁呈电中性时尤为明显。在电解质溶液 pH 值>3 时,石英毛细管壁带负电荷,因静电引力溶质阳离子被管壁吸附。此外,使用小内径毛细管柱,一方面有利于散热,另一方面比表面积大,又增加了溶质吸附的机会。溶质与管壁间存在吸附与疏水作用,使区带增宽,导致峰拖尾或变形,甚至消失,是目前分离分析该类物质的一大难题。抑制或消除吸附的常用方法有三种:第一种是采用极端 pH 条件,即在低 pH(2～3)或高 pH(>9)的缓冲液中进行 CE 分离,这样可以抑制管壁硅醇基的离解或使被分析物质带负电,与管壁相斥,吸附受到抑制;第二种是加入两性离子代替强电解质,两性离子一端带正电,另一端带负电,带正电一端与管壁负电中心作用,浓度约为溶质的 100～1000 倍时,抑制对蛋白质吸附,又不增加溶液电导,对电渗流影响不大;第三种是对管壁内表面加以修饰。

（4）纵向扩散　由于 FOF 的扁平流型和毛细管壁的抗对流性质，溶质的径向扩散是不重要的，对区带增宽有贡献的是溶质的纵向扩散。式（5-11）给出了扩散引起的区带方差，它由溶质的扩散系数和迁移时间所决定。迁移时间受许多分离参数影响，如外加电压，毛细管长度，操作缓冲溶液浓度等。扩散系数是溶质本身的一种物理特征，它随分子量的增加而降低，对球形大分子，扩散系数与分子量的立方根成反比。所以，大分子比小分子的扩散系数小，可以获得更高的分离效率。研究表明，扩散速率与溶质的浓度差成正比。刚注入毛细管中的矩形样品塞在区带界面处有最大浓度梯度，因而扩散速度最大。显然，不考虑其他因素对区带的分散时，扩散增宽与溶质在毛细管中停留时间成正比，所以升高电压可以减小扩散增宽方差。

（5）其他影响因素　①电分散作用：电分散起源于样品塞与操作缓冲溶液间电场强度的差异，当样品区带中的缓冲溶液浓度与毛细管其他地方的浓度不同时，就导致样品塞与毛细管其他地方电场强度不等，由此产生电场强度差异，引起区带电分散，从而使区带增宽，变形。所以应尽量选择与试样淌度相匹配的背景电解质溶液，以便减少电分散，得到对称的峰形。②"层流"效应　一般情况下，毛细管中不存在层流，但当毛细管两端存在压力差时，就会出现抛物线流型的层流。毛细管内一旦产生层流，将引起扩散增强，使区带增宽，产生的原因是毛细管两端液面高度不同。实际操作时，要保持毛细管两端缓冲溶液平面高度相同。

二、仪器装置

毛细管电泳仪的基本结构如图 5-6 所示。它由毛细管、电极槽、高压电源系统、进样系统、检测器及数据采集处理系统组成。自动化程度高的毛细管电泳仪器还配有毛细管恒温设备，自动采样器，微制备组分收集器和基于计算机的自动化及数据评价系统。

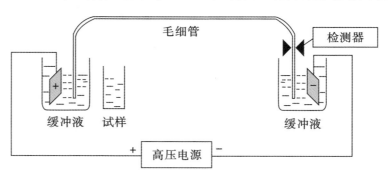

图 5-6　毛细管电泳仪基本结构

毛细管两端分别插入两个装满缓冲液的电极槽内，样品从毛细管的一端导入，在毛细管两端通过高压电源施加高电压后，样品中各组分利用迁移速度的差异得到分离，依次到达检测器被检出，由数据采集处理系统将信号记录下来，得到按时间分布的电泳谱图。

1. 毛细管

毛细管作为分离通道和电流通路,是分离的核心部件。毛细管材料的理想特性是化学、电学惰性,紫外可见光透光性好,柔韧性好和强度高。目前可以使用的有石英管、玻璃管、塑料管等,其中弹性熔融石英毛细管,是当今首选的材料,而且已有大量商品出售,被广泛使用。这种管由熔融石英拉制,在外层涂上一层聚酰亚胺后制得。聚酰亚胺涂层使毛细管变得富有弹性,不易折断。但是聚酰亚胺涂层不透明,为了检测,必须将检测窗口部位的外涂层剥离除去,剥离长度通常在2~3 mm。除去涂层可以采用硫酸腐蚀、灼烧及刀片刮除等方法,其中灼烧法简便易行,较为常用。

毛细管的内径一般在25~100 μm,外径在100~400 μm,长度为0.1~1 m。加长毛细管有利于提高分离度,但不利于提高分析速度,过长的毛细管还会使分离电场达不到要求;采用短毛细管可以实现快速分析,但必定损失分离效率。最常用的有效长度为50~75 cm。毛细管使用前后均应采用碱液、缓冲溶液冲洗,以除去毛细管内壁表面的吸附物,使表面的硅羟基去质子后变得新鲜。

毛细管柱具有许多显而易见的优点:毛细管的高电阻使得在使用高电场强度(100~500 V/cm)的情况下产生的热量较小,而且毛细管具有很大的表面积体积比,因而所产生的热量能够有效地散发。采用高电场强度的结果使得分离时间缩短,分离效率提高(约10^5理论塔板数)。然而,在电泳过程中,由于存在焦耳热效应,毛细管内会产生径向温度梯度,引起迁移速度分布,降低分离效率;另外气温的变化还会导致分离不重现。为了解决这些问题,须将毛细管置于温度可调的恒温环境中。商品仪器大多有温度控制系统,其中以液冷控温效果较好,图5-7为商品仪器的毛细管卡盒装置图。

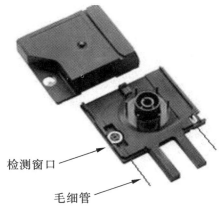

检测窗口

毛细管

图5-7　毛细管卡盒装置

2. 高压电源

高压电源用于驱动分离,一般采用0~30 kV连续可调的直流高压电源。理想的电源应具备:①能输出单极直流高压;②电压、电流、功率输出模式任意选择;③能控制电压、电流或电功率的梯度;④电压输出精度应高于1%。要获得迁移时间的高度重现性,其稳定性应达到设置值的±0.1%。另外,电源的正负极应可以切换,以适应带不同电荷样品的分离。一般地,电泳电压越高,迁移速度越快,分析时间就越短,但电压过高会产生大量焦耳热,引起分离效率下降,所以一般实验采用的高压不超过 30 kV。

3. 进样系统

毛细管的内径极小,进样量通常在纳升级(一根 50 cm×50 μm 管子的容积不足 1 μL,进样体积在纳升级),这就给进样操作带来一定的难度。简单的办法就是让毛细管直接与样品接触,然后由重力、电场力或其他驱动力来驱动样品流入管中。进样量可以通过控制驱动力的大小或时间长短来控制。进样系统一般由动力控制、计时控制、电极槽或毛细管位置控制等部分构成。商品仪器主要通过转动和升降电极槽的方法来实现位置控制,简易的仪器可通过直接移动毛细管进行位置变换。为了保证毛细管电泳分离的高效性,进样系统应尽量把纳升(nL)级的样品以最短的样品区带引入到毛细管中。按照一般的经验,样品区带的长度应该小于毛细管总长度的 1%~2%,这相当于进样长度为几个毫米(或者 1~50 nL,根据长度与内径求出)。样品超载对分离度不利,首先,进样长度超过了扩散引起的区带宽度会相应地使峰变宽。其次,它会加重场强的不均一性,由于缓冲液和样品区带之间电导的差异会使峰形畸变。定量进样可以采用几种方式,最常用的两种是流体力学方式和电动方式。流体力学方式中依靠毛细管两端压力差将样品导入毛细管,定量参数用压力和时间来表示;电动方式是在电场作用下,依靠样品离子的电迁移和电渗流将样品注入,定量参数用电压和时间来表示。

4. 检测系统

极细的毛细管内径带来了很高的分离效能,但同时也给样品组分的检测带来了困难。对于极小的溶质谱带,如何实现灵敏的检测而又不使其微小的区带展宽,是面临的一个首要问题。可以说,CE 仪器的功能与应用范围,在很大程度上依赖于 CE 检测器性能与水平的提高。十几年来,人们在检测方法和检测器开发方面开展了大量和卓有成效的研究,为了适应毛细管电泳微体积在柱检测的需要,发展了多种类型的检测器,包括光学、电化学及质谱学检测器等。各种类型检测器的特点及一般性能列于表 5-1。

其中,紫外-可见吸收检测器已经非常成熟,是绝大多数商品仪器的主力检测手段。LIF 检测器灵敏度极高,能达到单分子检测水平。电化学检测也可以达到很高的灵敏度,但重现性还不理想。质谱作为检测手段已日渐成熟,Agilent 的 HP[3D] 和 Beckman 的 P/ACE 等机型都可以和质谱联用。此外,化学发光检测具有灵敏度高、简单快速的优点,也已应用于 CE 的检测中。

表 5-1　CE 检测器的检测限和特点

检测器	检测限(mol/L)	特点
紫外-可见(UV-Vis)	$10^{-5} \sim 10^{-6}$	通用性强,是目前商品毛细管电泳仪的常用检测器
激光诱导荧光(LIF)	$10^{-12} \sim 10^{-16}$	灵敏度高,须进行衍生或加入荧光剂间接测定,通用性较差

续表 5-1

检测器	检测限(mol/L)	特点
质谱(MS)	$10^{-8} \sim 10^{-9}$	能够提供组分的结构信息,灵敏度也较高,但 CE 和 MS 之间的接口复杂
电导(CD)	$10^{-7} \sim 10^{-8}$	电化学检测器的一种,通用性较强,需要专门的电器元件
安培(AD)	$10^{-10} \sim 10^{-11}$	灵敏度高,选择性强,通常用于电活性物质的分析,需要专门的电器元件
其他方法		激光光热、放射分析、化学发光、示差折光、拉曼光谱

(1)紫外-可见吸收检测器 紫外-可见吸收检测是毛细管电泳最早选用的检测器,它因仪器简单、操作方便、灵敏度适中而应用广泛。一般采用柱上检测方式,也可实现柱后检测。柱上检测简单方便,仅需在毛细管的出口端适当位置上除去不透明的弹性保护涂层,让透明部位对准光路即可。商品化的吸收检测器已达到较高性能,是目前普遍应用的一种 CE 检测器。

在检测器的信号接收和处理系统中,光电转换器件由最初的用光电倍增管(PMT)作单道检测发展成用光电二极管阵列检测器(DAD)做多道检测。DAD 检测同时可得到所有波长的吸收值,相当于全扫描光谱图。二极管阵列检测器采用1024 个或更多光电二极管组成阵列,混合光首先经过吸收池被样品吸收,而后通过一个全息光栅经过色散分光,得到吸收后的全光谱,并投射到光电二极管阵列器件上,每个光电二极管输出相应的光强度信号,组成吸收光谱。其特点是不再需要机械扫描,瞬间获得全波长光谱。DAD 检测器的原理如图 5-8 所示。DAD 检测器的优点是可以获得样品组分的光谱信息,可以定性判别或鉴定不同类型的化合物,同时对未分离组分可以判断其中的纯度情况;同时,该检测器的检测波长无须事先设定,根据各个组分的吸收峰的波长选择最佳值后进行定量分析。

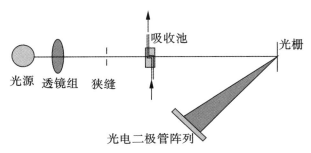

图 5-8 DAD 检测器的结构原理

(2)激光诱导荧光检测 LIF 是在普通荧光检测器的基础上发展起来的,也是毛细管电泳中一种常用的在柱检测器,因其灵敏度极高、性能可靠、易操作、使用成本低而迅速得到广泛的应用,尤其适合应用于氨基酸、DNA 片段等生化样品的检测。LIF 的灵敏度高达 $10^{-12} \sim 10^{-16}$ mol/L,是目前毛细管电泳中最灵敏的一种检测方法。LIF 方法中常用的激发光源有氦–镉激光器(325 nm)和氩离子激光器(488 nm)。该法的缺点是仅能用于有天然荧光或易于用荧光试剂标记或染色的物质的检测,而且检测器的价格也比较昂贵。但由于 LIF 的高灵敏度和高选择性,它仍是毛细管电泳中不可缺少的检测方式。

　　LIF 需要有稳定的光源,因其波动将通过背景信号明显影响检测下限。采用激光作为激发光源是非常适宜的,因为激光聚焦性能好,宜于聚焦到一个非常小的对象,如毛细管中心线上,这种聚焦甚至已接近光的衍射极限,大大提高了检测灵敏度。另外,由于它的单色性,故易于校准并减小光的散射。LIF 也要求被测样品本身具有荧光发色基团,或可以与荧光染料作用(即用荧光染料进行标记),从而能在激光的诱导下产生足够强的荧光。

　　LIF 检测器主要由激光器、光路系统、检测池和光电转换器件等部分组成。根据光学设计上的不同,可以将 LIF 检测器分为共焦型和非共焦型。一般来说,共焦型设计在系统灵敏度和结构紧凑程度上均有优势,而非共焦系统检测位置和结构设计比较灵活多样。图 5-9 为典型的共焦型结构示意图。按入射激光、毛细管和荧光采集方向的相对位置,CE 的 LIF 系统又可分为正交型和共线型两种:①正交结构,荧光采集透镜垂直于毛细管和入射激光所构成的平面,多数 LIF 采用正交型设计,由于空间位阻的影响,采用短焦距透镜受到限制,改进型正交设计是使入射光和荧光与毛细管呈一定的角度,以消除杂散光,降低背景噪声;②共线结构,光源、聚焦光和荧光共面,且入射光和发射荧光采用同一透镜聚焦,共线型设计则可采用短焦距透镜,可采用内径更小的毛细管而不明显降低 LIF 的灵敏度,且易于操作。

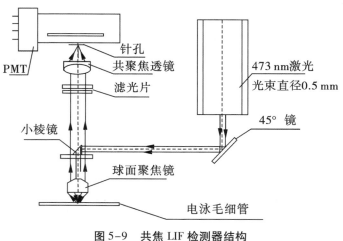

图 5-9　共焦 LIF 检测器结构

　　(3)质谱检测器　质谱分析法,是通过对样品离子的质荷比和强度的测定来进行定性和定量分析的一种分析方法。其分析过程是:首先将样品气化为气态分子或原子,然后将其电离失去电子,成为带电离子,再将离子按质荷比(即离子质量与所带电荷之比,以

m/z 表示)大小顺序排列起来,测量其强度,得到质谱图。通过质荷比可以确定离子的质量,从而进行样品的定性分析和结构分析;通过每种离子的峰高可以进行定量分析。

CE 可以快速、高效地分离复杂混合物,但无法用于未知样品的定性分析;MS 能提供组分的分子量和结构信息,但不能分离组分。CE 与 MS 联用实现了分离与检测的"强强联合"。CE-MS 在一次分析中可同时得到迁移时间、分子量和碎片特征信息,为复杂样品的定性、定量分析提供了一种强有力的手段。大多数商品质谱仪有三个基本部分:离子源、滤质器(分析器)和检测器,这三部分安放在真空总管道内(图 5-10)。此外,CE-MS 联用系统中还有一个关键部分是接口。对于 CE-MS 联用,所有 LC-MS 接口都不能直接加以利用。主要原因有两个:一是 CE 的流速太慢(典型值为 10~100 nl/min),不能满足各种接口对流速的要求(2~10 nL/min);二是必须解决 CE 操作中毛细管的电接触问题。如何既不降低 CE 的分离效率,又能满足 MS 分析进样要求,达到 MS 仪器的质量分辨率和检测灵敏度,完全有赖于接口性能的完善。因此,近年来 CE-MS 检测法的研究主要集中在接口的设计与性能改进方面。

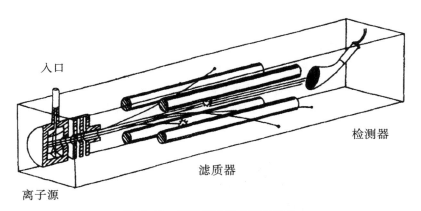

入口

检测器

滤质器

离子源

图 5-10　质谱仪的基本组成部分

目前成功地应用到 CE-MS 接口中的离子化技术有电喷雾离子化(electrospray ionization,ESI)、连续流快原子轰击(continuous-flow FAB,CF-FAB)、离子喷雾(ionspray,ISP)、大气压化学电离离子化(atmospheric pressure chemical ionization,APCI)、基体辅助激光解吸离子化(matrixassisted laser desorption ionization,MALDI)和等离子体解吸离子化(plasma desorption ionization,PDI)技术等。ESI 是 CE 与 MS 间的理想衔接技术,因为它能便捷地将 CE 中流出的液相转化为进入 MS 的气相。CE 和 MS 均是现成的技术,接口是关键,常见的接口设计主要有同轴液体鞘流设计、无鞘接口设计和液体连接设计三种。其离子化方式同上述 ESI 离子化方式。

同轴液体鞘流类型接口是最常见的连接 CE 与 ESI-MS 的方法。如图 5-11 所示,该接口是一个同心的不锈钢管套在电泳毛细管末端,鞘内充有鞘液与 CE 电接触。在此不锈钢套外再套一个同心的钢套,鞘内通鞘气。鞘液与毛细管电泳缓冲液液体在尖端混合,同时被鞘气雾化喷出。鞘液流量通常为每分钟纳升至数微升之间,但却显著高于 CE 流速。由于鞘液的稀释作用,雾流不受电渗流影响,其稳定性得到改善。理想的鞘液缓冲液盐浓度应在高分离(高盐浓度)和高雾化(低盐浓度)间优化。由于鞘液在雾化过程中也完全蒸发,鞘液的稀释并不显著降低检测灵敏度。但混合液体的体积应尽可能小,以避免谱带展宽。

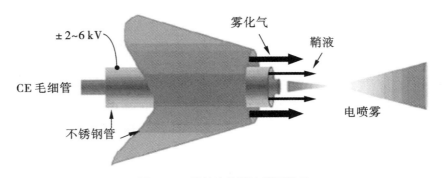

图5-11   同轴液体鞘流类型接口

液体连接接口为 CE 末端与一个直径 10~20 μm 的槽垂直相连,槽内充有 CE 缓冲液。与 CE 末端相对的槽的另一端接上 ESI。CE 毛细管与 ESI 喷雾针之间通过液体间隙接触。雾流直接从 ESI 喷雾针喷出。此装置优点在于不受 EOF 影响且比非涂渍的无鞘设计更耐用;此外可通过任意调节槽内液体流速以改善 ESI 效果,然而这通常是以谱带展宽和分离效能减低为代价取得的。此外,该装置技术难度较大,现仅见于芯片 CE 与 MS 联用的仪器(图5-12)。

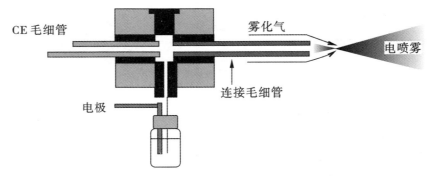

图5-12   液体连接接口

无鞘接口是把 CE 末端做成尖细状以获得稳定的电子雾化。该末端外套一同心套管,内通鞘气。该接口难点是不易同时保持 CE 和 ESI 的电路循环(图5-13)。为此,在毛细管末端黏上金丝或镀一层金与 CE 电接触。雾流从毛细管尖端喷出,受电渗流影响较大。因为金的黏着力差,易被机械的或电子的原因除掉,因而接口性能差且寿命短,耐用性差。近来有人改进了这一接口。他们首先在 CE 末端镀上一层镍或镍/铬合金,再镀上金,使接口寿命超过 100 h。另外有人用铂或镀金不锈钢丝插入 CE 末端作为毛细管内电极,并以对苯二酚缓冲液为添加剂以抑制电化学反应产生的气泡。此种接口相对于同轴液体鞘流接口,待分析物未被稀释,检测灵敏度要好一些,尤其是与微克级或纳克级电子雾化源相连时,无鞘接口的优点是灵敏度高(图 5-13)。

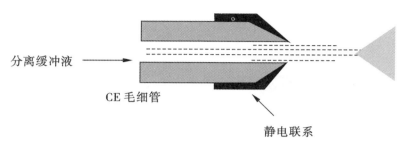

分离缓冲液

CE 毛细管

静电联系

图 5-13　无鞘接口

　　上述三种类型接口均有不同程度的缺陷。如同轴液体鞘流接口,由于鞘液对 CE 流出物的稀释作用而降低检测灵敏度,鞘液的成分和浓度对 CE 的分离均有影响;而无鞘接口寿命太短;液体连接接口同样存在谱带展宽的缺陷。除上述检测器外,还有电化学检测器和化学发光检测器等,均有商品化的仪器,但重现性仍有不足。

　　5.毛细管电泳仪主要生产厂商

　　自 1989 年出现商品化的毛细管电泳仪以来,经过二十几年的发展,毛细管电泳分析仪器已经日趋完善,步入成熟阶段。国内外有数十个生产厂家,提供了自动化和性能指标较为完善的仪器,为进一步开展毛细管电泳的方法研究和推广应用起到了促进作用。主要生产厂家及型号有:贝克曼公司(Beckman Coulter,美国)P/ACE 5500 型,提供激光诱导荧光(Ar^- 激光激发)检测器和质谱接口;P/ACE MDQ 型毛细管电泳仪(图 5-14)。安捷伦公司(Agilent Technologies,美国)生产的 3D 型毛细管电泳仪见图 5-15,该仪器使用扩展光程毛细管和高灵敏度检测池可使灵敏度提高 10 倍。并可以与安捷伦 6000 系列所有型号的质谱联用。还有俄罗斯的 CAPEL-105 系列和荷兰的 PrinCE 450 高效毛细管电泳仪。国内的生产厂家为数不多,比如北京彩陆科学仪器有限公司(图 5-16)、上海通微分析仪器公司和北京中西远大科技有限公司等。

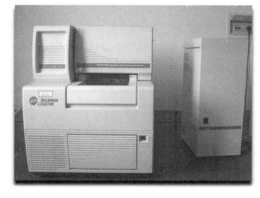

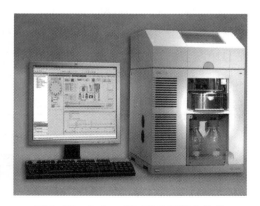

图 5-14　Beckman P/ACE MDQ 型毛细管电泳仪　　　　图 5-15　Agilent 3D 型毛细管电泳仪

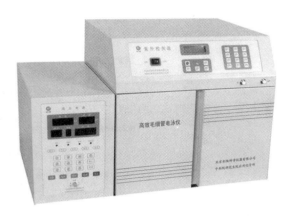

图 5-16　北京彩陆-高效毛细管电泳仪

第三节　毛细管区带电泳法

毛细管电泳有多种分离模式,各种模式的分离机制各不相同,它们能够提供互不相关而又相互补充的信息。表 5-2 列出了毛细管电泳的几种分离模式,其中应用最多的是毛细管区带电泳、胶束电动毛细管色谱和毛细管凝胶电泳三种模式。此外,毛细管电色谱、毛细管等电聚焦和毛细管等速电泳也是较早发展并应用的。随着应用领域的迅速扩展和成熟的商品仪器的推出,出现了亲和毛细管电泳、毛细管阵列电泳、非水毛细管电泳和芯片毛细管电泳等新的模式。本章着重介绍前四种分离模式及其原理。

表 5-2　毛细管电泳分离模式

分类	分离依据	应用
毛细管区带电泳（CZE）	自由溶液中淌度差异	离子化合物
胶束电动毛细管色谱（MEKC）	与胶束间疏水性/离子性差异	中性/离子型物质
毛细管凝胶电泳（CGE）	分子大小和净电荷性质	蛋白质、核酸
毛细管电色谱（CEC）	样品与固定相间相互作用	CE 与 HPLC 的结合
毛细管等电聚焦（CIEF）	等电点差异	蛋白质、多肽
毛细管等速电泳（CITP）	组分淌度不同/移动界面	富集浓缩

一、毛细管区带电泳法的原理

毛细管区带电泳(capillary zone electrophoresis,CZE)是毛细管电泳中最简单、应用最广泛的一种分离模式,其操作简单,多样化,是其他操作模式的基础。CZE 的特点是在毛细管内只充入缓冲溶液做运行液,样品组分以不同的速度在各自的区带内进行迁移,分离机制是基于各组分间淌度的差异。由于电渗流的存在,正、负离子都可以用来分离,但中性物质在电场中不移动,随电渗流一起流出毛细管。CZE 已广泛用于氨基酸、多肽及无机离子的分析,手性对映体分离,蛋白质纯度鉴定及构型研究等。

CZE 的分离原理简要归纳为:带电粒子在毛细管内背景电解质溶液中的迁移速度是电泳和电渗流速度的矢量和。阳离子的运动方向和电渗流一致,在负极最先流出;中性粒子无电泳现象,故其迁移速度相当于电渗流速度,在阳离子后流出;阴离子运动方向和电渗流相反,由于电渗速度比电泳速度大几倍,所以在负极最后流出(图5-17)。在这种情况下,不但可以按类分离,同种类离子由于差速迁移也可以被相互分离。下面主要介绍 CZE 中的各种操作条件,如缓冲液的选择、添加剂、温度等对组分分离的影响。

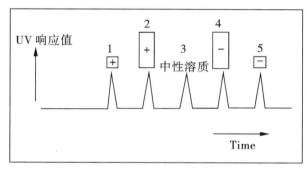

图 5-17　CZE 中正、负离子和中性溶质的分离谱
1. 小半径正离子　2. 大半径正离子　3. 中性溶质
4. 大半径负离子　5. 小半径负离子

1. 缓冲液的选择

CZE 是 CE 中最基本的方式,其介质的选择与控制也是其他分离模式的基础。缓冲液的选择,可分为 pH 值与缓冲试剂选择、添加剂选择和溶剂选择等部分。缓冲溶液类型、浓度(离子强度)和 pH 值不仅影响 EOF,亦影响样品溶质的电泳行为,决定着 CZE 分离效率、选择性和分离度的好坏,以及分离时间的长短,在 CZE 分离条件优化中具有重要意义。

(1)缓冲液的种类　电泳过程在缓冲液中进行,缓冲液的选择直接影响粒子的迁移和最后的分离,缓冲液所用试剂的性质通常有下述要求:①水中溶解性好且性质稳定;②在所选择的 pH 值范围内有很好的缓冲容量,因为 zeta 电势对 pH 值很敏感,在分离过程中要求保持恒定的 pH 值;③UV 透光率高;④尽可能选择浓度高而产生电流小的缓冲溶液,因为浓度高可以提高分离度,电流小可允许使用较高的外加电压,如磷酸盐、硼酸盐和 Tris,常首选;⑤缓冲液的淌度要与溶质的淌度相匹配,以减少峰的畸变。

缓冲液的种类对 CZE 分离效果有很大影响,例如用手性试剂 β-环糊精分离多巴胺兴奋剂时,用相同浓度(50 mmol/L)和 pH 值 2.5 的磷酸盐、甘氨酸/盐酸和柠檬酸/盐酸缓冲溶液,得到截然不同的分离效果。用磷酸盐可以得到基线分离,甘氨酸/盐酸的分离度很差,而柠檬酸/盐酸则全然不能分离。表5-3 列出在相同浓度和 pH 值下,不同阴离子钠盐缓冲溶液对电渗流的影响。从表中可以看出,浓度相同而阴离子不同时,毛细管中的电流有较大差别,产生的焦耳热不同。在相同电压(20 kV)下,$NaHCO_3$ 产生的电流最小,Na_3Cit 的最大。为了得到最好的分离,需要小心选择缓冲溶液阴离子,以降低焦耳热。一些常用缓冲溶液列于表5-4。

表5-3　不同阴离子构成的缓冲溶液对电渗流的影响

阴离子	$B_4O_7^{2-}$	Cit^{3-}	Ac^-	PO_4^{3-}	HCO_3^-
工作电流 $I/\mu A$	137.4	246.5	74.5	162.0	69.0
电渗流 $\mu_{eo}/cm^2 \cdot V^{-1} \cdot s^{-1}$ $\times 10^{-5}$	41.2	47.7	49.0	49.7	51.8

注:测定条件:缓冲溶液浓度 50 mmol/L,工作电压 20 kV

表5-4　CE 中常用的缓冲溶液

试剂	pKa(25 ℃)	试剂	pKa(25 ℃)
磷酸	2.14,7.10,13.3	麦黄酮	8.05
柠檬酸	3.06,4.74,5.40	Tris	8.10
甲酸	3.75	甘氨酰胺	8.20
琥珀酸	4.19,5.57	GLYGLY	8.20
乙酸	4.75	N,N-二(2-羟乙基)甘氨酸	8.25
2-(N-吗啉)乙磺酸	6.13	3-[N-三(羟甲基)甲氨基]丙磺酸	8.4
3-(N-吗啉)丙磺酸	6.79	硼酸	9.14
2-[N,N-二(2-羟乙基)氨基]乙磺酸	7.16	2-(环己氨基)乙磺酸	9.55
2-羟基-3-[N,N-二(2-羟乙基)氨基]丙磺酸	7.5	3-(环己氨基)丙磺酸	10.4

(2)缓冲液的浓度　缓冲液浓度是一个很重要的指标,缓冲溶液离子强度的变化,影响双电层的厚度、溶液黏度和工作电流,明显影响电渗流大小。图5-18 表示三种不同的缓冲液的浓度对电渗流的影响。在大多数情况下,随着缓冲液浓度的增加,电渗流速降低,溶质在毛细管内的迁移速率下降,因此迁移时间延长。此外,缓冲溶液浓度增加,使离子强度增加,因此明显地改变缓冲液的容量,减少溶质和管壁之间、被分离的粒子和粒子之间的相互作用,从而改善分离。因而,缓冲液的浓度也需要优化。缓冲液的浓度一般控制在 10~200 mmol/L 之间。电导率高的缓冲试剂如磷酸盐和硼砂等,其浓度多控制在 20 mmol/L 附近,而电导小的试剂如硼酸等,其浓度可在 100 mmol/L 以上,有时为了抑制蛋白质吸附等特殊目的,可采用很高(>0.5 mol/L)的试剂浓度,此时要注意减少分离电

压,分析速度也随之降低。

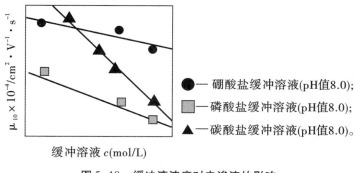

图5-18　缓冲液浓度对电渗流的影响

（3）缓冲液的 pH 值　毛细管的表面特性和样品溶质都受到缓冲液 pH 值的极大影响,这一参数的选择与控制始终是包括 CZE 在内的各种电泳操作中必须予以重视的因素。对于石英毛细管,溶液 pH 值增高时,表面硅羟基的解离度增大,电荷密度增加,管壁 zeta 电势增大,电渗流也随之增大;pH 值<3 时,完全被氢离子中和,表面呈电中性,电渗流为零。在高 pH 值下,电渗很大,流出次序依次为阳离子、中性分子和阴离子。这时中性分子无法分离,因为其净电荷数为零。对阴离子而言,则有两种情况,淌度的绝对值小于电渗淌度的那些阴离子,将朝阴极迁移,其余的则将无法流至阴极。

缓冲试剂的选择主要由所需的 pH 值决定,而 pH 值则依样品的性质和分离效率而定。若样品的解离常数已知,可用 pH 值≈pKa±1 的缓冲液(pH 值值接近 pKa 提供最大的选择性)进行实验测定,通常就能选出最佳试剂。但实际样品的解离常数大多未知,此时可先用磷酸缓冲体系为搜寻基础,初步确定(最佳)pH 值范围后,再进一步选出更好 pH 值和缓冲试剂。磷酸盐是毛细管电泳中最常用的缓冲体系之一。它的紫外吸收低, pH 值缓冲范围比较宽(pH 值=1.5~13);但电导也比较大,毛细管电泳中常用的缓冲体系还有硼酸或硼砂、醋酸盐、柠檬酸盐等。

研究表明:对于蛋白质、肽和氨基酸等两性样品,采用酸性(pH 值=2)或碱性(pH 值 >9)分离条件,比较容易得到好的分离结果;糖类样品通常在 pH 值=9~11 之间能获得最佳分离;羧酸或其他样品通常在 pH 值=5~9 之间选择分离条件。

2. 添加剂

在 CZE 分离中,除了背景电解质外,还常常在缓冲溶液中添加某种物质,通过它与管壁或样品溶质之间的相互作用,改变管壁或溶液相物理化学特性,从而优化分离条件,提高分离选择性。常用添加剂有表面活性剂、有机溶剂、两性离子、金属盐及手性试剂等,下面介绍应用较多的几种。

（1）表面活性剂　这是毛细管电泳中使用最多的一种缓冲溶液添加剂,在 CZE 中可以使用多种类型的表面活性剂(表5-5)。表面活性剂分子含有亲水的极性基团和疏水的非极性基团。在 CZE 中,常用阳离子型表面活性剂作为 EOF 改性剂,如季铵盐,其浓度和烷烃链长对 EOF 有明显影响。当浓度增加(小于临界胶束浓度 CMC)时,EOF 减小,直至反向;较长烷烃链的季铵盐在比 CMC 低得多的浓度下就可使 EOF 反向,而短链烷基季铵盐导致迁移时间加长。因此,为了减小电导,不加长迁移时间,应该采用长链烷烃季铵盐。除了与溶质发生相互作用以外,很多表面活性剂还会吸附在毛细管内壁,改变 EOF,从而大大减小了溶质在管壁的吸附。

(2)有机溶剂　常常加入到缓冲溶液中,以改变管壁和缓冲溶液性能。常用的溶剂有醇类、乙腈、丙酮、四氢呋喃、二甲亚砜等,其中最常用的是甲醇和乙腈。加入有机溶剂,一般趋势是引起 EOF 速度降低,离子迁移时间加长。这主要是由于溶液离子强度降低,电导减小,电流降低,以及黏度变化等多重效应引起的结果。一般情况下,有机溶剂的加入可以提高分离度和选择性,另外,有机溶剂对疏水溶质还可以起到增溶作用。

(3)手性试剂　添加的目的是用 CZE 技术来实现光学异构体的手性拆分。利用 CZE 进行手性分离非常简单,只需要在操作缓冲液中加入手性试剂(选择剂)如环糊精、冠醚、胆汁盐、Cu(Ⅱ)-天冬氨酸络合物等。与使用大量的手性相来改变选择性的手性色谱分离相比,CZE 分离的高效率使其只需要少量的手性添加剂。选择性的调整可以通过调节手性添加剂的类型和浓度来实现,也可以加入修饰剂,如醇类、表面活性剂、尿素和金属离子来实现。毛细管电泳中常用的添加剂及其用途如表 5-5 所示。

表 5-5　毛细管电泳中常用的添加剂

添加剂类型	常用实例	用途
表面活性剂	十二烷基硫酸钠(SDS) 十六烷基三甲基季铵溴(CATB) 聚氧乙烯基山梨糖醇酐(TWEEN)	改变电渗 溶解疏水溶质 离子对试剂 在临界浓度以上用于色谱
两性物质	三羟基甲基氨基甲烷(Tris) 2-[吗啉]乙烷磺酸(MES) 3-[吗啉]丙烷磺酸(MODS)	增加离子强度而不增加电导 影响蛋白质的选择性
线性亲水聚合物	甲基纤维素 聚丙烯酰胺 聚乙二醇(PEG) 聚乙烯醇(PVC)	减少电渗流 在低浓度时减少样品的吸附 在高浓度下用于毛细管凝胶电泳或毛细管筛分电泳
有机添加剂	甲醇 乙腈 三氟乙酸酐(TFA)	改变电渗(通常减少) 改变选择性(电动色谱或手性分析)
手性选择剂	环糊精 冠醚 胆汁盐	手性分离 使疏水溶质溶解
金属离子	K^+,Na^+,Cu^{+1}	在电动色谱和凝胶电泳中改变选择性

续表 5-5

添加剂类型	常用实例	用途
氢键型可溶性试剂	尿素	使毛细管凝胶电泳中的双链 DNA 熔融溶解蛋白质 在电动色谱中改变选择性
络合试剂	硼酸盐	用于糖和萘酚的分离
季铵盐	二氨基丙烷	离子对试剂 电渗反向剂

3. 温度

毛细管恒温的主要目的是维持恒定的温度以散逸焦耳热,但温度也可作为一个优化 CZE 分离的参数。温度升高,溶液黏度降低,导致 EOF 增大,迁移时间缩短;温度对溶质也有影响,它可引起生物大分子的结构和生物特性发生变化,还能够影响溶质的化学平衡和动力学。所以控制毛细管的温度对提高分离效率和重现性都是非常必要的。目前商品化的毛细管电泳仪都配有恒温装置,一方面保持毛细管内各处温度均匀、恒定;另一方面也使各实验室之间能获得可重现的实验结果。

二、毛细管区带电泳法在药物分析中的应用

1. 药物质量控制

为了保证用药的安全、合理和有效,就必须对研制、生产、销售以及临床使用等各环节把关,从而实现药品的全面质量控制。如化学合成原料药和生物制品的纯度测定、中药提取物中有效化学成分的测定、药物制剂的质量控制等。有些测定药物的毛细管电泳法已经被列入《中国药典》《美国药典》和《欧洲药典》中。

(1)西药及其制剂分析　Lin 等人使用四氧化三铁纳米粒子用于多巴胺、去甲肾上腺素以及肾上腺素等儿茶酚胺类物质的富集,进而采用毛细管电泳分离 – 紫外检测。Ding 和 Garcia 应用微芯片毛细管电泳结合脉冲电化学检测用于同时检测当地城市用水及感冒药中三种酚类污染物的含量。徐明明等建立了毛细管区带电泳法测定氨基酸注射液中的乙酸盐和磷酸盐。采用未涂层熔融石英毛细管柱,以嘧啶二甲酸溶液(pH 值 =5.4)为操作缓冲液,操作电压 30 kV,检测波长 232 nm,压力进样 10 s(0.7 psi)。乙酸盐和磷酸盐在 0.360~9.002 mmol/L 和 0.073~1.815 mmol/L 范围内线性关系良好,回收率为 100.74% 和 100.70% ,RSD 为 0.88% 和 1.55%。

徐利娜等建立了响应面优化法(RSM)和人工神经网络(ANN)与毛细管电泳法相结合用于复方呋塞米片中呋塞米(FUR)和盐酸阿米洛利(AM)的分离测定。实验采用 Box-Behnken 设计优化 CE 分离条件,利用人工神经网络中的径向基函数神经网络(RBFNN)预测 CE 最佳分离结果。获得最优分离条件且 AM 和 FUR 的电泳分离在 5 min 内完成,检出限分别为 0.31 μg/mL 和 0.66 μg/mL。该方法成功应用于复方呋塞米片中 AM 和 FUR 的测定,方法精密度(RSD)小于 2.2%,回收率为 98.8%~102.5%。该方法与

《中国药典》中 HPLC 进行了比对。两种方法的测定结果一致,但 CE 的分析时间显著缩短,而且具有试剂消耗量少的优点。HPCE 用于西药及其制剂分析的部分文献列于表 5–6。

表 5–6　CZE 法在西药及其制剂分析中的应用

分析物	样品	方法体系	模式	LOD	出版年
磺胺嘧啶 磺胺甲噁唑	片剂	50 mmol 磷酸盐缓冲液 pH 值 6.0	CZE/UV	0.48 ng/mL 0.76 ng/mL	2012
奥沙利铂	药物制剂	10 mmol HEPES,5 mmol NaCl,1 mmol SDS,pH 值 7.5	CE/ ICP/MS	29 ng/mL	2012
甲磺酸伊马替尼 及相关物质	合成样品	10 mm 含有 5 mmol 2–羟丙基磷酸 β–CyD 缓冲液,pH 值 2.0	CZE/UV	1.5~5.6 ng/mL	2012
维达列汀 盐酸二甲双胍	片剂	25 mmol 四硼酸钠 pH 值 9.0	CZE/UV	2.82 µg/mL 0.83 µg/mL	2013
甲基、乙基、丙基, 对羟基苯甲酸丁酯	药物制剂 化妆品	20 mmol 2–羟基异丁酸, 30 mmol 三乙胺, 0.3 mmol 己–1,6–二(三乙基)溴,pH 值 10.6	CZE/UV	0.1 µg/mL	2013
甲硫新斯的明 盐酸萘甲唑啉 马来酸氯苯那敏 盐酸吡哆醇 甘草酸二钾	滴眼液	10 mmol 硼酸盐缓冲液, pH 值 10.0	CZE/UV	0.10 µg/mL 0.02 µg/mL 0.08 µg/mL 0.17 µg/mL 2.44 µg/mL	2013
盐酸阿米洛利 呋塞米	片剂	16 mmol 磷酸盐缓冲液, pH 值 7.21	CZE/UV	0.31 µg/mL 0.66 µg/mL	2013
阿米替林氯氮卓 丙咪嗪,去甲替林	药物制剂	含 12 mmol 环糊精和 1 mmol 羧甲基–CyD 的 20 mmol 磷酸盐缓冲液 pH 值 5.0	CZE/UV	0.05~0.2 µg/mL	2013
双氯芬酸和其平衡 离子(钾, 钠,二乙胺)	药物制剂 (片剂和 喷雾)	(10 mmol)TRIS/TAPS pH 值 8.2	CE/C⁴D	10 µmol 7 µmol 6 µmol	2013
氢氯噻嗪 美托洛尔	片剂	50 mmol 磷酸盐缓冲液, pH 值 9.5	CZE/UV	0.01 µg/mL 0.02 µg/mL	2013
卡维地洛 氢氯噻嗪	片剂	pH 值 7.4,12.5 mmol 磷酸盐缓冲液/甲醇(95/5, v/v)	CZE/UV	0.26 µg/mL 0.07 µg/mL	2013

续表 5-6

分析物	样品	方法体系	模式	LOD	出版年
阿托品	注射液	50 mmol 磷酸盐缓冲液 pH 值 8.0	μ-CE/ECL	2.3 μmol	2013
泮托拉唑	原料药	50 mmol 硼砂-150 mmol 磷酸盐缓冲液(pH 值 6.5),20 mg/mL 磺丁基醚-β-CyD	CZE/UV	0.9 μg/mL	2012
西酞普兰	片剂	磷酸钠缓冲液(25 mmol,pH 值 7.0),1.6% w/v 的 -S-CyD	CZE/DAD	0.08 μg/mL	2012
CET(钠马尿酸,内标)	片剂	四硼酸钠缓冲液(50 mmol,pH 值 8.2),1% w/v 的-S-CyD	CZE/UV	0.075 μg/mL	2012
西布曲明	胶囊	磷酸钠缓冲液(50 mmol,pH 值 3.0),10 mmol 甲基-β-CyD	CZE/DAD	0.25 μg/mL	2012
瑞格列奈 其 R-对映体	片剂	磷酸钠缓冲液(20 mmol,pH 值 2.5),1.25% w/v 的 2,6-二-O-甲基-β-CyD	CZE/UV	100 ng/mL	2012
ZO,N-Ox 2-氨基-5-氯吡啶(甲氧苄啶,内标)	片剂	磷酸钠缓冲液(80 mmol,pH 值 2.5),5 mmol CM-β-CyD	CZE/DAD	0.02 μg/mL 0.01 μg/mL	2012
α-CT,β-LGB,CAII,赖氨酸	制剂	50 mmol 磷酸盐(pH 值 3.0)+7.0 mol 尿素	CZE	6~22 nmol	2011
牛血清白蛋白,色氨酸,酪氨酸	制剂	50 mmol 硼酸盐 pH 值 8.9,10 mmol 磷酸盐 pH 值 7.0	CZE	0.7~6 nmol	2010
核黄素	绿茶	8.0 mmol 硼酸盐 pH 值 9.2	CZE	0.21 nmol	2011
磺胺多辛	制剂	45 mmol 磷酸盐 pH 值 7.3	CZE/UV	0.33~0.38 μg/L	2009
阿霉素,脂质体/阿霉素	制剂	12.5 mmol 磷酸盐 pH 值 7.4	CZE	100 ng/mL	2010
异喹啉生物碱	白屈菜湖提取物	20 mmol 磷酸盐 pH 值 3.1	CZE	0.05~5.5 μg/mL	2011

毛细管电泳法可用于药物的水解反应速率常数测定,这对于研究药物分子在体内的药理机制具有重要意义。张兰等采用高效毛细管电泳–安培检测法对芦丁的水解常数进行了研究,通过测定芦丁及其水解产物的浓度和淌度的变化,从而计算出芦丁水解的速率常数。这一方法不仅成功用于芦丁水解常数的测定,还可用于芦丁、槲皮素的定量分析。曹玉华等采用毛细管电泳电化学检测法,通过监测水解产物水杨酸的电泳信号随水解反应进程而发生的变化,测定了阿司匹林的水解常数及其反应活化能。

(2)中药及其制剂分析   中药是我国特有的宝贵财富。种目繁多,成分复杂,活性量悬殊,还受其他地理条件的影响,分析难度较大。毛细管电泳技术的潜在优势可以充分地应用在中药分析领域,已广泛应用于中药有效成分的分离和含量测定中,分析对象包括生物碱、有机酸、黄酮、蒽醌、酚类、多糖、苷类、蛋白质及氨基酸类等许多成分。

1)中药及其制剂有效成分测定:黄端华等采用 HPCE 同时分离及定量分析白鲜皮中葫芦巴碱、白鲜碱和胆碱三种生物碱。背景电解溶液中以 3 mmol/L SDS 和 0.1% tritonX–100 为添加剂,运行电压 24 kV,进样波长 230 nm,5 min 内实现完全分离。样品含量测定结果(n = 5)葫芦巴碱 4.27 mg/g(RSD = 2.4%),白鲜碱 1.08 mg/g(RSD = 1.6%),胆碱 31.20 mg/g(RSD = 1.8%)。此法操作简便、快速、分离效率高,回收率及重现性好,可作为其质量控制方法。丁红梅等运用毛细管区带电泳法在 30 mmol/L 硼砂–硼酸的缓冲液,254 nm 波长下检测侧柏叶中的槲皮素苷,成功测得三个批次的侧柏叶中槲皮苷的含量,并且精密度,稳定性和准确度都较佳。周一鸣等采用 HPCE 对黄酮类化合物定量分析,以芦丁和槲皮素为例,在最优条件下,黄酮类化合物在 10 min 内实现良好分离,其含量分别为 6.58 mg/g 和 5.47 mg/g,相对标准偏差分别为 1.7% 和 2.1%,其分离方法具有良好的分离效果和精密度。房娟娟等采用 HPCE 测定导赤丸、清胃黄连丸、黄连上清丸、一清软胶囊、清热化毒丸中盐酸小檗碱含量。运用熔融石英毛细管柱,运行电压 30 kV,柱温 25 ℃,导赤丸运行波长为 254 nm,其他为 200 nm,进样时间 5 s,测定结果满意。张瑞瑞等运用大体积进样–逆电渗流堆积–毛细管区带电泳分离测定了厚朴酚、绿原酸和咖啡酸(图 5–19)。采用大体积进样–逆电渗流堆积技术,实现样品的在线富集,获得了理想的效果。采用未涂层熔融石英毛细管(50 cm×50 μm i.d,有效柱长 36 cm)分离;紫外检测波长为 220 nm,运行缓冲液为 40 mmol/L 四硼酸钠–20 mmol/L 磷酸氢二钠(pH 值 = 9.0),分离电压 16 kV,电动进样电压–12 kV,进样时间 356 s 时达到最佳的分离效果。在优化条件下,上述三种化合物均在 20 min 内出峰,峰面积的 RSD 均小于 4%。检出限分别为 184.2 ng/L、36.07 ng/L、77.99 ng/L。将该法用于清肝利胆口服液中厚朴酚、绿原酸和咖啡酸的分离测定,结果满意。

2)复方制剂的指纹图谱及成分分析:中药指纹图谱是国际公认的控制中药质量的有效方法之一。毛细管电泳技术,作为新兴的技术以其高效、快速、经济、污染小等特点,广泛应用于中药复方制剂的指纹图谱研究中。孙国祥等运用毛细管区带电泳法,在 50 mmol/L 硼砂–50 mmol/L 磷酸氢二钠–150 mmol/L 磷酸二氢钠–50 mmol/L 碳酸氢钠的电解质溶液中,建立了逍遥丸的毛细管电泳指纹图谱,实验中选取未涂层石英毛细管分离,以咖啡酸峰为参照物峰,成功确定了 13 个批次逍遥丸样品的 21 个共有指纹峰。这也为逍遥丸的质量控制提供新的参考依据。傅兴圣等建立饮片中杜仲及其炮制品的 HPCE

指纹图谱,运行电解液 60 mmol/L 硼砂-20 mmol/L 磷酸二氢钠-10% 甲醇（pH 值 =
10.0）,运行电压 20 kV,检测波长 210 nm,参照物为松脂醇二葡萄糖苷,并进行相似度评
价和模糊聚类法分析,建立以 10 个共有峰为特征指纹信息的图谱。不同批次杜仲样品色
谱图结果显示,其相应共有指纹均有体现,且具有良好的色谱峰重叠率、指纹谱相似度,但
各峰面积不同,表示不同批次杜仲饮片的成分含量有所不同。

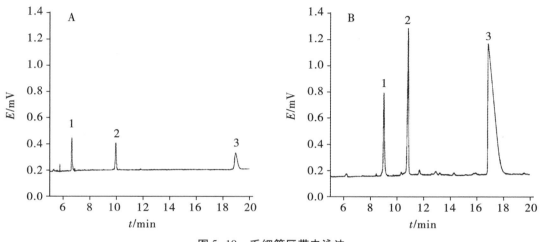

图 5-19　毛细管区带电泳法
（A）与大体积进样-逆电渗流堆积-毛细管区带电泳法　（B）色谱图
1.厚朴酚　2.绿原酸　3.咖啡酸

　　3）中药药代动力学研究:目前毛细管电泳技术已应用于中药有效成分药代药理的研
究。田景振等利用毛细管电泳技术测算了葛根黄酮缓释胶囊中主要有效成分葛根素在家
兔体内的药代动力学参数,以愈风宁心片作为参比制剂,结果表明,愈风宁心片及样品制
剂在家兔体内均符合二室开放模型,葛根黄酮缓释胶囊呈现一定的缓释效果。

　　2.体内药物分析
　　临床用药是否合理会直接影响临床征象和临床疗效,所以,配合医疗需要,开展体内
药物分析是十分重要的。研究药物进入体内的变化,如药物在体内的吸收、分布、排泄和
代谢转化过程,有利于更好地指导临床用药,减少药物的毒副作用。体液样品主要有尿
液、血清血浆、红细胞,其他体液或组织以及动物的活体实验,分析体液中药物的含量对于
临床监测、药物毒理学及药代动力学都有举足轻重的作用。毛细管电泳的各种在柱预浓
缩(场放大、电堆积富集、固相预浓缩),以及其所有的优点(高效、快速、简便),使得其在
体液样品中的应用越来越受到人们的关注。
　　1999 年 Boone 等综述了毛细管电泳技术在生物样品中的应用。近年来,从研究发展
趋势上看,HPCE 越来越多地与高效的样品预处理技术联用,以便能够分离检测复杂样品
和超低浓度样品。同时,与其他检测方法如 MS、LIF 的联用,则大大提高了分析的灵敏
度。HPCE 用于体内药物分析研究的部分文献列于表 5-7。

表5-7   CZE法在体内药物分析中的应用

分析物	样品	方法体系	模式	LOD	出版年
卡比沙明,扑尔敏赛庚啶,多西拉敏苯海拉明,麻黄素	尿液	24.2 mmolTris-H₃PO₄缓冲液 pH 值=2.7	CZE/UV	0.01~0.08 μg/mL	2012
麻黄碱(E)伪麻黄碱(PE)	尿液血清	25 mmol 硼酸盐缓冲液 pH 值=9.2	CZE/UV	0.000 96 μg/mL 0.001 1 μg/mL	2012
布洛芬蒂巴因	血浆尿液	75 mmol 磷酸盐缓冲液 pH 值=8.0	CZE/UV	3~7 ng/mL	2013
巴比妥苯巴比妥司可巴比妥	尿液	20 mmol 硼酸盐缓冲液 pH 值=9.15, LE, 50 mmol NaCl,TE,100 mmol CHES	EKS/CZV/UV	8~15 ng/mL	2013
尼拉敏苯对乙酰氨基酚	尿液	0.1% v/v 甲酸水溶液 pH 值=2.4 鞘液:MeOH/H₂O/FAC(50/50/0.1,v/v/v)	CZE/ESI/3Q	0.92 ~ 92.3 ng/mL	2013
顺铂	血浆	10 mmol HEPES, 5 mmol NaCl,4 mmol SDS,1% 葡聚糖,pH 值=7.5	CE/ICP/MS	41ng/mL	2013
APTS 标记的多聚糖	生物药品	0.7 mol 氨和0.1 mol 氨基己酸在 H₂O/MeOH 中 30:70 (v/v)	CE/TOF/MS	0.2 μmol	2013
氟奋乃静(FPH)奋乃静(PPH)	尿液	10 mmol 磷酸盐缓冲液 pH 值=2.9	CE/ECL	10 nmol 5 nmol	2014
马来酸曲米帕明	血浆尿液	磷酸盐缓冲液(100 mmol pH 值=2.0)10 mmol α-CyD	CZE/UV	10 ng/mL, 8 ng/mL	2012
苏哌甲酯,安非他明,可待因,甲基苯丙胺,利他林酸(利培酮,内标)	血浆	磷酸氢二钠缓冲液(50 mmol, pH 值=3.0),20 mmol 羟丙基-β-CyD,30 mmol 三乙醇胺	CZE/UV	600 pg/mL	2012

续表 5-7

分析物	样品	方法体系	模式	LOD	出版年
山莨菪碱 阿替洛尔 美托洛尔	尿液	57.6 mmol 乙酸-乙酸钠缓冲液（pH值=5.3）和14.7 mmol CM-β-CyD	微芯片 CZE/ECL CZE	0.6 μmol 0.55 μmol 0.3 μmol	2013
促红细胞生成素	尿液	10 mmol 醋酸,7 mol 尿素 10 mmol 甘氨酸,3.9 mmol 腐胺,100 mmol NaCl（pH值=5.5）	CZE	15 nmol	2012
蝶呤	尿液	0.1 mol Tris,0.1 mol 硼酸盐 2 mmol EDTA（pH值=9.6）	CZE	0.25~0.5 nmol	2011
曲马多	尿液		CZE	1 ng/mL	2000
阳离子代谢物	斑马鱼胚胎	150 mmol 硼酸（pH值=10.6）	CZE/TOF/MS	10~3000 nmol	2012
阳离子代谢物	大鼠血清	10% 乙酸（pH值=2.2）	CZE/TOF/MS	0.03~0.24 ppm	2013
阳离子代谢物	鼠脑脊液,尿液,血浆	含0.8 mol 甲酸的10%甲醇（pH值=1.9） 10% 乙酸（pH值=2.2）	CZE/TOF/MS	1~12 nmol	2013
氨基酸	尿液	150 mmol 铵全氟辛烷磺酸（pH值=9.0）	CZE/离子阱/MS	9~26 ng/mL	2014
肌氨酸及相关代谢产物	尿液	含2%甲酸的50%甲醇	CZE/三重四极/MS	18 nmol	2012
奎纳定	鼠肝细胞提取物	100 mmol 磷酸盐缓冲液 pH值=7.4	CZE/LIF	52.1 μg/L（定量限）	2002
奎因,奎宁	血清和血液	100 mmol 磷酸盐缓冲液 pH值=4.0+5%（v/v）乙腈	CZE/UV	20~40 μg/L	2007

高慧君等用高效毛细管电泳结合二极管阵列检测了人体血清中的高半胱氨酸和谷胱甘肽。血中高半胱氨酸浓度的升高可作为心血管疾病和中风的一个独立风险因素,国外已将其作为一个常规的检测项目。文献报道的检测方法已经有许多种。毛细管电泳以其高效、分离速度快、用样量少、成本低等特点,而被越来越广泛地应用在临床医学中。在毛细管区带电泳的基础上,结合加压,可以快速分析高半胱氨酸和谷胱甘肽。为临床应用提供一种可能适用的新方法。

李霁等选择盐酸氨溴索、苯磺酸氨氯地平及米氮平为研究对象,是因为它们给药剂量小,半衰期长,血药浓度低,希望通过建立合适的场放大毛细管电泳法,实现灵敏、快速、低耗的分离分析,并将其用于测定盐酸氨溴索、苯磺酸氨氯地平对映体及米氮平和米氮平代谢产物在人血浆中的浓度。实验中,研究毛细管区带电泳在进行生物样品分析时分离电压、流动相组成及缓冲液 pH 值对目标成分分析时间的影响,结果显示,在线场放大技术使得毛细管电泳-紫外检测法的灵敏度显著提高,有效地缩短了分析时间,能够满足生物样品检测的要求。

Xu 等人开展了奋乃静和羟哌氟丙嗪两个抗精神病药物的分析,毛细管电泳结合三(2,2′-联吡啶)钌(Ⅱ)电致化学发光检测器(ECL)柱末端检测。这些药物的特点是在紫外-可见区域有低的摩尔吸光系数。三(2,2′-联吡啶)钌(Ⅱ)是研究最多的一种电致化学发光化合物,由于其在水溶液中能接受电致化学发光检测,而且其稳定性和效率较高。作者对与毛细管电泳分离和电致化学发光检测相关的参数进行评价。药物在 11 min 之内被分离和检测,奋乃静和羟哌氟丙嗪的检测限分别为 5 nmol 和 10 nmol。该方法已成功地应用于测定尿液样本中的两种药物。Garcia 和 Henry 进一步应用芯片毛细管电泳结合脉冲电化学检测来直接进行肾功能标记物肌酸酐、肌酸、尿酸在尿液样品的分析测定,在金工作电极上很好地完成了脉冲安培检测和集成的脉冲安培检测。

由于 LIF 检测中使用的激发波长不同,所以有些分析物的官能团,例如吲哚胺、儿茶酚胺或含芳基的化合物能够不通过任何标记而被选择性的检测。因此,检测人尿液以及血液或小鼠脑组织中的吲哚胺、儿茶酚胺,其他生物胺和氨基酸,如色氨酸和酪氨酸具有很高的灵敏度。另一种基于 NDA(Naphthalene-2,3-dicarboxyaldehyde)荧光衍生的 CE-LIF 方法用于衍生氨基酸,儿茶酚胺以及其他的生物胺。给实验小鼠注入 3-巯基丙酸,一种用于诱发痉挛、癫痫和产生脑缺血的药物后,采用 CE-LIF 法监测给药后小鼠脑部细胞外液在体内的变化。

化学发光检测(chemiluminescence detector,CLD)是用于测定神经活性分子的又一检测体系,鲁米诺化学发光是 CZE-CLD 体系中最常用的。儿茶酚胺类能够普遍增强鲁米诺和一些金属复合物之间的化学发光,因此,利用 Ag(Ⅲ)-鲁米诺复合物,向东等人建立了一种 CE 方法检测嗜铬细胞瘤患者(患者尿液中表现出异常儿茶酚胺类水平)尿液中的多巴胺、肾上腺素和去甲肾上腺素。CE 缓冲液中的纳米粒子能够催化鲁米诺和过氧化氢间的化学发光反应,得到三者的检测限为 $10^{-8} \sim 10^{-7}$ mol/L。此外,二过碘酸合铜作为过渡态金属螯合剂是不稳定的,高氧化态在碱性介质中与鲁米诺发生反应能够测定人尿液中多巴胺和肾上腺素水平。在这个体系中,肾上腺素能够增强化学发光反应而产生很强的信号,因此可应用于研究吸烟以及不吸烟人群尿液中肾上腺素水平的差异。

3. 手性药物分离

据不完全统计,超过半数的药物分子至少具有一个手性中心,其中天然药物中具有手性活性的比例更大。绝大多数这些手性药物是以外消旋体形式在生产、销售和使用,手性药物的异构体之间存在的药理活性差异往往被忽视。由于手性药物的对映异构体往往具有不同的药理活性和毒性,历史上曾经发生多起手性药物的药害事故。为了准确掌握手性药物的药效,确保安全用药,加强药物质量控制,近年来,毛细管电泳在手性药物的拆分和检测方面的研究受到越来越多的关注。最常用的手性选择试剂是环糊精类化合物,其次为大环抗生素、冠醚,其余为蛋白质、多糖类化合物、手性表面活性剂,也可使用环芳烃、分子印迹聚合物、手性离子配合物和手性微乳体系等。毛细管电泳以其高效、简单快捷,分离模式多等特点,决定了其在手性药物分离中将会发挥越来越重要的作用。

Sungthong 等用毛细管电泳分离检测了艾司西酞普兰及其杂质。Chou 等用毛细管电泳手性分离了西替利嗪。Saavedra 等成功测定了米安舍林、酮基布洛芬、心得舒、氨鲁米特、马比佛卡因、氟西汀、苯海索等。Zhang 等用毛细管电泳分离了药物中的倍他索洛尔、甲磺胺心定、美托洛尔、比索洛尔、贝凡洛尔、噻吗洛尔。Mohammadi 等以麦芽糊精为手性选择剂,建立了手性药物曲马多稳定性的评价方法,并成功分离了曲马多对映异构体。该方法采用未涂层熔融石英毛细管,运行电解质为 50 mmol 硼砂缓冲溶液(pH 值=10.2)中加入 10%(v/v)麦芽糊精,两种曲马多对映异构体定量分析线性范围为 5~100 μg/mL(R >0.996)。

为避免手性选择试剂在毛细管壁的吸附,同时也为了改善分离(如提高分离度和柱效、缩短分析时间等),人们逐渐倾向于使用特殊设计的涂层毛细管柱。Kang 等首次采用海美溴铵对毛细管壁进行涂层修饰,然后以万古霉素为手性拆分剂成功拆分了 12 种氨基酸的衍生物和非甾体类消炎药物酮洛芬。通过使用 MS 检测器,Hernandez 等以万古霉素为手性选择试剂在 20 min 内实现了 17 种衍生化氨基酸的 CE-ESI-MS/MS^2 分析,检测限可达 μmol 级。

近年来,多巴胺涂层在生物及医药方面的基础应用研究日趋活跃,其在手性分离方面的应用也已见报道。Liu 等先在 PDMS 微芯片上引发 DA 发生自聚反应形成 PDA 涂层。由于聚多巴胺含有丰富的邻苯二酚,可与含有氨基的牛血清蛋白进一步发生迈克尔加成(或希夫碱)反应,从而将其固载在涂层表面形成 PDA/BSA 手性涂层(图 5-20)。修饰后的芯片可快速高效分离色氨酸、酪氨酸等氨基酸的外消旋体。王丙香等使用双氨基功能化修饰的纳米粒子来涂层修饰毛细管壁,以羧基化 β-CD 为手性拆分试剂,实现了麻黄碱、普萘洛尔、扑尔敏及氨氯地平四种药物的手性分离。由于纳米粒子与羧基化 β-CD 之间较强的静电相互作用,实验中羧基化 β-CD 的用量比文献中的用量可降低 1~2 个数量级。

在很多手性药物中,对映体在生物利用度、对受体、转运体和(或)酶的选择性、代谢速率、代谢产物及毒性等方面都有所差异,因此,对手性药物药代动力学的研究是有必要的。氨氯地平消旋体中,左旋和右旋氨氯地平的比例是 1:1,但是只有左旋氨氯地平有药理活性。针对人血浆中的氨氯地平手性对映体,李霁等采用毛细管柱(长度 31.2 cm,内径 75 μm,有效长度 21 cm)进行分离分析,采用固相萃取对 1 mL 血浆进行样品前处理后进样分析。血浆中氨氯地平手性对映体和内标苯海拉明的保留时间分别为 5.7 min、6.2 min 和 6.7 min。该实验建立了灵敏、快速、耗材少的毛细管电泳-紫外检测法用于测定临床生物样品中的手性药物。

Fakhari 等人提出了一个简单、快速和重复性好的方法用于测定人血浆和尿液中三环类抗抑郁药马来酸曲米帕明(trimipramine,TPM)的对映异构体。该方法基于微萃取技术(Electromembrane extraction,EME),首次在水介质中(100 mmol 磷酸盐缓冲液,pH 值2.0)添加 α-CyD(10 mmol)作为手性选择剂进行 CZE-UV 分析。采用 Box-Behnken 设计和响应面分析来优化四种 EME 参数(电位差,萃取时间和两相的 pH 值)。这种方法不仅可以同时研究几个变量,而且可以评价它们之间相互作用的影响。无须任何预处理,采用优化的萃取方法分析生物样品中的曲米帕明,可以一步实现样品的富集和清除,尤其是在血浆中,检测结果令人满意。图 5-21 显示了加入标准品的生物样品分析的电泳谱图。

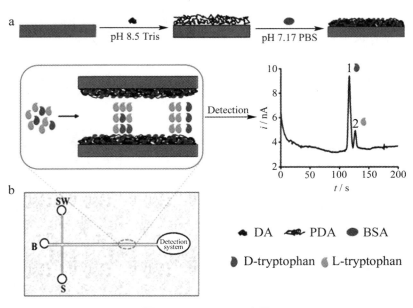

图 5-20   PDA/BSA 涂层
(a)形成过程和   (b)在拆分对映体中的应用

4.生物大分子分析

生物大分子主要是指各种蛋白质、多肽、多糖、DNA、基因片段、核酸等,药物在体内往往通过与这些生物大分子相互作用而发挥药效。研究药物分子与受体之间的关系,也可为药物分子结构的改造,合成疗效更好且毒性更低的药物提供信息。毛细管电泳技术的发展为生物大分子药物的分离分析、热力学常数测定、药代动力学过程、分子结构与功能的变化等方面研究提供有力的支持。

(1)生物大分子测定   2014 年,Zhang 等通过 CE 和 QDs 以及辣根过氧化物酶(HRP)增强化学发光来同时定量检测 5-羟基吲哚乙酸(5-HIAA)和 5-羟色胺(5-HT),用量子点和 HRP 增强荧光,CL 的抑制强度和被检测物的浓度成比例,5-HIAA 和 5-HT 检测限分别是 $7.0×10^{-9}$ mol/L 和 $6.0×10^{-9}$ mol/L。陈腊月等采用毛细管区带电泳技术研究了酶蛋白活性检测及其先导化合物筛选的方法。分别对分离缓冲液 pH 值、浓度、温度、毛细管柱有效长度等影响因素进行了优化,选用 43 cm×75 μm(id)未涂层熔融石英毛细管和磷酸盐缓冲溶液(50 mmol,pH 值 3.0)作为分离介质,运行电压 18 kV,测定了 D1 蛋白酶的生物活性并对部分抑制剂先导化合物进行了筛选。结果表明 ITP26、ITP21 两种异噁唑噻唑哌啶类先导化合物对蛋白酶表现出不同程度的抑制作用,抑制率分别为 26% 和 13%。最近,Zhang 等提出了基于毛细管柱前衍生的 CE-LIF 法结合 HPLC-MS/MS 在粗的天然产物提取物中进行筛选 mTorC1 抑制剂。5-羧基荧光素标记的肽 F-4EBP1(5-FAM-Ser-Thr-Thr-Pro-Gly-Gly-Thr-Leu-Phe-Ser-Thr-Thr-Pro-Gly)作为基质。CE-

LIF 法能够对基质以及磷酸化产物（pF-4EBP1）进行定量测定以监测 mTorC1 的抑制动力学。

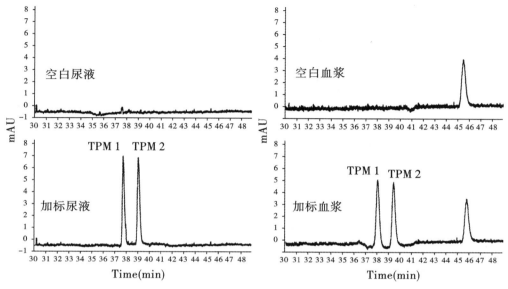

图 5-21　空白和加标人尿液和血浆样品经 EME 后的电泳谱

（加标：每个对映体 100 ng/mL）

微芯片电泳（microchip electrophoresis，ME）是一个小型化的 CE 平台，可实现高通量、低成本和便携式分析，目前被认为是 CE 的更简单和更便捷的替代物，它在分析化学领域已显示出巨大的潜力，它们的比较见表 5-8。微流控芯片区带电泳已被用于分离多种分析物，例如在聚甲基硅氧烷芯片上分离异硫氰酸荧光素（FITC）标记的蛋白（如牛血清白蛋白和胰岛素），分离四种荧光蓝染料和脂肪族伯胺。

表 5-8　传统 CE 和基于微芯片技术 CE 的比较

功能特性	CE	基于微芯片技术的 CE
检测方式	主要是紫外和 LIF	主要是 LIF
通量	高通量的多重毛细管系统	非常高得多通道系统并且分析时间短
分离效率	高	有限
分析时间	快（以分钟计）	非常快（以秒计）
集合性	难集合其他系统	易集成其他系统实现灵敏，专一，简单快捷
分析成本	样品和试剂消耗少	减少人工成本，样品和试剂消耗少

Eldh 等人使用微芯片系统评价使用各种分离方法提取得到的核外 RNA 的提取效率。除了微芯片 CE 系统以外，从 2008 年起已经有人尝试使用普通的 CE 系统分析小分

子核糖核酸。Li 等人报道了 mi-RNA 和甲基化 mi-RNA,他们通过 CGE 和 CZE 的分离方法以血小板为 mi-RNA 的生物源进行提取。Krylov 和他的同事在自由溶液中使用不同标记的 DNA 探针对多个 mi-RNA 进行检测。Ban 和 Yang 等人报道了一种可以同时检测多个 mi-RNA 的方法,这种方法使用了带有两个激光激发的双重 LIF 的 CE 对其进行检测。这些研究表明使用 CE 也可能同时分析多个 mi-RNA。

有研究者将 CZE 用于单克隆抗体的电荷异质性分析,根据分析物的净电荷和流体动力学半径进行分离。他们采用内径为 50 μm,40/50 cm 的毛细管(有效长度/总长度)进行实验,CZE 分离了等电点(pi)值在 7.4~9.5 范围内的 23 种单克隆抗体 MAbs(图5-22)。结果表明其稳定性和准确性好,线性范围宽以及灵敏度高。CZE 作为强大的技术平台可用于制药工业中的抗体电荷异质性测试。

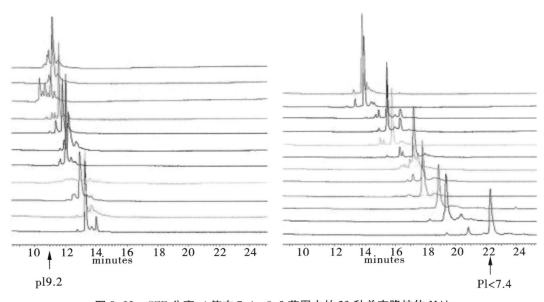

图 5-22　CZE 分离 pi 值在 7.4~9.5 范围内的 23 种单克隆抗体 MAbs

(2)药物与生物大分子相互作用研究　霍鹏等利用毛细管区带电泳法,研究盐酸麻黄碱、磷酸可待因与牛血清白蛋白(BSA)的结合常数,通过两种生物碱在不同浓度下的BSA 迁移行为的变化,计算得到其与 BSA 的结合常数均为 10^4 L/mol 数量级,这对药物与白蛋白的结合规律和机制的进一步探讨具有重要意义。该方法简便、快速,具有较好的准确性和重现性,在研究小分子与生物大分子的弱相互作用方面具有广阔的应用前景。

Chen 等采用毛细管电泳分析研究了抗高血压药物卡托普利和人血清白蛋白之间(在有和无利尿药氢氯噻嗪情况下)的相互作用。在接近生理条件下(67 mmol 磷酸盐缓冲液,pH 值=7.4,I=0.17,37 ℃),100 μmol 卡托普利溶液和加入的 60 μmol 氢氯噻嗪溶液,分别通过 HSA 系列浓度(10~475 μmol)溶液预平衡,通过流体动力学方式引入到未涂层熔融石英毛细管(35 cm×50 μm I. D. 26.5 cm 有效长度)。分别得到结合位点的数目、卡托普利和氢氯噻嗪结合 HSA 的结合常数。通过实验发现,这两种药物对 HSA 均显示出一定程度的结合特性,而且它们之间不存在显著竞争性结合的影响。

毛细管电泳由于分离能力高,分析时间短,样品消耗少,灵敏度高,易于实现自动化等特点在酶抑制剂筛选中具有不可替代的作用。碳酸酐酶的抑制动力学研究是由 Iqbal 等人用毛细管柱前酶法测定的。碳酸酐酶和底物 4-硝基苯基酯在 37 ℃混合孵化 10 min,通过冻结反应混合物终止反应。然后将反应混合物注入毛细管用于分离。Malina 等通过毛细管柱前酶试验测定磷酸果糖激酶-1 的酶动力学和抑制动力学。此外,Yin 等人构建了使用氧化石墨烯作为载体通过层层静电组装的以毛细管电泳为基础的固定化酶微反应器,是一种在线的毛细管柱上方法。采用胰蛋白酶作为模型,这种方法很容易负载多层酶以增加固定化酶微反应器的能力。Shen 等使用氨基硅烷化试剂用氨基修饰毛细管内壁,通过共价连接将表皮生长因子受体(epidermal growth factor receptor,EGFR)固定在毛细管内壁上,结合 CE 分离,固定化酶反应器用于研究吉非替尼的抑制作用。

De Kort 和同事使用波长分辨荧光(wrFlu)来探测蛋白质的构象变化。色氨酸残基荧光对分子的环境非常敏感(溶剂,邻近残基,配体结合等),因此相关色氨酸环境的改变可以通过发光光谱中的最大发射波长和荧光强度来反映。作者利用这个现象,通过采用 CE-wrFlu 来监测蛋白质构象变化。去折叠模型蛋白通过蛋白孵化诱导并且在含 7.0 mol/L 尿素的背景电解质中分析。去折叠蛋白的 CE-wrFlu 光谱显示出峰有清晰的红移和有效电泳迁移速度显著降低,后者是由于去折叠蛋白质的分子水动力半径的增加。因此 CE-wrFlu 体系反映了蛋白折叠变化时的两个指标。作者认为 CE-wrFlu 体系可以用于蛋白纯度和构象变化的检测。

涉及纳米粒子的毛细管电泳在生物医学方面应用的文章日益增多。Girardot 等人用毛细管电泳来测定适配体修饰的纳米粒子与靶向复合物之间的结合常数,进而研究适配体修饰纳米粒子的靶向效率。研究蛋白质与金纳米粒子之间的相互作用在生物学上是非常重要的。因此,Boulos 等人采用毛细管电泳来研究金纳米粒子表面蛋白质的吸附。

第四节　毛细管电色谱法

一、毛细管电色谱法的原理

1.毛细管电色谱的特点

毛细管电色谱(capillary electrochromatography,CEC)是在毛细管柱内填充固定相颗粒、管壁键合固定相或者制成连续床形式,以电渗流或者电渗流、压力共同驱动下使样品根据它们在固定相和流动相中分配系数不同以及电泳速率不同实现分离。

毛细管电色谱是一种新型的微分离技术,它借鉴了 CIE 和 HPLC 的基本原理,是液相色谱与毛细管电泳相结合的产物,在分离效能和选择性调节等方面都具有更大的优势。它的分离机制包含有电泳迁移和色谱固定相的保留机制,一般而言,溶质与固定相间的相互作用对分离起主导作用。所用色谱柱为填充了 HPLC 填料的填充型毛细管柱和管内壁涂渍了固定相功能分子的开管毛细管柱。CEC 近年来发展迅速,主要应用在药物、手性化合物和多环芳烃的分离分析。另外 CEC 与质谱联用既可解决 LC/MS 的分离效率不高的问题,又可克服 CE/MS 中质量流量太小的缺陷。毛细管电色谱有效地改善了流动相流型,使分离柱效提高,其柱效几乎比 HPLC 高一个数量级;同时,具有选择性比毛细管电泳高,分析速度快,分析结果重复性好,能实现样品的富集和浓缩等优点,近年来越来越受到分析化学家的关注。

2. 毛细管电色谱的分类

按毛细管柱的类型,毛细管电色谱可分为填充柱毛细管电色谱,开管柱毛细管电色谱和整体柱毛细管电色谱。

(1)填充柱毛细管电色谱　毛细管电色谱填充柱是将色谱填料填充到毛细管中而获得的。填充方法主要有匀浆填充法、拉伸填充法和电动填充法。对 CEC 柱填料的基本要求是:填料要含有带电或可离子化的官能团以产生电渗流,同时填料对分析物具有一定的保留和选择性。目前应用于 HPLC 的各种微球固定相已被应用于毛细管电色谱的分离分析中,其中大多数的 CEC 分析是在 ODS 固定相上进行的。

填料的粒度和孔径对分离也有影响。由于 CEC 电驱动流动相不存在柱压降的问题,因此可以使用长度更长和固定相粒径更小的电色谱柱,以实现更高的柱效。

由于填充柱电色谱具有高的分离效率和丰富的固定相材料,因此目前在电色谱中应用最为广泛。但是由于电色谱填充和塞子制备工艺对操作者要求比较高,其应用也受到了一定的限制。在柱的装填中,柱塞的制作是关键步骤,柱塞的烧制技术性很强。另外,由于塞子的存在,很可能导致一系列问题,如产生气泡,易受污染等,因此大大影响了这一方法的推广。

(2)开管柱毛细管电色谱　开管柱是在毛细管内壁涂敷或键合含有带电或分配选择性官能团固定相的一种分离柱。开管电色谱柱避免了颗粒填充过程和柱塞的制作,但其柱效和柱容量都比填充柱小。因此制备柱子的关键是增大比表面积,制备相比大、柱容量高的色谱柱。

开管柱的制备主要有三种方法:表面涂渍固定相、表面粗糙化后键合固定相和溶胶-凝胶技术。表面物理涂渍固定相方法简单,但柱寿命较短。在表面粗糙化键合固定相方面,为了增大毛细管柱的内表面积,首先对毛细管内壁进行蚀刻,然后将固定相键合到内壁上。Pesek 等报道在 300~400 ℃下用氟化氢铵溶液蚀刻石英毛细管,表面积可以增大 1 000 倍。溶胶-凝胶技术制备毛细管开管色谱柱,就是将含烷基链的烷氧基硅烷作为溶胶溶液的前体,利用溶胶-凝胶化学在毛细管内壁形成有孔的有机硅胶薄膜,从而在增大毛细管内表面的同时引入具有保留功能的官能团。该制备柱技术操作温度低,简单快速,它将粗糙化、去活、涂敷一起完成,在有机相和无机相之间形成强的化学键。制备的色谱柱具有柱效高、柱容量大,抗溶剂冲洗等优点。

目前毛细管开管柱分离的物质除了小分子有机化合物,主要是多环芳香烃化合物外,还用于生物大分子的分析。随着柱制备方法的不断改善,具有不同选择性的固定相,甚至蛋白质、抗体或抗原等具有特殊选择性的物质均可键合到毛细管管壁上,可分离的化合物将越来越多。

(3)整体柱毛细管电色谱　毛细管整体柱是用有机或无机方法在色谱柱内进行原位聚合得到连续床固定相。这种色谱柱制备方法简单,无须柱塞,通过改变反应单体可以引入多种官能团,有更好的多孔性和渗透性,具有灌注色谱的特点,即色谱柱中既有流动相的流通孔(接近 1 pm)又有便于溶质进行传质的中孔(几十个纳米),可以对生物大分子进行快速分离。这种色谱柱制备方法简单,由于使用了聚合方法,可以向固定相中引入各种官能团,有十分多变的灵活性。在毛细管电色谱中使用整体色谱柱可以避免塞子的制作难题,并排除了由塞子产生气泡的烦恼。

整体毛细管电色谱柱主要分为有机聚合物整体毛细管电色谱柱和无机基质整体毛细管电色谱柱。无机基质整体柱主要是通过溶胶–凝胶(sol–gel)技术使硅烷化试剂形成牢固的 Si—O—Si 网络。一般溶胶–凝胶(sol–gel)反应将前导物质(通常是烷氧基硅烷)、溶剂、催化剂、有机添加剂及水的溶液引入经过预处理的毛细管后,经过在柱内水解缩聚生成凝胶,然后进行老化、干燥,制成硅胶整体柱,可直接作为固定相,或再进行衍生化。溶胶–凝胶技术具有高纯度、高均匀性及合成温度低等优点,近年在材料科学领域得到了广泛地应用。有机基质整体柱可分为以聚丙烯酰胺、聚甲基丙烯酸酯和聚苯乙烯为基质的整体柱。典型的聚合液包括含有一个乙烯基的单体,两个乙烯基的物质作为交联剂,以及含有离子基团的物质作为产生电渗流的单体,同时为了形成多孔的结构往往添加制孔剂。

按流动相的驱动力不同分类,毛细管电色谱可分为电渗流驱动的电色谱和电渗流与压力联合驱动的毛细管电色谱。电渗流驱动的电色谱是靠电渗流作为驱动力,这种情况下样品区带可以保持塞状流型,提高了电泳的分离能力,克服谱带展宽,实现高效、高选择性分离。但是在电驱动电色谱中,由于焦耳热、有机溶剂的使用以及柱塞与固定相的非均相性等因素的影响而容易产生气泡,使分离重现性差,压力驱动电色谱可以解决气泡和梯度洗脱问题。

电渗流与压力联合驱动的毛细管电色谱,加快了分析速度,便于梯度洗脱,减小气泡生成的可能性。液相泵产生的压力流可以使产生的气泡冲出毛细管或者使气体在高压下溶解,使流动相的平均线速比液相色谱大,缩短了分析时间,操作的稳定性及重复性也更好。该方法缺点是流体力学所引起的抛物线流型使柱效有所损失,一般的操作过程中所使用的压力都比较低。

3. 毛细管电色谱的基本原理

(1)分离原理　毛细管电色谱综合了 CIE 和 HPLC 的基本分离原理,以电渗流取代压力降作为流动相的驱动力,改善流动相流动形态,提高分离柱效。同时由于施加电压,使得流动相与溶质在柱内流动过程发生变化。在毛细管电色谱的研究中,分离机制包含有电泳迁移和色谱固定相的保留机制,其中电动现象是分离的基础。

(2)分离效能　在毛细管电色谱中,影响分离效率的方程即速率方程为:

$$H = Ad_v + BD_m/v + C\,Vd_p^{\,2}/D_s \tag{5-22}$$

式中 D_m、D_s 分别代表溶质在流功相和填充颗粒内部的扩散系数;V、d_p 分别代表流动相的线速度和填充颗粒的粒度;A、B、C 分别代表 van Deemter 方程常数。

柱外效应指除柱内分离过程以外的所有影响因素。进样过程,检测过程均可引起峰展宽。毛细管电色谱通常采用柱上检测,一般检测时间小于 0.05 s 时由检测过程产生的对塔板的影响可忽略。一般情况下,进样时间越长,所施加的电压越高,峰展宽越严重。

在开管柱毛细管电色谱中,若固定相中的传质阻力可以忽略不计,$Ad_v = 0$。随着毛细管内径的减少,理论塔板高度也相应下降,因此采用细内径毛细管柱可以获得更高的分离柱效。

在填充柱毛细管电色谱中,溶质的谱带展宽主要由涡流扩散、纵向分子扩散、溶质在流动相和固定相之间的传质阻力所决定。由于流动相是塞式平流,填料颗粒直径一般仅在$1.5 \sim 3.0 \ \mu m$,涡流扩散项Ad_v可以忽略。传质阻力项大小主要由溶质在填充颗粒内部的扩散系数决定。一般情况下,传质阻力引起的区带展宽很小,对塔板高度的贡献可以忽略。

由于焦耳热的产生和系统的带电属性会对色谱峰的峰型有影响,在电驱动分离系统中,有效的热传导是分析方法重现性和高效分离的基础。柱温的升高会导致溶质在固定相和流动相间分配系数的改变,使样品的保留时间减小。同时柱温升高还会使流动相的黏度、电位势ζ和介电常数等改变,导致电渗流速度的变化。温度对溶质的扩散系数、缓冲液的离子强度、pH值和固定相结构都会产生一定的影响。在电色谱的分离过程中,随着温度的升高,样品的保留时间减少,分离效率下降。实际上,当毛细管内径比较小的时候,只要施加电压不足够高,热效应并不十分明显。在毛细管内径增大的同时,溶质在毛细管中的径向扩散系数也会有一定程度的增大。焦耳热的产生会使毛细管内流动相产生温度的径向梯度分布,从而造成流动相密度的差异,使得越靠近管中心的地方温度越高,流动相密度越小。越靠近管壁地方的温度越低,流动相密度越大。在一定程度上,溶质的径向扩散系数随着毛细管内径增大的现象会补偿热效应造成的峰展宽。

在毛细管电色谱中,电渗流不仅产生于毛细管壁,而且产生于固定相颗粒表面。毛细管管壁处的电渗流速度与毛细管中心的电渗流速度有所差异,导致填充柱内的楔形流型受到破坏,产生管壁效应。毛细管管壁效应一般在毛细管壁附近很窄的范围内。

理论上,毛细管电色谱与传统的液相色谱相比有更高的柱效。但是由于超长色谱柱的均匀装填比较困难,使得结果不理想。随着流速的增加,板高减小,柱效会逐渐增加。固定相的电渗流淌度与其粒度无关,但是对柱效的影响较大。目前,用于填充毛细管电色谱的手性固定相种类很多,例如:离子交换固定相、分子印迹固定相、环糊精、蛋白质、纤维素、大环内酯类等手性固定相等。

二、毛细管电色谱法在药物分析中的应用

CEC是近年来迅速发展起来的一种结合了HPLC高选择性和CE高效性的微分离技术,属于高效毛细管电泳(HPCE)的一种。毛细管电色谱作为一种新兴的分离分析技术,发展历史还不长,但其在理论、技术及仪器等方面都取得了较大的发展,并逐步被广泛应用于药物分离、食品安全、环境检测、生命科学等领域。

1. 在手性分离中的应用

毛细管电色谱法结合了HPLC的高选择性和CE的高效性,已发展成为手性分离检测中的新亮点,受到极大地关注。目前,毛细管电色谱手性拆分主要有两种模式:手性流动相-非手性固定相模式,手性固定相-非手性流动相模式。

(1)手性流动相-非手性固定相模式   与传统的HPCE手性拆分相似,手性流动相-

非手性固定相模式就是动态地将手性选择剂加入基础电解质流动相中,采用 ODS 柱、C18 柱等常规的非手性柱拆分手性药物。辛艳飞等以反相 C18 柱为固定相,天冬氨酰苯丙氨酸甲酯为手性选择体,Cu^{2+} 为配体离子,成功建立了毛细管电色谱手性配体交换法分离游离亮氨酸异构体的方法。Lammerhofer 等在背景电解质中加入了带正电的奎宁氨基甲酸酯,利用非手性 ODS 固定相与手性添加剂和带负电荷的各种氨基酸对映体形成的离子对之间具有不同作用的特点,对氨基酸进行手性分离。手性流动相-非手性固定相模式需要的手性选择剂量很大,价格昂贵,但分离效率低,且在流动相中手性添加剂的溶解度有限。因此手性流动相-非手性固定相模式主要只用于对合适的手性添加剂进行选择,再通过需要的手性添加剂来制备手性固定相。

(2)手性固定相-非手性流动相模式 手性固定相-非手性流动相模式是将手性选择剂涂布或键合在固定相载体表面,制备得到手性固定相。拆分手性对映体时,由于各组分与手性固定相之间生成的复合物稳定性不同,使其在色谱柱中具有不同的保留时间,从而实现手性对映体的分离。

1)环糊精型键合固定相:二氢吡啶类钙离子拮抗剂主要为地平类药物,除了硝苯地平外,二氢吡啶类钙离子拮抗剂均为手性药物。研究结果表明,二氢吡啶类钙离子拮抗剂的 2 个对映体(R/S)的药理活性差异很大。因此,发展地平类手性药物对映体的快速拆分方法具有重要意义。聂桂珍等采用自制的磺丁基醚-β-环糊精(SBE-β-CD)修饰的开管柱,通过电色谱法拆分了地平类药物对映体。开管电色谱柱无须烧塞,操作与电泳同样便利,修饰在毛细管内壁的带负电荷的 SBE-β-CD 可以产生较强且稳定的电渗流,为快速拆分创造了条件。利用 CSP 和手性流动相(chiral mobile phase,CMP)中的双手性选择体,实现了氨氯地平等 10 种地平类药物的快速拆分,分离时间约为 10 min。与文献采用纤维素衍生物手性固定相的拆分效果相比,该方法具有快速、高效、简便及重现性好等特点。基于色谱分离数据,探讨了相关的手性分离机制。

吕仁江等以丙烯酰胺-β-环糊精和聚甲基丙烯酸缩水甘油酯为功能单体,乙二醇二甲基丙烯酸酯为交联剂,采用原位聚合法制备了聚丙烯酸酯-β-环糊精手性毛细管整体柱。通过红外和扫描电子显微镜表征了整体柱固定相的结构和形貌。并以苯丙氨酸为考察物考察了柱子的稳定性和重现性,结果满意。在毛细管电色谱模式下,采用丙烯酰胺-β-环糊精整体柱首次拆分盐酸依替福林对映体,结果使盐酸依替福林对映体达到了基线分离,获得了良好的分离效果。Tian 等采用新型环糊精衍生物修饰聚甲基丙烯酸酯整体柱,在毛细管电色谱模式下分离了布洛芬和萘普生。杨丽等采用毛细管电色谱法,以 β-环糊精修饰的纳米金颗粒(GNPs)为准固定相对四种氨基酸对映体进行手性分离,其分离度都达到了 1.7 以上。

2)蛋白质键合型固定相:郑翌等基于甲基丙烯酸酯整体柱表面所带环氧基团具有较强反应活性的特征,将牛血清白蛋白直接键合到其表面,制备成牛血清白蛋白手性固定相毛细管整体柱,成功拆分了手性药物华法林和四种手性对映体。Kato 等将硅溶胶与牛血清白蛋白(BSA)混合,制备得到包覆型硅胶基质整体柱用于分离色氨酸对映体。

3)大环抗生素手性固定相:雷雯等将伊瑞霉素键合到甲基丙烯酸酯整体柱表面制得伊瑞霉素键合手性毛细管整体柱,分离了五种氨基酸和一种手性药物罗格列酮。丁国生等以去甲万古霉素为手性选择剂,对采用溶胶-凝胶技术制备的毛细管硅胶整体柱进行化学衍生,成功制备了去甲万古霉素键合手性硅胶整体柱。Wikstrom 等在 diol 硅胶上键合万古霉素,然后通过反相和极性有机模式,成功实现了沙利度胺等 10 种手性药物的分离。

4)分子印迹手性固定相:李燕丽等以(S)-腺苷蛋氨酸为模板分子,采用热引发一步法,制备了具有手性识别能力的分子印迹毛细管整体柱。Spegel 等以 S-布洛芬为模板分子,分别以甲醛丙烯酸甲酯(MMA)和 2-乙烯基吡啶(2-VP)为功能单体,乙二醇二甲基丙烯酸酯为交联剂制备 MIP 作为手性固定相,成功拆分了布洛芬对映体。

另外,Chen 等将壳聚糖的侧链与丁二酸反应衍生,再通过溶胶-凝胶法交联固定化,用制得的涂层柱分离了色氨酸等手性物质;而后又将纳米壳聚糖粒子进行苯甲酰衍生后,与丙烯酰胺共聚合固定于毛细管内壁,用于分离色氨酸对映体得到了比前者更高的分离效率。

Liang 等人用微芯片电泳建立了一个新方法用于二肽和氨基酸的对映体的分离。作者报道了把在原位固定的 BSA-共轭聚多巴胺氧化石墨烯纳米复合材料(PDA/GO/BSA)作为固定相,用于以聚/二甲基硅氧烷/芯片为基础的开管毛细管电色谱中(图 5-23)。

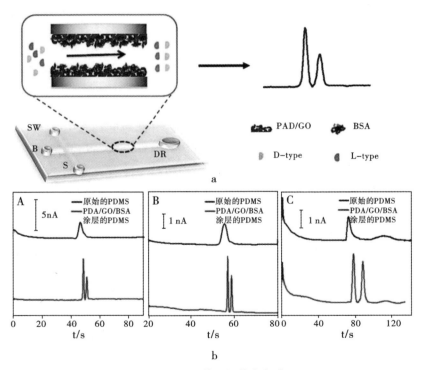

图 5-23 开管毛细管电色谱

a. 以芯片为基础的开管毛细管电色谱系统用于手性分析,采用牛血清白蛋白/多巴胺/氧化石墨烯(BSA/PDA/GO)纳米复合材料作为固定相,结合了电化学检测器的聚二甲基硅氧烷微通道。样品池(S)中充满了对映体溶液的混合物。分离池(B)和进样废液池(SW)中填充运行缓冲液 b. 电泳图(A)3.5 mmol 的 D-色氨酸和 7 mmol 的 L-色氨酸,(B)3.5 mmol 的 D-苏氨酸和 7 mmol 的 L-苏氨酸(C)二肽对映体,4 mmol 的甘氨酸-D-苯丙氨酸和 4 mmol 的甘氨酸-L-苯丙氨酸在原始的和多巴胺/氧化石墨烯/牛血清白蛋白涂层的聚二甲基硅氧烷芯片

Auditore 等人研究了氨氯地平(一种用于治疗高血压、心绞痛的外消旋的扩张血管药物)和它的两个手性杂质(杂质 A 和 B)对映异构体的分离。采用 sepapak 4 柱,一种用纤维素 3-(4-氯代-3-甲基苯基氨基甲酸酯)涂层天然硅颗粒得到的新型多糖类手性固定相。虽然对实验条件进行了优化,但是采用 nano-LC 方法仍无法实现氨氯地平与两种杂质的手性分离。相反地,采用同样的柱子,CEC 法实现了它们的同时分离,而且体现出高效和高分辨率的优势。建立的 CEC 法可用于商品片剂经甲醇提取后氨氯地平的分析。所测定的浓度与标示量一致。此外,实际样品中另一个杂质(杂质 G)也被鉴定出来,如图 5-24 所示。

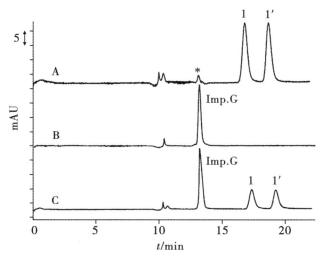

图 5-24　氨氯地平包衣片实际样品的 CEC 分析
A.药物片剂的 CEC 谱图,＊表示杂质　B.标准杂质 G 的电泳谱
图　C.样品加入杂质 G 的 CEC 谱图　1 和 1′手性杂质

2. 在生物大分子中的应用

近年来,生命科学的发展给生物大分子分析分离技术提出了新的要求,随着电色谱基本理论的进一步完善,CEC 技术在分离检测核酸、蛋白质和小肽等生物大分子方面有广泛的应用前景。张欢欢等采用离子交联法制得纳米壳聚糖粒子溶液,通过静电吸附作用将其修饰于石英毛细管内表面,形成亲水性、带有正电荷的薄层,可有效抑制蛋白质分子的吸附,提高分离效率。纳米涂层起到极性固定相的作用,用该柱成功分离了三种碱性蛋白质溶菌酶、细胞色素 C 和核糖核酸酶 A,达到较高的柱效(39481~245373 Plate/m),且重现性好,因此壳聚糖纳米粒子修饰的毛细管电色谱柱有望用于其他生物大分子的分析检测。

Lin 等使用整体柱毛细管电色谱分离寡肽(包括血管紧张素Ⅰ、血管紧张素Ⅱ、Sar11、Thr8 血管紧缩素、催产素、抗利尿激素系、牛 β-酪蛋白的肽能片段、人 β-酪蛋白的肽能片段和 FMRF 酰胺),并比较了模板聚合物和无模板聚合物的分离行为,指出这些寡肽的电色谱分离由电泳迁移和色谱保留介导。

　　Zhao 等以 1.5 μm 无孔硅胶 C18 为固定相,用反相梯度加压毛细管电色谱在 7.5 min 内实现了四种蛋白质的有效分离。通过和 3 μm 普通 C18 柱的对比,表明 1.5 μm 无孔硅胶 C18 柱在 p-CEC 模式下分离蛋白质等生物大分子方面的优势。通过与微径液相色谱分离蛋白质的结果进行比较,表明梯度 p-CEC 的分离柱效和分离速度都优于微径液相色谱。

　　Hoegger 等用聚丙烯酰胺类整体柱分析了氨基酸和多肽。以 N,N-二甲基丙烯酰胺哌嗪双丙烯酰胺为基础而负荷磺酸基产生电渗流的整体固定相,研究带正电荷的氨基酸和多肽的分离。结果发现固定相在 190 bar 的压力下仍具有机械稳定性,并且在有机氢流动相大范围变化时仍保持化学稳定性。通过改变电荷强度和标准固定相的疏水性来进一步研究静电和疏水和(或)亲水作用。

　　3. 在中药分析中的应用

　　陈昭等对白芷中四种香豆素活性成分进行含量测定的基础上,采用甲基丙烯酸酯整体柱毛细管电色谱法对另外五种结构类似的活性成分(白当归素、水和氧化前胡素、花椒毒酚、5-羟基-8-甲氧基补骨脂素和佛手柑内酯)进行了快速、灵敏而高效地分析。为提高结构类似物分离分析的选择性,同时增加固定相的疏水性,在流动相中加入了表面活性剂去氧胆酸钠(SDC)为"假固定相"取得了良好的效果。高红秀等构建微流蒸发光散射检测器(μELSD)与加压毛细管电色谱(pCEC)联用系统,测定中药提取物注射用血塞通(冻干)中三七皂苷 R1、人参皂苷 Rg1、Re、Rb1、Rd 的含量,并考察系统的实用性和稳定性。用 C18 毛细管色谱柱,通过对流动相体系、梯度洗脱条件、雾化载气流速、蒸发温度、施加电压等参数的优化,确定了注射用血塞通(冻干)五种成分含量测定的最佳测定参数。在此条件下,五种成分回收率都在 95% ~ 105% 之间。实验表明,构建的 pCEC-μELSD 联用系统能用于药物中有效成分的含量测定。μELSD 的构建为毛细管电色谱提供了一种全新的检测手段。周文莉等建立了同时测定川贝枇杷糖浆中六种有效成分(桔梗皂苷 D、贝母辛、齐墩果酸、西贝素、贝母甲素和贝母乙素)含量的微流蒸发光散射检测器(μELSD)与加压毛细管电色谱(pCEC)联用检测方法。川贝枇杷糖浆中六种有效成分可在 10 min 内得到分离检测,六种有效成分的线性范围可达四个数量级,检出限均在 pg 水平,加标回收率为 97.9%~103.0%。所建立的 pCEC-μELSD 联用方法精密度、重复性和稳定性良好,且简便、快速、可靠,可用于川贝枇杷糖浆中六种有效成分的含量测定。他们所建立的方法充分体现了 pCEC 的高分离效能和蒸发光散射检测器的通用性,为中药中复杂成分的分析检测提供了一种有力的手段。

　　4. 在体内生物样品中的应用

　　对于体液中中药和天然药物的代谢产物研究,多集中于液相色谱/质谱一类传统技术领域,仅有少量使用开管毛细管柱的实例。然而,基于整体柱毛细管电色谱技术的高效、高选择性、集约、小型化和经济环保的特点,考察其在体内药物分析领域特别是体内中药分析上的应用,能够为后续 CEC 技术的发展积累宝贵的经验。陈昭等基于甲基丙烯酸酯整体柱的毛细管电色谱法建立了测定蛇床子素和欧前胡素两种化合物在大鼠血浆中浓度的方法,对蛇床子的体内药代动力学特征进行了研究。同一小组结合微透析、有机-无机混合整体柱毛细管电色谱法研究出一种快速、高效和高灵敏度的生物体液药物浓度测定方法。微透析在实验中作为纯化和富集手段,大幅扩展了有机-无机混合整体柱的应用范围并减少了干扰物质的影响。该技术用于检测以头孢地尼为代表的抗生素类药物在生物体内的游离形态含量,以此来检验方法在生物样品类复杂体系中的适应性和应用前景。

万青云等建立了三氟乙酸(TFA)柱前衍生,加压毛细管电色谱-激光诱导荧光(pCEC-LIF)快速测定黄曲霉毒素 B_1、黄曲霉毒素 B_2、黄曲霉毒素 G_1、黄曲霉毒素 G_2 方法。使用粒径 1.8 μm 的 C18 毛细管色谱柱,以甲醇-水(45∶55 v/v,含 0.05% 甲酸)为流动相,激发波长为 375 nm,发射波长为 450 nm,黄曲霉毒素 B_1、黄曲霉毒素 B_2、黄曲霉毒素 G_1、黄曲霉毒素 G_2 达到基线分离。该方法将激光诱导荧光的高灵敏度与加压毛细管电色谱高效分离相结合,提高了分析速度、分离效能、检测的灵敏度,样品用量只需 10^{-9} L,适用于痕量分析,节省了检测成本,具有实用推广价值。

压力辅助的 CEC 法用于分析 β_2-受体激动剂(沙丁胺醇、特布他林)和三种毒品(海洛因、可卡因、苯佐卡因)。使用聚(1-十六碳烯-三羟甲基丙基丙烯酸酯)整体柱和 ESI-MS 检测器。填充柱和开管柱相比,整体柱主要是现场制备方便,多功能的表面修饰,透气性好,且不需要柱筛,在 CEC 方法中具有特别的优势。采用原位聚合法合成有机聚合物整体柱,施加一个 20 kV 的分离电压和 5 bar 的辅助压力,在 15 min 内得到了分析物的基线分离。通过对 PCEC-ESI-MS 的方法进行验证,取得了满意的结果(检测限范围在 0.09~0.8 μg/mL),并用于口服硫酸沙丁胺醇片的男性志愿者的尿液样本分析。

通过化学接枝 β-CyD 和其三个衍生物,天冬氨酸 β-CyD(Asp-β-CyD),NH_2-β-CyD,HP-β-CyD 到环氧活性聚(甲基丙烯酸缩水甘油酯-乙二醇二甲基丙烯酸酯)合成手性固定相整体柱。合成的手性固定相用于 CEC 分离八个外消旋氨基酸和两个药物(盐酸美西律,奥昔布宁),表现出良好的手性识别能力、高选择性和高分辨率。用 Asp-β-CyD 制备的整体柱成功地用于 C18 作为吸附剂的固相萃取后人血浆中盐酸美西律对映体的拆分,采用含三乙醇胺的磷酸盐缓冲液(5 mmol,pH 值=4.5)作为流动相,可以减少样本和固定相之间的吸附。

第五节　毛细管凝胶电泳法

一、毛细管凝胶电泳法的原理

自从 1983 年 Hjerten 首先将传统的聚丙烯酰胺凝胶引进 CE 以来,毛细管凝胶电泳(capillary gel electrophoresis,CGE)迅速发展,在生物大分子的高效快速分离中展现出优异的性能,已成为蛋白质、多肽、核酸及 DNA 等生物大分子分离分析的有力工具。CGE 结合了 CE 和平板凝胶电泳的优点,成为目前分离度极高的一种电泳分离技术。

CGE 是将平板电泳的凝胶移到毛细管中作为支持物而进行的电泳,在毛细管内填充凝胶或其他筛分介质,如交联或非交联的聚丙烯酰胺,其分离原理如图 5-25 所示。荷质比相等,但大小不同的分子,在电场力的推动下在凝胶聚合物构成的网状介质中电泳,其运动受到网状结构的阻碍。大小不同的分子经过网状结构时受阻力不同,大分子受到的阻力大,在毛细管中迁移的速度慢;小分子受到的阻力小,在毛细管中迁移的速度快,从而使它们得以分离。

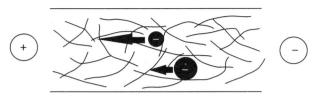

图 5-25　CGE 分离原理

凝胶具有多孔性,起到类似分子筛的作用,溶质分子按照分子大小逐一分离。凝胶黏度大,抗对流,能减小溶质的扩散,因此所得的色谱峰形尖锐,能达到 CE 中的最高柱效。由于溶质和凝胶(或加在凝胶基质中的添加剂)生成络合物,又能使分离度增加,同时还能防止溶质在毛细管壁的吸附并减少电渗流,因此,CGE 有可能使组分在短柱上得到极好地分离。

CGE 的分离度和分离效率与 CZE 相当,都属“区带”电泳技术。与 CZE 相似,可通过加入手性选择剂,离子对试剂或其他更复杂的试剂来调节选择性。这些试剂可以键合到凝胶上,也可以直接加到操作缓冲液中。与传统凝胶电泳相比,CGE 具有下列优点:可以施加比板式电泳高 $10\sim100$ 倍的场强而不会引起对分离不利的焦耳热效应;能进行毛细管柱上检测和仪器的自动化操作;而且毛细管本身已经具有抗对流的作用,不必再使用具有抗对流性质的凝胶。CGE 的样品容量为 10^{-12} g,易于定量,可以自动化,也可用于大分子物质的微制备和馏分收集。

二、分离条件的选择

1. 凝胶的选择

凝胶材料通常是指以化学共价或交联方式形成的胶状多孔物质,一旦成型,即很难改变,如聚丙烯酰胺。用聚丙烯酰胺在毛细管内交联制成的凝胶柱,可用于分离测定蛋白质和 DNA 片段,其缺点是凝胶柱制备困难,寿命偏短;后来出现了同样具有筛分作用的非凝胶材料,这种材料是指一类由缠绕的聚合物以物理方式组成的物质,它们可以比较容易地视窗口的不同而改变自身的形状,甲基纤维素和未交联的聚丙烯酰胺都属于这一类,它们广泛用于后来发展起来的无胶筛分电泳。该方法用低黏度的线性聚合物溶液代替高黏度的聚丙烯酰胺,同样起到电泳分离的效果,方法简单,但分离能力较 CGE 差。

在 CGE 中,交联聚丙烯酰胺凝胶是应用最广泛的基体。聚丙烯酰胺凝胶是丙烯酰胺与 N,N′-甲叉双丙烯酰胺的共聚物,孔径较小,具有明显的分子筛效应,能使较小的蛋白得到非常精密的分离。因为没有带电基团,凝胶呈电中性,无吸附作用,机械强度好。聚丙烯酰胺有很宽的孔径范围,其孔径大小由单体和交联共聚单体的浓度及聚合程度决定,可以通过改变这些参数进行调节。这类凝胶毛细管柱的制备应特别小心,聚合反应过快、使用未脱气的溶液或者化学试剂的纯度不够,都会使聚合时出现空气泡或形成不稳定的凝胶。这类柱子因其刚性高也容易堵塞,产生堵塞或气泡都会使毛细管报废。由于这类凝胶的刚性,不能采用流体动力学进样法(如加压、减压或虹吸法)进样。CGE 法的缺点也很明显,如管内聚合反应难度大,重现性差,毛细管柱的寿命较短。

聚合物溶液基体具有很好的弹性,可以利用流体动力注入毛细管内,当聚合物溶液的黏度比较低时可采用压力进样法。这类基质可以重复更换,更换操作方便快速,而且不易受气泡形成和其他因素的影响,是一类比较理想的筛分介质。除此之外,葡聚糖、琼脂糖、甲基纤维素及其衍生物、聚乙二醇等也被用作 CGE 的分离介质。琼脂糖凝胶一般多呈淡乳白色,但当含有尿素时能获得可见光中完全透明的凝胶。分离蛋白所用的琼脂糖浓度应当在 10 g/L 以上,通常为 3%～5%。需要注意的是,琼脂糖凝胶容易滑出毛细管;当管内温度较高时,凝胶会膨胀并从毛细管两端伸出,造成分离不重现。

2.缓冲液的选择

缓冲液选择的对象包括缓冲试剂种类、浓度、pH 值以及添加剂等。缓冲试剂的选择主要根据 pH 值、电导、紫外吸收背景等性质来确定。在碱性条件下多选用硼砂、甘氨酸等试剂;在酸性条件下则多选用磷酸盐、柠檬酸、酒石酸等试剂。柠檬酸的效果有时优于磷酸盐。缓冲试剂的选择应遵循以下规则:①不与样品发生破坏性作用;②不影响凝胶的寿命;③紫外吸收和电导率低者为佳;④缓冲容量尽可能大;⑤在空气中稳定。根据经验,低浓度的无机盐缓冲体系如磷酸钠等不利于凝胶长期使用,高浓度(30～150 mmol/L)较好,但有过热问题。在蛋白质分子量测定中,多采用弱碱性缓冲溶液。

蛋白质分离中的添加剂实际上主要是 SDS,浓度在 0.1%～1% 均可。在进行 CGE 时,可再使用 4～8 mol/L 的尿素。有时为了延长聚丙烯酰胺凝胶的寿命,还可以加入乙二醇或甘油,它们对克服蛋白质的吸附、提高分离效率也是有益的。

3.进样技术

进样是毛细管电泳分离操作的第一步,进样方法直接影响分离结果的重现性和定性定量的可靠性。因此,控制进样量成为电泳分析中的重要因素。常用的进样方式有电迁移进样和流体力学进样,前者利用电泳和电渗现象将样品推入毛细管中;后者则依靠毛细管两端压力差将样品导入毛细管。

(1)电迁移进样　电迁移进样也被称之为电动力学进样,是毛细管电泳中最早的直接进样方法,对应的操作过程是:把毛细管的进样端插入样品溶液并加上电场,一定时间后再插回电极槽中,即可开始电泳分离。在这种进样方式下,电迁移是溶质的电泳迁移和毛细管中电渗流带动的综合结果。

通常所加场强为分离场强的 1/5 到 1/3,进样量 Q(克或摩尔)由下式计算:

$$Q = \frac{(\mu_{eo} + \mu_{ef})V\pi r^2 Ct}{L} \tag{5-23}$$

式中 μ_{ef} 为样品组分的电泳淌度,μ_{eo} 为电渗流淌度,V 为进样电压,r 为毛细管内径,C 为样品组分浓度,t 为进样时间,L 为毛细管总长度。由上式可知,除了毛细管内径和样品浓度外,决定进样量的还有进样时间和离子的表观淌度($\mu_{ef}+\mu_{eo}$)。对于离子组分,由于表观淌度不同,会产生进样歧视,即淌度大的离子比淌度小的进样量大;还可能造成离子丢失,即淌度大且与电渗流方向相反的离子可能进不去。这是电动进样的最大缺点,这种歧视现象会降低分析的准确性和可靠性。

电动进样对毛细管内的填充介质没有特别限制,属普适性方法,并容易实现完全自动化操作,是商品仪器必备的进样方法。电迁移进样装置简单,不需要附加设备,在介质黏度很高时使用更加有利。同时,它还是凝胶电泳进样的唯一方式,因为在凝胶状态下,压力进样困难并有可能将凝胶压出,使系统受到破坏。电迁移进样的另一个重要优点是可用于痕量富集,但需要注意的是样品溶液的离子强度必须保持恒定。

(2)流体力学进样　又叫压力进样,依靠毛细管两端压力差将样品导入毛细管,是应用最广泛的一种方式。它要求毛细管中的填充介质具有流动性,比如溶液等。在进口端施加正压,在出口端减压或改变出入口液面落差使之产生虹吸作用,都能实现进样,如图5-26所示。利用压缩空气如钢瓶气等可以实现正压进样,并能和毛细管清洗系统共享,多为商品仪器采用。

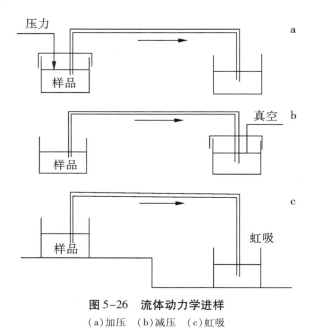

图5-26　流体动力学进样

(a)加压　(b)减压　(c)虹吸

对虹吸进样,$\triangle P$ 与毛细管两端高度差有关,表示为:

$$\triangle P = \rho g \triangle h \tag{5-24}$$

式中 ρ 为缓冲溶液密度,g 为重力常数。一般情况下,将样品池抬高 5~10 cm,维持 10~30 s。加压进样时,在进样端加 2.5~10 kPa 压力,维持 0.5~5 s。

流体动力学进样的进样量基本不受溶液组成和组分性质的影响,而由容易控制的压差和进样时间决定,如果严格控制样品的黏度和温度,则进入毛细管的物质量是固定的,进样的重现性好,不存在组分歧视。但选择性差,样品和背景都同时被引进毛细管中,对后续分离可能会产生影响,且该方法不适于凝胶电泳、芯片毛细管电泳和缓冲液黏度较大情况进样。

4. 其他条件

分离温度的选择主要取决于凝胶或筛分体系。如果选用聚丙烯酰胺,一般控制在 25 ~ 35 ℃。选用葡聚糖时,在 40 ℃附近通常能得到较好的分离。此外,分离电压、毛细管粗细和长短等,也应经过适当的优选。一般地,粗一点的毛细管有利于克服吸附和提高检测灵敏度,因此可以在较低的进样量下获得较高的分离效率,但太粗的毛细管容易产生过热。用 CGE 时一般选用 75 μm 或 100 μm 的毛细管。

三、毛细管凝胶电泳法在药物分析中的应用

高效、快速、高分辨率、低成本以及高灵敏度荧光检测,充分体现了 CGE 的优势,特别是凝胶的抗对流和分子筛作用的特点非常适合对 DNA、蛋白质类大分子的分离,这类分子因扩散系数(diffusion coefficient,DC)小很难用高效液相色谱分离。因此毛细管凝胶电泳最主要的应用方面是蛋白、多肽、寡聚核苷酸和 DNA 分析。CGE 技术在分离生物大分子尤其是 DNA 序列分析中显示了速度和效率方面的优越性。现代 CGE 研究主要是毛细管柱技术、性能优良的凝胶和缓冲剂新材料及在柱样品高灵敏度检测器等方面,目的是提高分辨率和重复性,改进定量分析方法,操作简便化。

1. 蛋白质、多肽分析

目前,对毛细管电泳凝胶分离介质的研究主要集中在追求高筛分能力、低黏度、动态涂层能力及相应的分离机制解析上。有报道借助一种低黏度可控交联的聚丙烯酰胺凝胶分离经变性剂十二烷基磺酸钠(SDS)处理的蛋白质,获得了比线性聚丙烯酰胺更高的分离分辨率,并且该凝胶具有体系黏度适宜的特点。

周瑾等报道使用一种或两种混合的部分交联聚丙烯酰胺凝胶(semi-CPAs)进行非变性蛋白质的 CGE 分离,不仅实现了溶菌酶、细胞色谱 C、核糖核酸酶 A 和胰蛋白酶四种碱性蛋白的基线分离,并且重现性良好。通过混配凝胶还可进一步提高分离度和分离柱效。初步研究表明,semi-CPAs 筛分介质是处于交联凝胶和非交联线性凝胶溶液的一种中间状态,显现了独特的分离优势,部分交联聚丙烯酰胺凝胶同时具有高分辨的筛分分离能力、良好的管壁动态涂层和黏度低等优点,有望在毛细管电泳以及微流控芯片电泳中得到应用。

有研究者用 CGE 进行蛋白质的分子量测定,先测标准蛋白,再测未知样品,然后进行标准比较。例如对分子量在 200 kD 以下的蛋白质的 SDS-CGE 测定,采用凝胶毛细管尺寸为 50~75 μm ID×7/24 cm(分离长度/总长),内填 3% ~ 5% T+2.6% C 凝胶。凝胶聚合溶液由 375 mmol/L Tris(pH 值 = 8.8)+3.2 mmol/L SDS+2.35 mol/L 乙二醇缓冲液配制。选用的分子量标准蛋白有:鸡卵蛋白溶菌酶、大豆胰蛋白酶抑制剂、牛碳酸酐酶、鸡卵白蛋白、牛血清蛋白、兔肌磷酰化酶,见图 5-27。

图 5-27(a)显示了由 214 nm 检测得到的 SDS-CGE 谱图。由标准谱图可以求得分子量与迁移时间的定量关系曲线或回归曲线方程,见图 5-27(b)。图 5-27(a)还同时显示了水溶性 CD_4-PE 的分离结果,由图可以看出其分子量在 60 000 附近,同时在 1500 附近还有一杂质峰。已知 CD_4-PE 由 545 个氨基酸残基组成,计算分子量为 59 187。

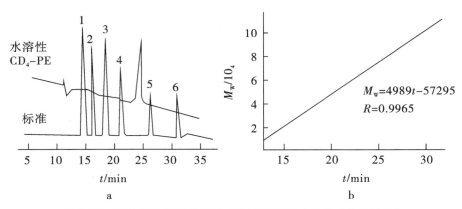

图 5-27　蛋白质分子量的 SDS-CGE 测定图(a)及其工作曲线(b)

1. 鸡卵蛋白溶菌酶(Mw=14 400)　2. 大豆胰蛋白酶抑制剂(Mw=21 500)　3. 牛碳酸酐酶(Mw=31 000)　4. 鸡卵白蛋白(Mw=45 000)　5. 牛血清蛋白(Mw=66 200)　6. 兔肌磷酰化酶(Mw=97 400)

2. 寡聚核苷酸分析

文献报道了用毛细管凝胶电泳对合成的反义寡核苷酸进行纯度分析,用毛细管凝胶电泳与基质辅助激光解吸附飞行时间质谱联用测定反义寡核苷酸在细胞环境中的稳定性,毛细管凝胶电泳法还成功地用于治疗病人血液中反义分子及其代谢物的定量分析。

抗肿瘤药物癌泰得是以端粒酶催化亚基 hTERT mRNA 为靶点的硫代反义寡核苷酸,全长 20 个碱基。张鬼等建立了毛细管凝胶电泳测定血浆中癌泰得含量的方法。样品经强阴离子交换柱除去血浆中的蛋白和油脂,通过反相 C18 柱脱盐,再通过渗滤膜除去残留盐分后,以长度为 24 个碱基的寡核苷酸作为内标,采用毛细管凝胶电泳测定血浆中癌泰得的含量。结果表明,毛细管凝胶电泳测定血浆中癌泰得含量的线性范围为 12.5～400 mg/L($r = 0.9998$),日内、日间的相对标准偏差分别为 0.398%～2.46%、2.75%～6.07%,回收率为 99.53%～102.1%。毛细管凝胶电泳法用于血浆中反义硫代寡核苷酸的含量测定具有良好的准确性、稳定性和重现性。

为验证所建立方法的实用性,运用所建立的方法对小鼠血浆中的癌泰得含量进行了测定。通过对比用药后不同时间的血样分析图谱(图 5-28),发现原药的代谢产物主要是降解的较短的寡核苷酸片段,并且随着时间的延长代谢产物的量不断增加。

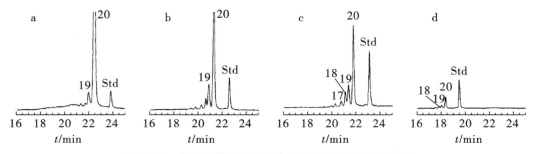

图 5-28　小鼠尾静脉注射癌泰得后不同时间的 CGE 谱

a. 3 min　b. 8 min　c. 20 min　d. 30 min 17、18、19. 分别为 17、18、19 个碱基的代谢物 20. 癌泰得 Std:内标

Akashi 等采用聚9-乙烯基腺嘌呤与聚丙烯酰胺偶联的凝胶分离含脱氧核苷酸的寡聚脱氧核苷酸,结果表明脱氧核苷酸顺序对其保留时间有很大影响。相关实验研究聚9-乙烯基腺嘌呤分子量和浓度、毛细管温度、尿素浓度等因素对分离行为的影响,并对分离条件进行优化。

3. DNA 分析

在核酸分析方面,由于 DNA 双键较弱的紫外吸收值,常规的紫外检测器的灵敏度难以满足低浓度 DNA 的分析要求,影响了 CE 技术在 DNA 分析的应用。荧光检测虽能极大提高灵敏度,但存在荧光检测器价格较贵、样品需荧光标记或嵌合荧光染料等问题,还难以在实际分析中普及应用。近年来,提高 CE 分检测灵敏度的研究取得了良好的进展,如场放大电动堆积注射(field amplified sample injection, FASI)、大量样品堆积(large volume sample stacking, LVSS)、pH 值介导的样品堆积,临界移动化学反应边界方法,动态 pH 值接合,临态等速电泳浓集,无限量样品电动堆积注射和 Sweeping 浓集等技术,极大地提高了常规 CGE-UV 检测灵敏度。

连冬生等以已知浓度的 DNA Marker 为标准样品,常规压力进样,电动进样,柱头场放大及联合使用基质场放大和柱头场放大等方法进行 CGE-UV 分析,对比不同进样方法的检测灵敏度。以 PCR 后的高盐 DNA 样品验证方法的可靠性。当 DNA 样品稀释达 40 万倍,与电动进样和压力进样相比,在对峰形和峰宽无明显影响下,将电动进样的时间延至 420 s,三羟甲基氨基甲烷-盐酸缓冲液(TE)浓度降低至 1.5%,柱头场放大灵敏度分别提高了约 28 和 90 倍;联合使用基质场放大和柱头场放大后,灵敏度分别提高 3 760 和 12 000 倍。DNA 的检出限达 0.1 μg/L(S/N=3,CGE-FASI-UV)。同时以该法分析 PCR 后的 DNA 产物获得了极高的灵敏度(分别比普通的压力进样和电动进样提高 50 477 倍和 33 354 倍)。该实验采用基质场放大和柱头场放大联用,方法操作简单,灵敏度高,适用于高盐微量的 DNA 样品分析。

DNA 核苷酸链序列的测定是分析基因结构和功能,实现人类疾病基因诊断的基础,CGE 在 DNA 测序中占有重要地位。使用毛细管阵列凝胶电泳,将多个毛细管平行排列,可同时进行多个序列的测定。通过微刻技术划槽,在槽内进行毛细管电泳,仅需 20 min 就可以读取 433 个碱基的序列,大大提高了分析速度。陈建忠报道了 DNA 链的 CGE 分离,采用聚丙烯酰胺作为凝胶,结合灵敏的四色荧光染料标记技术及激光激发荧光在柱检测,样本的四种测序反应物(A、G、C、T)可同时在一根毛细管内电泳分离,依据每条区带的荧光不同加以识别读序。这样不但工作量大大减少,而且消除了由于不同毛细管迁移率差异对结果的干扰。

纳米粒子同样作为准固定相用于提高分析物在 CGE 系统中的分离效率。Vaculovicova 等人报道了基于微芯片的 CGE 耦合磁性纳米粒子用于对乙型肝炎病毒特异性 DNA 进行检测来诊断乙型肝炎病毒。

此外,由微芯片区带电泳采用梯度洗脱移动界面电泳(GB-MBE)技术已经实现了氨基酸的手性分离。在这种技术中,分析物在注射交叉处被转移到区带电泳通道,在样本插入通道发生凝胶电泳-移动界面电泳分离。在平面芯片上进行的凝胶电泳可以降低试剂的用量、减少样品浪费同时加快分析速度。所有的样品处理步骤都可以自动化进行,并且样品注入量非常少(0.1~1 nL)。在微芯片凝胶电泳,试剂盒包括特定任务的芯片和凝胶与荧光染料的混合物用于分析抗体和其他蛋白质。免疫沉淀和带有激光的微流控芯片凝胶电泳相结合,该结合引起的 LIF 已被用于大肠杆菌粗细胞裂解物中的 β-半乳糖苷酶的检测和定量。微芯片凝胶电泳也被用于表征溶解在环境水中的有机碳,并用于不同蛋白质的定性和定量。

第六节　胶束电动毛细管色谱法

一、胶束电动毛细管色谱法的原理

胶束电动毛细管色谱(micelle electrokinetic capillary chromatography,MEKC)将电泳技术与色谱技术结合,把电泳分离的对象从离子化合物扩展到中性化合物,从而大大拓宽了电泳的应用范围,是目前研究较多、应用较为广泛的一种毛细管电泳模式。MEKC 是1984 年由 Terabe 首先提出的,其实验操作与 CZE 基本相同,唯一差别是在操作缓冲溶液中加入表面活性剂。当表面活性剂浓度超过其 CMC 时,表面活性剂分子之间的疏水基团聚集在一起形成胶束,溶质基于在水相和胶束相之间的分配系数不同而得到分离。

在 MEKC 系统中,一相是带电的离子胶束,是不固定在柱中的载体(假固定相);另一相是导电的水溶液相,是分离载体的溶剂。在电场作用下,熔硅毛细管中的液体由 EOF 驱动流向阴极,离子胶束依据其电荷极性不同,移向阳极或阴极。对于常用的十二烷基硫酸钠(sodium dodecylsulfate,SDS)胶束,因其表面带负电荷,向阳极迁移,与 EOF 的方向相反。在一般情况下,EOF 的移动速度大于胶束的迁移速度,所以胶束的实际移动方向与 EOF 一致,都向阴极运动。

在分离中性组分时,表面活性剂的疏水性一端聚集朝内从而避开了亲水性的缓冲溶液,带电荷的一端则朝向缓冲溶液,其结果是中性分子被包在疏水的胶束内,因而使中性分子也带上了电荷,从而可以利用电泳的方法进行分离。在此情况下,分离仅受溶质进入和离开胶束这一行为的影响,即疏水性不同,在两相分配中形成差异。疏水性较强的溶质与胶束间作用较强,结合到胶束中的溶质较多也较稳定,相对于疏水性较弱的溶质迁移较慢,未结合的溶质随 EOF 流出。因此,中性溶质按其疏水性不同,在两相间的分配系数不同而得到分离。图 5-29 是 MEKC 的分离原理示意图。

在 MEKC 中,存在一个迁移时间窗口(migration time window),它是指完全溶于水流动相的中性溶质的迁移时间 t_0 与完全溶于胶束中的溶质迁移时间 t_{mc} 之间的时间间隔。所有中性溶质都在 t_0 与 t_{mc} 之间流出,即亲水组分不与胶束作用,随 EOF 一起流出,所需时间为 t_0;疏水性强的组分完全被胶束保留而随胶束一起流出,迁移时间为 t_{mc}。胶束中有适度溶解度的中性样品溶质,迁移时间落在迁移时间窗口内,如图 5-30,$t_0 < t_R < t_{mc}$。由于扩大时间窗口对提高分离度有利,因此适当控制条件,使 EOF 较大(即 t_0 较小),或使选用的胶束迁移速度(与 EOF 方向相反)较大(即 t_{mc} 较大),对提高 MEKC 对中性溶质的分离能力是有利的。

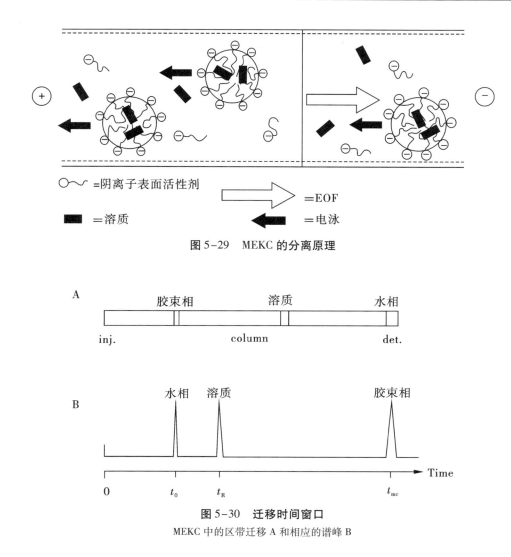

图 5-29　MEKC 的分离原理

＝阴离子表面活性剂　　　　＝EOF

＝溶质　　　　＝电泳

图 5-30　迁移时间窗口

MEKC 中的区带迁移 A 和相应的谱峰 B

　　MEKC 中常用的表面活性剂有四种类型，即阳离子型、阴离子型、两性离子型和非离子型，或者是几种类型的混合使用，也可使用胆汁盐和微乳状液。其典型化合物及主要性质如表 5-9 所示。应用最多的是前两类，且尤以 SDS 等使用最为普遍，图 5-31 是 SDS 胶束的结构示意图，里面有一个疏水内核，外部布满了 SO_3^- 离子。

　　在 MEKC 中很容易控制选择性，使用不同的表面活性剂以形成具有不同物理性质（如大小、电荷、几何形状）的胶束就能使选择性发生显著变化。在各种情况下都可以通过改变缓冲溶液浓度、pH 值、温度及使用添加剂，如尿素、金属离子或手性选择剂等方法来改变 MEKC 的选择性，也可加入有机修饰剂来控制溶质与胶束之间的相互作用。常用的修饰剂有甲醇、乙腈、异丙醇等。有机溶剂的用量从占操作缓冲液的很小百分比到 50%（v/v）不等。有机溶剂的加入，削弱了溶质与胶束间的疏水相互作用，同时也削弱了维持胶束结构的表面活性剂分子间的疏水相互作用，使 MEKC 的选择性发生变化。

MEKC 能够实现快速改变流动相和胶束相组成来增加分离选择性,非常适合手性化合物的分离,其缺点在于对样品要求分子量小于 5 000。

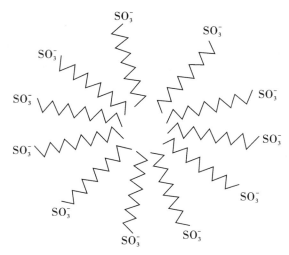

图 5-31   SDS 胶束的结构

表 5-9   常用的几种表面活性剂及其性质

名称	缩写符号	CMC(mmol/L)[1]	聚集度[2]
阴离子			
十二烷基硫酸钠	SDS	8.1	62
十四烷基硫酸钠	STS	2.1	138
脱氧胆酸	DChA	5	4 ~ 10
阳离子			
十二烷基三甲基氯化铵	DTAC	16	—
十二烷基三甲基溴化铵	DTAB	15	56
十四烷基三甲基溴化铵	TTAB	3.5	75
十六烷基三甲基溴化铵	CTAB	0.92	61
两性离子			
N-十二烷基-N,N-二甲基胺-3-丙烷-1-磺酸	Sulfobetaine	3.3	55
胆酰胺丙基二甲基氨基丙磺酸	CHAPS	8	10
非离子			
聚氧化乙烯-2,3-十二烷基醚	Brij-35	0.1	40
Triton X-100	—	0.24	140

注:[1]CMC:临界胶束浓度;[2]聚集度:分子数与胶束数之比

MEKC 的主要优点是它具有比 HPLC 高的分离柱效。MEKC 的分离柱效一般介于 $5\times10^4 \sim 5\times10^5$ 个理论塔板数之间,而 HPLC 的分离柱效则在 5 000~25 000 个理论塔板数之间。MEKC 获得高分离柱效的原因在于:①细内径的毛细管柱能有效地散失电泳过程中产生的焦耳热;②电渗流平面型的流速轮廓不会产生径向的流速差异;③胶束的动态结构减小了溶质在水相和胶束相之间的传质阻力,使传质速度加快。

二、MEKC 分离条件的优化

1. MEKC 分离介质的选择

MEKC 是在电泳缓冲液中加入表面活性剂,当溶液中表面活性剂浓度超过 CMC 时,表面活性剂分子之间的疏水基团聚集在一起形成胶束,溶质基于在水相和胶束相之间的分配系数不同而得到分离。因此,表面活性剂的种类、性质及浓度是 MEKC 条件选择的关键之一,缓冲液的选择与 CZE 基本相同。

(1)表面活性剂选择　表面活性剂可分为阴离子型、阳离子型、两性离子和非离子型等不同种类,常用的几种表面活性剂列于表 5-9。表面活性剂的选择应考虑以下原则:①水溶性好;②紫外吸收背景低;③不与样品发生破坏性作用;④所形成的胶束需有足够的稳定性。低 pH 值可降低 EOF,使迁移时间增大,扩大检测窗口,增加待测物与胶束的作用时间,增加分离选择性;高 pH 值可增加 EOF,使分析时间减少,压缩检测窗口,可增加柱效,加快分析速度。若待测物是荷电化合物,待测物的 pKa 值不同,类似 CZE 改变 pH 值可影响待测物的淌度,以增加分离选择性,或用离子对试剂增加选择性。理论上增加 SDS 的浓度,类似 HPLC 增加固定相可增加分离选择性,但一般情况下,增加 SDS 的浓度对分离选择性的影响不大,如 25 mmol/L 与 50 mmol/L 浓度对分离影响不明显。当表面活性剂浓度高于 CMC 以上时,继续增加表面活性剂的浓度将只增加胶束的浓度而单体的浓度趋于恒定。实际中可以首先选用硼砂缓冲液 25 mmol/L,pH 值=9.2,含 25 mmol/L SDS 作为起始条件,若此条件无法分离,可改变浓度、添加剂等影响因素,优化分离条件。

(2)MEKC 中分配系数 K 的优化　分配系数 K 为溶质在胶束相与水相中的浓度之比,不同组分分子和胶束相与水相分子相互作用不同,导致它们在两相中的浓度比不同,即分配系数不同。①如果待测物水溶性太强,K 接近于 0。此时可以增加在胶束相中分配的时间,即增加表面活性剂的浓度,应注意 SDS 的溶解性有限(如 SDS 最大为 0.2 mol/L),且影响缓冲液的离子强度,同样电压下,使焦耳热增加,降低柱效。还可以降低在水相中的时间,即增加 pH 值,增加 EOF 的速度,降低流出时间,以增加分离选择性。②如果待测物脂溶性太强,K 接近于 ∞。此时应该降低在胶束相中分配的时间,即降低表面活性剂浓度或可加尿素或有机溶剂,增加在水相中的溶解性。另外可以增加在水相中的时间,即降低 pH 值,降低 EOF 的速度,增加迁移时间。

2. 分离电压的选择

分离电压对溶质的迁移时间、柱效和分离度有很大影响。在低缓冲溶液浓度下,这些参数与外加电压存在近似的线性关系;但在较高缓冲溶液浓度下,由于热效应的结果,大大偏离线性。电压升高,产生的焦耳热增多,过量的焦耳热不能有效地散发而形成径向温度梯度,导致区带增宽,柱效和分离度降低。在选择最佳电压时,可以通过实验测定来确定。除工作电压选择外,还应考虑电压施加方式的选择。高压电源的输出有多种工作模式,最通常的模式有恒流、恒压、恒功率和梯度升(降)压分离等。实际上,采用恒流工作方式有利于提高分离的重现性,特别是缓冲溶液浓度较大,在没有良好恒温控制的系统上进行电泳时建议采用恒流或恒功率操作。经验表明,采用升压(升流)分离,可以有效提高分离度。

3. 分离温度的选择

在毛细管电泳中,温度变化不仅影响分离的重现性,而且影响分离效率。温度对迁移的影响主要通过黏度体现。温度增加,黏度减小,淌度增加。在压力进样时,通过增加温度所造成的黏度减小可达到更大的进样量,温度从 15 ℃升高到 50 ℃时,进样体积将增加约 70%;对于电迁移进样,由于离子淌度随温度升高而增大,毛细管电流增大,进样体积也随之增大。温度的变化既影响化学平衡,又影响动力学过程,同时还将影响蛋白质的构型或蛋白质–DNA 的相互作用。

多数情况下,在 20~30 ℃之间进行电泳,就能获得良好的分离结果。如果不然,便须调整或优化温度。优化多从室温开始,向上搜寻,若无结果,再向下搜寻。不少糖类样品需要高于室温的分离环境,有些样品如蛋白等则可能需要低于室温的分离条件。毛细管电泳温度的选择,目前还受到仪器条件的限制,大多数商品仪器只能在 20~50 ℃之间进行选择,而且不能实现温度梯度控制。

4. 毛细管尺寸的选择

从分离效率来看,毛细管内径越小越好,但是直径的减小会增加管子的侧面积/体积比,不利于抑制吸附,同时又会造成进样、检测等技术上的困难,因此实际上管内径的降低有个限度,这也是目前商品柱大多采用 25~75 μm 内径管的原因。CGE 管的内径多为 75 μm,也可为 50 μm、100 μm 或更大;CEC 管的内径可以大到 320 μm。此外,在其他参数不变的条件下,毛细管长度增加,电流减小,因此有利于减少焦耳热,但同时增加了分析时间;反之,短柱的分析时间明显缩短,但容易造成过热。因此,柱子长短需根据实际情况进行选择,通常分离的有效长度控制在 30~60 cm 之间,但也有长达一米或短至数厘米者,CGE 或 CEC 的分离长度一般控制在 20 cm 上下。除内径和长度外,还有一个是管壁的厚度,标准毛细管的外径是 375 μm,有些商品毛细管的外径为 360 μm、160 μm 或 165 μm。厚壁管有助于改善整个散热环境,也能减少聚酰亚胺涂层对散热的不利影响。

三、胶束电动毛细管色谱法在药物分析中的应用

MEKC 是 HPCE 中能同时分离中性物质和离子型物质的分离模式,是研究较多且应用较广地一种毛细管电泳方法。MEKC 能对生物样品中的多种药物实现快速分离和测定。目前已被广泛应用于临床生物样本的药物浓度检测,如血浆、血清、尿液、脑脊液以及细胞内液等,部分应用的例子列于表 5–10。

表 5-10　MEKC 在药物分析中的应用

分析物	方法体系	样品(基质)	模式	检测限	出版年
安非他酮	25 mmol 磷酸盐,5 mmol α-CD(pH 值3.0)	制剂 尿液	MEKC	200 nmol	2010
樟脑	25 mmol 硼酸盐,20 mmol α-CD,10 mmol β-CD(pH 值9.0)	制剂	MEKC	41~52 nmol	2010
普萘洛尔 5-羟色胺	2 mmol 磷酸盐,0.18 mol α-CD(pH 值2.5);2 mmol(醋酸,MES,Tris)(pH 值4.0,6.0,9.0)	制剂	MEKC	22~44 ng/mL	2009
阿莫地喹/青蒿琥酯	25 mmol 硼酸缓冲液 pH 值9.0 +30 mmol SDS	片剂	MEKC/ UV	—	2012
4-氯苯基双胍,环氯胍,氯胍	50 mmol 磷酸盐缓冲液 pH 值2.0 + 80 mmol SDS +40% 甲醇	血浆 尿液	MEKC/ UV	血样 10~20 μg/L; 尿样 175~250 μg/L	2001
青蒿琥酯,蒿甲醚阿莫地喹,氯喹,哌喹,伯氨喹,奎宁,辛可宁等	10 mmol 磷酸盐缓冲液 pH 值6.6 + 29 mmol SDS +36%(v/v)乙腈	糖浆 片剂	MEKC/ UV	—	2012
阿米替林杂质 1 amitriptynol;杂质 2,二苯并环;杂质 3,去甲替林;杂质 4,环苯扎林	10 mmol 硼砂缓冲液 pH 值9.10,4.0%(w/v)SDS,7.12%(w/v)正丁醇,8.80%(w/v)丙烯腈,2.93%(w/v)脲	片剂	MEKC/ UV	I_1:0.9 μg/mL; I_2:2.0 μg/mL; I_3:1.0 μg/mL; I_4:0.7 μg/mL	2013
比阿培南和相关杂质	22.5 mmol 磷酸盐缓冲液,pH 值4.3 和 150 mmol SDS	药物制剂	MEKC/ UV	0.5 μg/mL	2013
头孢吡肟	6 mmol 硼酸盐/10 mmol 磷酸盐缓冲液,75 mmol SDS,pH 值9.1	人血清和血浆	MEKC/ UV	—	2013
顺铂	65 mmol 磷酸盐,40 mmol 硼酸盐,90 mmol SDS,pH 值8.5	肿瘤组织水样	MEKC/ UV	7.2 mg/L 5.7 mg/L	2013

续表 5-10

分析物	方法体系	样品(基质)	模式	检测限	出版年
非索非那定(FXN)及其相关杂质:非索非那定甲酯	150 mmol 磷酸盐缓冲液,pH 值 3.0,22% *v/v* 丙烯腈和 25 mmol SDS	药物制剂(片剂)	MEKC/UV	—	2014
去甲替林,丙咪嗪,异丁嗪,异丙嗪,亚氨基二苄	20 mmol 乙酸铵,pH 值 9.0,10 mmol SDS,50% 甲醇	尿液	MEKC/UV	0.4~1.0 μg/mL;0.15~0.5 μg/mL	2013
石杉碱甲	乙酸钠(50 mmol,pH 值 5.0),0.2% *w/v* 的聚(N-十一烷-LL-丙氨酰缬氨酸酯),10%(*v/v*)叔丁醇	药物制剂(片剂)	MEKC/DAD	4.17 μg/mL	2012
苏式哌醋甲酯(S-氯胺酮,内标)	磷酸钠缓冲液(35 mmol,pH 值 7.0),35 mmol 2-羟丙基-CyD,10 mmol heptakis(2,6-二-O-甲基)-CyD,50 mmol SDS,15%(*v/v*)乙腈	尿样栓剂	CyD/MEKC/DAD	2.70~7.70 mg/L	2013
华法林,4′-OH-华法林,6-OH-华法林,7-OH-华法林,8-OH-华法林,10-OH-华法林(双氯芬酸钠,内标)	乙酸铵(25 mmol,pH 值 5.0),含 15%(*v/v*))甲醇的 25 mmol 聚丙烯酸钠 N-十一碳烯酰基-L,L-leucylvalinate;	血浆	MEKC-ESI-MS/MS	0.5~3 ng/mL	2013
甲氨蝶呤	25 mmol 磷酸盐,20%(*v/v*)甲醇,3 mg/mLβ-CD,1 mmol BrN(pH 值 7.0)	制剂,白血病细胞提取物	MEKC	320 nmol	2011

注:"—"表示未标明

1. 药物及其制剂质量控制

由于尼群地平、尼莫地平和硝苯地平三种药物均为中性化合物,且极易溶于水。因此王静静等建立了快速分离测定上述三种心血管药物的胶束电动毛细管电泳分离方法。考察了背景电解质 pH 值、不同阴离子表面活性剂及有机添加剂对分离的影响。最佳分离条件为:运行缓冲溶液为 pH 值 9.10 的 30 mmol/L $Na_2B_4O_7$,1 mmol/L 的 Na_2HPO_4(含 23 mmol/L 的 SDS 和 3.3% 甲醇)。考察了电极电位、运行缓冲液的酸度和浓度、电泳电压及进样时间对分离和检测的影响,结果表明该方法稳定可靠,精密度高,可用于上述三种心血管药物的分析。

殷婉露等采用胶束电动毛细管色谱方法,样品无须甲酯化衍生处理,可以同时准确测定牛奶中的异油酸和主要共轭亚油酸异构体的含量。结果表明,该方法分析时间短、精密度高、灵敏度高、结果准确可靠、试剂消耗少,能满足乳脂中异油酸的分析和活性研究需要。徐芳等以 35 mmol/L SDS-10 mmol/L 硼砂(pH 值=9.0)做缓冲液,采用胶束电动毛细管电泳法分离腺嘌呤(A)、鸟嘌呤(G)、胞嘧啶(C)、胸腺嘧啶(T)、茶碱和咖啡因六种生物碱基。整个分离过程无须加入其他有机试剂,六种碱基在 8 min 内达到基线分离且峰形良好,在 10~50 mg/L 浓度范围内呈良好线性关系,检出限为 12.5~100 μg/L,并用于去痛片、注射用更昔洛韦及心肝宝胶囊三种药物中生物碱基含量的测定。该方法简便、快速,灵敏度高,可用于分析和测定含生物碱基的药物。

姚晔等探索分子结构特别相近抗生素的有效分离方法,选择 MEKC 模式的毛细管电泳技术,通过表面活性剂胶束准固定相与有机添加剂协同作用来改善分离效果。通过考察电泳分离模式、缓冲溶液的 pH 值和浓度、分离电压、甲醇含量等重要影响因素,确定了分离头孢噻呋、头孢唑啉、头孢氨苄、氨苄西林和青霉素钠的最优化电泳条件,实现了五种抗生素在 15 min 内的完全分离。该方法稳定可靠,精密度高,且操作简便,分析成本低,为同时快速分离检测多种 β-内酰胺类抗生素提供了一种有效方案。

党宏万等建立了测定人血浆中地西泮、硝西泮、氯硝西泮、三唑仑、艾司唑仑的浓度的 MEKC 法,对五种镇静催眠药物进行定性与定量分析。该方法灵敏、准确、样品量小,可作为过量服用、滥用镇静催眠药物所致中毒患者的血药浓度定性、定量的测定方法。盐酸利多卡因胶浆是肠道局部麻醉药,陈珏等研究了胶束电动毛细管电泳法测定盐酸利多卡因胶浆的含量。以烟酰胺为内标,50 mmol/L 硼酸盐缓冲液(pH 值 8.6,含 25 mmol/L SDS)为运行缓冲液,直接将样品稀释后进样测定,无须提取,方法简便,平均回收率为 100.8%,RSD 为 1.5%,结果满意。

五味子为传统中药,一般认为其含有的木脂素类成分是主要生理活性成分。李坦等建立胶束电动毛细管电泳法测定五味子中六种木脂素类成分的方法。探讨了缓冲溶液、添加剂、分离电压、温度和进样条件等因素对分离检测的影响。在 10 mmol/L NaH₂PO₄-Na₂HPO₄缓冲溶液(35% 乙腈,37.5 mmol/L SDS,pH 值 8.0)、分离电压为 28.0 kV 的优化条件下,使分析速度较现有方法大幅提高(该法 8.2 min,文献报道 MEKC 法 18 min 以上,HPLC 30 min 以上)。利用该方法测定 10 个不同产地的五味子样品,所得结果与 HPLC法相近,该研究可为五味子药材的评价和质量控制提供一种更快速、全面、科学的新方法。

王学洋等采用胶束电动毛细管电泳法同时测定脂降宁片中葛根素、丹酚酸 B 和丹参素的含量,为脂降宁片的质量综合评价提供准确、快速的定量分析方法,可为药典有关条目进行补充和说明,也为降脂类中药复方制剂的质量分析提供了参考。巴春丹等采用胶束电动毛细管电泳法测定了不同规格的三七药材中人参皂苷 Rg1、Re、Rb1 的含量,旨在为三七药材的质量控制提供更加简便的检测手段。特别适用于大批量三七药材的成分分析,并有利于对三七药材的质量控制。现代药理研究证明北沙参具有解热、镇痛、镇咳、祛痰、强心、抗突变、调解免疫系统等多种药理作用。刘曼等建立同时测定北沙参中补骨脂素、花椒毒素、异茴芹内酯、佛手柑内酯和东莨菪内酯五种香豆素类成分的胶束电动毛细管电泳法。该方法分离效率高、快速、成本低,为北沙参的质量控制提供了一种新方法。

何首乌商品中有生品与制品之分,二者功效各异。何首乌炮制后可降低或消除毒性,增强补益功效,这与炮制前后药效成分的变化密切相关。罗益远等建立胶束电动毛细管色谱二极管阵列检测法(MEKC-DAD)同时测定不同产地及商品何首乌中二苯乙烯苷、大黄素、芦荟大黄素、大黄酸、大黄酚、大黄素甲醚、儿茶素含量的方法。背景电解质溶液采用 25 mmol/L 硼砂-30 mmol/L SDS-10% 乙腈(pH 值 9.6)。何首乌中七种成分的浓度与峰面积的线性关系良好($r \geqslant 0.9994$),加样回收率为 99.16% ~ 101.50%。用此法测定何首乌中七种指标成分的含量,结果准确,重现性好,为何首乌商品药材或饮片的质量评价和控制提供科学的参考依据。

有些研究者采用毛细管电泳技术来检测非洲市场上出售的制剂中抗疟疾药的含量。在不同的 pH 值、表面活性剂浓度和有机改性剂的比例条件下采用 MEKC 法研究七种抗疟药的电迁移行为。之后,他们提出一个更适用的胶束电动毛细管电泳法用于十五种抗疟药的分离。实验优化了温度、pH 值、十二烷基硫酸钠的浓度和乙腈的含量等条件,在最佳分离条件下,十三种抗疟药在 8 min 之内实现了分离。该方法可用于从非洲市场收集到的四种不同的抗疟药包括阿莫地喹,氯喹,奎宁和青蒿琥酯/阿莫地喹的质量控制。

Furlanetto 等人建立了 MEKC 法用于同时测定三环类抗抑郁药阿米替林(AMI)及其主要杂质(I_1~I_4)。该研究利用实验设计作为优化变量的基本工具来完善 MEKC 方法。杂质的 LOD 和 LOQ 值分别为:I_1,0.9/2.0 μg/mL;I_2,2.0/3.0 μg/mL;I_3,1.0/1.6 μg/mL;I_4,0.7/1.0 μg/mL,阿米替林的线性范围为 1.8~3.6 mg/mL,相于试验浓度的 60% ~ 120%。对于含阿米替林片剂的分析表明,该方法适用于阿米替林及其制剂的质量控制。

2. 体内分析

Zhang 等建立了一种 MEKC 方法分离十九种氨基酸和二种用 BQCA 标记的儿茶酚胺类物质。实验在多种不同的样品中(人血浆和兔眼玻璃体,或 HEK293 和 PC12 细胞)进行测定,采用 SDS 和乙腈以增加背景电解质溶液的疏水性和避免在区带电泳中形成的所有胺类衍生物的协同泳动。值得注意的是,糖尿病患者的血浆中多种氨基酸水平比正常人要高。高血脂病人血浆中谷氨酸、丙氨酸、亮氨酸、苯丙氨酸和赖氨酸水平比正常人高,而甘氨酸水平要低,见图 5-32。

采用样品堆积技术提高检测灵敏度的例子见图 5-33,应用 MEKC 和吹扫-MEKC 分析 8 种生物活性胺。实验采用 LIF 检测($\lambda ex = 266$ nm),在 MEKC 模式下,八种化合物能被很好地分离,但是荧光强度相对较低(图 5-33 A)。采用吹扫-MEKC 模式能使所有分析物的灵敏度提高 20~25 倍(图 5-33 B)。作者应用吹扫-MEKC 分析测定了人血浆(图 5-33 C)和小麦韧皮汁液中生物活性胺的成分,谱图中还发现了色氨酸(peak 2)和酪氨酸(peak 5),并且它们的含量与文献报道的一致。

Theurillat 等人提出了 MEKC 法用于人血清或血浆中头孢吡肟治疗药物的监测。采用 pH 值 9.1 的磷酸盐/硼酸盐缓冲液和 75 mmol 的 SDS 作为背景电解质溶液用于第四代头孢菌素头孢吡肟的分析。该方法被用于监测危重患者体内的头孢吡肟,还可用于验证血清中头孢吡肟的不稳定性。这种方法简单,有效,可靠,可以作为 HPLC 的一个强有力的替代方法。

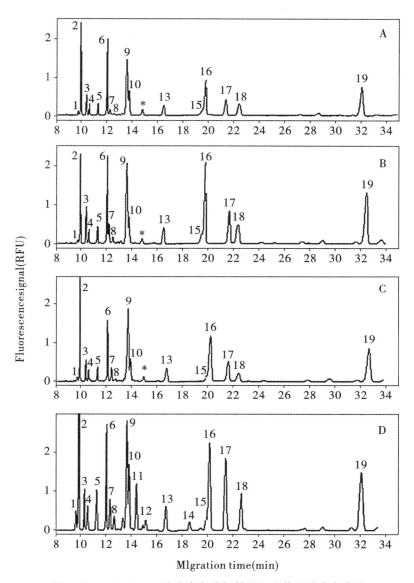

图 5-32 MEKC-LIF 法分离多种氨基酸和儿茶酚胺类电泳谱

（A）正常人血浆,（B）糖尿病患者血浆,（C）高血脂病人血浆,（C）（D）中加入 2×
10^7M 标准氨基酸(其中亮氨酸 $1×10^7$M,去甲肾上腺素和多巴胺 $2×10^6$M). 实验条
件:背景电解质,120 mm 硼酸(pH 值 9.1),38.5 mm SDS,19%（v/v）乙腈;电压:
22.5 kV;温度:25 ℃;60.2 cm×75 μm i.d. 未涂层熔融石英毛细管;压力进样:
0.5psi 5s

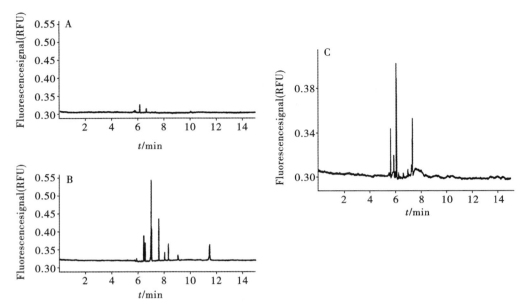

图 5-33　（A）MEKC 和（B,C）吹扫-MEKC 分析结合荧光检测生物活性胺

色胺（1），色氨酸（2），5-羟色胺（3），酪胺（4），酪氨酸（5），多巴胺（6），二羟基苯丙氨酸（7）和肾上腺素（8）的混合物（各 1 μM），以及（C）人血浆（5 μL）。分离条件：背景电解质，30 mmol 磷酸和 20 mmol SDS；激光激发，266 nm；样品进样，（A）34.5 mbar 5 s 和（B,C）34.5 mbar 70 s；分离电压：−20 kV；人血浆样品，乙腈（10 μL）与人血浆（5 μL）混合物超声 5 min，离心（1 300×g，10 min）。收集上清液（5 μL）真空干燥。分析前，干燥样品中加入 15 mmol 磷酸（40 μL）以溶解残渣

❖拓展模块

有关 CE 的重要会议介绍：

1. ITP & LACE 2014（The 21st International Symposium on Electro and Liquid Phase – Separation Techniques and 20th Latin – American Symposium on Biomedical, Biopharmaceutical, and Industrial Applications of Capillary Electrophoresis）ITP 与 LACE 会议联合举办，两会都是与 CE 最相关的重要学术会议。会议设基础研究、蛋白质及肽、代谢组学、生命及组学分析、手性分析、微流体及微芯片、仪器、应用及青年论坛分会。会议共有 64 个报告，30 个报告与 CE 相关。包括毛细管电泳和质谱联用方法（CE-MS）、二维离子色谱-CE、CE-光子晶体、电容耦合非接触电导、发光二极管诱导荧光检测器、毛细管区带电泳（CZE）双选择系统的双分析软件的开发。有关 CE 的应用除手性分离、生物分子相互作用、Fe-肽复合物形成、临床检测外，还包括真菌、加工食品的反式脂肪酸、碳酸半酯和植物活性成分表征的新应用。

2. CE Pharm 2014（The 16th Symposium on the Practical Applications for the Analysis of Proteins, Nucleotides and Small Molecules）会议由

CASSS 主办,主题是利用 CE 技术解决蛋白质、核酸和小分子类药物的研发、质量控制、产品评价中的问题。围绕"产品和过程相关杂质分析、新技术、管理、小分子、质量控制分析、新兴治疗"等内容展开。毛细管等电聚焦成像和基于十二烷基磺酸钠的 CE(SDS-CE)分析抗体药物、融合蛋白和酶等蛋白质的方法在会议报道的方法中仍占较高比例。

3. HPCL 2014 (The 41st International Symposium on High Performance Liquid Phase Separations and Related Techniques) 会议开设有蛋白质的毛细管电泳分析和肽的毛细管电泳分析分会,生物分析的目标以蛋白质、氨基酸和糖为主,包括 CE-MS 用于代谢组学氨基酸定量、单克隆抗体表征,聚乙烯吡咯烷酮(polyvinylpyrrolidone,PVP) 填充 CE 分析人血清氨基酸、CE 及 LC-CE 二维法表征低聚糖。手性分析分别应用了 CE-MS、配体交换等速电泳、离子液体作手性筛分剂,研究 CE 在带电螺旋分子手性分离中的应用。

4. MSB 2014 (The 30th International Symposium on MicroScale Bio-separations) 该会议提供了生物分子微尺度研究的理论和实践的开放平台。CE-MS 联用技术包括电喷针、微型喷雾接口数值模拟,分析对象有蛋白质、唾液酸糖肽、HIV gp 120 免疫原的糖基化、烷基碳酸盐。CE 分析应用还包括激酶信号通路、蛋氨酸还原酶立体结构,在线固相萃取-CE 分析神经肽,CE-MS 用于分析表征糖蛋白水解液、组蛋白、代谢氨基酸、微粒与药物在线孵育、抗凝血酶制剂、蝶啶等。

5. APCE (The 14th Asia Pacific International Symposium on Microscale Separations 2014 and Analysis) 集中展现了聚合物和凝胶介质在 CE 中的应用:聚合物及调谐结构凝胶溶液中双链 DNA 的电泳淌度、聚合物网格对短双链 DNA 迁移的影响、毛细管环氧乙烷电泳分离牙周病原体 DNA、毛细管聚合物电泳分离核糖核酸(ribonucleic acid, RNA)、CGE 及聚乙二醇(polyethylene glycol,PEG) 水凝胶用于分子筛选、藻酸盐水凝胶的定量配体固定化用于在线亲和浓缩。应用方面有 CE-ESI-MS 检测核酸损伤,CZE 用于药物光解下酸解离常数的测定、运动员尿液中与运动疲劳相关的 10 种关键生物胺指示剂的分离和测定。

第六章　药物超临界流体色谱分析法

第一节　概述

一、超临界流体及其特性

随着温度和压强的不同,物质会呈现气体、液体和固体等不同的状态,某些物质还具有三相点和临界点,其相图如图 6-1 所示。从相图可以看出,在温度高于某一数值时,任何大的压力均不能使该物质由气相变为液相,此时的温度被称为临界温度 T_c,而在此临界温度下,气体能被液化的最低压力称为临界压力 P_c。在临界点以上,即温度高于临界温度 T_c、压力高于 P_c 时,物质的密度、黏度、热容量、介电常数等性质会发生急剧变化,呈现出既不同于液体也不同于气体的超临界状态,被称为超临界流体。

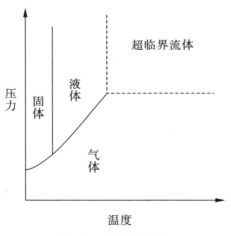

图 6-1　纯物质的相

在超临界状态,由于液相和气相的界面消失,超临界流体兼具气体和液体的性质。如表 6-1 所示,超临界流体密度与液体相近,而又具有接近于气体的高扩散系数和低黏度,其扩散系数比液体大近 100 倍。由于超临界流体高的分子密度,其分子之间的作用力远大于气相时,所以溶质在超临界流体中的溶解度也比气相时要大。

表6-1 气体、液体和超临界流体物理性质的比较

状态	密度(ρ/g·mL^{-1})	扩散系数(D/cm^2·s^{-1})	黏度(μ/mN·S·m^{-2})
气体	$(0.2\sim0.6)\times10^{-3}$	$(1\sim4)\times10^{-1}$	10^{-2}
超临界流体	$0.2\sim0.5$	$10^{-3}\sim10^{-4}$	$10^{-2}\sim10^{-1}$
液体	$0.6\sim2$	$(0.2\sim2)\times10^{-5}$	10

此外,温度和压力对超临界流体的性质有较大影响。图6-2为不同温度和压力下CO_2超临界流体的密度变化情况,结果表明,随着温度和压力的改变,其密度能在很大的范围内变化。由于溶质在超临界流体中的溶解度随着流体的密度的增大而增大,因此通过改变温度和压力可以调节溶质在超临界流体中的溶解度。这是超临界流体的重要性质,也为超临界流体色谱的发展奠定了理论基础。

二、超临界流体色谱法的原理

色谱分析中的一个关键问题是溶质在流动相中的含量调节。如气相色谱中通过程序升温改变物质在气体流动相中的含量变化从而实现试样的分析。而对于热稳定性差、挥发度低、分子量很大的生物大分子、离子型化合物、天然产物等物质,气相色谱法则不适合。以液体作为流动相,采用梯度洗脱改变流动相调节物质在流动相中的含量变化的HPLC一定程度上解决了这类物质的分离分析。然而,由于受液体黏度及物质在液体中扩散速度等因素的限制,HPLC也存在着分析速度慢、检测灵敏度低等问题。

超临界流体色谱是以超临界流体作为流动相并依靠流动相的溶剂化能力来进行分离、分析的色谱方法。该方法由Klesper等在20世纪60年代首先提出,并在20世纪80年代中期随着该技术仪器的商品化而迅速发展的一种色谱技术。

三、超临界流体色谱的特点及应用范围

由于采用物理性质介于气体和液体之间的超临界流体作为流动相,因此它兼具气相色谱和液相色谱的某些特征。利用超临界流体的高密度、高扩散系数和低黏度性质,超临界流体色谱既可分析气相色谱不适宜分析的高沸点、低挥发度试样,又比HPLC有更快地分析速度和柱效率。

与气相色谱相比,有如下优点:①由于超临界流体的具有比气体具有更大的分子密度,使得溶质在流动相中溶解度更大,因此超临界流体色谱可分析非挥发性的高分子、生物大分子等样品;②由于超临界流体的扩散系数比气体小,因此超临界流体色谱具有比气相色谱更窄的谱带展宽;③超临界流体色谱可以在较气相色谱低得多的温度下运行,从而为高沸点及热不稳定物质的分离提供了有效途径。

与液相色谱相比,由于超临界流体具有低黏度的特性,其流动速率比HPLC快,因此,在最小理论塔板高度下,超临界流体的流动相速率是HPLC的$3\sim5$倍,即超临界流体色谱的分析速度比HPLC快得多。除此之外,超临界流体色谱可连接许多HPLC难以使用

的检测器,如 FID。

　　由于超临界流体色谱以上诸多特性,它在一定程度了弥补了 GC 和 LC 的缺陷。常被用于分析烯烃聚合物、甘油酯类、高级醇类、氨基酸、多环芳烃等试样。

第二节　超临界流体色谱仪

一、流程图

　　以 CO_2 为流动相的超临界流体色谱仪的一般流程如图 6-2 所示。它主要包括气源、流动相输送系统、进样系统、色谱柱、限流器、检测系统等组成,并由电脑控制色谱柱温、检测器温度、流动相压力同时采集检测器的信号进行定性、定量数据处理。与气相色谱仪和高效液相色谱仪的最大的不同在于,超临界流体色谱仪中有一个限流器,这是为了保持整个系统的压力以使得内部流体处于超临界状态。

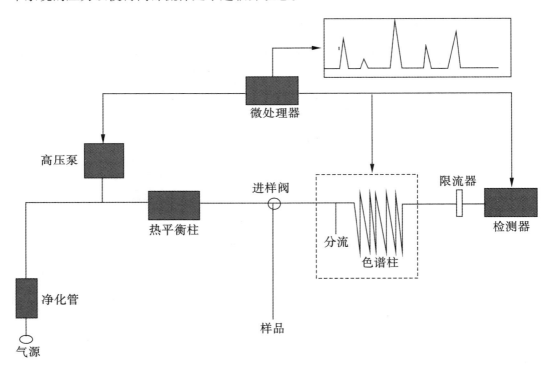

图6-2　超临界流体色谱流程

　　超临界流体色谱仪器要求的操作条件很高,对仪器各部件的制造和连接都提出了新的要求。早期的理论或应用研究中,超临界流体色谱设备多由实验室改装气体色谱仪或液相色谱仪而成,目前已有多钟商品化的超临界流体色谱仪器问世。例如用 HPLC 进行改装时,只要在原有设备基础上添加高压进样器和压力控制系统,并根据需要选择合适的高压检测器,即可将 HPLC 改装成简易的填充柱 SFC。因为 SFC 在高压状态下操作,因此改装时必须解决好压力控制问题,既要使流体在系统中保持超临界状态,又要防止管线堵塞和泄露。商品化的 SFC 有 Berger 公司的 SFC 系列、Agilent 公司的 1200 SFC 系列和 Waters 公司的 UPSFC 系列等。与之前的通过 HPLC 仪器组装的 SFC 仪器不同,现代超临界流体色谱仪器越来越注重仪器的整体化,通过整体设计(系统体积小),色谱柱技术的改进(色谱柱颗粒小),能使色谱分离在一个梯度条件下,不仅基线噪声极低,而且重复性好、峰形窄、峰宽一致。

二、压力效应

样品在超临界流体中的溶解度主要受流动相分子密度的影响,分子密度越大,其溶解能力越强。而超临界流体的密度与压力成正比,因此系统压力的变化也会引起物质在固定相和流动相中的分配比,特别是在临界点附近时尤为明显。与 GC 中采用程序控温技术调节样品在流动相中的比例从而实现混合物分离类似,在超临界流体色谱中,通过程序升压技术也可实现混合样品在较短时间内得到分离。

在超临界流体色谱中,对于分子量较大的物质,当流动相达到某一压力前,样品主要分布在固定相中,而当压力大于这一压力时才开始进入流动相中,通常将此压力称为起始压力,物质在某流动相中的起始压力即为该流动相分离该物质的最小工作压力,其大小随样品与流动相的不同而有所差异。表 6-2 为 40 ℃时不同化合物在二氧化碳中的起始压力。

表 6-2　不同化合物在二氧化碳中的起始压力(40 ℃)

类型		分子量	起始压力(大气压)
正烷烃	$C_{18}H_{38}$	254.5	87.5
	$C_{22}H_{40}$	310.5	89.8
	$C_{28}H_{58}$	274.7	98.6
	$C_{32}H_{66}$	450.9	100.8
	$C_{36}H_{74}$	507.5	104.8
醇	$C_{11}H_{23}OH$	172.3	61.2
	$C_{12}H_{25}OH$	186.3	78.2
	$C_{18}H_{37}OH$	270.5	98.7
聚乙二醇(PEG)	400	400	90
	1 000	1 000	68
	4 000	4 000	115
	20 000	20 000	190
邻苯二甲酸二壬酯(DNP)		418.6	165
阿匹松 L			820

物质在超临界流体中的溶解度往往随着流体的密度增大而增大,并且,Chester 等研究了超临界流体流动相的密度对保留值的影响,结果表明,对于特定的溶质而言,其 lgk 正比于流动相的密度 ρ:

$$\lg k = \lg k_0 + S\rho \qquad (6-1)$$

式中,k_0 是 $\rho = 0$ 时的 k,k_0 是温度的函数;S 为比例常数。

流动相密度是影响物质保留值的最重要的操作参数,一个非挥发性多组分混合物能否分离好,关键是密度变化程序设计及选择。Fjeldsted 等研究了毛细管 SFC 的压力和密度程序,由于流动相的密度是两相间分配的重要因素,由压力密度数据,经 n 级多项式回归分析得到一个六元多项式逼近的压力、密度关系式。采用适当的软件控制,可建立任何希望的密度程序,包括线性压力、线性密度和非线性(渐近线)密度程序。实现程序升密度有两种方法,一种是改变温度,另一种是改变压力。改变压力的方法较为灵敏,并且容易控制,因此,通常采用改变压力的方法。通过程序升压,可控制流动相的溶解能力,有利于提高选择性和分离效率,有利于对具有宽范围分子量的混合物进行快速分离。如图 6-3 所示,选择合适的程序升压方式可使多组分混合物得到最佳分离,并且加快分离速度。

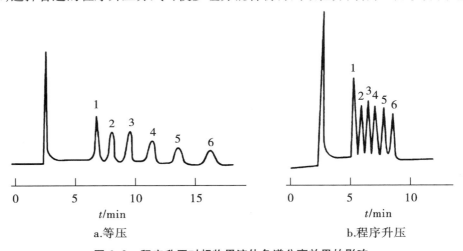

图 6-3   程序升压对超临界流体色谱分离效果的影响

实验条件   柱:DB-1;流动相:二氧化碳;温度:90 ℃;检测器:FID

样品:1. 胆甾辛酸酯   2. 胆甾辛葵酸酯   3. 胆甾辛月桂酸酯   4. 胆甾十四酸酯   5. 胆甾十六酸酯   6. 胆甾十八酸酯

SFC 中的程序设计有:线性压力程序;线性密度程序;非线性密度程序;同步非线性密度、温度程序,一般根据样品要求具体对待。

尽管增大压力能增加物质在流动相中的溶解度,压力也并非越大越好。这是因为:①压力增加会同等增大混合物中各物质在流动相中的溶解度,因此选择性也会降低;②过大的压力会使柱效率降低;③过高的压力会在色谱柱两端产生较大的压力差,即随着流动相向出口方向流动,压强会逐渐减小,致使物质在流动相中的溶解度下降,从而产生重新进入固定相的反向滞留情况。因此,实际采用的压力范围由流动相的临界压、组分在流动相中的起始压力和保持流动相最小流速所需的压力共同决定,变化范围一般为流动相临界压的 2~4 倍。

三、流动相

超临界流体色谱的流动相是处于临界点以上的压缩流体,其在不同压力下具有不同的溶解物质的能力。其选择的标准包括:临界常数越低越好;对待分析的样品有合适的溶解度;不与样品成分发生化学反应且不易爆炸;方便易得,价格便宜等。

常用的流动相表为超临界流体色谱中常用的流动相。二氧化碳是其中应用最为普遍的一种流动相。这是因为二氧化碳的临界温度和临界压力均较低,且无毒、化学惰性、热稳定性好且便宜易得,另外,还适合大多数检测器。

流动相的极性对分离效果的影响很大。由于二氧化碳的极性较弱,因此低分子量和非极性化合物在超临界二氧化碳流体中溶解性很好,而它对一些极性化合物及分子量大的分子的溶解能力较差。在二氧化碳超临界流体中,可溶解的包括苯、吡啶、乙酸、甘油二乙酸酯、乙醇、苯甲醛、柠檬烯、樟脑等,可部分溶解的包括水、碘、萘、苯胺、邻硝基苯、醚、乳酸、甘油-乙酸酯、甘油、正葵醇等,而尿素、甘氨酸、苯乙烯、丁二酸、羟基丁二酸、酒石酸、葡萄糖、蔗糖等不溶解。

为了改善超临界流体色谱的分离效果,增加极性化合物在流动性中的溶解和洗脱能力,常常在流动相中加入少量的极性溶剂,包括甲醇、异丙醇、乙腈、四氢呋喃、二甲基酰胺、丙烯、甲醚、碳酸盐和水等。对于中等极性物质,在超临界二氧化碳流动相中加入一定量的极性有机溶剂便可达到理想的分离效果;而对于强极性化合物(如有机酸和有机碱),则需要加入强极性的有机物才能达到分离目的。

四、固定相

超临界流体色谱对固定相的选择要求,稳定性好抗溶剂冲刷、不与流动相及样品成分发生化学反应且带有一定的基团以实现良好的选择性。

超临界流体色谱的固定相分类与 HPLC 类似,根据物态的不同,可分为流体-液体分配色谱和流体-固体吸附色谱。液体固定相通常采用分子量很大且在流动相中的溶解度极低物质,如 Epon1001、XE-60-聚乙二醇-6000、聚乙烯等。常见的固体吸附色谱柱包括固体吸附剂和经表面处理的修饰有化学键的有机固定相载体,前者如可控表面孔隙度的多孔微球,后者如通过 Si-OH 键与指定化合物反应而在表面形成一层不易流失的功能分子层。

五、限流器

当使用 FID、NPD、FPD、MS 等检测器时,为使流动相在整个色谱分离过程中保持超临界流体状态,通常需要在色谱柱出口和检测器之间加装一个限流器,以保证出口压力缓和地降至大气压,而当用紫外、荧光检测器时,由于高压对其检测性能影响不大,故可在流动相经过检测器后的出口接限流器进行降压。

常用的限流器有直管型、小孔型和多孔玻璃型阻力器。直管型限流器是由一根内径为 5～10 μm 的毛细管构成,它可以通过改变细管长度调节其阻力大小。这种限流器的优点是结构简单,但对于含有非挥发性物质的样品有一定局限性,这是因为非挥发性物质易凝结而使喷口阻塞,从而对测定产生影响。多孔玻璃型限流器是由多孔二氧化硅烧结制成的。全长约 20 cm,一端与毛细管柱相连,另一端接 FID 等检测器,使用方便,效果好。

六、检测器

由于流动相具有惰性和流体性质的特点,因此液相色谱中普遍采用的光学检测器在超临界流体色谱中也适用,与此同时,超临界流体从色谱柱流出后减压变成气体,大部分气相色谱检测器也能够使用,尤其是 FID。在超临界流体色谱中,使用较广泛的检测器是具有高灵敏度的通用型气相色谱检测器氢离子火焰检测器,另外,对于具有光学吸收或荧光性质的物质,常用于高效液相色谱的紫外–可见吸收和荧光检测器则更为适用。因此,在实际的分析应用中,检测器的选择需要综合考虑流体和检测方法的匹配问题。

1. 氢离子火焰检测器

氢离子火焰检测器(FID)具有结构简单、死体积小、响应快等优点,是毛细管柱超临界流体色谱的理想检测器。为了提高氢离子火焰检测器在超临界流体色谱中检测的稳定性和灵敏度,其收集电极常采用新的筒状设计,通过增大离子的收集效率提高检测器的检测性能,另外,采用废气防空限流法,使火焰稳定性提高,从而进一步降低检测噪声。FID 的检测限达 10–13 g/s。但 FID 属于破坏型检测器,有些需要保持样品的场合并不适用。

2. 紫外和荧光检测器

紫外和荧光检测器是高效液相色谱常用的检测器,适用于具有光学吸收或荧光性质的物质,它们也被用于超临界流体色谱的检测器。特别是当用正己烷、正戊烷等作流动相或在超临界流体中添加改性剂梯度洗脱时,氢离子火焰检测器不再适用,往往采用紫外和荧光检测器。在超临界流体色谱中,紫外和荧光检测器是非破坏型检测器,因此可以用来制备微量样品或制备色谱。

3. 其他检测器

其他常用的检测器包括测定含硫氮的有机化合物的火焰光度检测器(NPD)、可用于药物及氨基酸分析、测定有机硫和有机磷化合物的双火焰光度检测器(FPD)、射频等离子体检测器(RPD)、电子捕获检测器(ECD)等。

第三节　超临界流体色谱在药物分析中的应用

一、在药物检测中的应用

超临界流体色谱在药物检测中的应用发展十分迅速,Roston 等对 SFC 和 HPLC 在填充柱上分离检测 SC–65872 及相关药物进行了对比,发现超 SFC 在缩短分离时间和提高分离效率方面有较大优势。

Gyllenhaal 等用乙酸和三甲基胺作为流动相 CO_2 的改性剂,在 12 min 内完成了美托洛尔及其 12 种相似体的分离(图 6-4)。

磺胺类药物具有广谱的抗菌能力,常用做兽药。它在动物体内的半衰期较长且对人类健康有潜在的影响,因此发展快速测定动物体内的残留量非常重要。Perkins 等以甲醇改性的 CO_2 为流动相,用氨基键合填充柱 SFC 与 MS 联用的方法分析了用药猪的肾脏提取液中磺胺类药物的含量测定,用这种方法可以分离测定 8 种结构不同的磺胺类药物,检测限达 1~5 ng。

采用 Kromasil Silica 填充柱,以 18% 甲醇和 CO_2 流动相实现了阿咖酚散中阿司匹林、咖啡因和对乙酰氨基酚 3 种成分的含量测定,整个分离过程在 5 min 内即可完成,在测定范围内,对照品浓度与峰面积呈良好的线性关系且具有较好的重现性。

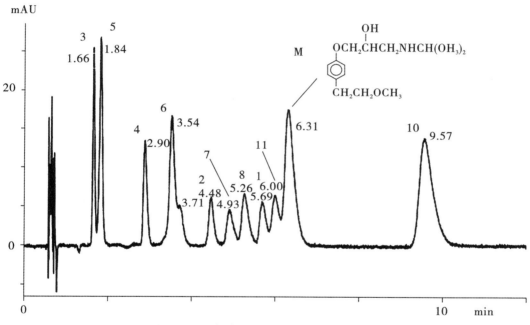

图 6-4 美托洛尔及其 12 种相似体的 SFC

二、在手性药物分离中的应用

目前人们所使用的药物当中,有很大一部分是手性药物。据报道,天然药物和半合成药物几乎都具有手性,与此同时,全合成的药物有大约 40% 为手性药物。研究表明,由于体内很多的大分子(如生物酶、DNA、受体等)都是具有手性特征,因此以这些分子作为靶点的药物在体内发挥其药效时必须满足与其手性严格匹配的条件,手性药物的 2 个对映体的药理活性往往相差较大,有时甚至会产生截然相反的作用。美国 FDA 规定,新的手性药物在推向市场之前必须对其手性不同的对映体进行有效的拆分,并分别考察它们的药效和毒性。因此,高效的手性药物分离方法是药物研发、生产及管控中扮演着重要的角色。

由于手性药物对映体在化学结构及物理性质方面极其相似,分离难度较大。目前拆分手性药物对映体常用的色谱方法包括 GC、HPLC 和 CE。SFC 是近年来发展的一种高效快速地手性药物分离的新方法。用于根据对映体分离过程中是否需要对药物对映体进行衍生,主要分为直接法和间接法。

直接法不需对对映体进行衍生,通过对固定相进行手性基团的修饰或采用手性流动相来构建手性环境从而实现对映体的分离,特别是随着手性固定相生产技术的进步和商品化,基于手性固定相的直接法发展较快。目前人们已研制出 10 多种能用于手性固定相的分子结构类型,已有 150 多种商品化手性固定相问世。用于手性分离的 SFC 的固定相可谓开管柱、毛细管填充柱和填充柱 3 种,LC 中使用的填充柱大部分可直接用作 SFC 的分离色谱柱。按照固定的手性基团的种类,目前的手性固定相主要包括基于 π-π 电荷转移作用 Pirkle 型、环糊精类、大环抗生素类、纤维素和直链淀粉等多糖衍生物类、螺旋形聚合物、印迹聚合物等。

间接法是先将手性衍生化试剂与药物对映体混合物反应,通过在对映体分子中引入新的手性中心从而形成非对映体,然后在非手性柱上分离(有时也用手性柱)。在该方法中,常被用来进行衍生的基团包括氨基、羧基、羟基和巯基等。由于分离过程中需要对对映体进行化学衍生等复杂过程,因此间接法使用相对越来越少。

1. Pirkle 型固定相

它是由 Pirkle 研究组根据三点作用原理设计出的最早的一类手性固定相,Pirkle 型固定相是以 3,5-二硝基苯甲酰为母体,通过共价连接苯基甘氨酸或亮氨酸等基团来构建的。在手性识别过程中要求待分离对映体与色谱柱中的固定相存在 π-π 电荷转移作用,还需要氢键作用、偶极-偶极作用或空间位阻作用的共同参与。流动相中加入极性溶剂会使得这些作用弱化,因此,通常在正向色谱模式下能得到更好地分离效果(图 6-5)。

Pirkle 型手性固定相是最早在 SFC 中使用的手性固定相。Mourier 等以醇和醇-水混合体系为改性剂,首次采用 SFC 实现了手性有机磷。利用 Pirkle 型固定相可直接分离氨基酸、内酰胺、安息香类镇静剂等,若是强极性的物质,一般需要在进样前先转化为弱极性的衍生物,然后再进行分离。Terfloth 等合成了一种 Pirkle 手性固定相,用 SFC 法实现了手性药物苯氧苯丙酸和氟联苯丙酸的分离,而两种药物在 HPLC 中不能分离。

1993 年,Nishikawa 用 Pirkle 型固定相实现了含 2 个对应中心的拟除虫菊酯的 4 个对映体的分离(图 6-6),并且发现降低温度能显著提高分离的效率,在 20 ℃时其分离效果和速度都优于 HPLC。

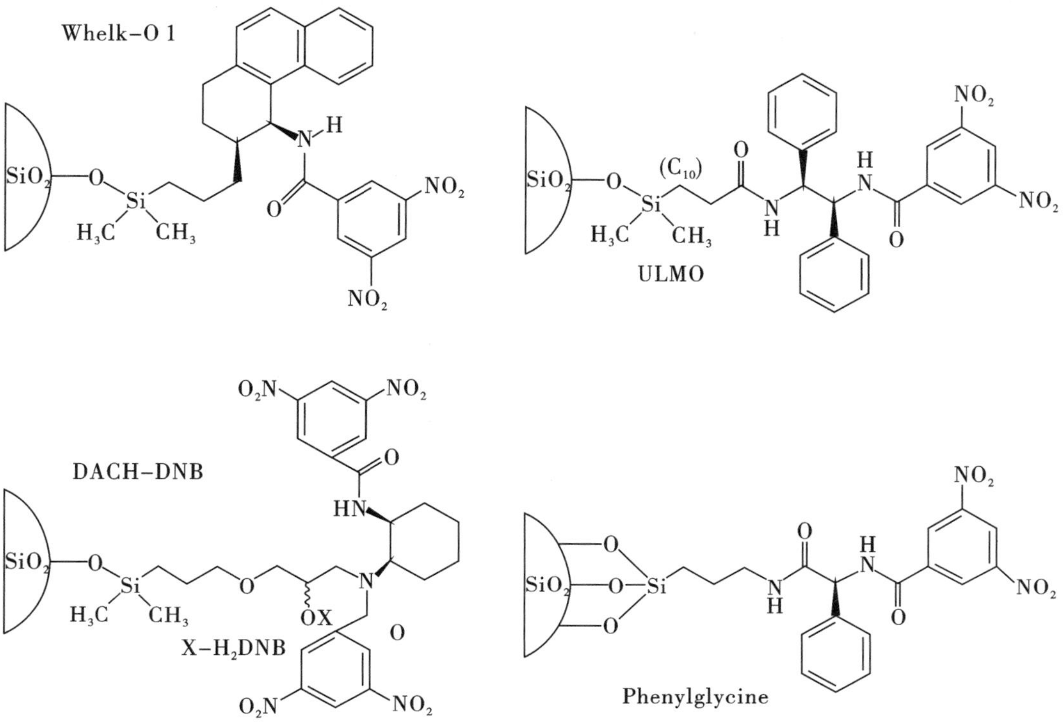

Whelk-O 1
ULMO
DACH-DNB
X-H$_2$DNB
Phenylglycine

图 6-5 典型的 Pirkle 型手性固定相

1.(S,R)
2.(R,S)
3.(S,S)
4.(R,R)
0
10
20
30
t/min

图 6-6 拟除虫菊酯的 4 个对映体的分离

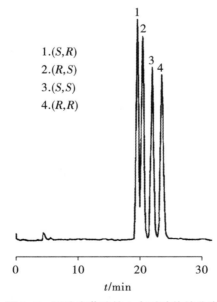

Kraml 等通过引入氯甲酸苄酯对目标物进行衍生化反应后,利用 Pirkle 手性固定相实现了胺类异构体混合物的分离,大大提高了分辨率(图6-7)。

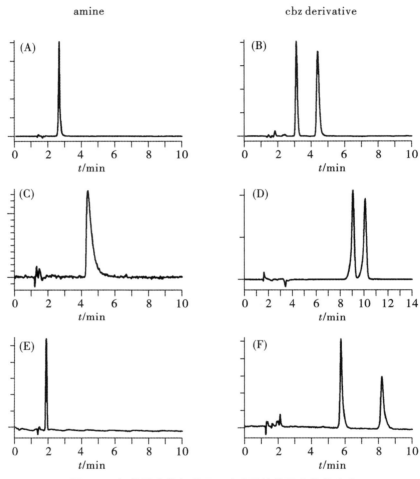

图6-7   超临界流体色谱用于胺类异构体混合物的分离

2. 环糊精手性固定相

环糊精(cyclodextrin,CD)是通过环糊精葡萄糖基转移酶水解淀粉得到的一种含有 6～12 个葡萄糖单元的手性环状低聚糖。通过控制环糊精转移酶的水解反应可得到不同尺寸的环糊精,其中,含有 6 个、7 个和 8 个葡萄糖单元的 α-CD、β-CD 和 γ-CD 是目前研究比较多的 3 种环糊精。环糊精的立体空间结构呈上宽、下窄、中空的锥筒状,其内部由糖苷键和碳骨架构成,呈疏水性,外部由伯羟基和仲羟基构成,有一定亲水性。其空腔尺寸逐渐增大,比如应用最为广泛 β 型环糊精,其空腔直径为 0.6～0.65 nm,其中可以嵌入不同大小的客体分子而形成包合物。由于组成环糊精的每个葡萄糖单元有 5 个手性碳原子,可为客体分子提供良好的手性环境,从而实现对手性化合物的识别。

环糊精类固定相的手性识别机制主要有两种。第一种是在反相模式下,即以水或亲水性有机溶剂为流动相时,其手性分离主要是基于环糊精空腔的疏水包合作用,因此要实现最佳分离,需要手性化合物的疏水基团的尺寸与环糊精内腔相匹配。而对于那些手性中心位于芳香体系 α 或 β 位的分子,在其手性中心周围还需要一个能形成氢键的基团,此外,结构中的其他 π 体系也有助于增强其手性识别能力。另一种是在极性有机相模式下,由于对映体与环糊精不易形成包合物,对映体主要通过与空腔入口边缘的基团的氢键作用与偶极-偶极作用来实现区分,另外,空间位阻效应也会起到部分手性识别作用。这种色谱分离模式更适合极性较大的对映体的分离。

环糊精对手性物质的识别效果与其修饰的基团有关,天然的和甲基化及乙酰化的环糊精固定相的手性识别能力较弱,而羟丙基 β-CD 和芳香衍生物的环糊精是应用广泛的,它除了固有的手性识别机制外,还兼有 π-π 电荷转移作用的识别机制,大量手性化合物(如 β-受体阻滞剂、生物碱、羧酸类以及中性手性分子等)均能在此类固定相上得到拆分。20 世纪 80 年代,Macaudiere 等首次以超临界二氧化碳流体为流动相,将未衍生化的环糊精固定相用于超临界流体色谱分离手性有机磷和有机胺化合物。Williams 等采用 Cyclobond RN 手性固定相在二氧化碳和乙醇为流动相一次性分离了 3 种对映体,并且发现在 SFC 中比在 HPLC 中有更好地选择性和分离度,利用液相完成相同的分离则需要 3 种不同的流动相体系(图 6-8)。

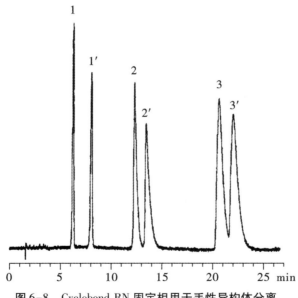

图 6-8　Cyclobond RN 固定相用于手性异构体分离

利用二甲硅烷化型 β-CD 固定相,可分离多种芳香醇、氨基醇、氨基酸、二醇、胺和酰亚胺等对映体。Duval 等使用含硫的环糊精衍生物固定相,在 SFC 模式下实现了氨鲁米特和沙利度胺对映体的拆分。Heiko 等用 3-丁酰基-2,6-戊基-γ-CD 手性固定相实现了 MTH-脯氨酸的分离,且分离度达到了 6.5。常用的环糊精类手性固定相还有甲基化型 β-CD 和乙酰化型 β-CD,它们已被用于拆分布洛芬、1-氨基吲哚等手性药物。

3. 多糖类手性固定相

多糖类手性固定相包括纤维素衍生物和直接淀粉衍生物 2 种。其中,在 SFC 中应用广泛、具有代表性的纤维素型手性固定相是纤维素三苯甲酸酯(Chiralcel OB)和纤维素三-3,5-二甲基氨基酸甲酯(Chiralcel OD)。直链淀粉型手性固定相多为直链淀粉 3,5-二甲基苯基氨基甲酸盐(Chiralpak AD 和 Chiralpak OD)。

Toribio 等利用 Chiralcel OD 手性柱在 6 min 内实现了乙酰胺中间体的分离。

Toribio 等还利用 Chiralpak AD 分离了多个手性亚砜类药物,分离所需时间普遍在 10 min 以内,他们还发现通过改变改性剂的种类及操作温度能改进色谱保留和分离的选择系数。Klerck 等采用多糖类手性固定相分析了普萘洛尔、异丙嗪、米安色林等药物,实现了 59 种手性化合物的分离,并且发现加入异丙胺和三氟乙酸添加剂能很好地改善峰形和分离度。Nozal 等采用 Chiralpak AD 和 Chiralcel OD 柱,考察了 HPLC 和 SFC 分离手性药物奥美拉唑和苯并咪唑的效果,发现 SFC 在所需的分离时间及分离效果方面均优于 HPLC(图 6-9)。

尽管超临界流体分离手性药物的方法很多,比较常用的是基于手性色谱柱的直接法,这是由于目前市面上已有各种商品化的手性色谱柱,并且可以与传统的色谱方法共用色谱柱,该方法具有操作便捷成本更低的特性。大致来说,各种手性固定相的适用范围有所差异。Pirkle 手性固定相、氨基酸类手性固定相等适合抗生素、胺酮类手性药物的分离。环糊精类手性固定相适合分离极性弱的吲哚、哌啶及其衍生物等手性药物。相比而言,多糖类手性固定相的适用范围更广一些,可以用于酰胺、醇酮、唑类等手性药物的分离。

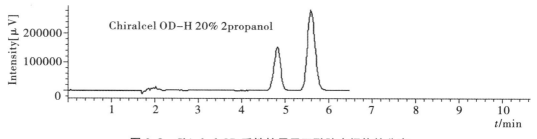

图 6-9　Chiralcel OD 手性柱用于乙酰胺中间体的分离

三、在天然产物及中药分析中的应用

为保持中药及天然产物在分析中不失去活性,因此其分析往往需要较温和的色谱条件。GC 的高温会使其中的有效成分分解,因此气相色谱在中药及天然产物研究中有较大限制。HPLC 所使用的有机溶剂也有可能使其中的药效分子失去活性,另外有机溶剂的去除也是其中较难解决的问题。而 SFC 由于采用易挥发去除的二氧化碳超临界流体作为流动相,并且分离温度较低,在中药及天然产物的分离分析中有较大优势。

很多种色谱方法可用于糖类的分析,如 LC 和 CE 等,但往往需要对样品进行复杂的前处理,用 SFC 分析糖类物质相对要容易很多,并有较高的分离选择性。Chester 等最早用纯二氧化碳作为流动相,研究了低聚糖、多聚糖及聚甘油酯的保留性质,结果表明,对于含一到四个自由羟基的聚甘油酯类,用纯二氧化碳就可以实现分离,但峰型较宽且有拖尾,将样品衍生化后其保留值明显下降且峰形变窄。由于糖类是极性较强的化合物,目前用 SFC 分离时通常需要在二氧化碳中加入极性改性剂以提高流动相对样品的溶解能力。Slavader 等研究了以三甲基硅烷键合的硅胶作为固定相,以二氧化碳–甲醇、二氧化碳–甲醇–水、二氧化碳–甲醇–水–三甲基胺为流动相,在 10 min 内实现了 4 种单糖的完全分离。

多数官能团有机酸,尤其是脂肪酸,以纯二氧化碳为流动相就可以分离。然而,当分子中存在第二个极性官能团时,就需要加入甲醇改性剂才能得到较好的峰形,有时还须制成相应的衍生物。

甾类化合物是一种含有羟基的极性异构体混合物,其性质极其相似,用一般的分离技术较难分离。用纯二氧化碳为流动相,胆固醇和甾酮在 SFC 中很容易被分离,如果极性取代基的数量较多,用纯二氧化碳洗脱将比较困难,需要加入极性改性剂。Bored 等在二氧化碳中加入 1.5% 的甲醇为改性剂,分离了孕甾酮和雌酮。Berry 用含 20% 甲氧基乙醇的二氧化碳为流动相,在硅胶填充柱上,在 10 min 内分离了 8 种甾类。Lesellier 等用含 6.1% 甲醇的二氧化碳流动相,分离了包括睾酮、雌酮、雌二酮、雌三酮等 11 种甾类。Baieehl 等用 SFC 在 OV–1701 固定相上分离了 6 种甾类化合物。蜕皮激素甾中含 4 个甾环骨架和 7 个羟基,极性较强不能用纯二氧化碳洗脱,而加入低浓度的甲醇为改性剂,实现对目标物的分离。

Mónica 等用 SFC 分离和制备抗菌药麝香草酚,研究温度、压力和改性剂浓度对麝香草萃取物在 SFC 中分离效果的影响(图 6–10)。

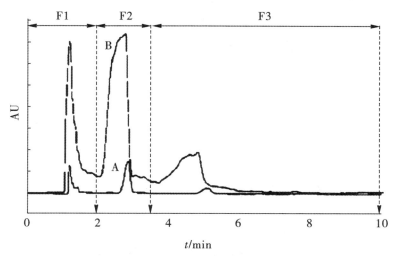

图 6–10　麝香草萃取物在超临界流体色谱中分离

刘志敏等利用超临界流体色谱,以苯基柱作为固定相,以二氧化碳–乙醇–磷酸作为流动相成功实现了 3 种黄酮类化合物(槲皮素、山柰酚和异鼠李属)的快速分离,耗时仅 15 min。杨敏等以 13% 甲醇和二氧化碳为流动相,采用 SFC 测定了吴茱萸中吴茱萸次碱与吴茱萸碱含量,与传统方法相比,SFC 可在简单地流动相条件下对吴茱萸中的吴茱萸次碱和吴茱萸碱进行良好分离,且分析时间仅为 6 min。王学军等采用 SFC 实现了对银杏叶提取物中槲皮素和芦丁的快速同时测定,与之前采用 HPLC 和紫外分光光度法对槲皮素和芦丁的进行分别测定的方法相比,具有方便快速地优点(图6-11)。

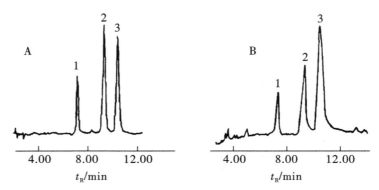

图6-11　标准品(A)及银杏提取物(B)中黄酮类化合物色谱
化合物:1.异鼠李素　2.山柰酚　3.槲皮素

Victor Abrahamsson 等采用 SFC,以 C18 柱和 2-乙基吡啶柱联用,10 min 内成功分离栅藻中的 8 种类胡萝卜素并对其进行定量分析(图6-12)。

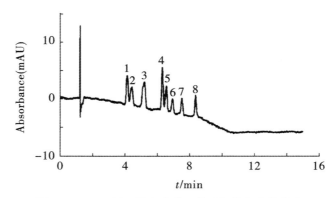

图6-12　SFC 用于栅藻中的 8 种类胡萝卜素的分离

李云华等使用 15% 硫酸乙醇-水直接进行水解,然后碱水解的方法对三七和云南白药处理后,然后用 SFC 分别测定了其中的人参二醇及人参三醇的含量(图6-13)。

SFC 技术是一种重要的分离分析工具,由于其采用的兼有液体和气体优势的超临界流体作为流动相,具有分离效率高、分离时间段、能与多种检测器联用等优点,在分离分析非挥发性大分子、生物分子、手性对映体、药物活性成分等领域有着广阔的应用前景。市场上也出现了多种成型的商品化仪器可供选择。然而,对于物质在超临界流体中的作用力及保留机制的热力学和动力学因素对分离效率的影响还缺乏系统的理论基础,还需要更深入的研究。

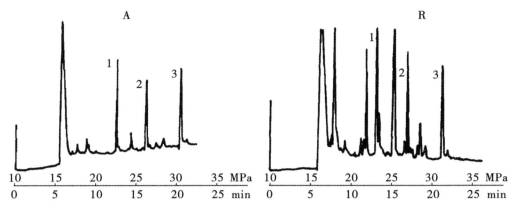

图 6-13　SFC 测定三七及云南白药中人参二醇和人参三醇的色谱

A. 三七　B. 云南白药

第七章 药物手性色谱分析法

手性是自然界的基本属性之一。生物大分子如药酶、蛋白质、受体等均具有不对称的性质。因此,当手性药物进入体内后,两个对映体的蛋白结合率、与受体的亲和力、与药物的相互作用等药效学和药动学作用均存在着显著差异。

20世纪60年代"反应停"事件的沉痛教训,引起了人们对手性药物对映体生物活性差异的高度重视。1992年,美国食品和药品管理局(Food and Drug Adminis-tration,FDA)发布了《手性药物指导原则》,明确要求在向FDA提交的有关新药申请报告中,必须包括对映体的化学、药理学、毒理学以及临床作用的所有信息,这极大地推动了全球范围内手性药物的研究和发展。2006年国家食品药品监督管理局(China Food and Drug Administration,CFDA)发布了《手性药物质量控制研究技术指导原则》,规定手性药物的质控项目要体现其光学特征的质量控制。欲开展这些研究工作,必须首先解决手性药物两个对映体的拆分问题。随着分析技术的发展,各种手性药物分离分析技术应运而生,这其中,最具代表性的就是手性色谱技术。

第一节 手性色谱法理论基础

一、手性色谱法基础概念

1. 手性的定义与表示方法

(1)什么是"手性" 手性(chiral)一词源自希腊(cheir,手),是用来表达化合物分子结构在三维空间不对称的术语。用"手"的特性来形象地描述这种不对称关系(图7-1)。左手和右手看起来似乎一模一样,但两手无论怎样放置——平移或旋转都不会重合,如果把左手放在镜子前面,就会发现右手正是左手在镜中的像,反之亦然。这种实物与镜像的关系在化学中称为"对映关系",具有对映关系的一对化合物互为"对映体",即左旋体和右旋体,这一化合物就称为具有手性。

手性是自然界的基本属性之一,手性普遍存在,但手性物质的两个对映体在自然界中的存在量是不同的,有的仅以单一对映体存在。如攀缘和缠绕植物的茎蔓旋向、海螺的旋向都涉及手性,按照右手螺旋定则,它们的缠绕方向绝大部分都是右旋的。构成生命体的主要物质蛋白质、糖、核酸、脂肪等都是由手性化合物组成的,如组成核酸的戊醛糖——核糖和2-去氧核塘均为左旋的D型糖;组成蛋白质的氨基酸都是L-氨基酸(甘氨酸除外);DNA的双螺旋结构都是右旋的(图7-2)。许多天然存在的手性小分子也主要以一种对映体形式存在,这种现象称为手性优择(chiral preference)。手性优择使作为生命活动重要基础物质的生物大分子(如核酸、蛋白质、酶等)以及受体、离子通道等具有不对称的性质。因此,当手性化合物的两个对映体与这些生物大分子作用时,就会显示不同的作用方式,产生不同的效果。

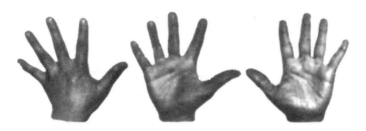

图7-1　手的镜像关系

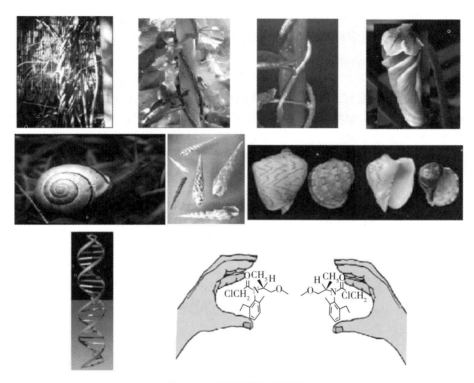

图7-2　自然界的手性属性

(2)手性表示方法　手性分子的表示方法主要有3种方式:①根据对偏振光的偏振面旋转的方向分为左旋体和右旋体,此法能够直观地反映对映体之间的光学活性的差别,但不能提供手性分子的三维空间排列信息。②以甘油醛为标准参照物,根据 Fischer 投影法,用 D 型、L 型表示;D、L 表示法能对手性化合物的立体化学做出系统的表述,但手性化合物的构型与旋光方向并没有必然的联系,相同构型的化合物,它们的旋光方向可能不同;且该法仅表示分子中一个手性碳原子的构型,对含多个手性中心的化合物以及与标准参照物结构相差甚远的化合物不适用,目前多限于糖和氨基酸的立体化学命名。③R 型、S 型,这是目前普遍采用的表示旋光性化合物构型的方法。

1)左旋体、右旋体:手性分子的两个对映体能把偏振光平面旋转到一个数值相等但方向相反的角度。能使偏振光平面按顺时针方向旋转的对映体称为右旋体(dextroisomer),用正号(+)或字母"d"表示;能使偏振光平面按逆时针方向旋转的对映体称为左旋体(levoro-tatory),用负号(−)或字母"l"表示。手性化合物的右旋对映体和左旋对映体的等摩尔混合物称为外消旋体(racemate),左右旋光值互相抵消,旋光值为零,在名称前用(±)或(dl)表示。

2)D 型、L 型:19 世纪末,Fischer 为表示手性化合物的构型,选择甘油醛为标准化合物,将右旋甘油醛按图 7-3 方式画在纸平面上,把醛基画在手性碳原子的上方,羟甲基画在手性碳原子的下方,两者取向纸平面的后方;把与手性碳相连的羟基和氢分别画在手性碳原子的右边和左边,取向纸平面的前方。指定该构型为甘油醛的 D 构型(dconfiguration),用大写字母"D"表示,与它相反的构型用"L"表示。其他化合物的构型则由甘油醛的构型推导出来。

1951 年,土耳其化学家 Bijvoet 第一个用 X-衍射重原子法成功地测定了(±)-酒石酸铷钠盐的绝对构型,根据甘油醛与酒石酸构型之间的联系,确定了右旋甘油醛为 D 型,这与 Fischer 早年的假定构型完全一致。根据 Fischer 投影法,将旋光异构体的主链竖向排列,氧化度较高的碳原子或编号为 1 的碳原子放在上方,氧化度低的碳原子在下方,取代基(X)横向排列,如图 7-3 中通式所示,X(通常为—OH,—NH$_2$,卤素等)在碳链右边者称为 D 型,在左边者称为 L 型。

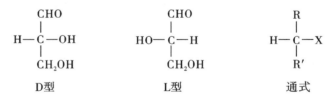

图 7-3　甘油醛 L 构型、D 构型及通式

3)R 型、S 型:1966 年,Cahn、Ingold 和 V. Prelog 提出了一种更具普遍性的、能明确表示分子绝对构型的 R、S 命名法(Cahn-Ingold-Prelog,CIP)。将直接与手性碳原子相连的 4 个取代基按原子序数大小设为 a、b、c、d,优先次序为 a>b>c>d,把 d 作为手性碳原子四面体的顶端,a、b、c 为四面体底部的三个角,从四面体底部向顶端方向看,若从 a→b→c 按顺时针方向排列者,称为 R 型(rectus,右),若按逆时针方向排列者,称为 S 型(sinister,左)。将 CIP 命名规则用于甘油醛、乳酸、丙氨酸等,它们的绝对构型如图 7-4 所示,甘油醛和乳酸为 R 型,天然氨基酸如丙氨酸为 S 型。

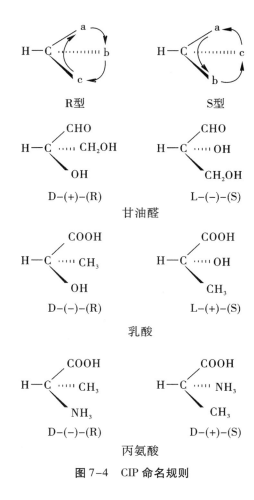

图7-4 CIP 命名规则

2.手性识别与手性药物分离分析的意义

（1）手性识别的三点作用模式 分子结构中存在手性因素的药物称为手性药物。由于自然界的手性优择现象,生物大分子如药酶、蛋白质、受体等具有不对称的性质,手性药物的两个对映体在体内显示出药理活性、副作用、吸收、分布、代谢、排泄等方面的差异。自20世纪初证明了(-)-莨菪碱(hyoscyamine)比其(+)-对映体有更强的药理活性后,人们认识到手性药物两对映体之间存在着不同的药效活性,且这种对映体选择性源自于药物与受体的相互作用,这种作用可由 Easson 和 Steman 提出的三点作用模式来扼要地描述。如图7-5 所示,设对映体的三个原子或集团为 a、b、c,相应受体的活性作用点为 A、B、C,其中1个对映体的 a、b、c 能与受体的 A、B、C 很好吻合,而另一个对映体无论怎么旋转,三点不可能吻合,至多两个点能吻合,因此两对映体与受体的结合程度就出现差异,相互作用能力不同,表现出不同的生物活性。

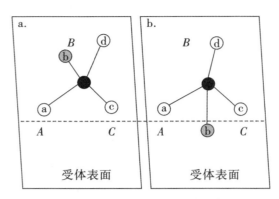

图7-5　对映体与手性生物大分子的三点作用模式

a. 手性分子的 a、b、c 三个基团与受体分子的 *A*、*B*、*C* 三个活性作用点很好吻合,是高活性的对映体　　b. 手性分子的 a、b、c 三个基团中只有 a、c 与受体分子的 *A*、*C* 二个作用点结合,是低活性的对映体

　　如麻黄宁(epinine)是没有旋光性的拟肾上腺素药,若在分子中 β-位引入羟基成为肾上腺素(adrenaline)后,出现两个对映体,其中(R)-(-)-肾上腺素的升血压作用是麻黄宁的 12 倍,而(S)-(+)-肾上腺素的升血压作用只有麻黄宁的 1/3。天然肾上腺素为 R 型,表明 R 构型适合这种受体结构,两者有较强的相互作用。肾上腺素与受体间的作用可能是通过以下基团而起作用的:①肾上腺素分子中的氨基与体液中的质子结合成铵离子而带正电荷,与受体上带负电荷的部位产生静电引力;②侧链的羟基与受体上相应基团产生氢键作用;③苯环上的羟基带有弱酸性,与受体上原子产生螯合作用。如图 7-6,(R)-(-)-肾上腺素分子中侧链羟基向受体方向伸展,而(S)-(+)-肾上腺素分子中侧链羟基向受体相反方向伸展,难以结合。故 R 构型有三个作用点,而 S 构型只有两个作用点,其结合程度不及 R 构型。

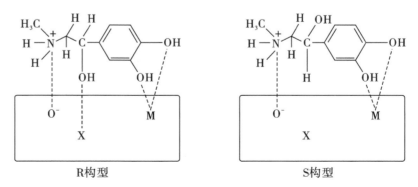

图7-6　肾上腺素与受体作用

　　以上用三点作用模式简明地表示了药物与受体的相互作用,而药物在体内的实际作用机制则要复杂得多,如还有立体障碍、构型改变、药物与其他生物大分子作用等因素的影响。

由于手性药物的两个对映体与受体的亲和力、内在活性、药效,以及在吸收、分布、代谢、排泄等体内过程中均存在显著差异,因此手性药物的两个对映体应作为不同的药物来处理。获得对映体的生物活性,药效学、药动学上的差异,两个对映体之间的相互作用,对映体的手性转化等方面信息,对于手性药物的安全、合理、有效地应用具有重要的意义。

（2）对映体的作用类型与药效学差异　按药效作用不同,手性药物对映体的生物活性可分为以下几种类型:

1）两种对映体具有等同或相近的定性定量生物活性:这类药物的活性中心不涉及药物的手性中心,消旋体给药与单个对映体给药,效果基本一致。如洛伐他汀(lovastatin)抑制 HMG-CoA 还原酶的作用,特非那定(terfenadine)对 H_1 受体拮抗作用均无立体选择性。

2）一种对映体具有生物活性,另一种活性弱或无活性:这类药物的两种对映体中只有一种具有生物活性,与受体有强的亲和力,另一种为劣映体,无明显的药理作用和副反应,相当于无效的杂质,消旋体给药时,有效成分含量约只有 50%。如氧氟沙星是广谱抗菌药物,其(S)-(-)-对映体的体外抗菌活性是(R)-(+)-对映体的 8~128 倍。

3）两种对映体具有完全不同的药理作用:这类药物通过作用于不同的靶器官、组织而呈现不同的作用模式。噻吗洛尔(timolol)(S)-对映体用于治疗心血管疾病,而(R)-对映体用于治疗青光眼。

4）一种对映体具有药理活性,另一种具有毒性作用:两个对映体中一个有活性,另一个有毒副作用;或者两对映体均有活性,但其中一种对映体产生毒副作用。这类药物中最典型的例子是 20 世纪 60 年代欧洲发生的震惊世界的"反应停"事件。镇静药沙利度胺(thalidomide,又名反应停)是以消旋体给药,用作缓解妊娠反应的药物,后来发现服过此药的孕妇中有不少产下海豚状畸形儿。经最后的研究证明:沙利度胺两对映体均具有镇静作用,可缓解妊娠反应,但(S)-对映体是一种强致畸剂,在妊娠第 1~2 个月服用会导致胎儿畸形。

5）一种对映体是另一种对映体的竞争拮抗剂:这类药物的对映体与受体均有一定的亲和力,但通常只有一种对映体具有活性,另一种对映体反而起拮抗作用,拮抗作用的机制主要是竞争受体结合位置。如(R)-(-)-异丙肾上腺素(isoprenaline)是 β_1-受体激动剂,而(S)-(+)-对映体则以大致相当的亲和性作为(R)-(-)-体的竞争性拮抗剂。

6）对映体作用的互补性:该类药物的对映体之间产生协同作用。消旋体给药有时较单个对映体给药效果更好,毒性更小。如抗休克药多巴酚丁胺(dobutamine),其左旋体为 α-受体激动剂,对 β-受体激动作用很弱,而右旋体为 β-受体激动剂,对 α-受体激动作用很弱。消旋体给药时能增加心肌收缩力,但不增加心率和血压。

（3）手性药物对映体的药动学差异　手性药物的吸收、分布、代谢和排泄等药代动力学过程具有立体选择性。这个过程取决于药物对映体与手性生物大分子如药物代谢酶、转运载体、蛋白质等之间的相互作用。与药效学的差异相比,两对映体的药动学参数差异相对较小,通常相差 1~3 倍。

1）对映体选择性吸收:药物的吸收方式有主动转运和被动转运之分。透膜吸收是一个被动扩散过程,主要依赖于药物的浓度、脂溶性和在生理 pH 值条件下所带的电荷。这些因素一般不受手性影响,故被动吸收没有对映体选择性。然而,手性药物的消旋体作为一个特殊的复合物,其水溶性和晶型与单个对映体可能有差别,这就使得它们在给药部位的溶出速率有一定差异。当药物的吸收是通过主动转运或借助载体转运而被吸收时,由于细胞膜载体或酶可以识别药物的空间结构,于是就可能产生吸收上的立体选择性差异,使得对映体的吸收速率不同。

2)手性药物的分布:药物的体内分布主要受药物分子跨膜分配系数、药物与血浆和组织蛋白的结合能力、药物的脂溶性等因素影响。细胞膜虽能形成手性环境,但对药物分布的立体选择性影响较小。药物在分布中的立体选择性主要表现为对映体与血浆和组织蛋白的结合能力上的差异。

大多数药物在一定程度上与血浆蛋白可逆地结合。与药物结合的血浆蛋白主要有白蛋白(albumin),其含量约占血浆蛋白总量的50%;α_1-酸性蛋白(α-acid glycoprotein),在人体中,其含量仅为人血清白蛋白(HSA)的3%。白蛋白主要与酸性药物结合,α_1-酸性蛋白主要与碱性药物结合。研究证明,许多手性药物与蛋白的结合是立体选择性的,且这种立体选择性显示蛋白种类和种族差异。如维拉帕米与血浆蛋白的结合存在立体选择性。用血清蛋白、α_1-酸性蛋白、新鲜血清研究结果表明,活性强的(S)-(−)-维拉帕米游离分数大于(R)-(+)-维拉帕米(表7-1)。体内测得的血清药物游离分数高于离体试验结果,说明体内维拉帕米的代谢产物可能干扰维拉帕米与蛋白的结合。

表 7-1   维拉帕米与血浆蛋白结合的立体选择性

蛋　白	(R)-维拉帕米游离分数	(S)-维拉帕米游离分数
α_1-酸性糖蛋白	0.079	0.142
新鲜血清	0.096	0.136
纯血清蛋白	0.400	0.572
口服给药后体内血液	0.130	0.230

3)手性药物的代谢:药物的代谢主要在肝脏中进行,代谢反应分为Ⅰ相代谢和Ⅱ相代谢,两相反应过程均涉及与酶系统的相互作用。细胞色素P450(cytochrome P450,CYP)作为体内Ⅰ相代谢的主要药酶,具有广泛的底物,并呈现极大的立体化学敏感性;以葡萄糖醛酸转移酶为代表的Ⅱ相结合反应同样存在着立体选择性,手性药物药动学的立体选择性差异大多是由立体选择性代谢引起的。药物的代谢能力通常用肝清除率(clearance,CL)表示,其大小取决于肝血流速率、血浆蛋白结合率和药酶的内在活性(通常用内在清除率表示)。

根据药物在代谢过程中的立体选择性,将手性药物的代谢类型分为底物立体选择性、产物立体选择性、底物-产物立体选择性和手性转化。药物的代谢并不只有一条途径,在很多情况下,手性药物从几条代谢途径以不同的立体选择性同时代谢对映体,因而对映体的内在清除率的立体选择性反应的是各种不同酶的选择性平衡的结果。如维拉帕米在人肝微粒体中至少有四种CYP同工酶(CYP3A4、3A5、2C8和1A2)参与不同代谢途径,最终结果为(S)-对映体清除率大于(R)-对映体。

4）手性药物的排泄：药物的排泄包括肾清除和胆汁分泌。药物的肾清除是药物清除的主要途径，包括肾小球被动过滤、肾小管主动分泌、被动和主动重吸收等过程。被动过程不会产生立体选择性，主动过程则可能有立体选择性。如美西律对映体之间具有明显的清除差异，口服美西律48h后，尿中的（R/S）清除率比为9.65，显示（R）-对映体排泄较快。特布他林（+）-对映体在肾小管再吸收过程中与（-）-对映体发生竞争，而增加后者的肾清除。

药物的胆汁清除过程也兼具主动及被动机制，被动扩散无立体选择性，主动转运有立体选择性。酮洛芬在人体内经代谢后有90%以结合物形式经尿液排泄，但在大鼠体内，该结合物主要经胆汁分泌，胆汁 S/R 比值约为血浆 S/R 比值的 2 倍，可见胆汁分泌存在立体选择性。

（4）手性药物相互作用　手性药物的相互作用是指消旋体药物对映体之间的相互作用和对映体与其他并用药物的相互作用，包括药效学相互作用——拮抗或协同作用；药动学相互作用——吸收、分布、代谢、排泄过程中的竞争性抑制作用。其中，与血浆蛋白结合和药物代谢水平上的竞争抑制作用是引起药动学相互作用的主要原因。

人血清白蛋白（HSA）有两个主要结合部位：华法林部位（Ⅰ位点）和地西泮与吲哚部位（Ⅱ位点）。这两个结合部位分别位于 HSA 多肽链上 α-螺旋域ⅡA 和ⅢA 亚域上的疏水性洞穴中。在结合过程中，药物的非极性残基位于蛋白中心的疏水洞穴中，而极性残基则位于表面。羧苄西林（carbenicillin）各对映体在 HSA 的华法林结合位点上发生竞争；舒洛芬（suprofen）、芬布芬（fenbufen）、地西泮（diazepam）、吡罗昔康（piroxicam）等药物选择性地和Ⅱ位点结合。

药物相互作用是一把双刃剑，它可能导致临床疗效降低，或发生不良反应，但有时也可积极利用，变不利为有利。若劣映体副作用很小或无副作用，且能抑制其优映体的清除，那么这种相互作用是有益的，临床上若以消旋体形式给药，可提高优映体的疗效。例如右美沙芬抑制镇痛药左美沙芬的代谢，使其镇痛作用增加，作用时间延长；（S）-维拉帕米的首关效应比（R）-体强烈，合用西咪替丁能降低维拉帕米的首关效应，使优映体（S）-维拉帕米的生物利用度增高几乎是（R）-体的两倍。因此，在维拉帕米总体血药浓度相同的情况下，与西咪替丁合用维拉帕米的疗效会更佳。

（5）影响手性药物选择性的因素　手性药物的立体选择性受到多种因素的影响，如生理因素（性别、年龄、妊娠）、病理因素、遗传因素、种族差异以及药物因素（剂型、给药途径以及药物相互作用）等。

在药物代谢过程中，遗传是引起个体变异的决定因素。由于人群中存在酶活性表达缺陷，使一些代谢途径呈现多态性。当某一代谢旁路受遗传多态性控制时，在快代谢者中发生的手性药物相互作用在慢代谢中或许会消失。例如，在异喹胍快代谢者中美托洛尔两对映体血药浓度有立体选择性差异，但合用奎尼丁后，该立体选择性差异消失。因为奎尼丁是 CYP2D6 的强抑制剂，美托洛尔经 CYP2D6 的代谢被抑制而转向另一代谢旁路，而在该代谢旁路中对映体的处置未显示出立体选择性差异。

在手性药物的吸收、分布、代谢、排泄和相互作用的立体选择性中，不同种属间有很大差异，有时，不同种属间药物发生异构化的速率、程度和部位会有显著的不同。因此，根据动物的立体选择性动力学结果来推测人体内动力学时,应考虑到这种差异。

肝、肾等疾病能改变对映体药物体内清除的立体选择性。肝病者的肝药酶活性、肝血流及肝细胞功能都可能下降,这对于首关效应显著且有立体选择性差异的手性药物来说,必然会导致不同于正常人的药物动力学立体选择性。

二、手性色谱法的种类

色谱法是目前手性药物分析和分离中应用最广泛、最有效的方法之一,包括手性高效液相色谱法、手性气相色谱法、手性毛细管电泳法、手性薄层色谱法、圆二色谱法和手性超临界流体色谱法等。

1.手性高效液相色谱法

手性高效液相色谱法通常分为直接法和间接法两大类。对映体混合物在分离前,先与高光学纯度衍生化试剂反应形成非对映体,然后以常规固定相分离,称为间接法,也称手性衍生化试剂法;直接引入"手性识别"或"手性环境"至色谱系统中,以形成暂时非对映体复合物,从而使对映体混合物分离,称为直接法。两者的共同特点是,均以现代HPLC技术为基础,并引入不对称中心;不同的是手性衍生化试剂法是将其引入分子内,而手性流动相添加剂法和手性固定相法则引入分子间。引入手性环境使对映异构体间呈现物理特征的差异是手性HPLC进行光学异构体拆分的基础。

(1)手性固定相法　在手性药物分析分离的研究中,手性固定相法发展最快、应用最广,是今后研究的热点和重点。

一种有效的手性固定相(chiral stationary phase,CSP)应能快速、准确测定对映体纯度;尽可能适应多种结构类型对映体分离;对一系列结构类似的手性化合物,其 D、L 或R、S 对映体洗脱顺序不变,可提供绝对构型信息;应有较高对映体分离选择性和柱容量,具有制备分离能力。但迄今为止,还没有一种 CSP 能满足上述各方面的要求。

目前,手性固定相法所用到的固定相主要可分为下列几类:①Pirkle 型 CSP,又称刷型(brush type)CSP;②聚合物(polymer)CSP,包括天然的多糖(纤维素、淀粉等)和合成的手性聚合物;③蛋白质(protein)CSP;④大环(macrocyclic)CSP,包括环糊精、手性冠醚和大环抗生素;⑤配体交换(ligand exchange)CSP;⑥分子印迹(molecular imprinting)CSP 等。这些知识将在"本章第二节"中进行详细地介绍。

手性固定相法的优点较多,能广泛适用于各类化合物,适于常规及生物样品的分析测定,制备分离方便,定量分析的可靠性较高;其缺点是有时样品也需柱前衍生化,对样品结构有较大限制,价格昂贵,其适用性不及普通 HPLC 固定相。

(2)手性流动相添加剂法　手性流动相添加剂(chiral mobile phase additives,CMPA)法属于直接手性拆分法,按照拆分原理和添加剂类型可分为七种:手性包含复合法、手性配合交换色谱法、手性离子对色谱法、动态手性固定相法、手性氢键试剂法、蛋白质复合物法和手性诱导吸附法。

1)手性包含复合法:该方法经常采用的添加剂为环糊精,也可以是手性冠醚和万古霉素等。三者中应用较多的是环糊精,万古霉素和去甲万古霉素是新近开发的一类流动相添加剂,冠醚理论上也是一种较好的流动相添加剂,但是文献报道多用于固定相进行拆分。

2）手性配合交换色谱法：其拆分原理同手性配体交换固定相法：利用两对映体形成的三元配合物结构稳定性和能量的差异，以及与固定相发生立体选择性吸引或排斥反应，使对映体得以分离。与配体交换 CSP 法相比，流动相添加剂法具有灵活可变的优点，可任意选择添加剂的种类以及金属离子的种类。

3）手性离子对色谱法：在低极性的有机流动相中，对映体分子与手性离子对试剂之间产生静电、氢键或疏水性反应生成非对映体离子对。两种非对映体离子对具有不同的稳定性，并且在有机相和固定相间的分配行为也有差异，因而得以分离。

4）动态手性固定相法：一些试剂可以少量强烈吸附于固体填充剂表面上，使固定相表面手性化，形成的动态手性固定相在洗脱过程中与溶质分子相互作用，根据对映体与覆盖于固定相表面的添加剂之间的作用力强弱而被分离。

总之，手性流动相添加剂法的优点是不必做柱前衍生化，对固定相也无特殊要求，样品的非对映异构体化配位具有可逆性而且利于制备。其主要缺点是可拆分的化合物范围有限，某些添加剂不够稳定，而且往往会干扰检测。

（3）手性衍生化试剂法　当某些药物不宜直接拆分，或须添加某些基团以增加色谱系统的对映选择性，或为了提高紫外或荧光检测的灵敏度等都可以采用手性衍生化试剂法。

手性衍生化法的拆分机制如下：两对映体分别与手性衍生化试剂（chiral derivatization reagent，CDR）反应后，在对映体分子中引入一个新的手性中心，成为非对映异构体对（diastereoisomers，DSTMs），由于 DSTMs 的空间结构存在着较大的差异，使得它们在普通固定相上具有不同的保留能力而得以分离。

为了有效拆分和定量测定对映异构体，CDR、被拆分化合物及其衍生化反应需要满足下列条件：①CDR 和衍生化合物应具有足够的光学纯度和稳定性；②需要严格控制衍生化反应条件；③被拆分手性药物的化学结构中至少具备一个易于衍生化的功能结构；④CDR 尽量具有 UV 或荧光等敏感基团；⑤衍生化产物在色谱分离时应显示高柱效。

常见的手性衍生化反应有：①胺类药物的衍生化反应，大多数重要的生化物质如生物胺、氨基酸和药物的结构中都至少有一个氨基。氨基与各类 CDR 反应，生成酰胺、氨基甲酸酯、脲和硫脲类非对映异构体；能与胺类药物进行衍生化反应的 CDR 主要有异硫氰酸酯类、N-琥珀酰亚胺酯类、酰氯、氯甲酸酯类、异氰酸酯类、酒石酸酐、邻苯二甲醛等。②羧酸类药物的衍生化反应，主要通过生成酯键和酰胺键来完成。由羧基直接与醇反应生成酯的反应条件一般比较苛刻，通常需要在高温和强酸性条件下进行，而且反应时间比较长；如果把羧基先转化成酰氯后再与醇反应，反应条件可以温和很多。但是，要特别注意反应过程中消旋化问题，特别是在痕量对映体杂质的分析中。目前，拆分羧基类对映异构体应用最多的衍生化试剂是伯胺和仲胺类化合物，在活性催化剂 N，N-二烃基碳二亚胺的作用下，羧基与氨基在温和的条件下很容易生成酰胺类非对映异构体，进而在普通 HPLC 上获得分离。③羟基类药物的衍生化反应，最常用的羟基类 CDR 为酰氯或酸酐衍生物；由于成酯反应是一种可逆反应，遇水后 CDR 又可发生水解，所以反应体系要求无水。④硫醇、醛、酮等药物的衍生化反应，异硫氰酸酯类衍生化试剂和胺类荧光衍生化试剂多用于手性硫醇等的拆分。

手性衍生化试剂法的优点是应用条件相对简易,采用普通 HPLC 固定相和流动相即可,而且通过衍生化有利于增加(紫外或荧光)灵敏度。缺点是样品中相关化合物最好预先分离,衍生化手性试剂的光学纯度的要求高及异构体之间的衍生化反应速率可能不同。

2. 手性气相色谱法

目前,手性气相色谱法主要用于手性化学品、中间体、药物、代谢产物、杀虫剂、除草剂、生物信息素、杀菌剂、香料等的分离分析。采用的方法有间接分析法和直接分析法两种方式:①间接法,又称为手性试剂衍生化法,是先将待分离对映体用手性拆分剂转化成非对映异构体,然后再在非手性色谱柱上进行分离;②直接法,是用装有光学纯拆分剂类固定相的手性色谱柱直接拆分对映体;在手性气相色谱法中,直接法多指手性固定相法。

因为气相色谱的检测器本身是非手性选择性的,不管其分子构型如何,对映体的响应均相同。因此,直接比较色谱峰的相对面积,即可确定样品中各对映体的比例。在气相色谱分析中,对映体的构型稳定性是精确测定对映体组成的必要条件,如果分析过程中对映体之间发生转化,则将影响测定结果。

(1)手性固定相法　是利用具有手性的固定相提供手性分离所需的手性环境,两种对映异构体与这种手性固定相之间可以产生差异很小的相互作用,这种微小的差异在色谱柱中被不断累积和放大,最后达到分离。根据三点作用定律,两种对映体与手性固定相之间相互作用时,其中一个对映体与固定相可以产生三个作用位点,相互作用相对较强,在色谱柱上的保留能力强,移动速度相对较慢;而另一对映体只有两个位点产生作用,相互作用相对较弱,在色谱柱上的保留能力弱,移动速度相对较快,则先流出色谱柱。

该方法无须制成非对映异构体衍生物,所以不必担心色谱分析前后的物理、化学处理可能引起的对映体组成的改变。而且该方法操作简便,测定结果也更可靠。

手性气相色谱固定相应符合以下要求:①具有手性识别的立体结构,即含有至少一个手性中心;②具有较高沸点,以减少流失;③不与被分离手性化合物发生化学反应;④具有良好的涂覆性能,易于制备气相色谱柱。

按照拆分机制,气相色谱手性固定相主要分为以下三类:①基于包合作用的手性固定相,主要包括环糊精衍生物类和手性冠醚类;②基于氢键作用的手性固定相,主要是氨基酸衍生物;③基于配位作用的手性固定相,即手性金属配合物。当然,也可将不同手性识别机制的固定相制成混合手性固定相,如 Ruderisch 等将具有 L-缬氨酸二酰胺侧基的间苯二酚和全甲基化 β-环糊精键合到聚(羟甲基)二甲基硅氧烷上,制成混合固定相 Chirasil-Calixval-Dex,该固定相同时具有氢键作用和包合作用,对非极性烃类化合物和极性的氨基酸衍生物均具有良好分离能力。

在上述三类气相色谱手性固定相中,环糊精衍生物类应用最为广泛,几乎对所有的化合物都很敏感,是气相色谱首选的手性固定相;其次是氨基酸衍生物类手性固定相,它对氨基酸、氨基醇对映体具有优秀的拆分性能。但是,用环糊精衍生物手性固定相测定手性化合物的纯度时,不能像其他两类手性固定相那样可以通过改变手性选择剂的构型来改变对映体的出峰顺序。

(2)手性试剂衍生化法　又称为手性衍生化试剂法。这种方法是利用衍生化反应,在对映体分子中引入另一个手性中心,使对映体成为非对映异构体,再用非手性气相色谱柱进行分离。例如,苯异丙胺与不对称酰基反应生成非对映体酰胺衍的生物(图 7-7)。

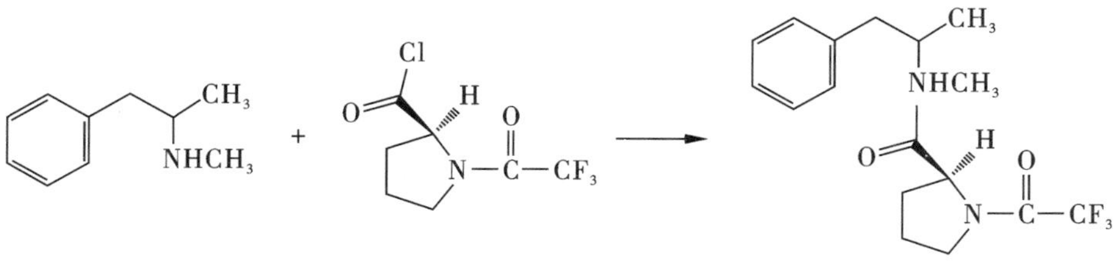

图 7-7　苯异丙胺与不对称酰基反应生成非对映体酰胺衍生物

采用手性试剂衍生化法测定的对映体化学结构中应具有易于衍生化的基团,如羧基、氨基、羟基等,可定量地与拆分试剂反应。对于手性衍生化后仍不能汽化的物质,可进一步进行硅烷化,以提高其挥发性。

在手性衍生化反应中可能遇到的困难是溶质分子的外消旋化,或因非对映异构关系的过渡态在能量上的差异而引起的动力学拆分;衍生化反应、产物的分离纯化和色谱分析过程中也可能产生两种对映体意外的"分馏"作用,导致对映体比例的改变;拆分试剂的对映体纯度可能对测定产生系统误差。

手性衍生化试剂必须满足如下要求:①试剂应有足够高的化学和光学纯度;②与对映体的反应快速,而且要定量进行;③生成的衍生化产物具有一定的挥发性,以适合气相色谱分析;否则需增加其他衍生化过程,这将影响定量分析的重现性和准确度;④形成的非对映异构体之间有足够的色谱行为差异,即其分离因子 α 足够大,以利于分离的实现;⑤形成的非对映异构体应具有立体化学稳定性和热稳定性,保证两非对映异构体之间不会相互转化及 GC 分析过程中不会被分解。

常用的气相色谱手性衍生化试剂主要有:①酰氯和酸酐类;②异(硫)氰酸酯类;③薄荷醇酯类和脲类;④醇类和其他类。

3. 手性毛细管电泳法

高效毛细管电泳(high performance capillary electrophoresis,HPCE)是以高电场为驱动力,在细内径毛细管内荷电粒子按其淌度或(和)分配系数的不同而进行分离的一种电泳新技术。它具有分离效能高、分析速度快、样品用量少(只需纳升级)、应用范围广等特点,在生物、医药、化工、环保、食品等领域具有广阔的应用前景。近年来,高效毛细管电泳在手性化合物分析中受到了人们的高度重视,尤其是在手性药物拆分分析中得到广泛的研究和应用。与其他方法相比,HPCE 具有以下突出的优点:①高效拆分使具有较小分离选择系数的对映体也可达到满意的分离;②拆分模式多且变换简单,手性选择剂直接加入载体电解质中,容易通过选用不同的手性选择剂和改变背景电解质溶液的组成提高选择性;③手性选择剂的消耗量小,运行成本较低。

毛细管电泳仪器主要包括进样、分离、检测和数据处理系统,结构见图 7-8,毛细管两端分别浸入两分开的缓冲液中,同时两缓冲液中分别插入连有高压电源的电极,该电压使得分析样品沿毛细管迁移,各组分迁移速度不同,经过一定时间后,各组分按其速度的大小顺序,依次到达检测器被检出,得到按时间分布的电泳谱图,根据谱峰的迁移时间和峰面积或峰高即可进行定性和定量分析。

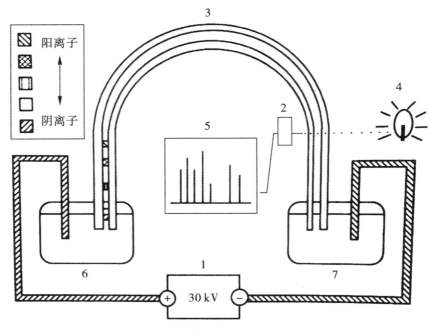

图 7-8   毛细管电泳装置

1.高压电源 2.光电倍增管 3.液冷温控毛细管 4.光源 5.数据采集 6.缓冲液或样品 7.缓冲液

毛细管电泳根据分离机制不同,具有多种灵活的分离模式,能够提供互不相关而又相互补充的信息。毛细管电泳的分离模式包括毛细管区带电泳(capillary zone electrophoresis,CZE)、胶束电动毛细管色谱(micellar electrokinetic capillary chromatography,MECC)、毛细管凝胶电泳(capillary gel electrophoresis,CGE)、毛细管等速电泳(capillary isotachophoresis,CITP)、毛细管等电聚焦(capillary isoelectric focusing,CIEF)和毛细管电色谱(capillary electrochromatography,CEC),在大多数情况下,可以通过改变缓冲液的组成来实现不同的操作模式。CZE、MECC 以及 CEC 在手性药物分析中的应用最多;其中,CZE主要是在运行缓冲液中添加各种类型的手性选择剂来提供手性环境;而 MECC 则采用混合胶束体系或手性胶束体系进行手性拆分;CEC 则更多地使用不同类型的手性固定相来实现分离。下面主要介绍毛细管区带电泳和毛细管电色谱这两种模式。

(1)手性毛细管区带电泳法(chiral capillary zone electrophoresis,CCZE)   是以具有pH 值缓冲能力的电解质溶液作为载体,在其中加入各种不同的手性选择剂,以毛细管为分离室的一种高压区带电泳。根据被拆分的两对映体以不同的亲和力与手性选择剂形成可逆的非对映立体异构体配合物,在电泳力和电渗流驱动下,由于两对映体的表观淌度有所差异而得以分离。

CCZE 常用的手性选择剂有环糊精类衍生物、冠醚、胆汁酸盐、手性混合胶束、手性选择性金属络合物、蛋白和多糖等。其中以环糊精、冠醚较为常用。

(2)手性毛细管电色谱法(chiral capillary electrochromatography,CCEC) 是一种新兴的微柱电分离技术,它将 HPLC 的手性固定相填充到熔融石英毛细管柱中,用高压直流电源代替高压泵,即用电渗流代替压力驱动流动相,溶质则根据其在流动相与固定相间的分配系数不同和自身电泳淌度的差异得以分离。这一分离模式结合了 CE 和手性 HPLC 的优点,具有选择性好、分离柱效高、快速和微量等特点。

毛细管电色谱用于手性拆分的方法主要有两种:手性流动相添加剂法和手性固定相法。手性流动相添加剂法与传统的高效毛细管电泳手性拆分相似,即在基础的电解质(或称流动相)中动态地加入手性添加剂,对映体与手性添加剂形成暂时的稳定性不同的非对映体复合物,采用常规的非手性柱(如 ODS 柱)拆分手性药物。此法的优势在于不需要对样品进行衍生化,可采用普通的色谱柱,并且可方便地更换不同类型的手性添加剂。目前常用的手性添加剂主要有环糊精类衍生物、胆汁酸盐、冠醚、蛋白质、大环抗生素、低聚糖和多聚糖等。与手性固定相法相比,手性流动相添加剂法消耗手性试剂的量较大,不够经济,因此主要用于筛选合适的手性试剂,再将其固定到固定相载体上,为制备毛细管电色谱手性固定相奠定基础。

手性固定相法 CEC 使用的手性固定相可分为:环糊精及其衍生物,多糖衍生物,手性蛋白质,大环抗生素,分子印迹聚合物 CSP 等。环糊精是目前 CEC 中应用最广泛的 CSP,如郑州大学周婕课题组通过制备 β-环糊精手性毛细管填充柱,采用毛细管电色谱模式对盐酸舍曲林和盐酸克仑特罗进行拆分,并且通过核磁技术对手性拆分机制进行了探讨。

4. 其他手性色谱法

除了常见的手性 HPLC、手性气相色谱法和手性毛细管电泳法之外,还有下述几种手性色谱方法。

(1)手性薄层色谱法 随着高效薄层色谱、离心薄层色谱、高压薄层色谱以及各种梯度展开等薄层色谱分离技术的发展,使薄层色谱法(thin layer chromatography,TLC)的分离效能大为提高,加上检测手段的现代化和其他色谱技术在对映体拆分中的有效运用,使得 TLC 法拆分对映体成为可能。自 20 世纪 80 年代以来,手性薄层色谱法(thin layer chromatography in chiral separations,TLCCS)拆分对映异构体的研究取得了较大进展。

在分离原理上,TLC 法与 HPLC 法基本相似,既包括以纤维素及其衍生物、β-环糊精类、手性氨基酸金属配体交换及手性试剂浸渍型固定相拆分法,又包括添加改性试剂于展开系统的手性流动相拆分法,还有用手性选择性试剂与对映体进行衍生化后再分离的方法。其中 TLC 手性固定相拆分法和手性流动相拆分法为对映异构体的直接拆分法,无须衍生化,故无消旋化之弊。目前该法主要用于定性分析和对映体的纯度检查。

与 HPLC 法相比,TLC 法的主要优点在于能同时评价大量化合物,同时可根据 TLC 的条件来确定 HPLC 法的条件,但其分离效率和灵敏度均较 HPLC 法低,应用受到限制。但作为一种分析技术,TLC 法还是具备快速、方便及经济的优势。

(2)圆二色谱法 当左右旋圆偏振光通过非旋光性活性物质时,它们强度的降低是等同的。然而对旋光活性物质来说,它不仅不同程度地影响左、右旋圆偏振光的传播速度,而且对两者也产生不同程度的吸收,形成频率相同但振幅不等的左、右旋圆偏振光,合成矢量为椭圆偏振光,这种现象叫作圆二色效应,其反映的是左、右旋圆偏振光的吸收差。以椭圆度或吸收差对波长扫描即得圆二色谱。

圆二色谱检测技术在对映体分析中有以下几个方面的应用:①利用手性检测器如圆二色谱检测器作为高效液相色谱检测器,可以采用普通分析手段检测手性化合物纯度。②复杂基质中手性化合物分析,通常手性药物的分离检测是用手性分离技术先将对映体分离再分别测定,但是由于医药代谢产物,生物代谢产物,天然产物等样品成分比较复杂,基质干扰大,所以研究手性化合物成分是痕量的,常规的手性化合物的分析方法,无法达到理想效果,而高效液相色谱圆二色检测器只对旋光活性物质响应,不受基质干扰,适合复杂基质中手性化合物的分析。③手性化合物绝对构型测定,圆二色谱是与化合物的光学活性相关的光谱,其性质与构型之间的对应关系已经建立了经验或半经验规律,如八区规则和螺旋理论;圆二色谱可以提供许多分子的结构信息,用于手性分子的结构测定,判断分子的绝对构型,获得对映异构体的洗脱顺序等。

(3)手性超临界流体色谱法   SFC 是指以超临界流体为流动相,以固体吸附剂(如硅胶)或键合到载体(或毛细管壁)上的高聚物为固定相的色谱。混合物在 SFC 上的分离机制与 GC 及 LC 一样,即基于各化合物在两相间的分配系数不同而得到分离。超临界流体色谱法是 Klesper 等于 1961 年首次提出的,20 世纪 80 年代以来得到迅速发展。SFC 用于手性化合物的分离,一般采用的是手性固定相法和手性流动相添加剂法。在 SFC 上使用的手性固定相主要有刷型手性固定相、多糖类手性固定相、大环手性固定相、配位体交换手性固定相、蛋白质手性固定相和聚合物手性固定相。SFC 流动相添加剂则主要有手性反离子试剂和衍生化 β-环糊精类化合物等。

SFC 与 HPLC 和 GC 相比,具有如下优点:①超临界流体的黏度接近气体,传质阻力小,可采用细长色谱柱以增加柱效;②超临界流体的密度与液体相似,具有强的溶解能力,适合于分离难挥发和热稳定性差的物质;③SFC 具有类似 HPLC 梯度淋洗的特点;④可以简单地将产品与溶剂分离。近年来,由于分离技术的突破与革新,SFC 已成为一种成熟、高效率和低成本的色谱技术。基于以上优点,SFC 已成为拆分对映异构体的首选方法。并且,SFC 拆分手性药物的目标主要是将其从分析转变到制备。

三、手性色谱法的特点

色谱法是目前手性药物分析和分离中应用最广泛、有效地方法之一,可同时得到一对高光学纯度的对映体。

在 20 世纪 80 年代初,HPLC 迅速成为药物对映体分离和测定最为广泛应用地方法。特别适用于极性强、热稳定性差的手性药物分析。HPLC 用于手性分离概括起来有两大类:间接和直接方法。其中,间接法可采用通用的非手性柱进行分离,并可通过衍生化提高检测的灵敏度,分离条件简单,分离效果好。直接法能广泛适用于各类化合物,无须高光学纯试剂,样品处理步骤简单,分离方便,定量分析可靠性较高。

GC 是较早用来进行对映体分离的色谱方法。因其具有快速、简单、灵敏的特点,在分离对映体时,其分离度重复性和精密度都很高,对于可挥发的热稳定手性分子表现出了明显的优势。

CE 进行手性拆分不是基于电泳分离的原理,而是依靠色谱原理,构建手性分离的环境,使对映异构体与手性选择剂相互作用。它兼有高压电泳的高速、高分辨率及 HPLC 的高效率的优点。

TLC 具有设备成本低、色谱参数易调整、便于普及推广等优点,但由于其检测灵敏度不高,现在主要用于手性化合物的定性分析。

SFC 采用超临界流体作为流动相,具有检测方式和固定相种类多样等特点,在手性分离方面具有高效、低成本和绿色环保等诸多优越性。

虽然各种色谱法在分离、分析手性药物对映体方面已取得了很大地进步,但仍有不足之处。比如,能用于 TLC 法的手性载体很少;GC 法对药物的沸点要求严格,且非对映体制备困难,应用有限;HPLC 法是目前常用的方法,但 CSP 的成本太高,CMPA 使色谱条件复杂化;SFC 法正处于迅速发展阶段,其结合了 GC 和 HPLC 法二者的特点,将在手性药物分离、分析等方面发挥重大作用;CE 法在手性拆分中显示了强大的实力,但适用的 CSP 不多。并且,目前色谱法仅适用于手性药物的分析和微量分离,若须大量制备则不可行;而模拟移动床技术的出现弥补了制备量的不足。可以预见,随着各种分离原理、方法更加深入地研究以及色谱联用技术的不断完善,色谱法在手性药物拆分中将会发挥越来越重要的作用。

四、手性色谱拆分机制

利用色谱法对手性化合物进行拆分,其可能用到的作用机制有:"三点相互作用"理论、形成过渡金属配合物、发生电荷转移、包合作用和温度效应等,现分述如下。

1."三点相互作用"理论

Dalgliesh 在 1952 年提出了"三点相互作用"(three-point interaction)理论。根据这一理论,在一对对映体和手性选择剂之间,为了形成稳定性不同的非对映体分子络合物(molecule associate)而达到手性分离的目的,至少需要三个同时发生的分子之间的相互作用力存在,而且,三点作用力中至少有一个必须是立体化学相互作用(图7-9)。"三点相互作用"的要求不可避免地要从三维空间结构考虑相互的手性识别。为了识别两个对映体,手性识别与一种对映体进入一个与立体相关的三点相互作用的稳定状态,而另一对映体则只能以两点作用形成不稳定的状态。这种稳定性[或形成自由能差 $\Delta(\Delta G)$]越大,则相互分离的可能性就越大。这种络合作用就可以被定量地表达为与键合及排斥相互作用相关的平衡常数。排斥作用通常为立体排斥,有时也可能是偶极-偶极排斥,而键合作用则包括氢键、静电、偶极-偶极吸引、电荷转移和疏水等相互作用。

在运用"三点相互作用"解释实验结果时,必须考虑一些细节问题。这是因为所采用的手性分离方法、分离模式、手性选择剂或固定相及色谱条件不同,则有可能通过各种不同类型的分子间相互作用而达到手性识别。如在以氢键相互作用为主的手性选择剂的手性识别中,只有氢键一种作用力即可能达到手性识别。又如,在"分子印模"技术中,只有一种对映体能楔入刚性的手性空穴中,仅立体排斥一种相互作用即可达到手性识别。

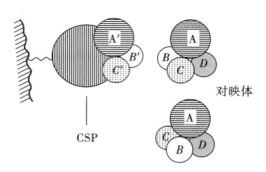

图7-9   三点相互作用模型

2. 形成过渡金属配合物

过渡金属如 Cu(Ⅱ)、Ni(Ⅱ)、Co(Ⅱ)、Zn(Ⅱ)具有空的内壳层 α 轨道,可以和给予电子到这些空轨道的配位体生成过渡金属配合物。生成的配合物具有很好的、确定的几何形状,所以配位体在空间处于一定的位置。配合中给体配位原子被固定在距金属原子一定的距离和确定的方位,通常称为配位球。因此,这种所谓的配位球由配体和溶剂分子紧密地包裹着,配合后形成的第二(外部)球配合物的稳定性应该与立体化学相关。因为如果在配位球中存在两种或更多的手性配位体,则它们无论是直接地还是通过第一或第二球的溶剂分子的相互作用都将产生配合物稳定性的差异,因此引起对映体选择性。

这种原理已在气相色谱和液相色谱中应用。除了非对映配合物的稳定性差异之外,成功使用的另一必要条件是生成的配合物应当有足够的动态而变性,即配合物的生成和解离对色谱时间标度来说应当是足够快的。配合物的稳定性也与使用的过渡金属密切相关,通常 Cu(Ⅱ)配合物最为稳定,特别适用于液相色谱。由 Ni(Ⅱ)、Co(Ⅱ)或 Zn(Ⅱ)生成的稳定性较低的配合物也已用于气相色谱配位技术。

由固体的手性配位体与过渡金属离子组成手性固定相,当一定的外消旋混合物通过色谱柱时,可通过转换或交换作用生成非对映混合配位体吸附配合物。配体交换过程的示意图参见图7-10。

3. 电荷转移作用

电荷转移作用需要 π-电子体系。在作为电子给体和受体组分的芳香环之间常常生成稳定的电荷传递配合物。芳香族 π-π 作用与另外的极性作用(如氢键、偶极作用)一起构成用于 LC 很有效的手性选择剂的基础。

带有电子释放取代基(如氨基、烷氧基)的芳香环是相当好的 π-电子给体。硝基是吸电子基团,所以带有硝基取代基的芳香环是很好的 π-电子受体。

虽然仅仅 π-π 电子作用选择性原理对平面稠合芳烃的光学拆分已经足够,但是更多的成键作用能增大手性选择剂对对映体选择性的发挥。这种选择剂原理在有机溶剂(正己烷-异丙醇)中操作,常常得到高的 α 值。选择性原理如图7-11 所示。在选择剂和被拆分的对映体分子中,手性中心周围官能团的匹配与三点同时作用相符合,其中至少两点是成键作用(最强保留的对映体)。这种多重作用已由 NMR 分子间核的"奥氏效应"(overhauser effect)和分子力学计算证明。该体系的一个重要特点是交互性,即被分离的对映体也可作为固定相,用于拆分类似于选择剂的手性化合物。运用这种交互原理,还会产生出一些不同适用性的新的选择剂。

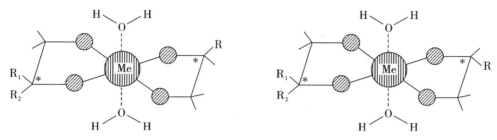

图7-10　色谱光学拆分手性配体交换原理

Me 为金属原子,左边为手性选择剂,右边为对映体,它们相互作用可逆地生成非对映金属配合物

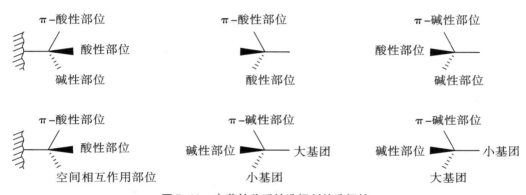

图7-11　电荷转移手性选择剂的选择性

4.包合作用

人们早就认识到,某些特殊结构的化合物能够包合适当的客体分子。经典的具有主体特性的例子是尿素和淀粉。晶体分析表明,尿素分子能与恰好进入其沟槽内的直链烷烃生成配合物。因此,正构烷烃-尿素配合物会自然生成,而支链烷烃则不能进入尿素分子沟槽内生成配合物。这种现象可用来由正构异构烷烃混合物分离出正构烷烃,淀粉可以包合碘,环糊精是淀粉的酶降解产物,其中 α-环糊精由 6 个葡萄糖组成,其空腔的大小对包合碘或苯合适,但对包合溴代苯则太小。另外,由 7 个葡萄糖单元组成的 β-环糊精则与溴代苯可能发生包合作用,生成配合物。

生成"主-客体"配合物有严格的空间要求,意味着这种现象应该有高度的立体选择性。因此通过使用手性主体,实现对映体客体分子的分离是完全可能的。这种拆分光学异构体的原理在液相色谱中已得到广泛应用。下面就对对映体与识别相中的包合现象做一简要介绍。

有两种不同类型的主体分子:一种具有亲水的内腔和疏水的外部;另一种的极性构型则相反,即具有疏水性的内腔和亲水性的外部(图7-12)。

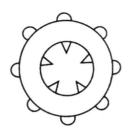 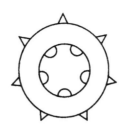

包合亲水性客体(1)　　　　　包合亲水性客体(2)

图7-12　不同类型的主-客体包合模型

研究表明,环糊精的内腔是疏水性的,适用于包合烃类分子或溶质的烃基部分。包合不含任何键的作用,仅仅是疏水作用。除受内腔大小的支配外,对结构的要求并不重要。在反相液相色谱中,促进包合的疏水作用和内腔入口处手性结构取代基的空间效应是对映体选择的决定性因素。

大环抗生素也是一类用于包合的主体化合物。这类化合物用作 LC 固定相时,可用于正相和反相的多模式分离。通过多种不同的拆分机制,如 π-π 包合作用、氢键、疏水内腔包合、偶极堆积和空间作用,来对对映体进行分离。

手性冠醚对有机铵离子显示出极好的对映体选择性,在这种情况,铵离子通过氢键被疏水内腔的氧化原子握住(图7-13)。显然,手性冠醚对客体分子的结构和空间排列的要求比环糊精要高。

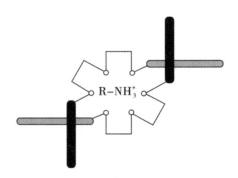

图7-13　冠醚手性固定相

微晶纤维手性物质的包合效应是十分有趣的,乙酰化纤维素三乙酯显示出空间包合效应。研究表明,在这种固定相上苯的保留最强,1,3,5-三甲基苯的保留最弱,而1,3,5-三叔丁基苯则不保留。对这种现象可作如下解释:多糖链是层状排列的,可以认为是分子筛。允许包合特别扁平的芳香族分子,但是对非平面结构的分子有排阻作用。苯的保留时间比甲苯的保留时间长,进一步支持了链结构中"口袋"结构的推测。

5. 温度效应

已经知道温度对手性光学特性旋光的影响。这是因为,液体的相对密度及许多物质的光学活性都受温度的影响,所以,在给出旋光值和相对密度值时,必须标明测定旋光和相对密度的温度。

温度对分离的影响还有以下因素:①改变手性溶质的振动能和旋转能;②使溶质-溶剂平衡发生位移;③使构象平衡发生位移;④手性溶质的聚集和微晶作用。

在大多数 HPLC 手性分离中,由于分离通常在室温下进行,所以,柱温对分离的影响很少引起人们的注意。实际上,改变分离温度能为 CSP-溶质相互作用的热力学参数提供有用的信息。如图 7-14 所示,操作温度对容量因子(k'),分离度(R_s)和柱效(N)都有明显的影响。随着操作温度的降低,对映体的容量因子和峰宽都增加。峰扩散可能是由于在低温下低的质传递速率所致。然而,降低柱温可以改善对映体的分离度。这些结果表明,研究温度对对映体分离的影响,在手性固定相的评价中是十分重要的。

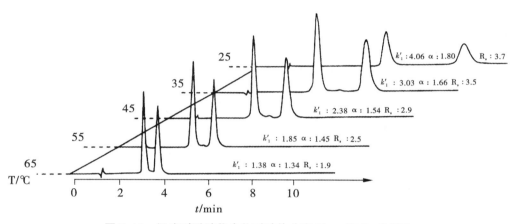

k'_1:4.06 α:1.80　　R_s:3.7
k'_1:3.03 α:1.66 R_s:3.5
k'_1:2.38 α:1.54 R_s:2.9
k'_1:1.85 α:1.45 R_s:2.5
k'_1:1.38 α:1.34 R_s:1.9

图 7-14　温度对酰胺化合物对映体分离 k'、α 和 R_s 的影响

第二节　手性色谱固定相

一种有效的手性固定相(chiral stationary phase,CSP)应能快速、准确测定对映体纯度;尽可能适应多种结构类型对映体分离;对一系列结构类似的手性化合物,其 D、L 或 R、S 对映体洗脱顺序基本不变,可提供绝对构型信息;应有较高对映体分离选择性和柱容量,具有制备分离能力。但迄今为止,已合成的商品手性固定相有 100 多种,还没有一种CSP 能满足上述各方面要求。

目前所研究和使用的高效液相色谱手性固定相主要可分为下列几类:① Pirkle 型CSP,又称刷型(brush type)CSP;②聚合物(polymer)CSP,包括天然的多糖(纤维素、淀粉等)和合成的手性聚合物;③蛋白质(protein)CSP;④大环(macrocyclic)CSP,包括环糊精、手性冠醚和大环抗生素;⑤配体交换(ligand exchange)CSP;⑥分子印迹(molecular imprinting)CSP 等。其中,合成的 CSP 可以分为"协同型"(cooperative)和"独立型"(independent)两大类。"协同型"CSP 手性识别决定于次级结构单元协同作用,次级结构单元本身可以是手性,也可以是非手性,但 CSP 结构整体是手性的。如纤维素、蛋白质、合成手性高分子等。这类固定相手性识别机制比较复杂,与其超分子结构有关。"独立型" CSP 的每个键合手性分子都具有独立手性识别能力,大多可用三点作用规律解释。固定相分子设计、溶质对映体洗脱顺序一般可以从理论上预测,并可提供溶质绝对构型的有关信息,如刷型 CSP、配体交换 CSP 等。

一、刷型手性固定相

Pirkle 型 CSP 是最典型的独立型 CSP。这类手性固定相一般通过一定的间隔臂,连接一个单分子层的有机分子到硅胶载体上而制得,因而被称为"刷型"或"束型"手性固定相。日本、欧洲在这类固定相研究中做了不少工作,但主要贡献应归功于美国伊利诺伊州立大学的 Pirkle WH 研究组,因此又称为 Pirkle 型或多种作用(multiple interaction)手性固定相,其商品以 Brush Type(刷型)著称。

1. 刷型手性固定相的发展

(1)9Ac 固定相 Pirkle 研究组起初用(R)-2,2,2-三氟-1-(9-蒽基)乙醇(TFAE)作为手性溶剂,研究 2,4-二硝基苯基亚砜(π-酸)外消旋体的 NMR 谱时,发现在 TFAE 手性溶剂的存在下,该 π-酸的 ^{13}C NMR 谱和 ^{1}H NMR 谱峰发生劈裂,这是由于 2,4-二硝基苯基亚砜对映体的构型不同,与 TFAE 的作用强度不同,引起对映异构体中 ^{13}C NMR 谱和 ^{1}H NMR 谱的化学位移不同。于是 Pirkle 将 TFAE 键合到硅胶上,形成第一代刷型手性固定相,称之为9Ac CSP,用此固定性拆分芳基亚砜、各种氨基酸、胺和醇对映体的3,5-二硝基苯(DNB)衍生物。

(2)二硝基苯甲酰基氨基酸固定相 在对 9Ac CSP 的评价过程中发现,某些氨基酸的3,5-二硝基苯基(DNB)衍生物,特别是苯乙氨酸的 DNB 衍生物在 9Ac CSP 上有相当大的分离因子(α >1.75),这一现象推动了交互作用的研究。

交互作用(reciprocality)指的是由光学活性 A 化合物制备的手性固定相,有识别化合物 B 的对映体能力,那么用旋光活性 B 化合物制备的手性固定相也具有识别化合物 A 的对映异构体的能力。根据这一原则制备并评价了几种 DNB-苯乙氨酸衍生化 CSP,发展出第二代刷型手性固定相。

(3)乙内酰脲衍生化固定相 芳基乙内酰脲对映体在第二代手性固定相 DNB-氨基酸衍生化 CSP 上拆分的很好。据此,发展出第三代刷型手性固定相,这些固定相一般含有富电子(π-碱或 π-给予体的萘基),除酰胺结构外,还有脲型结构,如乙内酰脲基质的 CSP。

(4)2-芳基酰胺烃基固定性 DNB-氨基酸衍生化 CSP,对于多种酰胺衍生物对映体有很好的手性拆分能力,其中对于2-芳基酰胺烃类化合物有很大的分离因子。为了解释样品与 CSP 的这种相互作用机制提出了一种模型,该模型对于解释实验现象、测定样品分子绝对构型,以及新型 CSP 的设计都起到了很大的作用,并且随着数据和信息的不断增多该模型不断被完善。

采用不同的酰基化试剂,合成出一系列手性固定相。通过这一系列交换作用 CSP 的制备和表征,Pirkle 小组成功地将 CSP 设计与微妙的分子识别联系起来了。

(5)N-芳基氨基酸衍生化固定相 DNB-氨基酸 CSP 对 π-碱型的 N-芳基氨基酸对

映体有很好的拆分能力,在某些情况下 $\alpha > 10$。根据交换相互作用的原则,制备出了 N-(2-萘基)缬氨酸衍生化 CSP。该 CSP 对于 π-酸型外消旋体具有很强的手性拆分能力,接着制备并商品化推出了丙氨酸和亮氨酸衍生化的 CSP。

(6)邻羟甲基苯甲酸内酯衍生化固定相　在 DNB-氨基酸衍生化 CSP 上拆分了多种芳基取代的邻羟甲基苯甲酸内酯对映体,发现具有较大芳香基甲基取代萘环的化合物分离度较大。因此,制备并评价了具有这些结构特征的 CSP。尽管其手性识别能力不如其他 π-碱型 CSP,但却提供了手性识别机制、圆二色谱和样品绝对构型的有用信息。

(7)目标设计手性固定相　Pirkle 小组早期的研究工作重点集中在选择体的设计和机制研究方面,所拆分的样品通常无多大实用意义。尽管如此,这些基本研究所产生的 CSP 在许多情况下还是很有用的。到 20 世纪 80 年代中期,已经比较透彻地理解了 CSP 的设计原理,所以,就产生了针对某些有重要经济意义和科学意义的目标外消旋体设计固定相的想法。例如阻滞剂专用手性固定相、萘普生专用型手性固定相等。

Pirkle 型 CSP 始终处于发展和完善过程中。对于以前报道的 CSP,通过对选择体的重新设计,去掉或添加某些基团,就有可能制备出性能更加优良的固定相。近些年,对新的刷型 CSP 仍有较多报道。Pirkle 型 CSP 的优点是柱效和柱容量高,不仅用于对映体分析,也可用于对映体制备分离。由于对这类固定相的手性识别机制认识比较深刻,可以预测对映体洗脱顺序、确定其构型。其不足之处是被分离的溶质大部分须衍生化以引入芳基等手性识别所需基团。

2. 刷型手性固定相的类型

(1)π-给体和 π-受体固定相

1)识别机制:刷型手性固定相具有吸电子或推电子取代基的芳香基团,π-π 电荷作用是手性识别的主要因素。π-给体有失去电子的倾向,π-受体有接受 π-体系中电子的倾向,电荷由供体传递到受体分子时,π-供体/受体形成配合物。通常把给体分子称为 π-碱,把受体分子称为 π-酸。

硝基是吸电子基团,所以,硝基芳香族化合物是相当好的 π-受体(π-酸),氨基、烷基、烷氧基是推电子基团,它们的芳香族化合物是很好的 π-给体(π-碱),这种类型的选择剂在有机混合溶剂(即异丙醇和正己烷)中通常有较高的 α 值。可引起三点同时相互作用,其中至少有两点是成键的,即 2 种分子基团是相匹配的。

2)常用 π-给体和 π-受固定相:包括苯基甘氨酸手性固定相、亮氨酸手性固定相、萘基丙氨酸手性固定相、萘基亮氨酸手性固定相、α-Burke 1 手性固定相(二甲基 N-3,5-二硝基苯甲酰基-α-氨基-2,2-二甲基-4-戊膦酸酯为手性选择剂)、β-Gem 1 手性固定相[N-3,5-二硝基苯甲酰基-3-氨基-3-苯基-2-(1,1-二甲基乙基)丙酸酯为手性选择剂]、tert-Buc-(S)-leucine 手性固定相[N-叔丁氨羰基-(S)-亮氨酸为手性选择剂]、Sumichiral OA-1000 手性固定相[(S)-(1-萘基)乙胺的对苯二甲酰胺衍生物为手性选择剂]、Sumichiral OA-2200 手性固定相[(R)-苯基甘氨酸的(1-R,3-R)-反菊甲酰衍生物为手性选择剂]、Sumichiral OA-2500 手性固定相[(R)-l-萘基甘氨酸的 3,5-二硝基苯甲酰衍生物为手性选择剂]、Sumichiral OA-3000 手性固定相[N-(叔丁氨羰基)-(S)-缬氨酰胺丙基为手性选择剂]、Sumichiral OA-3100 手性固定相[N-3,5-二硝基苯氨羰基-

(S)-缬氨酰胺丙基为手性选择剂]、Sumichiral OA-3200 手性固定相[(S)-叔亮氨酸的 N-3,5-二硝基苯氨基羰基衍生物为手性选择剂]、Sumichiral OA-4000/4100 手性固定相[(S)-缬氨酸的(R)/(S)-(1-萘基)-乙胺衍生物为手性选择剂]、Sumichiral OA-4400/4500 手性固定相[(S)-脯氨酸的(R)/(S)-(1-萘基)乙胺衍生物为手性选择剂]、Sumichiral OA-4600/4700 手性固定相[(S)-叔亮氨酸的(R)/(S)-(1-萘基)乙胺衍生物为手性选择剂]以及萘乙基脲手性固定相。

（2）氢键手性固定相　众所周知,Gil—Av 等的开拓性工作证明非对映体的氢键作用在气相色谱对映体分离的手性识别中是十分有效的。在此基础上 Hara 及其同事构筑了一系列液相色谱光学拆分选择剂。他们设想,在手性气相色谱液体固定相中生成的氢键,也能够用于非极性流动相的液相色谱。

由 L-缬氨酸和 D-酒石酸作为光学活性起始物质构筑了选择剂。制备出 L-缬氨酸的各种酰基衍生物,并键合到氨丙基硅胶上。这种手性固定相在非水流动相体系(通常为己烷-异丙醇)中,对 N-乙酰-DL-氨基酸甲酯对映体表现出良好的分离,且容量因子 k′ 随流动相中异丙醇含量的增加而降低,表明溶剂对固定相的氢键部位有竞争作用。流动相的这种效应与氢键缔合模型完全一致,说明这种分离可能只含依赖氢键缔合作用,而不包含其他强的络合作用。

Oi 等制备了 L-缬氨酰-L-缬氨酰-L-缬氨酸异丙醚的三嗪衍生物,已成功地应用于 GC 中作为对映体分离的手性选择剂。把这种选择剂键合到氨丙基硅胶上,制备成液相色谱手性固定相,实现了氨基酸、胺以及羧酸衍生物对映体的分离。

二、纤维素手性固定相

纤维素是 D-葡萄糖以 1,4-糖苷键相连而成的线性聚合物。由于葡萄糖单元的手性,每个聚合物链均具有沿着纤维素主链存在的一个螺旋性的沟槽。对映体进入沟槽中,主要通过吸附和包合作用实现对映异构体的拆分。这类手性固定相的优点除了作为天然的光学活性物质容易得到外,它们的葡萄糖单元的羟基易被取代和官能团化,如它们的酯类衍生物作为 HPLC 的 CSP,广泛应用于对映体的手性拆分。且该类 CSP 的载样量大,在大规模制备级色谱应用上有很大潜力。

纤维素衍生物液相色谱手性固定相的种类比较多,有的已经商品化,参看表 7-2。这里就其使用较为普遍的有代表性的固定相,如纤维素-三(苯甲酸酯)手性固定相、纤维素-三(4-甲基苯基甲酸酯)手性固定相、纤维素-三(苯基氨基甲酸酯)手性固定相和纤维素-三(3,5-二甲基苯基氨基甲酸酯)手性固定相做一重点介绍。

表 7-2　商品化的多糖衍生物手性柱

商品名	纤维素衍生物	供应商
Chiralcel CA-1	纤维素三乙酯(微晶)	Daicel
Cellulose triacetate	纤维素三乙酯	Merck
Cellulose Cel-AC-40XF	纤维素三乙酯	Macherey-Nagel

续表7-2

商品名	纤维素衍生物	供应商
Chiralcel OA	纤维素三乙酯[①]	Daicel
Chiralcel OB	纤维素-三(苯甲酸酯)[①]	Daicel
Chiralcel OC	纤维素-三(苯基氨基甲酸酯)[①]	Daicel
Chiralcel OD	纤维素-三(3,5-二甲基苯基氨基甲酸酯)[①]	Daicel
Chiralcel OD-R	纤维素-三(3,5-二甲基苯基氨基甲酸酯)[①]	Daicel
Chiralcel OE	纤维素-三苄基醚[①]	Daicel
Chiralcel OF	纤维素-三(4-氯苯基氨基甲酸酯)[①]	Daicel
Chiralcel OG	纤维素-三(4-甲基苯基氨基甲酸酯)[①]	Daicel
Chiralcel OJ	纤维素-三(4-甲基苯甲酸酯)[①]	Daicel
Chiralcel OK	纤维素三肉桂酸酯[①]	Daicel

注:"①"代表涂覆到硅胶上

1. 纤维素-三(苯甲酸酯)手性固定相

1973,Hesse 和 Hagel 发现在非均相反应条件下制备的微晶纤维素三乙酸酯(CTA)表现出高度的手性识别能力,可实现不同种类的外消旋化合物,尤其是立体化学类、非极性化合物及芳香类药物对映体的拆分。随后,Shibata 等和 Okamoto 等广泛地研究了各种纤维素衍生物涂敷于硅胶载体上的手性识别作用。其中,纤维素-三(苯甲酸酯)及其衍生物,当它们被吸附在大孔硅胶上时,表现出较高的手性识别能力,尤其适合于手性亚砜的分离。

苯甲酰氯与微晶纤维素反应,得到纤维素-三(苯甲酸酯)(CTB),将其溶解涂敷在γ-氨丙基硅胶上,即可制得纤维素-三(苯甲酸酯)手性固定相。实验表明,该固定相对降冰片甲酯、α-苯乙醇、苯乙醇腈、6-甲氧基萘-2-丙酸乙酯及一些轴向手性外消旋化合物均有良好的拆分能力。

2. 纤维素-三(4-甲基苯基甲酸酯)手性固定相

Okamoto 系统地考察了 CTB 的苯基上的烷基、卤素、三氟甲基和烷氧基等取代基对手性拆分能力的影响作用。结果发现,取代基的诱导效应对光学拆分有一定的影响,带斥电子取代基(如—CH_3)的苯甲酯比那些带吸电子取代基(如—F、—C_1)的苯甲酯具有更强的手性识别能力,但斥电子强的—CH_3由于极性较高,得到的衍生物不具备高光学拆分能力。在这类固定相中,纤维素-三(4-甲基苯基甲酸酯)(CTMB)对许多外消旋化合物表现出较高的光学拆分能力,因而应用广泛。

微晶纤维素与4-甲基苯甲酰氯反应,将得到的纤维素-三(4-甲基甲酸酯)涂敷在氨丙基硅胶上即可制得该手性固定相。一些外消旋药物和立体异构体可在此固定相上得到良好的拆分,如曲美布汀、酮洛芬和 Tröger 碱、1-(2-萘)乙醇等。

3. 纤维素–三(苯基氨基甲酸酯)手性固定相

在手性固定相中引入氨基是增加溶质与固定相之间氢键作用的有效方法。苯基氨基甲酸酯及其衍生物在手性固定相中占有重要位置。这类衍生物最重要的吸附位点可能是邻近手性糖单元的氨基甲酸酯残基,具有极性基团的外消旋物与氨基甲酸酯残基之间的手性识别,可能主要是通过氢键相互作用而达到的。

由微晶纤维素与异氰酸苯酯发生反应,将得到的纤维素–三(苯基氨基甲酸酯)(CTPC)涂敷在氨丙基硅胶上,即可制得 CTPC 手性固定相。该固定相可在正相和反相条件下用于对映体的拆分。在正相条件下,CTPC 手性固定相对降冰片烯甲酯、6–甲氧基–α–溴丙酮和6–甲氧基萘基等中性对映体有良好的拆分能力,这与前面所述手性拆分的条件类似。而有些手性化合物在正相溶剂中溶解困难,往往难以拆分。Ikeda 等首先报道了在纤维素–三(3,5–二甲基苯基氨基甲酸酯)固定相上,以缓冲溶液为流动相,对几个外消旋化合物进行了拆分,获得了很好的结果。陈立仁等则在纤维素–三(苯基氨基甲酸酯)涂敷在手性固定相上(CTPC–CSP),在反相色谱条件下,对中性、酸性及碱性外消旋药物进行了良好的拆分。

4. 纤维素–三(3,5–二甲基苯基氨基甲酸酯)手性固定相

大多数含取代基的比不含取代基的纤维素衍生物固定相表现出更高的手性识别能力:CTPC–CSP 最重要的吸附位置是手性糖单元附近的氨基甲酸酯残基,而这个部位的极性必定会受到苯基上取代基的影响;如果一个推电子取代基(如甲基)被引入到苯基上,则羰基的电子云密度将被增加,而如果一个吸电子基团(如氯原子)被引入,则–NH 基的活性将会变得更高,具有一个极性基团的外消旋化合物很可能与氨基甲酸酯部位通过氢键相互作用而达到手性识别。在这些纤维素苯基氨基甲酸酯系列中,纤维素–三(3,5–二甲苯基氨基甲酸酯)(CDMPC)表现出极高的光学拆分能力,已成为目前广泛使用的手性固定相之一。

微晶纤维素与 3,5–二甲基苯异氰酸酯反应,将生成的纤维素–三(3,5–二甲苯基氨基甲酸酯)涂敷在氨丙基硅胶上,即得 CDMPC 手性固定相。Okamoto 等研究了 510 个外消旋化合物中在 CDMPC 手性固定相上的拆分,结果发现其中 219 个外消旋化合物在 CDMPC 上得到完全拆分,86 个外消旋化合物被部分拆分,约占总数的 63%。

三、淀粉手性固定相

淀粉是另外一类分布广泛的多糖,也是由 D-(+)-葡萄糖单元组成,结构比纤维素更复杂,化学结构如图 7-15,更适用于极性芳香族化合物的分离。与纤维素手性固定相一样,淀粉类手性固定相也多是其衍生物,如直链淀粉–三(苯基氨基甲酸酯)(ATPC)、直链淀粉–三(3,5–二甲基苯基氨基甲酸酯)(ADMPC)、支链淀粉–三(苯基氨基甲酸酯)(APTPC)和支链淀粉–三(苯基甲酸酯)(APTB)等手性固定相。相比于纤维素手性固定相,淀粉类手性固定相手性识别能力较低,但在某些情况下,却表现出优异的拆分效果。由于其独特之处,淀粉手性固定相可与纤维素手性固定相相互补充使用。

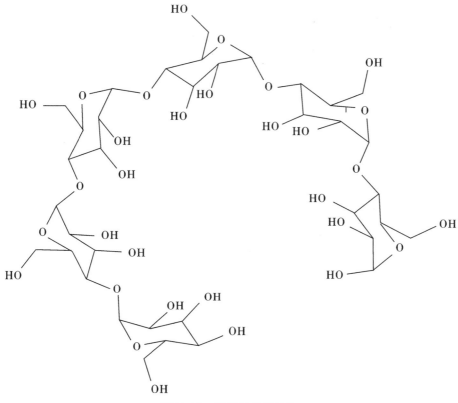

图 7-15　淀粉的化学结构

1. 直链淀粉-三(苯基氨基甲酸酯)手性固定相

直链淀粉与异氰酸苯酯反应,得到直链淀粉-三(苯基氨基甲酸酯)衍生物,涂敷在γ-氨丙基硅胶上,即得 ATPC 手性固定相。可用于硫代缩水甘油醚、含羟基芳香族化合物和不对称合成除草剂等对映体的拆分。

2. 直链淀粉-三(3,5-二甲基苯基氨基甲酸酯)手性固定相

与纤维素-三(3,5-二甲基苯基氨基甲酸酯)(CDMPC)相似,直链淀粉-三(3,5-二甲基苯基氨基甲酸酯)(ADMPC)手性固定相亦因拆分范围广而得到广泛应用。两者的光学拆分能力不同,一些在 CDMPC 上不能拆分的样品,在 ADMPC 上却能够很好地拆分,反之亦然,二者互为补充。

直链淀粉与3,5-二甲基苯基氨基异氰酸酯反应可得直链淀粉-三(3,5-二甲基苯基氨基甲酸酯),将其涂敷在 γ-氨丙基硅胶上,即得直链淀粉-三(3,5-二甲基苯基氨基甲酸酯)手性固定相。可用于甘油醚衍生物、咔唑羧酸衍生物和联苯酯类酸性化合物等的手性拆分。其拆分机制可用直链淀粉衍生物的结构和手性拆分的理论来解释。根据"三点相互作用"理论,在一对对映体和手性选择剂之间,为了形成稳定性不同的非对映体分子间络合物而达到手性识别作用的目的,至少需要三个同时发生的分子间相互作用力起作用。样品分子与固定相间的作用包括偶极-偶极相互作用、包夹相互作用和 π-π 相互

作用。这些力可以是吸引力也可以是排斥力,但这三个力作用点必须在手性中心附近。直链淀粉苯基氨基甲酸酯具有左手四重螺旋结构,氨基甲酸酯残基围绕主链形成许多沟槽。若样品分子的一对对映体与其满足"三点相互作用"的模型,即可得以分离。

3. 支链淀粉–三(苯基氨基甲酸酯)手性固定相

由支链淀粉与苯基异氰酸酯通过化学反应,得到支链淀粉–三(苯基氨基甲酸酯)衍生物。将反应后得到的衍生物涂敷在 γ–氨丙基硅胶上,即得支链淀粉–三(苯基氨基甲酸酯)手性固定相。可用于环酮与环醇外消旋体、酸性外消旋体以及金属簇合物的对映体拆分。

4. 支链淀粉–三(苯基甲酸酯)手性固定相

支链淀粉与苯甲酰氯反应,得到支链淀粉–三(苯基甲酸酯)衍生物,将其涂敷到 γ–氨丙基硅胶上,即得支链淀粉–三(苯基甲酸酯)固定相。可用于苯基–α–羟基乙酸对映体以及手性金属簇合物等的拆分。

四、环糊精类手性固定相

环糊精(cyclodextrin,CD)是由一定数量的葡萄糖单元通过 α–1,4–糖苷键连接的环状分子结构。由所含葡萄糖单元的个数不同,可分为 α–CD、β–CD 及 γ–CD。α–CD 含有 6 个葡萄糖单元,β–CD 含有 7 个葡萄糖单元,γ–CD 含有 8 个葡萄糖单元。其分子示意图类似于厚壁截顶圆锥筒(图 7–16)。

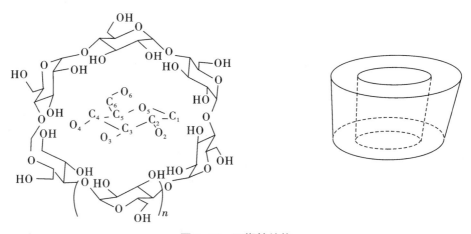

图 7–16　环糊精结构
n=1,α–CD;n=2,β–CD;n=3,γ–CD

每个葡萄糖单元的 2,3–位仲羟基在环的大口一方,6–位伯羟基在环的小口一方。环的内侧是由氢原子和成桥氧原子形成的,所以,环的内侧具有相对疏水性。环糊精分子中每个葡萄糖单元含有 5 个手性碳原子。环糊精最突出的特点是能与许多有机分子、离子、游离基、无机分子等形成包容配合物(inclusion complex),即客体分子部分或全部进入 CD 的空腔。

环糊精液相色谱固定相的发展大致可分为环糊精聚合物固定相、环糊精键合固定相、衍生化环糊精固定相或多作用环糊精固定相几个阶段。现主要介绍环糊精键合固定相和多作用 β-环糊精手性固定相。

1. 环糊精键合固定相

环糊精最重要的特点是能形成包容配合物。这些包容配合物不仅能以固体状态存在,而且在水和某些有机溶剂中也是稳定的。在配合物中,环糊精被称为主体,进入空腔中的分子或离子被称为客体。客体分子能进入环糊精空腔,主要是疏水亲脂作用、范德瓦耳斯力作用、静电引力作用、释放出包容的高能水分子和体系张力能的作用,而客体分子与环糊精空腔的体积匹配作用是最重要的。环糊精正是由于这一特性和良好的手性识别能力,在液相色谱手性分离中常用作流动相添加剂和固定相。其中,环糊精固定相由于操作简便而得到广泛应用。

(1)键合方式　环糊精与硅胶键合连接的方式有胺键连接、酰胺键连接和碳-氧-碳-键连接。在标准 HPLC 条件下,前两种键合方式在空间臂上含有氮原子,稳定性差、易水解,而第三种不含氮的键合方式已被证明是相对稳定的。目前这类固定相已作为 Cyclobond 商品出售。β-CD、γ-CD、α-CD 键合相的商品名分别为 Cyclobond Ⅰ、Cyclobond Ⅱ、Cyclobond Ⅲ。Cyclobond 被认为是最成功的液相色谱固定相之一。

(2)β-环糊精键合相　不含氮原子的醚键连接 β-环糊精键合相的制备方法有两种:一种是先将含有环氧基偶联剂键合在硅胶基质上,而后与环糊精反应得到环糊精键合固定相;另一种是先将偶联剂与环糊精反应,再与硅胶反应得到环糊精键合固定相。通过对两种制备方法的比较,表明用第二种方法制备的 β-CD 固定相含碳量高、分离效果好。这说明固定相上 β-环糊精的键合量比第一种合成方法得到的要高。

环糊精键合固定相有良好的化学和物理稳定性,是目前应用最广泛的手性固定相之一。由于环糊精的内腔是疏水的,所以,在反相分离模式条件下,疏水溶质占据环糊精的内腔并生成包合配合物是溶质保留和手性选择性分离的基础。在正相条件下,疏水性的流动相占据了环糊精的内腔,溶质与环糊精内腔口羟基的相互作用是主要的;因而手性选择性较差。为了扩大环糊精键合相的应用范围,出现了改性环糊精键合固定相。通常,有 5 种功能团可以连接在环糊精键合固定相上:①乙酰基;②2-羟丙基;③萘乙基氨基甲酸酯;④二甲基丙基氨基甲酸酯;⑤对甲苯甲酰酯。表 7-3 列出了已商品化的环糊精键合手性固定相。这些衍生化的环糊精键合固定相可用于反相和正相两种分离模式,所以,称为"多模式手性固定相"。

表 7-3   环糊精及其衍生物化学键合相固定相

编号	商品编号	名称
1	Cyclobond I	β-CD
2	Cyclobond II	γ-CD
3	Cyclobond III	α-CD
4	Cyclobond I Ac	乙酰化 β-CD
5	Cyclobond II Ac	乙酰化 γ-CD
6	Cyclobond III Ac	乙酰化 α-CD
7	Cyclobond I SP 或 RSP	(S)或外消旋2-羟丙基 β-CD
8	Cyclobond I RN SN 或 RSN	(R),(S)或外消旋萘乙基氨基甲酸酯 β-CD
9	Cyclobond I DMP	3,5-二甲苯基氨基甲酸酯 β-CD
10	Cyclobond I PT	对甲苯甲酸酯 β-CD

2. 多作用 β-环糊精手性固定相

环糊精键合固定相只限于大体积的疏水基团和适当形状的溶体分子,才能与内腔形成高度包含的配合物,手性识别仅对较大分子才能发生。为了克服这种不足,可通过改性环糊精以增加对溶质的束缚力。

多作用 β-环糊精手性固定相是在 β-环糊精的伯羟基上引入官能团进行配向性的改性,改性的 β-环糊精固定相含有:①疏水性空腔,能够起包合配合作用;②芳香基,能够起 π-π 作用;③极性氢键或极性堆部位;④大体积非极性基团,提供立体排阻、范德瓦耳斯力作用。因此,是一种多作用型的手性固定相。这类手性固定相,对范围很广的化合物有很高的对映体选择性。能够分离氨基酸衍生物、吩噻嗪及相关药物以及其他类型的药物等各种化合物。

(1)多作用固定相的制备   包括4个步骤:①用硅烷化试剂作为连接 β-环糊精到硅胶上的偶联剂,先与硅胶反应,在硅胶上键合硅烷化基团;②用专一性的磺化剂对甲苯磺酰氯磺化 β-环糊精的伯羟基;③硅烷化硅胶与甲苯磺酰 β-环糊精反应,硅烷化硅胶上的氨基与改性环糊精上的甲苯磺酰官能团反应,把环糊精键合到硅胶上;④环糊精上未反应的甲苯磺酰官能团与各种改性剂进一步反应,得到多作用 β-环糊精键合手性固定相。图7-17 给出该类改性 β-环糊精固定相的结构示意图。

(2)对映体选择性   多作用固定相提供了多作用部位,这些部位增加了特效的、离散的及在手性溶质分子和固定相之间的同时相互作用。因而,这类固定相对范围较宽的各类手性化合物有更高的选择性。如丹酰氨基酸、二硝基苯氨基酸、芳香氨基酸和分子中仅含一个苄环的其他手性化合物均可得到很好的拆分。

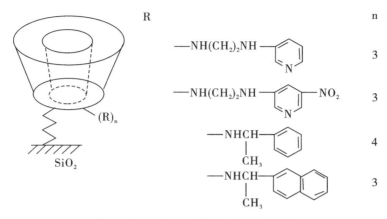

图 7-17　改性 β-环糊精固定相的结构

五、蛋白质手性固定相

　　蛋白质和糖蛋白分别由氨基酸、氨基酸和糖基构成。它们都是具有手性的。因此,从理论上讲所有的蛋白质都具有手性识别能力。然而,只有有限的一些蛋白质被系统研究而制成手性固定相。目前用于手性拆分的蛋白质按其来源可分为:①白蛋白(albumin)类,包括牛血清白蛋白(bovine serum albumin, BSA)和人血清白蛋白(human serum albumin,HSA);②糖蛋白(glycoprotein)类,包括 α-酸性糖蛋白(α-AGP)、黄素蛋白(flavoprotein,FP)、卵类黏蛋白(ovomucoid,OVM)和卵蛋白(AVI);③酶(enzyme)类,包括纤维素酶(cellulase)、胰蛋白酶(trypsin)、α-胰凝乳蛋白酶(α-chymotrypsin)、葡聚糖纤维二糖水解酶(CBH)、胃蛋白酶(pepsin)、淀粉葡萄糖苷酶(amyloglucosidase)和溶菌酶(lysozyme);④其他蛋白,卵传铁蛋白(ovotransferrin)和 β-乳球蛋白(β-lactoglobulin)。下面主要介绍前三类蛋白质手性固定相。

　　1. 白蛋白类手性固定相

　　(1)BSA　1973 年,首次将 BSA 键合到琼脂糖上,成功地用于色氨酸对映体的拆分。现在 BSA 手性固定相已经用于包括 N-衍生化的氨基酸类、芳香氨基酸类、不带电荷的溶质、硫氧化物及磺胺类衍生物等大量对映体的拆分。BSA 柱的优化拆分主要是通过改变流动相 pH 值、离子强度及改性剂 3 个基本要素,实现对各类对映体的拆分。用于 BSA 固定相的载体有琼脂糖、凝胶和聚合物类等。其中聚合物类包括羟乙基甲基丙烯酸酯、聚苯乙烯-二乙烯苯灌注珠和聚乙烯空心纤维膜。

　　(2)HSA　与 BSA 的性质、立体选择性相似,但对溶质的亲和力不尽相同。HAS-CSP 已广泛应用于弱酸性和中性手性物的分离,包括 2-芳香丙酸衍生物(萘普生、氟联苯丙酸、布洛芬)、叶酸(甲酰四氢酸)及苯二氮卓类(劳拉西泮、羟基安定)等。

　　2. 糖蛋白类手性固定相

　　(1)α-酸性糖蛋白(α-AGP)　是由 181 个氨基酸和 5 个杂多糖组成的单链多肽,包含 14 个唾液酸残基,平均分子量为 33 000,糖含量约 34%。因其较低的等电点(pI

2.7），成为结合阳离子药物的主要血浆蛋白。许多碱性、中性和酸性对映体都能在 AGP 柱上得到拆分。流动相 pH 值、有机改性剂的浓度和类型、离子强度、带电荷的改性剂和温度均影响溶质保留时间和拆分的立体选择性。不带电荷的有机改性剂其氢键结合特性和疏水性对溶质的立体选择性影响显著。例如，维拉帕米在含 1-丙醇的流动相中不能拆分，而在含乙腈的流动相中可完全拆分。又如甲苯比妥在纯磷酸缓冲液（pH 值=7.0）中不能拆分，而加入 2% 异丙醇便诱发了其手性选择性，得到完全拆分。另外加入带电荷的改性剂如 N,N-二甲基辛胺、金雀花碱等，与溶质竞争结合位点或变构位点，从而影响各种溶质的保留行为和立体选择性，且这些改性剂吸附在蛋白上，诱发 AGP 的构象发生可逆性变化。该类柱对手性化合物分子结构的要求有：环状结构应靠近手性中心、至少有一个氢键结合基团、环与氢键基团距离≤3 个原子。流动相一般选用 pH 值 4~7 含低浓度的有机改性剂的磷酸或醋酸盐缓冲液。有机改性剂以异丙醇为首选，乙腈、乙醇、甲醇或四氢呋喃为次选。

（2）其他糖蛋白　OVM 以三个前后相连的独立结构域的形式存在。科学家们以其单个结构域做分离柱，测定其手性识别特性。发现其第三结构域至少能分离两类化合物：苯二氮䓬类和 2-芳香丙炔酸衍生物。而第一、二结构域均无手性识别能力。完整的黏蛋白由于位阻作用亦无手性识别能力。

3. 酶类手性固定相

（1）胰蛋白酶和 α-胰凝乳蛋白酶（α-chymotrypsin）　两者都属丝氨酸蛋白酶家族，催化氨基化合物和酯类对映体的选择性水解。胰蛋白酶 CSP 能拆分 O- 和 N,O-衍生化的氨基酸，这两类氨基酸都是该酶的底物，手性识别位点也正位于酶的活性中心。这提示立体选择性拆分是酶的活性作用的结果。α-胰凝乳蛋白酶 CSP 能拆分氨基酸、氨基酸衍生物、二肽及其他的一些化合物如萘普生和芳氧基丙酸类。

（2）纤维素酶　是一组具有不同结构但都具有水解 1,4-糖苷键功能的酶家族。由真菌瑞木霉（Trichoderma reesei）产生的纤维素酶 CBH Ⅰ 和 CBH Ⅱ 为酸糖蛋白。CBH Ⅰ CSP 能拆分酸性、碱性及不带电荷的消旋体，对于拆分 β-受体阻断剂选择性尤其高。CBH Ⅱ 对 β-受体阻断剂选择性不如 CBH Ⅰ，但能拆分其他的消旋体。

（3）溶菌酶和胃蛋白酶　这两种蛋白的 CSP 均能拆分碱性和不带电的对映体，但不能拆分酸性对映体。当流动相 pH 值>7 时，胃蛋白酶柱会失去手性识别特性并发生不可逆性的变性。

（4）淀粉葡萄糖苷酶　此类 CSP 由 Karlsson 等提出，能对几种 β-受体阻断剂的消旋体进行拆分，流动相 pH 值>6 有助于提高拆分选择性。

六、大环抗生素类手性固定相

大环抗生素型手性色谱柱是最近发展起来的，通过将大环抗生素键合到硅胶上而制成。它的出现主要归功于 Armstrong 等人的贡献。常用的大环抗生素主要有以下几种：利福霉素（rifamycin）、万古霉素（vancomycin）、替考拉宁（teicoplanin）、大环糖肽（macrocyclic glycopeptide）和利托菌素（ristocetin）。利福霉素作为手性添加剂在毛细管电泳分离手性化合物方面得到了成功应用。万古霉素和替考拉宁分子结构中存在"杯"状结构区和糖

"平面"结构区。此类色谱柱性质稳定,可用于多种分离模式。手性分离基于氢键、π-π作用、形成包合物、离子作用和肽键等。下面以替考拉宁和万古霉素为例进行介绍。

1. 替考拉宁手性固定相

替考拉宁分子量为 1 885,结构中存在 20 个手性中心,3 个糖基和 4 个环。酸性基团在多肽"杯"/"裂层"的一端,碱性基团在它的另一端。酸性基团和碱性基团提供了离子作用点。糖基在三个平面上,可折叠起来将化合物分子包埋在多肽"杯"中。这类 CSP 常用于氨基酸、β-受体阻断剂、洛芬类非甾体抗炎药物的对映体拆分,另外也可用于乳糖、二肽和三肽等物质的拆分。这类 CSP 常用极性有机溶剂如甲醇等作为流动相,另外加上少量醋酸和三乙胺作为调节剂。也有文献报道采用甲醇和水作为流动相。

2. 万古霉素手性固定相

万古霉素分子量为 1 449,结构中存在 18 个手性中心,3 个环。万古霉素具有"篮状"结构,它的附近还有一个可弯曲的糖平面,可将分析物分子包埋在"篮子"中。羧基和仲氨基分布在"篮子"的边缘,参与和分析物分子产生离子作用。万古霉素手性色谱柱可用于反相模式、正相模式和极性有机模式,用于分离胺类、中性酰胺、脂类化合物,但对于酸性化合物选择性较低。在反相模式中,有机相常用四氢呋喃、乙腈和甲醇。水相常用三乙胺-醋酸缓冲液,色谱柱适用的 pH 值范围为 4~7。在正相模式中,采用正己烷/乙醇为流动相。万古霉素手性色谱柱载样量大,适用于制备色谱。

这两类商业化的 CSP 中值得一提的是 ASTEC 公司的 CHIROBIOTIC V 和 V2 万古霉素手性柱与 CHIROBIOTIC T 和 T2 替考拉宁手性柱。CHIROBIOTIC V 和 V2 对于仲和叔胺特别适用,也可解决许多中性、氨基化合物、酸和酯类型分析物。CHIROBIOTIC T 对于许多分子类型有独特选择性,特别是未衍生化 α-/β-/γ-氨基酸、几乎所有 N-衍生化氨基酸以及羧酸、小分子芳香物和脂肪胺。在这种固定相上所有已知 β-受体阻断剂都可以分离。

七、配体交换手性固定相

手性配体交换色谱(chiral ligand-exchange chromatography, CLEC)技术是 1961 年由 Helfferich 首次提出,并通过 Rogozhin 和 Davankov 等的发展,使其成为一种有效的手性色谱分离方法。

1. 原理

手性配体交换色谱拆分机制是基于固定相手性配体、金属离子与被分离溶质对映体形成一对非对映的配合物,二者的热力学稳定性存在差异而得以色谱分离。适当的对映体配体能给出电子到过渡金属的 d-轨道,且占据有利空间,形成一定构型的配合物。因此要求被分离的溶质对 Cu(Ⅱ)、Ni(Ⅱ)或 Zn(Ⅱ)必须具有双配位基,主要是游离羟基酸、氨基酸、二胺及其衍生物。除配合物形成外,一些附加力,如氢键、偶极、疏水作用亦对分离有影响。

2. 影响手性分离的因素

手性配体的立体识别能力存在着较大的差异,一般具有刚性构象的手性配体,特别是那些包含环状结构的配体,如羟基脯氨酸和脯氨酸等,它们与两种构型的对映体所形成的配合物的立体位阻差异较大,因而具有较好的对映选择性;相反,那些构象可变化型配体如苯丙氨酸,当立体构型不利时,可以通过构象变化来弥补,结果导致两种对映体所形成的配合物的立体构型差异不明显,因而显示出较差的对映选择性。另一方面,如果手性配体上带有羟基等基团,在进行配位交换时,往往可以增加手性配体与分离物之间的作用力,使分离物与手性固定相的作用更充分,分离效率会更高。此外,配位体和金属离子所形成的络合物必须易于断裂和再生,这样才有利于配体交换的进行。

配体交换色谱的手性分离过程受流速、进样量、中心金属离子种类及其浓度、流动相的 pH 值、柱温、有机改性剂等因素影响。由于被拆分物质与手性配体进行配位交换的能力不同,对于那些配位能力差的被分离物质,在高流速下被拆分物质与手性配体无法充分实现配位交换,对拆分不利;而对于配位能力较强的被分离物质,流速对其分离影响不大。进样量过载对分离不利。中心金属离子拆分能力的顺序为 $Cu(\text{II})>Ni(\text{II})>Zn(\text{II})>Cd(\text{II})$,因而 $Cu(\text{II})$ 常用作中心离子。一般情况下,随着流动相 pH 值的增加,被拆分物质的容量因子(k'),α 和 R 都会增加,当增加至碱性时,k' 和 α 增加更为显著,但往往会引起保留时间过长,峰形变差,同时过高的 pH 值对柱寿命有不利影响。祝馨怡等研究了硅胶键合手性配体交换色谱固定相键合量对 α-氨基酸拆分的影响。研究结果表明:对于不同种类氨基酸的手性拆分,应该选择不同键合量的手性固定相,因为不同种类的氨基酸与手性配体形成的配合物的稳定性各不相同。对于那些能够与手性配体形成稳定性较强的对映体应该选择键合量较小的短色谱柱,反之则选择键合量大的长色谱柱。柱温对拆分结果的影响比较显著。一般在亲水性强的聚乙烯胺体系上,保留值随柱温升高而增大,而在疏水性的聚苯乙烯体系上,保留值随柱温的升高而减小。有机改性剂的加入一般会缩短保留时间,导致分离效果降低。

3. 常用手性配体固定相

手性配体交换色谱固定相的制备方法有涂渍法和键合法,其中以后者为主。键合的配体有 L-脯氨酸、羟脯氨酸、组氨酸、缬氨酸、异喹啉羧酸、苯丙氨酸、酒石酸、氮杂环丁烷酸、哌啶酸、丙二胺、麻黄碱等。这些配体键合在高聚物骨架上形成 CSP;常用的高聚物骨架有聚苯乙烯、聚乙烯胺、聚丙烯酸酯、聚丙烯酰胺等。目前,商业化的手性配体 CSP 主要有 CHIREX™ 中的 3126 型手性柱,常用于 α-氨基酸及其衍生物、α-羟基酸、氨基醇类化合物的拆分;SUMICHIRAL OA 手性柱中的 5000、5500 和 6100 型,适合于一些氨基酸、Schiff 碱对映体的拆分。

八、分子印迹手性固定相

1949 年,Dickey 首先提出了"分子印迹"这一概念,但在很长一段时间内没有引起人们的重视。直到 1972 年由 Wulff 研究小组首次报道了人工合成的有机分子印迹聚合物(molecularly imprinted polymer,MIP)之后,这项技术才逐渐为人们所认识。分子印迹技术(又称为分子烙印)将材料化学、高分子化学、生物化学、化学工程等学科有机地结合在一起,是一种为获得在空间结构和结合位点上与某一分子(模板分子)完全匹配的聚合物的实验制备技术。它通过以下过程来实现:①首先以具有适当功能基的功能单体与模板分子结合形成单体—模板分子复合物;②选择适当的交联剂将功能单体互相交联起来形成共聚合物,使功能单体上的功能基在空间排列和空间定向上固定下来;③通过一定的方法把模板分子脱去。这样就在高分子共聚物中留下一个与模板分子在空间结构上完全匹配,并含有与模板分子专一结合的功能基的三维空腔。这个三维空腔可以选择性地重新与模板分子结合,即对模板分子具有专一性识别功能。

根据模板分子与聚合物单体官能团之间作用形式的不同,分子印迹技术主要分为共价键法和非共价键法两类。共价键法又称为预组织法或预组装法,由 Wulff 等创立。在此法中,模板分子同聚合物单体以可逆的共价键相互连接,在交联剂存在下,聚合后通过化学手段打开共价键除去模板分子,从而得到分子印迹聚合物。共价键印迹法经历了共价键的形成和断裂,所需的能量较高,操作条件比较苛刻,适用的范围比较狭窄。目前人们使用的共价键结合作用主要包括形成硼酸酯、缩醛酮、席夫碱、酯和螯合物等,其中最具代表性的是形成硼酸酯。非共价键印迹法又称自组织法或自组装法,主要由 Norrlow 等创立,印迹分子与功能单体之间预先自组织排列,以非共价键如金属与配体的配位作用、氢键、静电、π-π 电子、偶极作用、疏水作用以及范德瓦耳斯力等形成多重作用点。一般通过酸性聚合物单体的羧酸官能团或磺酸官能团与模板分子的氨基、酰基等形成静电力和氢键。此法简单,应用较为普遍。此外,也有报道将共价作用与非共价作用结合起来的分子印迹方法。

例如,尹俊发等以手性药物那格列奈为模板分子,采用原位聚合法制备了具有特定识别性能和手性拆分能力的分子印迹聚合物,并用作高效液相色谱固定相,实现了那格列奈与其对映体的手性拆分。在此分子印迹 CSP 上,以乙腈作流动相,流速 1 mL/min,10 min 内即可完成那格列奈与其对映体的手性拆分,分离度达 1.42;而在非分子印迹 CSP 上,上述对映体不能分离。这说明那格列奈分子印迹 CSP 对模板分子有着良好的选择性。

第三节　手性色谱法在药物分析中的应用

手性药物进入生物体内后,其药理作用是通过与体内大分子之间的严格手性匹配和分子识别而实现的。不同的单一异构体药物在生物体内显示出不同的药理和毒理作用。因此测定药物或药物代谢物对映体的组成或纯度已引起人们的关注。如果一种外消旋体药物能够分离成光学纯的对映体,就能够研究该药物对映体的不同药代动力学和药效学的行为。手性高效液相色谱对测定药物代谢物及其转换的立体化学也是十分有用的。除此之外,HPLC 也是制备供药理试验用量的纯对映体的有效方法。

一、β-受体阻滞剂药物类及其结构类似物的对映体分离

常用的 β-受体阻滞剂药物大都具有手性中心,这些药物的对映体在生物活性、代谢和药效上通常差异极大。例如,普萘洛尔的(S)(−)对映体的受体阻断作用要比(R)(+)对映体强约 100 倍,阿替洛尔的(S)(−)对映体的 β-受体阻断作用强于(R)(+)对映体。因此研究这类药物的对映体分离,对深入研究这些药物的作用机制、毒性和代谢,以及药物生产、质量控制都有十分重要的意义。

1. 在去甲万古霉素手性固定相上的分离

采用去甲万古霉素手性固定相,对普萘洛尔、特布他林、美托洛尔、阿替洛尔、烯丙洛尔、佐米曲普坦、5-羟基普罗帕酮七种 β-受体阻滞剂药物及其结构类似的化合物对映体成功地进行了拆分。

在大环抗生素手性固定相上采用极性有机模式分离对映体时,流动相的主要成分通常是乙腈、甲醇或者两者的混合物,再加入适当的酸、碱调节对映体的保留值和分离度。在用去甲万古霉素键合手性固定相分离 β-受体阻滞剂时,发现如果流动相中无酸碱添加剂,即使流动相中有较高的甲醇含量,手性溶质也很难由柱上洗脱,而且在酸碱总量固定的情况下,发现随着碱性添加剂三乙胺在流动相中含量的增加,选择性因子 α 值略微升高。但同时由于手性溶质在柱上的保留减弱,分离度反而略有下降。

固定极性有机相中乙酸和三乙胺的含量,考察了流动相中甲醇含量对手性分离的影响。结果发现,手性溶质的保留均随着流动相中甲醇含量的增加而减弱。同时,在研究的流动相组成范围内,所有溶质的对映体分离因子(α)均有一定程度的提高。对分离的七种手性药物来说,在流动相组成为乙腈-甲醇-乙酸-三乙胺(64∶40∶0.4∶0.2,体积比)的条件下,有最大的分离度。在上述优化条件下,7 种手性药物的对映体均有良好的分离(图 7-18)。由此可见,去甲万古霉素手性固定相在极性有机模式下,对 β-受体阻滞剂类药物及其结构相似物的对映体有良好的分离能力。

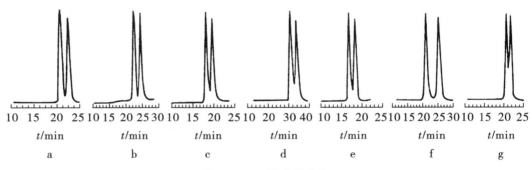

图 7-18　手性药物分离

a.普萘洛尔　b.特布他林　c.美托洛尔　d.阿替洛尔　e.烯丙洛尔　f.佐米曲普坦　g.5-羟基普罗帕酮

色谱柱:去甲万古霉素手性固定相,200 mm×4.6 mm;流动相:甲醇-乙腈-三乙胺(100∶0.4∶0.2,体积比)。流速:0.6 mL/min;柱温:25 ℃

2. 在 Chiralcel OD 柱上的分离

在纤维素-三(3,5-二甲基苯基氨基甲酸酯)(Chiralcel OD)柱上对醋丁酰心安　、烯丙心安、氨酰心安、环丙甲氧心安、甲苯甲氧苯心安、贝索普心安、丁萘酮心安、咔唑心安、喹酮心安、三甲苯心安、甲氧乙心安、烯丙氧心安、环戊丁心安、吲哚心安、萘心安、甲磺胺心定、叔丁心安、噻吗心安 18 种 β-阻滞剂对映体进行了拆分。

表 7-4 给出采用纤维素-三(3,5-二甲基苯基氨基甲酸酯)柱和表中所列流动相得到的分离结果。对 Chiralcel OD 固定相选择的流动相是不同比例的正己烷和含 0.1% 二乙胺的异丙醇混合物(参看表 7-4)。这些流动相组成是由柱的生产厂提供的。把要分离

的样品溶解在流动相,其浓度为 1 mg/mL,进样体积为 20 μL,流动相流速为 0.5 mL/min。检测波长参看表 7-4。由得到的结果可以看出,在上述分离条件下,18 种 β-阻滞剂中的 15 种能够得到极好的分离。外消旋体醋丁酰心安没有得到充分地分离,外消旋甲磺胺心定洗脱出一个峰,环戊丁心安仅能得到 S 型。外消旋噻吗心安的分离色谱图如图 7-19 所示。

表 7-4　18 种 β-阻滞剂在 ChiralcelOD 柱上色谱分离结果

化合物	λ/nm	洗脱液[1]	k'_1	k'_2	α	R_s
醋丁酰心安	320	G	2.77	3.19	1.15	1.6
烯丙心安	275	A	0.35	1.24	3.54	10.9
氨酰心安	275	C	0.94	1.75	1.86	4.4
环丙甲氧心安	275	A	0.52	1.57	3.02	10.8
甲苯甲氧苯心安	275	E	0.97	4.10	4.23	9.8
贝索普心安	275	A	0.69	1.38	2.00	6.9
丁萘酮心安	267	A	0.71	1.42	2.00	6.6
咔唑心安	253	C	1.87	2.32	1.24	1.7
喹酮心安	275	C	0.48	0.95	1.98	4.1
三甲苯心安	275	B	1.08	1.31	1.21	2.2
甲氧乙心安	275	A	0.69	2.02	2.93	11.8
烯丙氧心安	275	D	0.32	1.62	5.06	12.9
环戊丁心安	270	A		0.60		
吲哚心安	265	F	0.25	1.66	6.64	7.6
萘心安	290	C	0.90	1.52	1.69	4.6
甲磺胺心定	254		所有试验的流动相都洗脱出一个单峰			
叔丁心安	290	D	0.32	1.69	5.28	10.5
噻吗心安	300	B	0.85	1.07	1.26	2.5

★洗脱液:A 代表正己烷-异丙醇-二乙胺(80:20:0.1);B 代表正己烷-异丙醇-二乙胺(90:10:0.1);C 代表正己烷-异丙醇-二乙胺(60:40:0.1);D 代表正己烷-异丙醇-二乙胺(40:60:0.1);E 代表正己烷-异丙醇-二乙胺(10:90:0.1);F 代表正己烷-异丙醇-二乙胺(20:80:0.1);G 代表正己烷-乙醇-二乙胺(90:10:0.1)

有关纤维素-三(3,5-二甲基苯基氨基甲酸酯)固定相的手性识别机制已有研究。在某些情况下,通过在流动相中加入除异丙醇以外的其他有机醇,能够达到改变容量因子和翻转保留顺序的目的,用这种方式来优化分离。此方法可以试图改善不能充分分离的醋丁酰心安和甲磺胺心定。用叔丁醇、正丁醇、正丙醇、乙醇和甲醇分别作为流动相的改性剂,用正己烷-乙醇-二乙胺(90:10:0.1,体积比)时,能够使外消旋醋丁酰心安的分离有所改善,结果 R_s = 1.6(表7-4),但在流动相中使用这些醇作为改性剂时,对甲磺胺心定的分离度 R_s 值没有任何改善。Chiralcel OD 柱对甲磺胺心定的分离与其他阻滞剂相比较可能是由于接近手性中心连接的芳香基团中缺少氧原子的缘故。

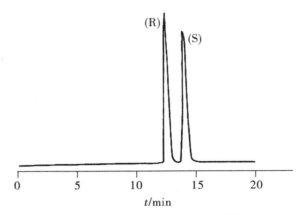

图 7-19　外消旋噻吗心安色谱图

色谱柱为 Chiralcel OD(250 mm×4.6 mm, I. D. 10 μm);进样体积 20 μL;样品浓度 1 mg/mL;检测波长 300 nm

二、多手性中心药物对映体的分离

由天然产物获得的药物通常是光活性或单一异构体的纯化合物。然而由化学合成得到的药物,随所含不对称中心的数目多少,通常是等量的两种、四种或更多种异构体的混合物,因此,多手性中心药物对映体的分离,对合成手性药物具有重要的意义。

1. 两个手性中心药物对映体分离的例子

以萘羟心安对映体和茚心安对映体的分离为例,对于含两个手性中心药物的对映体分离进行阐述。

(1)萘羟心安对映体的分离　萘羟心安(nadolol)是一种具有两个手性中心的 β-肾上腺素能阻滞剂,主要用于治疗高血压和心绞痛。其化学名称为 5-{3-[(1,1-二甲基乙基)氨基]-2-羟基丙氧基}-1,2,3,4-四氢-顺-2,3-萘二酚。化学结构有三个手性中心,应该有八个可能的立体异构体。但是在环己烷环上的两个羟基取代基是顺式构型,排除了四个立体异构体,因而只有四个立体异构体(图7-20)。市售的萘羟心安是四个等量的立体异构体的混合物。包含两个外消旋体,即非对映异构体"外消旋物 A"和"外消旋物 B"。外消旋物 A 是立体异构体 1 和它的对映体 2 的混合物,而外消旋 B 是最有效的立体异构 3 和它的对映体 4 的混合物。

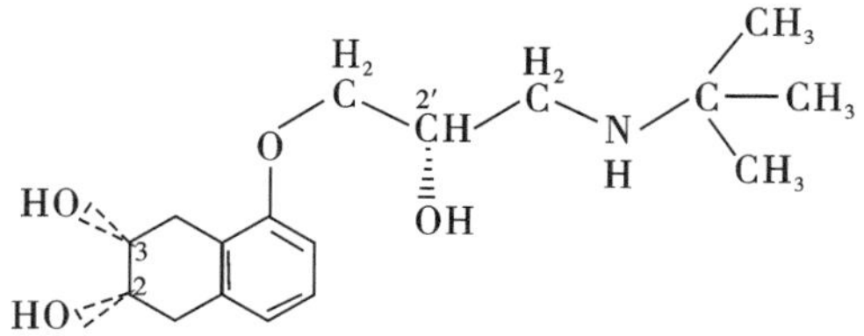

1

2R,3S,2′R (−)环　(+)侧链

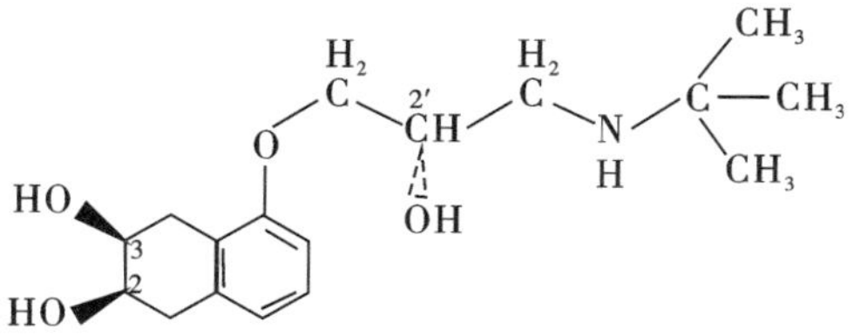

外消旋物A

2

2R,3S,2′S (+)环　(−)侧链

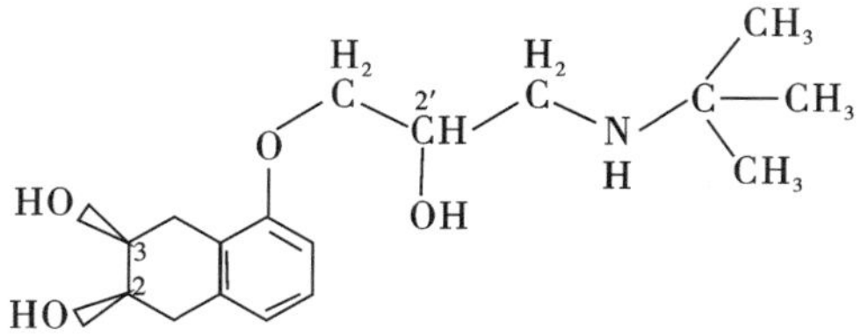

3

2R,3S,2′S (−)环　(−)侧链

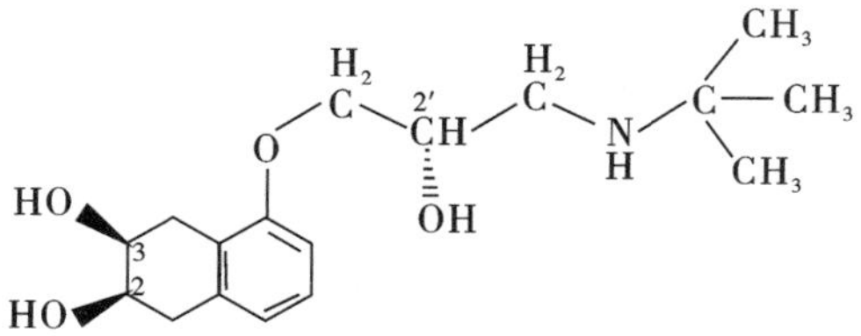

外消旋物B

4

2R,3S,2′R (+)环　(+)侧链

图 7-20　四种萘羟心安对映体的立体化学结构

在纤维素-三(3,5-二甲基苯基氨基甲酸酯)(Chiralcel OD)柱上,分别由萘羟心安外消旋物 A 分离相应的对映体 1 和 2,由外消旋物 B 分离对映体 3 和 4 时,都能达到基线分离。然而在该柱上由整体萘羟心安同时分离 1、2、3、4 四种对映体时,由于对映体 1 和 4 同时洗脱而不能完全分离。

在直链淀粉-三(3,5-二甲基苯基氨基甲酸酯)(Chiralpak AD)柱上,用正相(正己烷-乙醇-二乙胺作为流动相)和反相(流动相组成为乙醇-水-二乙胺)对萘羟心安的四种对映体进行分离时,却得到了不同的结果。

在正相条件下,萘羟心安的四种对映体得到了最好的分离。采用正己烷-乙醇-二乙胺(80∶20∶0.3,体积比)流动相时,在室温下,四种对映体都达到了基线分离(图 7-21)。在选择的条件下,最难分离的对映体 4 和 2 得到的 α 值为 1.49,R_s 值为 2.94。降低柱温,增加流动相中乙醇的浓度,能够改善最难分离对映体的分离度。四种立体异构体的分离度取决于醇的类型和二乙胺的存在与否。流动相的组成为正己烷-乙醇(80∶20,体积比)和正己烷-乙醇-异丙醇(77∶15∶8,体积比)时,四种立体异构体都能达到基线分离,而采用正己烷-异丙醇,没有乙醇时,对映体 4 和 2 仅能部分分离。

二乙胺对四种立体异构体的分离是有必要的,浓度低于 0.3%,一个峰拖尾到另一个对映体中;而浓度高于 0.3% 时,直至 1.0%,既不改善峰形,也不改进分离度。

对该方法的准确度和重现性进行了测定。对合成样品中四种立体异构体定量测定的结果与理论值的偏差在 99.1%~101% 之内。进样 5 次测定重现性,其相对标准偏差(RSD)的范围为 0.18%~1.36%,方法的上述准确度和重现性是可以接受的。

采用乙醇-水-二乙胺(25∶75∶0.5,体积比)流动相体系的反相条件下,萘羟心安能够被分离成明显的四个峰。对映体 4 和 3 达到基线分离,而 2 和 1 的 R_s 值为 1.0,未达到完全分离(图 7-22)。但是在 Chiralpak AD 柱上采用反相模式对萘羟心安的分离有许多优越性,首先是反相模式用水取代了易燃的正己烷,其次是反相模式分离对 LC-MS 适应。

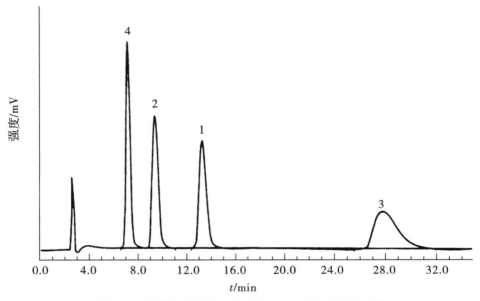

图 7-21 萘羟心安四种立体异构体在正相条件下的分离

色谱柱为 Chiralpak AD(250 mm×4.6 mm);流动相为正己烷-乙醇-二乙胺(80∶20∶0.3,体积比)

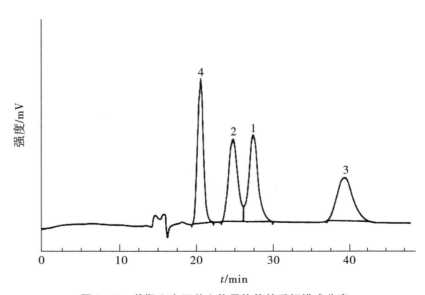

图 7-22 萘羟心安四种立体异构体的反相模式分离

色谱柱为 Chiralpak AD(250 mm×4.6 mm);流动相为乙醇-水-二乙胺(25∶75∶0.5,体积比)

（2）茚心安对映体的分离　茚心安（indenolol）是一种抗心律失常药,有两个位置异构体,共有 4 个对映体,在 Chiralcel OD 柱上,用梯度洗脱的方法对 4 个对映体进行了分离（图 7–23）。

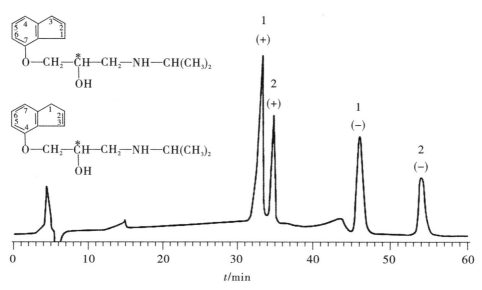

图 7–23　外消旋体茚心安盐酸盐 HPLC 对映体分离

色谱柱:Chiralcel OD(250 mm×4.6 mm)。流动相:A,正己烷–乙醇–二乙胺(99∶1∶0.2,体积比);
B,乙醇–二乙胺(100∶0.2,体积比)。线性梯度:0 min,100% A;20 min,100% A;60 min,80% A,20%
B。流速:1 mL/min。温度:23 ℃。检测波长:UV 250 nm。进样量:10 nmol
1.7–茚氧基异构体　2.4–茚氧基异构体

2.多个立体中心药物对映体分离的例子

尼比心安（nebivolol）,化学名称为 α,α'–亚氨二甲基–双（6–氧–2–苯并二氢吡喃甲醇）,是一种 β–肾上腺素能阻滞剂,有 4 个手性中心,2^4（＝16）个立体异构体。由于存在一个对称面,有些异构体是完全相同的,存在内消旋形式。因此,仅存在 10 个立体异构体。这 10 个立体异构体在 Chiralcel OD 柱上,在等度洗脱条件下能够得到成功的分离（图 7–24）。

温度是尼比心安所有可能的立体异构体得到充分分离的关键因素。在室温下,总的分析时间大约为 120 min。温度由 10 ℃ 增加到 45 ℃,一些异构体的 k' 值降低大约 45%,而另一些异构体的保留时间却基本保持不变。更有意思的是在上述温度范围内,RSRR 与 RRRR 异构体之间通常是基线分离。因此,选择在 23 ℃ 下分离。

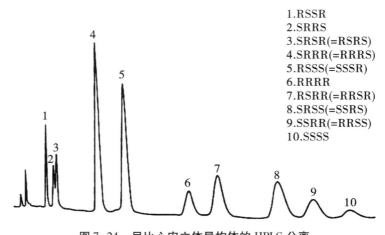

1.RSSR
2.SRRS
3.SRSR(=RSRS)
4.SRRR(=RRRS)
5.RSSS(=SSSR)
6.RRRR
7.RRRR(=RRSR)
8.SRSS(=SSRS)
9.SSRR(=RRSS)
10.SSSS

图 7-24　尼比心安立体异构体的 HPLC 分离

色谱柱为 Chiralcel OD(250 mm×4.6 mm)；流动相为乙醇；流速为 0.5 mL/min；
检测波长为 UV 220 nm。

三、人血和尿中双异丙吡胺及其代谢物——单-N-脱烷基异丙吡胺对映体的分析

双异丙吡胺(disopyramide,DP)是一种用于治疗和预防心律不齐的药物,目前市场以外消旋药出售。把抗心律不齐的作用归因于(S)-(+)-DP 对映体,而它的主要副作用——心肌减弱收缩作用于主要与(R)-(−)-DP 对映体相关。代谢物单-N-脱烷基异丙吡胺(mono-N-dealkyldisopy-ramide,MND)的重要贡献不仅是抗心律不齐作用,而且还有抗胆碱能作用。双异丙吡胺的药代动力学倾向和代谢作用也是立体选择性的,因此在口服给药之后,在血中(S)-(+)-DP 对映体的浓度比(R)-(−)-DP 对映体的浓度高。关于两种双异丙吡胺对映体和血红蛋白立体选择性结合以及双异丙吡胺与代谢物——单-N-烷基异丙吡胺之间的相互作用已有报道。所以在服用了外消旋双异丙吡胺药后,测定它及其代谢物单个对映体的含量,在临床治疗研究方面有重要意义。

用 HPLC 方法测定血和尿中的双异丙吡胺及其代谢物——单-N-脱烷基异丙吡胺时,可采用液-液萃取法先将药物和代谢物的对映体由血或尿样中提取出来,再用 ChiralpakAD 手性柱进行分离,并分别进行测定。具体操作过程如下：

用 40% 的三氯乙酸对血样中的蛋白质进行沉淀,再用二氯甲烷对上层液中的药物进行萃取。尿样中的药物可直接用二氯甲烷进行萃取。提取出的药物及代谢物对映体可在 ChiralpakAD 柱上,用正己烷-乙醇(91∶9,体积比)加 0.1% 二乙胺作为流动相进行分离。图 7-25 和图 7-26 分别给出空白血和尿,加入双异丙吡胺、单-N-脱烷基异丙吡胺和内标对映体的血和尿以及服用了双异丙吡胺自愿者的血和尿样品中双异丙吡胺、单-N-脱烷基异丙吡胺和内标对映体的色谱分离图。图 7-25 和图 7-26 中大约 8.0 min 和 10.5 min 时的洗脱峰为美托洛尔(内标),它的对映体在 Chiralpak AD 柱也能得到分离,并且不干扰 DP 和 MND 对映体的分离。由图 7-25 和图 7-26 还可以看出,在血样和尿样中没有出现对 DP、MND 和美托洛尔对映体分离干扰的内源代谢物。

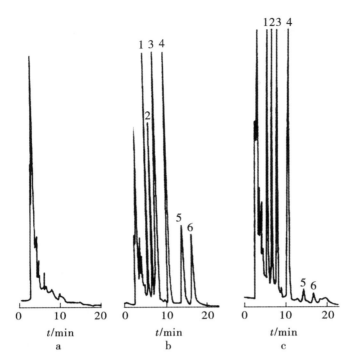

图 7-25 血样中双异丙吡啶（DP）和单-N-脱烷基异丙吡胺对映体（MND）HPLC 分离

a. 空白血样 b. 加入 625 ng/mL DP 和 MND 对映体的血样 c. 由服用 100 mg DP 健康志愿者 6 h 后采集的血样。
1.（S）-（+）-DP 2.（R）-（-）-DP 3、4. 美托洛尔 5.（S）-（+）-MND 6.（R）-（-）-MND；
色谱条件为 Chiralpak AD 柱（250 mm×4.6 mm），流动相为正己烷-乙醇-二乙胺（91∶9∶0.1，体积比），流速为
1.2 mL/min，检测波长为 270 nm

该方法用最小二乘法进行线性回归，发现 DP 和 MND 对映体在血样中都呈现线性，相关系数>0.98。血样和尿样的回收率分别约为 60% 和 80%，血样的回收率较低可能是由于该法过程中蛋白质沉淀这一步，但对血样有较低的检测限（11.58 ng/mL）。所有对映体日内和日间标准偏差均为 10% 之内。药代动力学研究的结果表明，该方法用于 DP 药代动力学的研究是足够灵敏的。

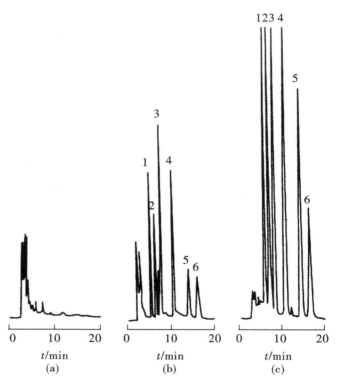

图7-26 尿样中双异丙吡啶(DP)和单-N-脱烷基异丙吡胺对映体(MND)HPLC分离

a.空白尿样 b.加入6.25 μg/mL DP和MND对映体的尿样 c.由服用100 mg DP健康志愿者5~7 h后采集的尿样。

1.(S)-(+)-DP 2.(R)-(-)-DP 3、4.美托洛尔 5.(S)-(+)-MND 6.(R)-(-)-MND;色谱条件为Chiralpak AD柱(250 mm×4.6 mm),流动相为正己烷-乙醇-二乙胺(91∶9∶0.1,体积比),流速为1.2 mL/min,检测波长为270 nm

四、用半制备HPLC法制备阿苯达唑亚砜单一对映体

在药物的研究和开发中,单一纯对映体药理的研究已经成为一个十分重要的方面。在进行这方面研究时,需要少量的(0.1~1 g)单一对映体。有两种途径可以获得光学纯的化合物:①不对称合成法;②把外消旋混合物分离成单一对映体。不对称合成法对需要量大且只需要一种对映体时,是十分有用的,但是开发这种方法需要花费很长的时间。对需要量少(0.1~1 g)且两种对映体都需要的制备是不现实的。对映体的分离方法包括重结晶法、酶分离法、间接色谱分离法和直接色谱分离法。其中采用在手性固定相上直接分离的制备色谱法是最有效的,已成为药物研究和早期药物开发最有效的工具。

阿苯达唑(albendazole,ABZ),是一种光谱驱虫药物,用于治疗各种常见的神经系统寄生虫病和其他寄生虫病。阿苯达唑进入人体内,通过肝脏微粒酶的作用产生它的主要代谢产物氧阿苯达唑,并进一步代谢为阿苯达砜。ABZ的杀虫活性主要来自氧阿苯达唑,其而阿苯达砜不具有任何杀虫活性。ABZ是一种潜手性药物,其活性代谢产物氧阿

苯达唑是一种由(+)-异构体和(-)-异构体组成的外消旋对映体(硫为手性原子)。

Paias等报道了人和动物服用氧阿苯达唑后,该药在各自体内的比率不尽相同,其中(+)-氧阿苯达唑在人、狗和大鼠体内所占比例分别为80%、70%和41%。虽然动物和人体内的氧阿苯达唑立体选择药代动力学已有研究,但两种单一对映体之间在药理、副作用和疗效方面是否存在显著差别,到目前为止在医学上仍不清楚。因此,制备少量的氧阿苯达唑单一对映体,对分别研究它们的药理学和毒理学、比较其药理活性差别具有重要意义。

陈立仁等曾在直链淀粉-三(3,5-二甲基苯基氨基甲酸酯)(ADMPC)手性固定相上对氧阿苯达唑外消旋对映体进行了直接拆分,取得了满意的结果。

1. 分析色谱

对任何手性制备色谱,在制备之前都要进行大量分析色谱方面的实验。通过这些实验,确定最优的固定相和流动相。选择的分析色谱条件应该是:R_s值应大于2, k'要尽量小($k' < 5$),同时也应考虑流动相的沸点要低,以便在回收制备试样时,流动相易被除去。满足这些条件后,才有可能将分析色谱扩展到制备色谱。该实验中,氧阿苯达唑半制备色谱选择的色谱条件是:ADMPC手性固定相,流动相为正己烷-乙醇-甲醇(50∶25∶25,体积比)。图7-27给出在该条件下,阿苯达唑亚砜外消旋对映体在分析柱上的手性拆分色谱图。

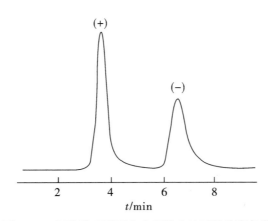

图7-27 阿苯达唑亚砜在分析柱上的手性分离色谱

色谱柱为ADMPC CSP(250 mm×4.6 mm);流动相为正己烷-乙醇-甲醇(50∶25∶25,体积比);流速为2 mL/min;检测波长为219 nm

2. 半制备色谱

半制备柱的柱管为250 mm×10 mm I. D. ,填充的固定相量约为12.5 g,这个量大约是上述分析柱填充量的4.5倍,流动相流速为5 mL/min。

对于制备色谱,其他色谱条件确定之后,进样量是最重要的参数,它不仅影响k'、α和R_s,而且还直接决定生产量的大小和制备的单一对映体的纯度。分别考察了0.5 mg/次、1 mg/次、2 mg/次、3 mg/次和4 mg/次的进样量,更大的则样品无法溶解于流动相中。

收集的单一对映体经旋光仪测定,先洗脱出来的为(+)-异构体。图7-28给出不同进样量时拆分阿苯达唑亚砜外消旋体的色谱图。从图中可以看出，随着进样量的增加，(+)-异构体的保留时间基本不变，而(−)-异构体的保留时间不断减小，两个色谱峰的距离不断靠近，结果 α 和 R_s 值不断减小，特别是进样量超过 2 mg/次时，α 和 R_s 值下降得很快。

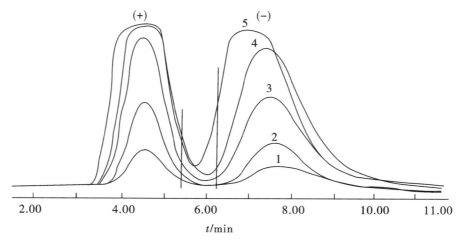

图7-28　不同进样量下阿苯达唑亚砜的半制备色谱

色谱柱为 ADMPC CSP(250 mm×10 mm)；流动相为正己烷-乙醇-甲醇(50∶25∶25，体积比)；流速为 5.0 mL/min；检测波长为 219 nm；进样体积为 200 μL；进样量(每次)：1.0.5 mg/次；2.1 mg/次；3.2 mg/次；4.3 mg/次；5.4 mg/次

表7-5列出了进样量对产量的影响。可以看出，随着进样量的增加，尽管收集的单一对映体的产率略有下降，但两种对映体的生产量都在大幅度增加，因此，半制备色谱的进样量定为 4 mg/次。在此条件下制备的(+)-阿苯达唑亚砜的纯度为 99.9%，产率为 98%，产量为 11.8 mg/h；(−)-阿苯达唑亚砜的纯度为 99.0%，产率为 94.2%，产量为 11.3 mg/h。

表7-5　不同进样量下半制备阿苯达唑亚砜单一对映体的生产量

进样量/ (mg/次)	(+)-阿苯达唑亚砜对映体[①]			(−)-阿苯达唑亚砜对映体[②]		
	产率/%	产量/(mg/次)	产量/(mg/h)	产率/%	产量/(mg/次)	产量/(mg/h)
0.5	99.8	0.250	1.50	99.3	0.248	1.49
1.0	99.7	0.498	2.99	99.1	0.496	2.98
2.0	99.1	0.991	5.95	98.3	0.983	5.90
3.0	98.4	1.48	8.86	97.8	1.47	8.80
4.0	98.0	1.96	11.8	94.2	1.88	11.3

注：①(+)-对映体的纯度>99.9%；②(−)-对映体的纯度>99.0%

◎**思考题**

1. 什么是手性？其表示方法有哪几种？
2. 阐述手性识别与手性药物分离分析的意义。
3. 什么是手性色谱法？其种类有哪些？
4. 阐述手性色谱拆分机制。
5. 手性色谱固定相的种类有哪些？各具有什么特点？
6. 为什么说手性色谱法在药物分析中具有重要的应用意义？

第八章　色谱联用技术

　　色谱法以其高分离能力而著称,其具有分离效能高、应用范围广、分析速度快及灵敏度高等优点;同时色谱法常常须借助标准物质的对照才能对分析对象进行定性和定量分析,这给未知组分的定性分析带来了极大的难度,因此单独的色谱法鉴别能力较差。与此同时,质谱、红外光谱和核磁共振等广谱分析方法对于物质结构和化学组成的分析和鉴别灵敏且迅速。随着色谱和光谱分析的快速发展,分析工作者将两者通过联用技术结合,综合保留了色谱的分离和光谱的定性优点,使得对多化学组分的研究能力大为增强。

　　由于各种色谱和光谱、质谱的多样性,色谱联用技术也多种多样。本章将对气相色谱-质谱、高效液相色谱-质谱、气相色谱-红外光谱、高效液相色谱-红外光谱、气相色谱-原子光谱、液相相色谱-原子光谱及色谱-ICP/质谱联用技术进行介绍。

第一节　色谱-质谱联用技术

一、质谱简介

1. 质谱仪结构

　　质谱仪结构如图 8-1,由样品导入系统、离子源、质量分析器、检测器、数据处理系统(放大器记录器)和真空泵等部分组成。

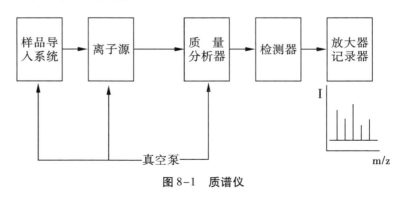

图 8-1　质谱仪

2. 真空系统

　　真空系统是质谱仪的主要组成部分。由于质谱仪离子源中发射电子的灯丝(如 EI 源、CI 源等)在氧气较多的情况下会被烧毁,并且离子源中电子束的正常调节也会受到高气压的影响,因此质谱仪必须在高度真空的状态下工作。此外,高真空还有利于样品的挥发,减少本底干扰,避免发生不必要的离子−分子反应,减少图谱的复杂性。而且,生成的离子在运动中也需要有一定的分子自由程,以免离子间相互作用使离子偏转从而不能到达收集器。总之,与样品分子和离子通过及存在相关的质谱仪部分在测定过程中都需要高真空的工作环境。有机质谱仪离子源的真空度应达 $10^{-3} \sim 10^{-4}\mathrm{Pa}$,而质量分析器和检测器真空度则被要求必须达到 $10^{-4} \sim 10^{-5}\mathrm{Pa}$。

色质联用仪的真空系统一般包括低真空前级泵(机械泵)、高真空泵(常见扩散泵和涡轮分子泵)、真空测量仪表和真空阀件、管路等组成。工作时,机械泵先将真空腔内的压强降低到 $10^{-1} \sim 10^{-2}\mathrm{Pa}$,再接着由高真空泵将真空腔内的压强降到工作压强,即质谱正常工作时真空腔内的压强。

3. 进样系统

进样系统的作用是将被分析物质(即样品)送进离子源,可通过直接进样和通过接口(间接进样)两种方式实现。其中,色谱法是质谱中应用最多的间接进样方法。色谱进样系统中的接口应满足以下几个条件:①接口的存在不破坏离子源的高真空,也不影响色谱柱分离的柱效(即不增加色谱系统的"死体积");②接口应能使色谱分离后的各组分尽可能多的进入质谱仪的离子源,使色谱流动相尽可能的不进入质谱的离子源;③接口的存在不改变色谱分离后各组分的组成和结构。

4. 离子源

离子源的作用是将样品中的分子电离成为离子,并使这些离子在离子光源系统的作用下会聚成有一定几何形状和一定能量的离子束,然后进入质量分析器被分离。有机质谱常用的离子源有电子轰击离子源(electron impact source,EI)、对热不稳定或高分子量化合物有化学电离源(chemical ionization source,CI)、解吸化学电离源(desorption chemical ionization source,DCI)、场致电离源(field ionization source,FI)、场解吸电离源(field desorption source,FD)、快原子轰击电离源(fast atom bombardment,FAB)、热喷雾电离源泉(thermospray,TSP)、电喷雾电离源(electrospray interface,ESI)和大气压化学电离源(atmospheric−pressure chemical ionization,APCI)等。

EI 如图 8-2 所示,使用具有一定能量的电子直接作用于样品分子,使其电离,是质谱分析中最常用的离子源。在高真空条件下,由炽热灯丝(钨或铼)发射的电子束,经电离室飞向阳极,在此过程中与离子室中的样品分子发生碰撞,形成包括正离子在内的各种产物。在电子能量较小时(如 $7 \sim 15$ eV),产生的离子主要是分子离子;而加大电子能量,产生的分子离子由于带有多余的能量,会进一步裂解形成碎片离子和游离基,也可能失去一个中性分子。当电子能量较低时,电离效率也随之降低,产生的分子离子也较少,使检测灵敏度降低;电子能量升高,电离效率升高,分子离子和碎片离子的强度随之升高,并在 70 eV 时达到最大效率,超过 70 eV 时电离效率下降,分子离子强度下降,但碎片离子可能会增多。因此,为了使产生的离子流稳定,电子束的能量一般设为 70 eV。

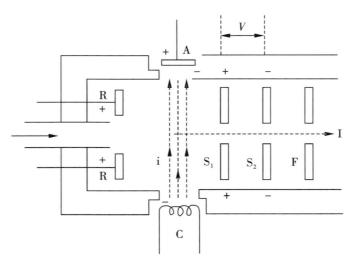

图 8-2   电子轰击离子源

A.阳极   C.阴极（灯丝）   i.电子流   R.推斥极 S_1,S_2.加速极   F.

聚焦极   I.离子流

电子轰击电离易于实现、稳定、操作方便,电子流强度可精密控制,电离效率高,结构简单,控温方便,所形成的离子只有较窄的动能分散;所得的质谱图是特征性的,再现性好,而且含有较多的碎片离子信息,有利于未知物结构的推测。因此,目前绝大部分有机化合物的标准质谱图都是采用 EI 得到的。但同时对于不能气化或气化时发生分解的样品分子,不能使用电子轰击源电离。因此质谱常常与气相色谱联用。

由于不同的分子在离子化时所需要的能量差异很大,因此,对于不同的分子应选择不同的离解方法。通常将能给样品较大能量的电离方法为硬电离方法,而给样品较小能量的电离方法为软电离方法,软电离更适用于易破裂或易电离的样品,也更容易获得准分子离子,但能够提供结构信息的碎片离子较少。FAB 是 Barber 等人于 20 世纪 80 年代初发展的一种软电离技术。如图 8-3 所示,以电子轰击气压约为 100 Pa 的中性气体（氩或氙）,产生的惰性气体离子通过电荷交换室,经共振电荷交换后得到高能量的氩原子流,氩原子流撞击以甘油（底物）调和后涂在金属表面的有机化合物（"靶面"）,使被分析样品的离子从底物上溅射出来被导入质量分析器。底物也称底物液体介质,在 FAB 中起到重要的作用。它作为样品的一个载体,依赖其黏稠性而附着于靶金属上;黏稠的液体有愈合作用,使被轰击处含样品的底物得到补充（通常可维持 20 min 左右）;底物常是质子的提供体,有利于形成 M+H 峰,最理想的情况是样品能溶于底物中。常用的底物有甘油、硫代甘油、3-硝基苄醇等。

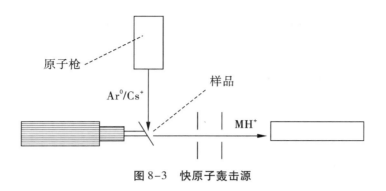

图8-3　快原子轰击源

FAB由于离子束分散,灵敏度相对较低,但轰击能产生负离子,有利于阴离子谱的研究,适用于高极性、低蒸气压、低热稳定性的有机样品分析,而且样品用量少,甚至有报道可以回收样品而不影响原来的生物活性,在生命科学中显示出极大的应用潜力。FAB通常只能在液相色谱-质谱联用仪中使用。

ESI是目前液相-质谱联用最常用的接口,属于"软电离"质谱技术,能快速、正确地测定热不稳定和极性较大的化合物。由于可产生带多电荷的分子离子,ESI也可用于研究蛋白质等生物大分子。ESI利用强静电场使从毛细管流出的样品溶液形成高度荷电的雾状小液滴;在向质量分析器移动的过程中,溶剂挥发液滴逐渐缩小,其表面电荷密度不断增大。当电荷之间的排斥力足以克服表面张力时,液滴发生分裂;经过反复的去溶剂化过程最终产生单个多电荷被测物离子,进入质谱分析。ESI没有碎片峰,被称为无碎片质谱。此外,通过碰撞诱导解离(collision induced dissociation,CID)可以产生碎片,从而提供分子的结构信息。ESI通常需要选择合适的溶剂,除了对样品的溶解能力外,也要考虑溶剂的极性。极性溶剂(如甲醇、乙腈、丙酮等)一般情况下更为适合。

5. 质量分析器

质量分析器是质谱仪的核心,其作用是将离子按照质荷比的大小分离开来,从而得到按质荷比大小顺序排列成的质谱图。质量分析器可分为静态分析器和动态分析器,其中静态分析器采用稳定不变的电磁场,并且按照空间位置把不同质量的离子(m/e)分开,代表仪器有单聚焦磁场分析器和双聚焦磁场分析器。动态分析器采用变化的电磁场,按照时间或空间来区分质量不同的离子,代表仪器有飞行时间质谱仪和四级滤质器等。

6. 检测器

质谱仪离子检测器用于测量、记录离子流强度,从而得出质谱图。质谱仪常用的检测器有直接电检测器、电子倍增器、闪烁检测器和微通道板等,在色谱质谱联用仪中目前使用最多的是电子倍增检测器。

7. 数据处理系统

现代质谱仪都配有完善的计算机数据处理系统,它不仅能快速准确地采集数据和处理数据,而且能监控质谱仪各单元的工作状态,实现质谱仪的全自动操作,并能代替人工进行化合物的定性和定量分析。

在上述所有部件中,离子源的结构与性能对分析效果的影响极大,有人称之为质谱仪器的心脏,它与质量分析器、离子检测器皆为质谱仪器的关键部件。

二、气相色谱-质谱联用技术

1.气相色谱-质谱联用技术的发展

质谱技术的发展已有一个多世纪,而自20世纪50年代同为气相分离分析技术的气相色谱出现后,分析化学家们就注意到两者联用的巨大前景。

气相色谱法和质谱法具有许多联用的有利条件:①气相色谱分离和质谱分析过程都是在气态下进行的;②气相色谱分析的化合物沸点范围适于质谱分析;③两者的检测灵敏度相当;④两者对样品的制备和预处理要求有相同之处;⑤两者都适于分析混合物。这些得天独厚的条件使得气相色谱/质谱(gas chromatography/mass spectrometry,GC-MS)成为最早进行开发的分析联用技术。

GC-MS联用技术的发展主要围绕以下三个问题:①气相色谱仪的大气压的工作条件和质谱仪的真空工作条件的适配;②色谱峰出峰时间和质谱扫描相互适应;③必须能同时检测色谱和质谱信号,获得完整的色谱、质谱图。这些问题都与色谱、质谱仪器的结构和功能有关,因此联用技术的发展和完善有赖于气相色谱、质谱仪器性能的提高。

GC-MS联用仪的发展过程主要可分为四个阶段:第一阶段解决GC-MS的接口和磁场快扫描问题,以填充柱色谱与磁质谱联用成功为标志;第二阶段解决GC-MS联用仪计算机数据处理问题,以填充柱色谱-四极质谱-计算机三机联用成功为标志;第三阶段小型台式GC-MS联用,这时计算机开始控制联用仪主机,向分析工作全自动化迈进,实现毛细管柱GC-MS,并开始了GC-MS-MS(气相色谱与磁式或四极串联质谱MS-MS的联用)和GC-ITMS(气相色谱与离子阱质谱联用);第四阶段为主机一体化全自动GC-MS系统和小型台式GC-MS-MS的问世。

GC-MS联用技术历经半个多世纪发展已经成为应用最广泛、最成功、最成熟地分析联用技术,其分离度和分析速度迄今仍然是其他联用技术难以企及的。GC-MS通常采用EI技术,检测灵敏度高,且有标准质谱库可供检索,是定性、定量的优良工具。因而,在待测成分适合GC分离时,GC-MS是色谱-质谱联用技术中的首选方法。

2.GC-MS联用技术的特点

GC-MS联用充分发挥了气相色谱法高分离效率和质谱法定性专属性的能力,因而具有以下特点:

(1)定性参数多　单独的GC只能提供保留时间和强度信息,而GC-MS的定性指标有分子离子、官能团离子、离子峰强比、同位素离子峰、离子反应的母离子质量数以总离子流色谱峰、选择离子色谱峰和选择反应色谱峰所对应的保留时间。

(2)分析效率高　GC作为进样系统,将待测样品进行分离后直接导入质谱进行检测,既满足了质谱分析对样品单一性的要求,还省去了样品制备、转移的烦琐过程,不仅避免了样品受污染,对于质谱进样量还能有效控制,也减少了质谱仪器的污染,极大地提高了对混合物的分离、定性、定量分析效率。

(3)选择性好　质谱作为检测器,具有多种电离方式可以选择,有广泛的适用性。同时质谱的多种扫描方式和质量分析技术,能有选择的只检测所需的目标化合物的特征离子,而不检测不需要的质量离子。

（4）自动化程度高 计算机的多功能使仪器的结构更简单,操作更方便,更易于实现分析工作的自动化。

3.气相色谱-质谱联用仪的装置

气相色谱仪有气路系统、进样系统、柱箱和色谱柱、检测器和数据采集处理系统、供电和电路控制系统等;质谱仪有进样系统、离子源、质量分析器、检测器、数据采集处理系统、真空系统、供电和电路控制系统。GC-MS 如图 8-4 所示,可见任何气相色谱仪和质谱仪只要采用适当的连接方式,将色谱柱出口和质谱的进样口连接起来,即可成为 GC-MS 联用系统。因此,接口在 GC-MS 中尤为关键。

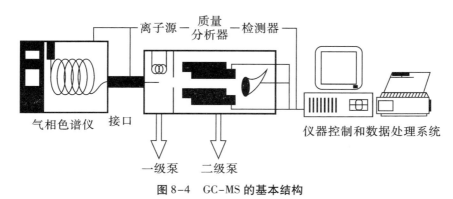

图 8-4 GC-MS 的基本结构

4.气相色谱-质谱联用仪的接口

GC-MS 联用仪的接口是解决气相色谱和质谱联用的关键组件。理想的接口能在除去全部载气的情况下,同时将待测物无损地从气相色谱仪传输到质谱仪。随着 GC-MS 技术的发展,接口也变得越来越简单。目前,GC-MS 联用多采取将色谱柱直接插入质谱的离子源的直接连接方式,接口仅仅是一段传输线。而当所配真空泵抽速有限,不能满足进样需要时,也有毛细管限流器、喷射式分离器及各种膜分离方式接口等可供选择。

（1）直接导入型 直接导入型接口非常简单（图 8-5）,只有一根金属导管和加热套,以及温度控制和测温元件。导入过程中载气和待测物一起从气相色谱柱流出并进入离子源的作用场。由于载气属惰性气体不发生电离,而待测物则可形成带电离子。待测物带电离子在电场加速作用下向质量分析器运动,而载气却因为不受电场影响,被真空泵抽走。接口的实际作用是支撑插入端的毛细管,保证其准确定位。另一个作用是保持温度,使色谱柱流出物始终不产生冷凝。直接导入型接口具有死体积小、无吸附、结构简单、易于安装及操作简便等优点;同时与各种分流式接口相比,样品几乎没有损失,增加了检测的灵敏度。但由于 GC 最大载气流量受到真空泵抽速的限制,当真空泵抽速较低时,不适于大流量进样。

（2）喷射式分离器 常用的喷射式分离器（图 8-6）接口工作原理是根据气体在喷射过程中不同质量分子都以超音速的同样速度运动,而不同质量的分子具有不同的动量。动量大的分子,易保持沿喷射方向运动,而动量小的易偏离喷射方向,被真空泵抽走。分子量较小的载气在喷射过程中偏离接口,分子量较大的待测物得到浓缩后进入接受口。因此进入离子源的流量减少,从而喷射式分离器能使用口径较大的色谱柱和较大的载气流速,柱容量增大;同时因分流而损失样品,使灵敏度降低。喷射式分离器适用于填充柱或毛细管柱与较小功率的抽真空质谱仪连接,但现在因真空泵抽速较大,已不常使用分离式接口。

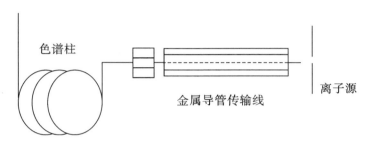

图 8-5   直接导入型接口

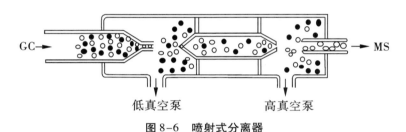

图 8-6   喷射式分离器

5. 气相色谱-质谱联用中的气相色谱技术

在 GC-MS 联用中,对于质谱定性,化合物的纯度越高越好。气相色谱作为进样系统在起到分离作用的同时,也能提供纯化的样品,有利于质谱检测;而气相色谱也影响真空度,给质谱带来较大的本底,污染仪器,增加化学噪声,降低灵敏度等。因此,GC-MS 联用中的 GC 技术具有其独特的特点。

(1)气相色谱进样技术   GC-MS 联用对载气选择有严格要求:①化学惰性必须好;②不能干扰质谱图;③不能干扰总离子流的检测;④应具有使载气气流中的样品富集的某种特性。因此,GC-MS 联用不能使用氮气,而通常使用氦气作为载气。同时,为了维持质谱的高真空和质谱仪的洁净,GC-MS 使用的载气纯度应为 99.999% 以上的氦气。这是由于纯度低的载气会造成质谱图本底增加,噪声增高,同时也会污染仪器。

GC-MS 联用多将毛细管柱直接插入离子源。不同内径毛细管柱和分离条件,柱流量不同,而真空泵的抽速是一定的,因此柱流量要和真空泵的抽速相适应。过高的柱流量会影响高真空泵的工作效率,同时也会导致柱效下降,因此 GC-MS 联用的载气流量不宜过大。一般使用的高真空泵抽速在 60~100 L/s,进入质谱的气体流量不能超过 1 mL/min。如果使用抽速较大的分子涡轮泵(250 L/s 以上),流量可以达到 2~4 mL/min。

(2)气相色谱柱   色谱柱流失给 GC-MS 联用分析带来的影响较 GC 分析更严重,因此 GC-MS 联用多使用带有 MS 标记的窄口径毛细管 GC-MS 专用色谱柱。色谱柱的选择通常有三个原则:柱效高、惰性好及热稳定性好。其中,热稳定性最为重要。新毛细管柱在使用前,首先要做热稳定性试验,找出最佳使用温度,并确定对其老化方法。新色谱柱一定要老化,这是由于对色谱柱进行老化能使固定液涂层更加牢固,同时除去涂固定液时涂层中残留的溶剂和交联键合不全或聚合度低的小分子化合物,以及催化反应的低分子化合物,减少流失,提高柱效。

6. 气相色谱-质谱联用在药物分析中的应用及前沿进展

(1)药物成分分析 GC-MS 在药物分析中主要应用在重要的提取成分分析和挥发性成分分析,以及建立重要的特征指纹图谱。

中药成分经萃取手段提取后,采用 GC-MS 可以精确地鉴定出其化学成分及含量。利用 GC-MS 研究柴胡超临界 CO_2 萃取物的化学成分,从萃取物中分离并鉴定出 11 种化合物,其主要成分是饱和及不饱和脂肪酸,含量占气化产物总量的 96.2%,为柴胡的开发利用提供了实验依据。而对五色梅根的甲醇提取物进行甲醇-石油醚液分配萃取,采用 GC-MS 分析石油醚粗提物的化学成分,鉴定了 25 种化合物。GC-MS 在中药有效成分分析中的一些其他应用见表 8-1。

表 8-1 GC-MS 在中药有效成分分析中的应用

药材	成分	处理方法	成分数目
麝香	甾体化合物	超声提取法	19
钩吻	生物碱	回流-溶剂萃取	3
扁桃油	脂肪酸	超声法-甲酯化	5
木鳖子	脂肪酸	索氏提取-甲酯化	14
苍耳子	脂肪酸	溶剂萃取-甲酯化	6
天南星	脂肪酸	溶剂萃取-甲酯化	41
姜黄	脂溶性化合物	微波萃取-顶空固相微萃取	3
苍耳子	脂溶性化合物	微波萃取	18
党参	脂溶性化合物	索氏提取-水蒸气蒸馏	67

通过对中药的挥发性成分分析可以鉴定中药的有效成分、产地、储存时间长短等,也能为中药开发和鉴定提供有用的信息。挥发油是天然药物疗效的物质基础之一,GC-MS 已将挥发油的研究从简单地测定其总量到确定其化学成分,并广泛应用于单味药挥发油的成分分析。大多数含挥发油的药材其化学成分已基本搞清,为品种鉴定提供了依据。用水蒸气蒸馏法提取千斤拔中的挥发油,用 GC-MS 进行测定,成功的鉴定出 39 个化学成分,其中质量分数最高的是 Itahcene 30.136%。天然药物通过炮制可增效减毒,减少副作用等,炮制前后药理作用有很大的变化。利用 GC-MS 对不同炮制品的挥发油成分进行比较分析,了解其含量与组成有何不同,考察不同炮制条件对药材质量或挥发油含量的

影响,以确定最佳炮制条件。采用超临界 CO_2 萃取技术($SFE-CO_2$)从麻黄及蜜麻黄中提取挥发油,用 GC-MS 分离、鉴定,其中生麻黄中的硫酸二乙酯等 20 种成分在蜜麻黄中没有检出,而在蜜麻黄中检测到羟甲基糠醛等 12 种不同成分,为安全用药提供了科学依据。GC-MS 在中药挥发性成分分析中的一些其他应用见表 8-2。

表 8-2　GC-MS 在中药挥发性成分分析中的应用

药材	处理方法	成分数目
假蒟	水蒸气蒸馏法	67
豆豉姜	超临界 CO_2 流体萃取法	26
鱼腥草	水蒸气蒸馏法,溶剂萃取法	未表明
黑孜然和枸杞	超临界 CO_2 流体萃取法	26
大花红景天	回流萃取法	44
结香花	水蒸气蒸馏法,溶剂萃取法	61
龙蒿	水蒸气蒸馏法	36
羽裂蟹甲草花	水蒸气蒸馏法	60
川芎	超临界 CO_2 流体萃取法	22
蓝桉果实及大叶桉果实	水蒸气蒸馏法	31, ,34
马缨丹花	固相萃取法	26
红丝绒草	未表明	23
莪术	水蒸气蒸馏法	20
红景天	水蒸气蒸馏法,固相萃取法	86
檀香	水蒸气蒸馏法	18

(2)药物代谢动力学分析　药物代谢动力学是近年来药物研究的热点。药物代谢是指药物在体内吸收、分布、生物转化、排泄等一系列过程。其中生物转化过程是一个化学变化,包括药物分子功能团的增减、变换、分子的缩合、降解等。药物经生物转化后,其相应的理化性质亦发生变化,从而引起其药理及毒理活性的改变。利用 GC-MS 等联用技术,不仅可以避免复杂、烦琐、耗时的分离纯化代谢物样品的工作,而且能分离鉴定以往难于辨识的痕量药物代谢物,从而迅速、方便地解决问题。尤其是对天然药物这一复杂体系,GC-MS 等联用技术已被开发并显示出非常广阔地应用前景。利用 GC-MS 分析利多卡因贴片药代动力学的猫体实验研究,通过对血中和表皮活检组织中利多卡因及其代谢物的定量检测,低血浓度与高表皮富集的实验结果证实利多卡因贴片应用于猫体的安全性。利用 GC-MS 测定大鼠单剂量、多剂量给予冰片药后一系列时间点的冰片血药浓度,从而求得冰片在两种给药方案的体内药物动力学参数。研究显示两种给药方案的体内动力学情况有较明显的差异。利用 GC-MS 法研究海南粗榧新碱衍生物 HH07A 在大鼠体

内的代谢转化，尿样经 HAD-2 固相提取、酶水解、浓缩并硅烷化，共分离鉴定了尿中 HH07A 及其四个代谢物，并推断出四个代谢物结构及其体内代谢途径。此外，以 HPLC 及 GC-MS 对天然产物无花果抗肿瘤成分检测分析，分析结果推断其抗癌作用与其芳环类化合物有关。

（3）药物与生物药物合成方面的应用 由于原料不纯、化学处理方法粗糙、中间产物反应不完全、各反应步骤的副反应及与合成途径有关的杂质等多种原因，引起药物的纯度不高或有掺假的现象，可以利用 GC-MS 对其进行快速准确地确证。同时还可根据检测到的杂质推断原料药材，进一步通过对药物的含量以及结构等进行综合考虑，可对合成途径的影响因素加以控制并优化工艺等。此外，用 GC-MS 对药物合成过程和药物作用机制进行研究，为研究药物药理毒理做好准备，也为药品的质量控制和制定药品质量标准提供依据。采用 GC-MS 分析亚甲二氧基甲基苯丙胺的主要成分及杂质时，对样品在相对分子量为 40~450 的范围内进行全扫描，并对纯度较高的"摇头丸"进行谱图解析，发现八种与合成途径相关的杂质。进一步对八种杂质的存在进行理论解释和推断，从而确定"摇头丸"中亚甲二氧基甲基苯丙胺的合成方法是以胡椒醛为原料还原胺性法。在研究天然产物 TTS-12 对白念珠菌甾醇生物合成途径的影响时，采用 GC-MS 测定白念珠菌经 TTS-12 作用前后麦角幽醇、羊毛甾醇的含量，发现 TTS-12 可能作用于白念珠菌细胞膜麦角幽醇合成途径，因而抑制麦角甾醇的生物合成而发挥抗真菌活性。这为阐明皂苷类化合物抗真菌机制及进一步深入开发新型抗真菌药物提供数据。

（4）农药残留的检测 GC-MS 可对多种农药进行确认和结构鉴定。质谱检测器可以对各种类型的残留物同时进行定性定量分析和阳性确证，结合应用选择离子监测技术（selected ion monitoring，SIM）以及高效快速方法的发展，能排除杂质的干扰，大大提高分析的灵敏度。采用超声波提取中药中残留的农药，经弗罗里硅土及中性氧化铝柱层析净化后，利用 GC-MS 和 SIM 技术测定出中药中 13 种有机磷和有机氮类农药残留量。采用气相色谱-正化学电离-质谱法对中药材中有机磷农药残留进行检测，以正化学电离（positive chemical ionization，PCI）模式，对 11 种有机磷农药进行了定性分析，并与 GC-EI/MS、GC-NCI/MS 进行了比较，应用 SIM 技术建立了一种同时检测 11 种有机磷农药的方法，并对人参及金银花中的有机磷农药残留量进行了测定。此外，对样品的顶空固相微萃取的处理后，利用 GC-MS 对 47 份可卡因样品中的溶剂残留进行同时定性定量的分析，提供了可卡因的全部化学特征，成为监测各种不同可卡因的有效方法。

（5）药品、毒品鉴定 应用 GC-MS 对某假劣药品"哮喘灵"进行分析，发现哮喘灵胶囊宣传其为纯中药制剂，是为迎合患者认为中药副作用较小的心理，而实际上是廉价的西药组方：大量的地西泮、扑尔敏和樟脑，该组方是让患者在嗜睡、中枢神经系统抑制的状态下，达到平喘效果，不符合对哮喘的治疗原理，而且上述各组分各批次含量差异较大，说明生产该药时向其中添加组分并未实行质量控制，是不定量的，具有随意性。应用 GC-MS 对国内收缴的"摇头丸"中的成分进行分析，发现除含有甲基丙胺、3,4-亚甲基二氧基甲基苯丙胺（MDMA）外，添加的成分还有咖啡因、氯胺酮、乙酰替乙氧苯胺和地西泮，该实验建立同时对混合滥用药物中 11 种组分的 GC-MS 定性、定量分析方法，为鉴别毒品、查证毒源及串并毒品等禁毒、缉毒工作提供有力的依据。此外，将 GC-MS 应用于检测汗液中可卡因、可待因及其代谢产物的研究,其检测结果与血样和尿样检测相比更加方便、可靠,显示了在药物滥用领域的广泛应用前景。

（6）GC-MS 前沿进展   GC-MS 联用技术已越来越趋于成熟,它结合了 GC 的高柱效、高分离性能与 MS 的定性功能,同时随着计算机技术的飞速发展,MS 谱库检索功能也越来越完善和精确,对可挥发性未知成分与微量成分的结构确定有其特殊优势。而对药物代谢动力学,指纹图谱等的研究,还是起步阶段,还有很大的发展空间。结合不同的分析手段,与计算机技术联用,建立不同品种药物的标准图谱库和数据库及化学成分资料数据库,并将所得的药物化学成分不断充实数据库。这不仅对天然药物开发工作意义重大,同时也是一项繁重而细致的工作,对今后各类药物质量控制的规范化与现代化发展有着重要意义。随着 MS 及其联用技术的不断完善以及样品处理方法的多样化,新的 GC-MS 联用技术不断涌现,如 MS 串联技术、多维 MS 等。这使 GC-MS 在药物分析中朝着自动化、多样化和标准化的方向进一步发展,并在药物分析中发挥越来越大的作用。

三、液相色谱-质谱联用技术

1. 液相色谱-质谱联用技术的发展

由于 GC-MS 的样品必须气化,因而难以用于极性、热不稳定和大分子化合物的测定,极大限定了其应用范围。液相色谱-质谱法(liquid chromatography/mass spectrometry, LC-MS)将应用范围极广的分离方法——液相色谱法与灵敏、专属性好、能提供分子量和结构信息的质谱法结合起来,必然成为一种重要的现代分离分析技术。然而,LC 是液相分离技术,而 MS 的工作条件要求真空,因而在相互匹配时面临种种困难(表 8-3)。

表 8-3   LC-MS 联用的主要困难

HPLC	MS
高压液相操作	要求高真空
液体进入离子源转变为大量气体	只允许有限的气体进入离子传输系统
质量范围无限制	测定质量取决于 m/z 和质谱仪的类型
常常使用无机盐缓冲剂	需采用挥发性缓冲盐

同 GC-MS 一样,要实现 LC-MS 真正的、有机的组合,就必须克服连接两者的接口技术难题。从 20 世纪 70 年代起,LC-MS 的接口技术历经直接液体导入(direct liquid introduction, DLI)、移动带(moving belt, MB)、大气压离子化(atmospheric pressure ionization, API)、热喷雾(thermospray, TSP)、单分散气溶胶(monodisperse aerosol generating, MAGIC)及连续流 FAB(continuous flow FAB)等发展过程。直至 API 技术被采用后,LC-MS 才发展成为可常规应用的重要分离分析方法。

2. 液相色谱-质谱联用的接口技术

LC-MS 联用的接口有以下要求:① 不能削弱色谱的分离性能;②保证待测物在进入质谱检测器前不发生化学变化或只发生既定的化学变化;③不引入或只引入很少量的化学背景的干扰;④结构简单,成本低廉,可靠耐用;⑤能兼容所有的色谱条件,包括流速、溶剂、梯度洗脱、缓冲剂等;⑥能保证质谱工作对真空度的要求,不影响质谱的工作性能;⑦不影响定性测量和定量测量的可重复性。

(1)直接液体导入接口　DLI 出现于 20 世纪 70 年代,该接口是将液相色谱的流动相沿着进样杆流动,然后通过一个直径为 3~5 μm 的针孔,使液体射入质谱计的化学电离离子源中。其碎片依然是靠 EI 源的电子轰击产生。尽管 DLI 接口简单,造价低廉,但其在分流过程中需要减少大量的流动相,无法在大流量下工作,且喷口易堵塞,因此该技术没有形成商品化仪器。

(2)热喷雾接口　TSP 是将液相色谱的流动相通过一根电阻式加热毛细管进入一个加热的离子室,毛细管内径约 0.1 mm,比液体直接导入接口的取样孔大很多。毛细管的温度调节到溶剂部分蒸发的程度,产生蒸汽超声喷射,在含有水溶剂的情况下,喷射中含有夹带荷电小液滴的雾状物。由于离子室是加热的,并由前级真空泵预抽真空,当液滴经过离子源时继续蒸发变小,有效地增加了荷电液滴的电场梯度。最终使其成为自由离子而从液滴表面释放出去,通过取样锥内的小孔离开 TSP 离子源。TSP 的优点是可以适应较大的液相色谱流动相速度,对不挥发的分析物分子也可电离,但不允许有不挥发性缓冲溶液。然而由于多种离子化过程的共存,碎片、准分子离子峰和分子加成物均可能出现,使得该接口技术的重现性较差。此外,TSP 的使用局限于 200~1 000 U 的化合物,同时对热稳定较差的化合物仍有比较明显地分解作用。

(3)电喷雾离子化接口　电喷雾离子化(electrospray ionization,ESI)是应用最为广泛的 API 技术。ESI-MS 装置如图 8-7 所示,ESI 源主要由五部分组成:①流动相导入装置;②大气压腔,通过大气压离子化产生离子;③离子取样孔;④大气压到真空的界面;⑤离子透镜,该区域的离子随后进入质量分析器。

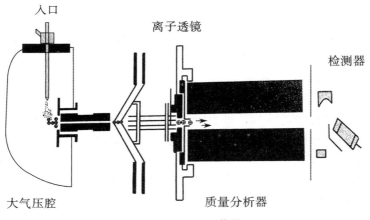

图 8-7　ESI-MS 装置

如图8-8所示,ESI将溶液中的离子转变为气相离子包括三个步骤:①在喷雾毛细管尖端产生带电雾滴;②通过溶剂蒸发和雾滴分裂使带电雾滴变小,这一过程反复进行,直至生成很小的带电雾滴;③由很小带电雾滴产生气相离子。

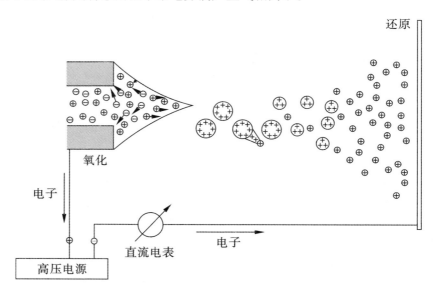

图8-8　ESI主要过程

ESI具有突出的特点:①可以生成高度带电的离子而不发生碎裂,可将质荷比降低到各种不同类型的质量分析器都能检测的程度,通过检测带电状态可计算离子的真实分子量,同时,解析分子离子的同位素峰也可确定带电数和分子量;②与其他分离技术连接方便,如LC、CE等,可方便地纯化样品用于质谱分析。因此ESI在药物代谢、蛋白质分析、分子生物学研究等诸多方面得到广泛地应用。主要优点有:离子化效率高;离子化模式多,正负离子模式均可以分析;对蛋白质的分析分子量测定范围广;对热不稳定化合物能够产生高丰度的分子离子峰;能与大流量的液相联机使用;通过调节离子源电压可以控制离子的断裂,给出结构信息。

（4）大气压化学离子化接口　大气压化学离子化(atmospheric chemical ionization, APCI)质谱仪与ESI质谱仪结构类似(图8-9),样品的离子化是在处于大气压下的离子化室内完成。由^{63}Ni放射源或放电电极产生的低能电子使试剂气(N_2、O_2、H_2O等)离子化,经复杂的一系列反应是样品产生正或负离子。

APCI具有诸多优点:检测限低,易于与GC或LC连接;离子化效率高,相较于离子化效率只有$0.01\% \sim 0.1\%$的EI,APCI的离子化效率几乎达到100%;热平衡时间短,与CI相比,APCI的离子-分子或电子-分子反应在大气压下进行,样品分子与试剂离子可得到充分有效地碰撞,在短时间内即达到热平衡。此外,APCI适用于小分子极性较低的化合物,如醇和醚类,它们的质子亲和力低,不易在溶液中形成质子化的离子或去质子生成阴离子,因此也易于与正相色谱连接。

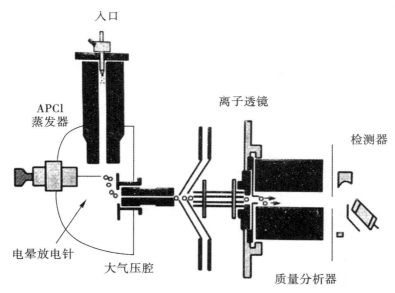

入口

离子透镜

APCl
蒸发器

检测器

电晕放电针

大气压腔

质量分析器

图 8-9 大气压离子化质谱仪

3. LC-MS 分析条件的选择和优化

（1）接口的选择 ESI 和 APCI 在实际应用中作用互补，有各自的优势和缺点，如表 8-4 所示。

表 8-4 ESI 和 APCI 的比较

比较方面	ESI	APCI
可分析样品	挥发性和非挥发性样品，离子型/极性分析物，如蛋白质、肽类、低聚核苷酸、儿茶酚胺、季铵盐等	非极性/中等极性样品，如脂肪酸，邻苯二甲酸等
不能分析样品	极端非极性样品	非挥发性及热不稳定性样品
机制和流动相的影响	对样品的基质和流动相组成更敏感；对挥发性强的缓冲液要求使用较低的浓度；出现 Na^+、K^+、Cl^-、CF_3COO^- 等离子的加成	对样品的基质和流动相组成较不敏感；可以使用稍高浓度的挥发性强的缓冲液；有机溶剂的种类和溶剂分子的加成影响离子化效率和产物
溶剂	溶剂 pH 值的调整能加强溶液中非离子化样品的离子化效率	溶剂 pH 值对离子化效率有一定的影响
流动相速度	适合低流速（<100 μL/min）	适合高流速（>750 μL/min）
碎片的产生	对大部分的极性和中等极性样品可产生显著的碎片	比 ESI 更有效并常有脱水峰出现

（2）正、负离子模式的选择 一般性原则为：碱性样品选择正离子模式，如含有赖氨

酸、精氨酸和组氨酸的肽类;酸性样品选择负离子模式,如含有谷氨酸和天冬氨酸的肽类;含有仲氨基或叔氨基的样品优先选择正离子模式;含有较多强负电性基团的样品优先选择负离子模式。

(3)流动相和流量的选择 常用的流动相为甲醇、乙腈、水和它们不同比例的混合物,以及一些易挥发盐的缓冲液,应尽量避免磷酸缓冲液和如三氟乙酸等一些离子对试剂。流量的大小需从所用柱子的内径、柱分离效果、流动相的组成等不同角度加以考虑。一般来说,0.3 mm 内径的液相柱,流量通常为 10 μL/min;1.0 mm 内径,为 30~60 μL/min;2.1 mm 内径,为 200~500 μL/min;4.6 mm 内径,为>700 μL/min。

(4)温度的选择 温度的选择和优化主要考虑接口的干燥气体。一般情况下选择干燥气体的温度高于分析物的沸点 20 ℃左右即可。但对于热不稳定性化合物,应选用更低温度以避免显著地分解。此外,对于有机溶剂比例高的流动相,也可采用适当低温。

4. 液质联用与气质联用的对比

(1)GC-MS 适合分析小分子、易挥发、热稳定、能气化的化合物,适用范围相对较小;采用 EI 技术,检测灵敏度高,且有庞大的标准谱库可供检索,是色谱-质谱联用技术的首选方法。

(2)LC-MS 适合分析不挥发性、极性、热不稳定性及大分子量化合物,应用广泛;主要采用 API 技术,包括 ESI 和 APCI 技术,没有商品化的谱库供对比查询。

5. 液相色谱-质谱联用在药物分析中的应用及前沿进展

(1)药物成分分析 LC-MS 将液相色谱高效的在线分离能力与质谱的高选择性、高灵敏度的检测能力相结合,可以同时得到化合物的保留时间、分子量及特征结构碎片等丰富的信息,是组分复杂样品和微量样品分离分析最有力的研究手段。

中药药物成分复杂多样,分离提纯难度大,LC-MS 对样品不需要进行烦琐和复杂的前处理,因此在中药成分分析研究得到广泛应用,包括对已知成分的定性定量分析。在对未知成分的研究中,MS 可以给出大量的结构信息,结合同类已知结构化合物的裂解规律,或结合其他检测方法,即可对未知成分进行直接分析。利用 HPLC-ESI/MS 联用的方法对朝鲜淫羊藿的化学成分进行分析,以 ESI-MS 获得的准分子离子峰确定化合物的分子量,根据多级质谱所得的碎片峰,结合紫外光谱、HPLC 的保留时间等信息鉴定 9 个黄酮苷类化合物。此外,利用 LC-ESI/MS 也分析了皂树中 100 多种皂苷类成分的结构;利用 HPLC-APCI/MS 鉴定银杏叶中 13 个黄酮类组分。总之,液质联用技术不仅能够对中药化学成分进行定性和定量研究,而且能够通过串联质谱给出的结构信息推测某些未知成分,对下一步研究工作具有指导意义。

许多抗生素品种由于其产生菌绝大多数都是产生结构相似的多组分复合物,用常规分析方法对其进行快速鉴别和相关物质分析比较困难,药品质量难以控制。液质联用技术以其强有力的分离和分析能力,在这类抗生素药物成分分析和相关物质的鉴定上显示了巨大的优势。利用 LC-MS 分离并鉴定加替沙星原料中主要的相关杂质,并确证了该相关杂质的结构为 DMP。利用 LC-ESI/MS 分析氨苄西林,阿莫西林中的相关物质确定了其结构为氨苄西林,阿莫西林的相关物质的质量控制提供了重要证据。利用 HPLC-ESI/MS 快速鉴定了头孢硫脒的降解产物,以 1% 冰醋酸溶液-乙腈(85∶15)为流动相,经十八烷基硅烷键合硅胶柱(C_{18})分离,通过电喷雾串联质谱,正离子检测,获得降解产物的相对分子量信息和碎片信息,并辅助 UV 特征和色谱保留特征确定降解产物的结构。结果在所建立的条件下,头孢硫脒及其降解产物得到有效的分离,两个主要降解产物分别为去乙酰基头孢硫脒和头孢硫脒内酯。另外,以 0.1 mol·L^{-1}乙酸铵溶液–乙腈(35:65)为流动相,采用C_{18}柱,单四极杆质谱检测器,电喷雾正离子扫描,调节锥孔电压,对各乙酰吉他霉素色谱峰进行质谱分析。结果各组分可基本分离;根据所得到的有关相对分子量以及碎片峰的信息,对乙酰吉他霉素各组分及其水解产物的结构进行了鉴别。结果发现国产乙酰吉他霉素的主要组分为乙酰吉他霉素 A4、A5、A1、A3、A6 和 A7,与日本药局方中报道的主要组分相同;但国产乙酰吉他霉素还含有较多的乙酰吉他霉素 A13,乙酰吉他霉素效价测定中的水解产物并非吉他霉素。从而得出这样一个结论:多组分抗生素含有多个组分,且含有相同的母核,差别仅在于取代基的不同,利用 LC–MS 所得到的有关相对分子量以及碎片峰的信息,结合紫外光谱和色谱保留行为可快速灵敏的对组分结构进行鉴定。总之,LC–MS 集 LC 的高分离能力和 MS 的高灵敏度高选择性于一体,使同时分析多个化合物成为可能,并显示了极大优势。

（2）化学药杂质分析　药物中的杂质,即药物中所含有的没有治疗作用、可能影响药物的稳定性和疗效,甚至是对人体健康有害的物质。其主要来源于药物的生产和储存过程,因此可以将杂质分为工艺杂质和降解产物。由于药品在临床使用中产生的不良反应除了与药品本身的药理活性有关外,与药品中存在的杂质也有很大关系,因此在药品研发过程中须系统地进行杂质研究,从多方面提高和保证药品质量,减少药物的不良反应。在杂质研究的过程中,杂质谱的分析是重要组成部分。杂质谱与制备和精制工艺有着极为密切的关联,是反映一个特定药品生产过程的表征,具有"指纹"特性。通过杂质谱的分析,可以对药物中的杂质全貌有比较充分地了解,从而使得分析方法的建立及验证具有一定的针对性,以确保杂质检测结果的可靠性,最终实现药品的质量可控和安全有效。

近几年,LC–MS 联用技术在杂质谱分析中的应用越来越广泛,尤其是在原料药的杂质谱分析中,对药物中存在的已知杂质进行鉴别的同时也能对未知杂质进行结构推导。比如,采用 Gemini NX C_{18}色谱柱和 ESI–IT–MSn 建立了庆大霉素 C_{1a}杂质谱的研究方法,结果庆大霉素 C_{1a}能与主要杂质分离,从庆大霉素 C_{1a}原料中检出 13 个杂质,对其中 12 个杂质的结构进行了归属。结果显示,庆大霉素 C_{1a}中含有庆大霉素 A 和 B、西索米星、小诺霉素、威达米星或其同分异构体和同系物,并含有庆大霉素 C_{1a}和上述杂质的降解产物。安捷伦公司的 Joseph 等使用 Agilent 6540 UHDQ–TOF LC–MS 系统软件辅助分析,对阿替洛尔做了杂质鉴定和杂质谱研究。选用 2.7 μm 高效色谱柱,用含有 0.1% 甲酸的甲醇–水梯度系统进行洗脱,首先用在线 LC–UV 检测,接着进行 MS 和 MS/MS 分析,快速鉴别和确证了阿替洛尔中 8 个欧洲药典指定的杂质,其中包括基因毒杂质 D、F 的两个异构体,这些杂质在用 LC–UV 检测时,其峰面积相当于阿替洛尔的 0.02%～0.07% 水平。采用 HPLC–UV/ESI–离子阱质谱建立的抗疟疾药苯芴醇的杂质谱,从苯芴醇的原料药和成品的强降解和加速稳定性试验样品中检测到并描述了与苯芴醇相关的 9 个杂质,其中 DBK 被确定为是苯芴醇成品中已知的降解产物。通过毒性研究,DBK 的毒性比苯芴醇本身的毒性低,为苯芴醇的质量研究提供了可靠依据。

采用 LC-MS 对杂质谱分析可以较为全面地掌握杂质的种类及来源,比如采用 LC-离子阱质谱对不同来源的庆大霉素进行了分析,发现不同来源的庆大霉素杂质谱不同。采用 HPLC-UV 和 ESI(+)-离子阱质谱对奥利司他仿制药和原研药的杂质谱进行分析,发现仿制药中的 14 个杂质(原研药中不存在),其大部分属于氨基酸类似物和侧链同系物,这些杂质在原料药的整个合成过程中不会出现,而多出现在发酵的产物中,由此可以推断奥利司他仿制药通过半合成途径制得。另外,笔者课题组应用 LC-IT-MS 联用方法对药品进行了杂质谱研究,鉴别了伊潘立酮中的 4 个杂质结构以及氯维地平中的 8 个杂质结构。总之,在药品的杂质分析中,LC-MS 联用技术结合杂质谱的"指纹"特征可以快速地对合成工艺进行评估,对杂质结构进行归属,追溯来源,对药物合成中杂质的控制具有指导作用。

在原料药的生产过程中,由于生产工艺的改变可能会导致不同杂质的出现,由于这些杂质与原料药或中间体在结构上较相近,因此通过对比原料药或中间体的质谱碎裂特征,可以直接鉴定杂质的化学结构,从而为原料药的质量控制、合成工艺的改进提供依据。Stolarczyk 采用 Waters C_{18} 色谱柱和离子阱质谱建立了喹硫平的杂质分析方法,其中对 0.1% 的杂质 H 进行了分析,从 HPLC 色谱图中杂质 H 的洗脱顺序和碎片离子质谱图,可以推断杂质 H 中含有奇数个 N 原子和稳定的哌嗪基-吩噻嗪杂环,其分子结构可能为 2-{4-(苯并[b,f][1,4]硫氮杂䓬-11-基)哌嗪-1-基}乙醇。同时根据喹硫平的一、二级碎片离子的 m/z 可以确定杂质 H 不是在喹硫平原料药的合成中直接产生的,而是由于中间体 QT5 使用 2-[2-氯-乙氧基]乙醇作为烷基化试剂的烷基化过程中产生的。离子阱质谱仪在杂质分析中应用较为广泛,在头孢类药物分析中应用也较多,如在头孢替坦二钠、头孢妥仑匹酯、头孢硫脒原料药的有关物质分析中均采用了高效液相色谱-离子阱质谱法,利用该方法可以推测头孢菌素类抗生素中杂质的结构,且该方法快速、灵敏、专属性高。

飞行时间质谱仪(time-of-flight mass spectrometer,TOF-MS)是高分辨质谱,其显著特点是高灵敏度、高选择性,能得到高质量质谱图和化合物的精确相对分子量,有利于分析大分子化合物。采用 LC-TOF/HRMS 方法,结合氯雷他定的合成工艺以及 EP7 和 USP34 氯雷他定标准中所规定的可能有关物质结构对比,对氯雷他定供试品中的 18 个主要有关物质结构进行了初步鉴定,根据鉴定结果将氯雷他定有关物质分为 4 类。采用 LC-TOF/MS-IT/MS 方法描述了罗红霉素中的 19 个杂质,通过对杂质的多级质谱碎片研究确定了所有杂质的结构,其中 9 个杂质为本研究首次鉴定。在地奥司明的有关物质研究中根据 LC-MS/MS 和 Q-TOF 提供的精确相对分子量确定了一个新的杂质。在依折麦布合成过程中产生的杂质 I,通过 LC-MS/MS 和 LC-Q-TOF/MS 分析初步推测杂质 I 的结构为 2-(4-邻羟苄基)-N,5-顺-(4-氟代苯基)-5-羟基戊酰胺,该化学结构得到了 NMR 和 IR 的进一步确证。经分析该杂质是由依折麦布的 β-内酰胺环开环产生的。

此外,原料药及制剂长时间放置在光照、酸碱性、水或与辅料之间相互作用的条件下会导致药物分子发生化学变化而产生新的分子,即降解产物,有些降解产物与药物本身在结构上也有很多相似之处,LC-MS 联用技术在分析鉴别这类杂质的结构中发挥着重要的作用,加快了杂质研究的分析速度。

（3）药物代谢动力学分析　LC–MS 在分析各种复杂生物基质中的药物代谢产物时，由于其选择性强，灵敏度高，不仅可以避免复杂、烦琐、耗时的样品前处理工作，而且能分离鉴定以往难于辨识的痕量药物代谢产物，尤其是串联质谱（MS/MS）的应用，通过多反应监测，可以大大提高分析的专一性和灵敏度。同时利用碰撞诱导解离可将化合物的分子离子或准分子离子打碎，通过中性丢失扫描、母离子扫描和子离子扫描，并与原型药物结构信息相比较，即可鉴定出代谢产物的结构。表 8–5 是部分 LC–MS 应用实例。

表 8–5　LC–MS 在药物代谢研究中的部分应用

药物及代谢物名称	药代动力学研究内容	分析方法
法罗培南	在健康人体内的药动学及饮食对药动学的影响	LC–API/MS
匹多莫德	建立 LC–MS/MS 测定人血浆中匹多莫德的浓度	LC–ESI(+)/MS
罗通定	研究罗通定在大鼠胆汁中的主要代谢产物	LC–ESI(+)/MS
罗红霉素	建立人血浆中罗红霉素的 HPLC–MS 方法，测定其片剂的药物动力学参数及相对生物利用度	LC–ESI(+)/MS
黄芩素	发现了黄芩素在小鼠体内两个代谢物	LC–ESI(−)/MS
蒿甲醚	建立快速、灵敏液相色谱–串联质谱法测定血浆中蒿甲醚及其活性代谢产物双氢青蒿素浓度	LC–ESI/MS
佐米曲普坦	建立测定人血浆中佐米曲普坦血药浓度的液质联用方法，研究佐米曲普坦在中国健康志愿者体内药动学	LC–ESI(+)/MS
盐酸哌唑嗪	研究盐酸哌唑嗪的人体药动学及生物等效性	LC–ESI(+)/MS
	建立了专属、灵敏的液质联用方法，用于人血浆中氯雷他定浓度的测定	LC–ESI(+)/MS

（4）中成药、保健品、食品中非法添加化学药物成分的鉴定分析　近几年来，中成药或保健品非法添加化学药物屡见不鲜，患者在不知情的情况大量服用，可能造成严重的不良反应。LC–MS 灵敏度高的优点，越来越多地应用于中成药或保健品非法添加药物成分的鉴别，成为打假治劣的一把利剑。利用 LC–ESI(+)/MS 对补肾壮阳类中药及中药保健品中非法掺入的化学药物成分枸橼酸西地那非进行定性鉴定分析，在所测的 65 批样品中，13 种被检测出含有枸橼酸西地那非。通过以 LC–ESI(+)/MS 在减肥类药品和保健品中非法掺入的酚酞分析中建立的专属性方法分析，结果在 114 种受试减肥类药品及保健品中，42 种被检测到掺入酚酞。LC–MS 用于鉴定抗风湿类中药制剂非法掺入奈普生和吲哚美辛及中药降糖制剂中非法掺入苯乙双胍、格列齐特、格列美脲等也陆续被报道[46,47]。此外，汪国权采用 Waters Quattro LC 系统结合 Waters Symmetry C_{18} 建立了中成药违禁添加多种合成药物的筛选方法，依据各种药物的保留时间、分子离子质量、多种质谱结果等进行判断，建立了测定可待因、双氯芬酸、芬布芬等 65 种药物的筛选方法。

（5）残留药物成分的鉴定分析　在液质联用技术出现以前，残留药品由于其含量很低，缺乏适用仪器，检测方法落后，因此没有引起人们的重视。随着科学技术的发展成熟，

LC–MS 由于其高灵敏度的优势,广泛用于残留药物分析中。采用高效液相色谱-电喷雾-串联四极杆质谱法以甲醇-乙腈-0.1%甲酸(20∶20∶60)为流动相建立了测定蜂蜜中残留氯霉素的方法,加入同位素内标氯霉素-d5,经 Oasis SPE 柱净化,采用多反应检测方式测定 321/152(氯霉素)和 326/157(氯霉素-d5),方法检出限为 0.02 $\mu g \cdot kg^{-1}$,定量限为 0.1 $\mu g \cdot kg^{-1}$。此外,还通过 LC–ESI/MS 建立的动物源食品中氯霉素、甲砜霉素、氟苯尼考残留量测定方法。以甲醇-水为流动相进行梯度洗脱,采用负离子方式扫描,多反应监测氯霉素四对离子(321.0/151.9,321.0/256.6,321.0/194.2,321.0/175.4),甲砜霉素两对离子(354.1/185.0,354.1/290.0),氟苯尼考两对离子(356.0/335.9,356.0/185.1)和同位素内标氯霉素-d5(326.0/157.1)。该方法的测定低限是 0.1 $\mu g \cdot kg^{-1}$。

(6)LC–MS 前沿进展　LC–MS 经过多年的发展,将 LC 的高分离性能和质谱的高鉴别能力完美结合,以其灵敏、快速、高效的特点,在药物分析领域显示了极大的优势。目前,LC–MS 常用的质谱仪主要的有四极杆质谱仪,三重四极杆质谱仪,离子阱质谱仪,飞行时间质谱仪,四极杆飞行时间质谱仪等。而 1979 年最早出现了离子阱质谱仪,是目前应用较广的质谱仪之一。随着技术的革新,创新型四级杆飞行时间质谱仪和 UPLC 的出现,UPLC 与四极杆飞行时间质谱法联用或与创新型四极杆飞行时间质谱仪结合的联用技术应运而生。其可获得全面高质量信息,可用于复杂体系中各类药物的鉴定,确认和定量分析。在对一种单抗蛋白质赫赛汀(Herceptin)进行分析时,由于其 Step Wave 离子光学系统的高灵敏度使得 0.1 μg 在创新型四极杆飞行时间质谱仪中所得的质谱图质量高于 1.0 μg 产生的质谱图。另外,也有报道应用纳级超高效液相色谱法结合四极杆飞行时间质谱法对阿尔茨海默病和多发性硬化症患者中黑色物质进行了蛋白质组定量分析。此黑质含有胰蛋白酶产生的肽经收集用超高效液相色谱法结合四极杆飞行时间质谱系统进行纳级规模的分析鉴定,为神经性退化症共有的医学特征提供了有力的依据。

第二节　色谱-光谱联用技术

一、气相色谱-红外光谱联用技术

1.气相色谱-红外光谱联用技术的发展

红外光谱(infrared spectrum,IR)的研究始于 20 世纪初,自 1940 年红外光谱仪问世,红外光谱在分析化学研究中被广泛应用。作为一种结构分析手段,红外光谱具有多种优势:能够提供极其丰富的分子结构信息,而且几乎没有两种不同的物质具有完全相同的红外光谱;近红外则可以不经预处理,直接检测各种类型的样品(液体、粉末、纤维、糊状和乳状等);适用于近红外光谱区的光学材料多可以使用光纤传输,使得近红外更适合在线分析。但是,红外光谱法只适用于纯化学物质,对混合物常常无能为力。考虑到色谱作为分离纯化的常用手段,分析化学家自然希望将两者联用,从而获得一种新型的分离鉴定手段。

色谱-红外光谱联用技术最早出现于 20 世纪 50 年代末,采用的是色谱分馏搜捕技术,这是一种在线的联用技术,费时又易玷污样品。事实上,在傅里叶变换红外光谱出现以前,由于棱镜或光栅型红外光谱的扫描速度很慢,灵敏度也低,色谱与红外光谱在线联用时,往往只能采用截流的方法,然后再进行红外扫描,以获取该组分的红外光谱。这种方法仅适用于气相色谱和某些正相液相色谱,不适用于反相液相色谱。到了20世纪60年代末期,气相色谱-傅里叶变换红外光谱(gas chromatograph-Fourier transform infrared technique,GC-FTIR)联用实验首次出现。干涉性傅里叶变换红外光谱仪大幅提高了扫描速度和灵敏度,解决了色谱和红外光谱联用时扫描速度慢的问题,使得GC-FTIR联用取得长足进步,并最终实现了在线联机检测。

2. GC-FTIR联用系统的组成

GC-FTIR联用系统由气相色谱单元、联机接口、傅里叶变换红外光谱仪组成及计算机数据系统组成。联机检测时,样品经气相色谱分离,各馏分按保留时间顺序通过光管;同时,经干涉仪调制的红外光线汇聚到接口,经过光管镀金内表面的多次反射最终被碲镉汞(mercury cadmium telluride,MCT)液氮低温光电检测器检测。计算机数据系统存储采集到的干涉图信息,经快速傅里叶变换得到组分的气态红外谱图,进而可通过谱库检索得到各组分的分子结构信息。

3. GC-FTIR联用的接口

接口是GC-FTIR联用系统的关键部分,它要协调GC和FTIR输出和输入间的矛盾。接口的存在既不能影响GC的分离性能,又要满足FTIR对样品进样的要求和仪器的工作条件。目前常见的GC-FTIR接口有两种,光管接口和冷冻捕集接口。

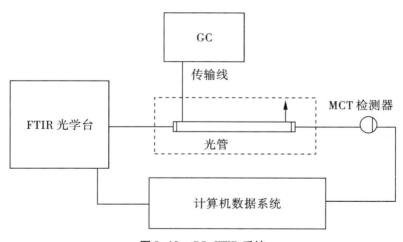

图8-10　GC-FTIR系统

(1)光管接口　光管是一根在两端配有KBr窗口的镀金玻璃管,光管接口一般包括传输线(transfer line)、光管(light pipe)、加热装置及MCT检测器。接口出口端可直接放空或进一步连接到气相色谱仪的FID或TCD等,可同时得到各种气相色谱图。光管的最佳体积应等于色谱峰的半峰宽体积的平均值。在光管的体积确定后,要选择适当的长度与直径比值($L/D = 4V/\pi D^3$)。L/D过小,光程短吸收值减小,L/D过大,红外辐射在光管中反射次数增加,能量损失增大,降低了检测灵敏度。要求光管对其他物质不产生催化和化学作用,能让高温(200~350 ℃)的气态流出物样品通过;在信号损耗最小的前提下,光管表面应让红外光高反射地通过。

(2)冷冻捕集接口　冷冻捕集接口又称低温收集器,冷冻捕集接口的关键部分是冷盘。冷盘直径100 mm,厚6 mm,由高导热系数的无氧铜制成,表面镀金,其侧面抛成精密的圆柱面。

目前被广泛使用的接口是光管接口,因其操作简便,价格相对低廉和可实时记录,然而其信噪比较低;冷冻捕集接口则具有高信噪比,低检测限,但其不能实时记录,且较昂贵,不利于普及使用。

4. GC-FTIR 分析条件的选择和优化

(1)GC 参数与操作条件的选择　选择色谱柱时,一般选用与试样极性相似的色谱固定相。比如对于极性较强的有机酸,应选极性较大的聚乙二醇柱;对于光谱分析,一般选用中等极性的 SE-54 柱。简单的混合物分析,可选柱容量较大的填充柱;复杂混合物的分析则选用较长的毛细管柱。GC-FTIR 应用较广的是粗径厚膜柱。

(2)光管接口的选择　光管体积需要与色谱峰体积相匹配。一般选用光管体积等于或略小于试样各组分对应色谱峰的平均半峰宽体积。在实际运行中,也会采用粗调和细调结合的办法以适应不同试样的色谱峰体积:粗调是指光管的选择;细调是通过改变色谱条件或使用稀释技术来调整色谱峰体积。

5. GC-FTIR 在药物分析中的应用及前沿进展

(1)在中药分析中的应用　目前 GC-FTIR 联用技术已经广泛应用于中药挥发性组分的研究,特别是在对其挥发油成分的分离及结构鉴定方面发挥了重要作用。中草药的挥发油成分一般都很复杂,常常含有异构体,在对其进行结构鉴别时 GC-MS 具有一定的局限性,而 GC-FTIR 可以提供准确的信息。红外光谱鉴定芳烃取代基异构体、顺反异构体以及含氧萜类化合物的可靠性明显优于质谱。利用 GC-FTIR 联用仪分析小茴挥发油的化学组成,鉴定出 9 种物质;此外,还确证白花前胡、马山前胡两种植物挥发油的主要化学成分为蒎烯等化合物,并鉴定了其中的同分异构体,通过对这两种植物挥发油成分的对比,为中药前胡的质量研究与资源开发提供了科学数据。利用 GC-FTIR 和 GC-MS 的结合,可以使定性分析的准确性大大提高。采用 GC-FTIR 和 GC-MS 联机分析技术,分析砂仁挥发油的化学组成,发现 GC-FTIR 和 GC-MS 的色谱图出峰顺序以及强度都非常一致,共分离出 38 种物质,确定了 34 种化合物,并指出利用 GC-FTIR 辅助 GC-MS 可提高分析的准确性;此外,还证明肯尼亚没药挥发油的主要成分是单萜和倍半萜,共鉴定出 16 个化合物;对 7 种 19 个郁金药材的挥发油进行系统分析,共分离到 101 个气相色谱峰,鉴定了 57 个成分;对合成松油醇及其杂质、原料松节油、合成中间体粗油和天然松油醇进行分析研究,为判断松油醇产品中杂质产生的原因及改进生产工艺提供了依据。应用 GC-MS 测定红景天挥发油主要成分;当检索质谱相似指数相近时,参照 GC-FTIR 给出的结果,借助红外光谱给出的官能团信息可清楚地确定或排除可疑的化合物;比较分别应用 GC-FTIR 和 GC-MS 分析香紫苏精油的结果,表明应用 GC-FTIR 得到的结果是 GC-MS 得到信息的有力补充,并且红外光谱的差谱技术,使气相色谱中的重叠峰能够得到鉴别而不需要进一步分离。采用气相色谱-四极杆质谱(GC-qMS)、气相色谱/正交加速飞行时间质谱(GC-oaTOFMS)和 GC-FTIR 对一种陕西产刺五加茎挥发油的化学成分进行了分析,基于 GC-qMS 谱库的检索功能,结合 GC-FTIR 在结构鉴别上的优势和 GC-oaTOFMS 对质谱碎片离子的精确质量测定功能,成功地实现了对 68 个组分的定性分析。与使用单一联用技术相比,利用多种色谱联用技术在定性分析中的互补性,可以明显提高对复杂组成挥发油类样品分析的可靠性。

(2)在鉴别药物残留溶剂中的应用　残留溶剂测定是药物分析中的一项具有挑战性的任务。由于不同的生产企业可以采用不同的生产工艺生产相同药品,而且药品生产的工艺也在不断地改进,药品中残留溶剂的种类不断变化,使得残留溶剂在具体样品中具有不确定性。对残留溶剂测定中的未知峰进行定性鉴别是残留溶剂测定的难点。应用GC-MS 和 GC-FTIR 对 ICH 规定的 60 种常用有机溶剂进行了测定,建立了 60 种有机溶剂的标准质谱图库和气态红外光谱图库以及在检出限浓度的质谱图库和气态红外光谱图库,形成了药品残留溶剂定性知识库。探讨了药品残留溶剂测定知识库应用的基本过程,应用知识库可以不使用标准物质,快速准确的鉴别药品中的未知残留溶剂;质谱和红外光谱作为互为补充的两种鉴别工具,如果得出相同的结论,可以准确定性化合物。在盐酸头孢他美酯的残留溶剂测定中,利用 GC-FTIR 成功地鉴别出了异丙醇。

(3)在其他领域中的应用　鉴于 GC-FTIR 联用技术对化合物的鉴别能力,其在鉴别生物样品中的药物、毒物、麻醉品及其代谢产物等方面已被广泛应用。GC-FTIR 联用技术可以应用于氨基酸和酯化脂肪酸的研究,应用 GC-MS 和 GC-FTIR 对细菌 CDS-1 降解呋喃丹的产物进行了分析,确定在呋喃丹降解后期产生的具有刺激性气味的物质的主要成分为藏茴香酮。利用 GC-FTIR 联用技术建立了巴比妥类药物的气相红外光谱库,对 7 种巴比妥类药物实现了较好地分离,各个药物的红外光谱经计算机检索,均快速得到验证,血中药物为 1 $\mu g \cdot mL^{-1}$ 时仍能准确鉴别。

(4)GC-FTIR 前沿进展　随着仪器与计算机的发展,GC-FTIR 得到了空前的发展,应用领域越来越广泛,发挥着越来越重要的作用,尤其在异构体的分离与鉴定方面有其他分析方法无可比拟的优越性。然而在痕量组分定性方面,GC-FTIR 还受到两个方面的限制:一是普遍应用的光管型 GC-FTIR 检测灵敏度较低;二是可供检索的标准气相红外图谱数量少,不能像 GC-MS 那样方便检索,有些组分不能定性。应用双冷阱进样技术,预前柱进样技术,顶空进样技术等可不同程度提高系统的灵敏度。随着各类标准谱库的增加与完善,会使 GC-FTIR 的检索范围逐渐扩大,解决分析、鉴定的难题。

GC-FTIR 联用技术在化合物定性方面是 GC-MS 的重要辅助手段,GC-MS 在化合物定性中广泛使用主要基于的优点有:灵敏度高,具有强大的标准谱图数据库方便检索。但是,仅仅依靠 GC-MS 得到的结果对化合物进行定性并不十分充分,其缺点有:不能够区分异构体;有时候计算机给出的几个化合物具有相似的检索相似度,难以判断结果。而红外光谱在化合物定性方面的优点有:能够提供化合物完整的结构信息,能够区分异构体,每种化合物都具有唯一的红外光谱图。这些特性使得 GC-FTIR 成为 GC-MS 的重要补充,二者的结合是化合物定性更加准确。而且红外检测器是非破坏性的,组分在经过红外检测后可以继续进行质谱检测,实现 GC-FTIR-MS 联用,进一步提高检测结果的可靠。

二、液相色谱-红外光谱联用技术

在已知的有机化合物中,只有约 20% 的物质可不经化学处理而直接使用 GC 分离。液相色谱则不受样品挥发度和热稳定的限制,因而适合于各类化学物质的分离和分析。因此,液相色谱-红外光谱(LC-FTIR)的联用成为 GC-FTIR 互补的分离鉴定手段。

1. LC-FTIR 联用的系统组成

与 GC-FTIR 联用一样(图 8-11),LC-FTIR 联用系统也主要由色谱单元、接口和红外谱仪单元组成。其主要区别在于,GC 的载气无红外吸收,不干扰待测组分的红外鉴定,而液相色谱的流动池均有强红外吸收,严重干扰待测组分的红外检测,因此消除流动相的干扰成为接口技术的关键。

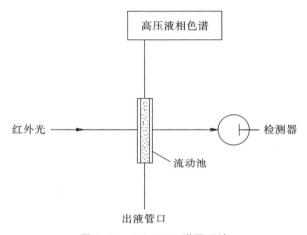

图 8-11　LC-FTIR 联用系统

2. LC-FTIR 联用的接口

LC-FTIR 的接口方法可分为流动池法和流动相去除法。

(1)流动池接口　流动池是 LC-FTIR 的定型接口,其工作原理为:首先经液相色谱分离的馏分随流动相顺序进入流动池,同时 FTIR 同步跟踪,依次对流动池进行红外检测,然后对获得的流动相与分析物的叠加谱图做差谱处理,以扣除流动相的干扰,获得分析物的红外光谱图,进而通过红外数据库进行计算机检索,对分析物进行快速鉴定。

LC-FTIR 的联用,流动池的设计非常重要,必须同时兼顾色谱的柱外效应要尽量小而光谱的被测物要适当多两方面的要求。液相色谱分为正相色谱和反相色谱,流动相不同,吸收强度各异,应选择最佳体积的吸收池方能获得令人满意的联机检测结果。流动池主要有平板式透射流动池、柱式透射流动池和柱内 ATR 流动池。

(2)流动相去除接口　通过物理或化学方法将流动相去除,并将分析物依次凝聚在某种介质上,再逐一检测各色谱组分红外谱图的方法叫作流动相去除法。其可分为正相液相色谱流动相去除接口和反相液相色谱流动相去除接口。

(3)两种接口的比较　与流动池法相比,流动相去除法的接口装置复杂,且操作须一定经验。但后者主要有如下优点：①无流动相干扰，可使用多种流动相；②适用于梯度淋洗，提高了样品的分离检测能力；③当进行离线红外检测时，可使用信号平均技术，增加谱图的信噪比，检出限一般较流动池接口低。

LC-FTIR 作为一种还处在发展阶段的技术，应用还不够普遍，报道也较少。

三、色谱-原子光谱联用技术

1. 原子光谱简介

原子光谱分析法是是以测量气态原子的外层电子发射或吸收的电磁辐射的波长和强度为基础而建立的一类分析方法。相较于 MS 等分析方式，原子吸收光谱不仅能提供元素含量的信息，也能提供有关该元素的价态和形态信息。随着人们对微量元素研究的不断深入，原子吸收光谱逐渐成为一种重要的分析方法。原子光谱分析主要有原子发射光谱法（atomic emission spectrometry，AES）、原子吸收光谱法（atomic absorption spectrometry，AAS）、原子荧光光谱法（atomic fluorescence spectrometry，AFS）和原子质谱分析法（atomic mass spectrometry，AMS）等。根据原子光谱获得方式的不同可分为原子发射光谱和原子吸收光谱。

预先给原子一些能量，使其由低能态或者基态迁跃到较高能态，当其返回到低能态或者基态时以辐射的形式发出能量，由此而产生的光谱成为发射光谱。当辐射通过气态、液态或透明的固态物质时，物质的原子将吸收与其内能变化相对应的频率由低能态或者基态跃迁到较高的能态，这种因物质对辐射的选择性吸收而得到的光谱被称为原子吸收光谱。

（1）原子发射光谱　　AES 是根据处于激发态的待测元素原子回到基态时发射的特征谱线对待测元素进行分析的方法。其只能用来确定物质的元素组成与含量，不能给出分子的有关信息。AES 是原子光谱分析中最为古老的分析仪器技术，具有可同时检测多元素、分析速度快、选择性好、检出限低、准确度较高、工作曲线线性范围广和试样消耗少等优点。原子发射光谱分析主要有三个主要过程：①样品蒸发、原子化，并产生光辐射；②分光，形成按波长顺序排列的光谱；③检测光谱中谱线的波长和强度。其中，对第一个过程起着关键作用的是光源。光源可分为直流电弧、交流电弧、高压火花和电感耦合等离子体（inductively coupled plasma，ICP）等。由 ICP 作为光源的原子光谱分析法称为电感耦合等离子体发射光谱（ICP-AES）。ICP-AES 是无机元素分析最普遍的方法，具有检出限低、基体效应小、工作曲线线性范围宽及精密度、准确度高等特点。

（2）原子吸收光谱　　AAS 是一种通过测量气态原子对光辐射的吸收从而测定微量元素的方法。AAS 出现于 20 世纪 50 年代中期，作为现有的痕量和超痕量分析的有效方法之一，具有灵敏度高、检出限低、分析精度好、选择性好、谱线干扰少、分析速度快、应用范围广、进样量少等优点；但其也具有校正曲线的线性范围窄等缺点，严重限制了其对多元素的同时分析。

由于原子光谱分析技术只能应用于样品中元素的总含量测定，因此为了测定复合物中不同物质中不同形态的微量元素，最常用的解决办法有以下几种：①将分离仪器与测量仪器联机使用，利用分离仪器将不同物质中不同形态的微量元素先进行分离，然后再用测量仪器分别测定这些不同价态和不同形态的微量元素的含量,比如色谱和原子光谱的联机使用。②利用不同形态的微量元素具有不同的化学和物理性质(如不同的颜色反应)来分别测定不同价态和不同形态的微量元素。③利用化学分离(如沉淀分离、萃取分离等)后,再用仪器测定。下面主要介绍各类色谱与原子光谱的联用。

2. 气相-原子吸收光谱联用

气相-原子吸收光谱(GC-AAS)联用系统主要由 GC、联用接口和 AAS 三部分组成。目前常用的 GC-AAS 联用有气相-火焰原子吸收光谱联用(GC-FAAS)、气相-原子荧光光谱联用(GC-AFS)和气相-电热原子吸收光谱联用(GC-ETAAS)等。

(1)GC-AAS 联用的接口　接口是任何仪器联用的关键问题,GC-AAS 接口的设计主要涉及以下几个问题:①在 GC 柱流出的样品传送到原子吸收检测器的过程中,要尽量使样品损失和色谱峰的展宽减少到最低限度,并不产生有干扰的化学反应;②样品应该无损失地导入检测器的原子化池;③原子化池的设计要保证被测物有较高的灵敏度和较低的检测线。

理想的 GC-AAS 联用系统能将 GC 流出物不经过任何中间连接装置直接导入到原子化池中,从而避免样品损失和色谱峰展宽和拖尾。但在实际上,GC-AAS 联用系统一般都需要根据色谱柱、检测器和分析对象的性质选择合适的带有加热块的传输管(transfer tube)连接色谱柱与 AAS 检测器。传输管材料、长度、内径和加热温度的选择,主要取决于分析物的性质,但至今也没有统一的观点来指导传输管的选择。

(2)GC-FAAS 联用技术　GC-FAAS 联用是由 GC 分离后的组分通过有加热装置的传输线(heated transfer line)直接导入火焰原子吸收光谱的化验原子化器。作为最早进行研究的 GC-AAS 联用技术,FAAS 具有简便、经济,能够得到实时色谱图等优点,但同时 FAAS 也有灵敏度低、检测限高的缺点。GC-FAAS 联用通常有引入雾化室、引入燃烧室和引入火焰三种样品引入方式。但由于 FAAS 采用易燃易爆的气体作为热源,不能根据所分析的元素来调控原子化温度,其应用并不广泛。

(3)GC-电热石英管炉 AAS 联用技术　GC-电热石英管炉 AAS 联用是 GC-AAS 联用中使用最为广泛的技术。为了增加自由原子蒸汽在光束中的停留时间,GC-电热石英管炉 AAS 联用采用了一种 T 形管的装置(图 8-12)。这种接口具有以下优点:① T 形石英管较长,可使原子在光路内的滞留时间增加,测定灵敏度提高;②T 形装置有利于排出通过小孔进入到原子化器中的空气,以免空气在原子化池中对样品产生稀释。此外,为防止分析物在其中冷凝,传输管应加热,连接 GC 色谱柱和石英炉的管路可使用不锈钢管或内衬聚四氟乙烯的铝管。选用 0.5~1.0 mm 内径的不锈钢管传送,克服了样品在传送过程中由于扩散而造成的谱带展宽,提高了分离效果;不锈钢管口进入到 T 形吸收管的交点处,使其尽量靠近空心阴极灯的光束而又不阻挡光束,同时避免在其中分解的待测组分在吸收管前的扩散,得到良好的峰型。

3. 气相-原子发射光谱联用

与 GC-AAS 联用相似,GC-AES 也可以通过加热的传输线,将气相色谱分离后的组分连同载气一起直接导入 AES。目前常见的 GC-AES 有气相-火焰原子发射光谱(GC-FAES)、气相-等离子体原子发射光谱(GC-ICP-AES)和气相-原子荧光光谱(GC-

AFS)等。

（1）气相-火焰原子发射光谱联用 FAES 可认为是与 FAAS 互补的一项技术。多数原子吸收光谱仪都有发射模式，但很少有光谱仪专门设计用于 FEAS 测定。自 1958 年 Grant 首次将 FAES 作为 GC 的检测器以来，GC-FAES 逐渐发展为一种重要的商业用检测手段。

（2）气相-等离子体原子发射光谱联用 GC 与等离子体源光谱检测器联用须考虑以下几个问题：①激发源特性，即等离子体的稳定性和激发特性；②与 GC 的接口是否容易实现，包括压力的限制、等离子体的耐溶剂性能、炬管的死体积、等离子体气对 GC 流出物的稀释效应等；③检测器的响应时间与瞬时信号的洗脱速率是否匹配。

对 AES 来说，理想的等离子体光谱激发源应具有以下特点：①高专一性；②高选择性；③高灵敏度；④高准确性；⑤高精密度；⑥多元素同时测定；⑦操作简便；⑧不受基体干扰等。AAS 的激发源大都存在稳定性差，再现性差，基体效应严重等问题，不能满足上述这些要求。AES 的等离子光源主要有直流等离子体（direct current plasma，DCP）、微波诱导等离子体（microwave induced plasma，MIP）及 ICP 三类，都可以与 GC 联用。

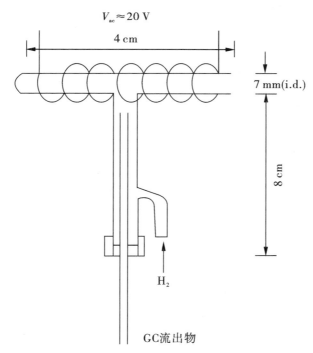

图 8-12 GC-电热石英管炉 AAS 接口

DCP 是一种具有火焰形状的改进型直流电弧光源，它兼有直流电弧和化学火焰两者的优点，具有较高的激发温度和类似火焰光源的高度稳定性。现在常用的 DCP 等离子体喷焰一般是三电极的，等离子体的阴极和两个阳极呈倒"Y"形，形成两个直流电弧通道进行放点，等离子体中部的温度可以达到 10 000 K。DCP 相较于 MIP 具有大体积进样、等离子体稳定性好、重复性好以及灵敏度高的优点。

MIP 主要由微波发射器、带微波导管的微波谐振腔、石英毛细管和一个进样系统组成,通常情况下用 Ar 作为等离子体气体。与 DCP 和 ICP 相比,MIP 是最有效的元素激发光源,能在低功率条件下工作,但它不能承受大试剂量,对溶剂(包括水)的承受能力很差。GC-MIP-AES 接口的设计须考虑以下问题:①GC 分离后的带测物应进行必要的前处理,以避免过多的试样和溶剂引入到 MIP 检测体系;②应使带测物分流,只允许一部分进入 MIP 体系;③GC 与 MIP 之间的传输应保持一定的温度(通常 130~150 ℃);④加入合适的其他气体,以防止碳粒或有机金属化合物在体系中沉积;⑤必要时增大 MIP 功率,以增加体系对试样和溶剂的容许量。GC-MIP-AES 的应用主要集中在痕量有机金属化合物的形态分析方面。

GC-ICP-AES 联用技术最常用的 ICP 炬由三个同心炬管组成,分别为外管、中间管和内管(或载气管)。样品以气溶胶形式从内管引入,气溶胶在等离子体中通过时发生反应,即使是难熔化物,在 ICP 中也很容易被分解。ICP 的许多物理特性使它成为一种理想的光谱光源。与 MIP 相比,具有很高气体温度的 ICP 具有较强的溶剂承受能力,但是仪器造价和运行费用的高昂限制了 GC-ICP-AES 联用的普及。

ICP-AES 除了可测定金属元素外,也可以测定有机分子中所含的碳、氢、氧、硫、氮、磷、氟、氯、溴和硼等非金属元素。而且,ICP 可以将几乎所有的有机分子解离为自由原子系列,而相应的响应几乎不受分子结构的影响,因此 GC-ICP-AES 常常用来确定某些烃类化合物的分子式。

(3)气相-原子荧光光谱联用   在 GC-AFS 联用系统中,原子化器的类型和传输管的材料对元素灵敏度和选择性的影响很大。在火焰原子化器中,FAFS 采用的是氮屏蔽的空气-乙炔火焰,GC 的流出物通过一根加热的不锈钢传输管引入到燃烧器中。对于非火焰原子化器,AFS 和 AAS 采用带有石英炉或石墨杯的碳棒,不锈钢传输管通过石英炉或石墨杯侧面开的小孔进入原子化器。在加热的不锈钢传输管中样品可能会发生沉积,尤其在高浓度时沉积现象更严重。样品沉积程度受传输管材料的影响,一般随石英、铝、不锈钢、碳、钽的顺序逐渐减弱。相较于其他原子光谱联用技术,GC-AFS 具有操作简单,费用较低的优点。

4. 液相-原子发射光谱联用

FAAS 和 ICP-AES 的进样过程都是将样品转化成溶液后进入雾化器,雾化后再进入原子化器。为了提高某些元素的灵敏度,也可将样品转化成溶液后进入氢化物发生器,产生的氢化物直接进入原子化器。这样的进样方式为实现液相-原子光谱的联用提供了可能。

液相-原子光谱的联用主要是 HPLC 与原子光谱的联用。HPLC 与原子光谱联用主要解决以下问题:①克服色谱柱出口流速和原子光谱仪雾化器提升量间的差异;②样品的传输效率的提高;③克服原子光谱和液相色谱间的相互影响。

(1)HPLC-FAAS 联用   HPLC-FAAS 联用的主要有直接连接法和气态物种发生(VSG)接口。直接连接法直接将液相色谱的出口与 AAS 雾化器的入口连接,因此十分简单。但是,这种方式检出限高,难以应用于实际分析。VSG 技术能明显改善 HPLC-FAAS

联用灵敏度,最典型的是氢化物发生(hydride generation,HG)和冷蒸汽(cold vapor,CV)技术。这种技术能克服富含有机溶剂的 HPLC 流动相对 FAAS 的影响。最简单的是将 HPLC 流出物酸化后与硼氢化钠反应,在线生成的气态物被氩气导入 FAAS 检测。

(2)HPLC-ETAAS 联用 ETAAS 分析样品通常经历干燥,灰化,原子化和清洗四个步骤。由于干燥过程中,样品要以微升级加到原子化器中,因此这个过程通常具有采样不连续的特点,从而不能连续检测色谱流出物信号。然而 ETAAS 灵敏度高,费用低廉,同时作为液相色谱检测器时,ETAAS 能克服 HPLC-AES 使用 ICP 或 DCP 接口时死体积大带来的峰展宽和峰扭曲从而影响分辨率的缺点,因此 ETAAS 仍是一种很有潜力的色谱检测技术。

由于 HPLC 的连续性和传统 ETAAS 检测不连续性之间的矛盾,HPLC-ETAAS 联用一般采用以下两种方式:①把色谱流出物分成若干份,然后离线检测每一份中分析物的含量;②将传统 ETAAS 检测中的干燥、灰化和原子化等步骤合为一体,维持石墨炉恒定的温度。目前,HPL-ETAAS 联用技术有离线联用、半在线联用和在线联用三种。

(3)HPLC-AFS 联用 AFS 工作的原理是基态原子吸收特定频率的辐射而被激发至高能态,而后,激发态原子去激发以光辐射的形式发射出特征波长的荧光。AFS 简便、快速、重现性好、灵敏度和准确度高,但其分析抗光谱干扰的能力差,因此直接进样时流动相会影响 AFS 的检出限和分辨率。为了降低流动相及其他基体的干扰,可采用超声雾化干燥(USN)去除流动相和挥发性物种发生(VSG)技术。其中,由于 VSG 的高传输效率,可以消除基体对检测的影响,因此目前 HPLC-VSG-AFS 是使用最广泛的 HPLC-AFS 联用技术。

(4)HPLC-AES 联用 与 HPLC-AAS 各类联用相比,HPLC-AES 具有检出限低,可多元素同时测定,线性动态范围宽等优点。HPLC-AES 中比较多使用的是 HPLC-ICP-AES,其使用的接口比较多,但其基本原理都是将 LC 分离后的流出物雾化或直接汽化后引入等离子体原子化器。也有通过氢化物发生器,将生成的氢化物直接引入等离子体原子化器。

HPLC-ICP-AES 对接口的一般要求是:①将色谱分离的流出物雾化或气化引入 ICP,以适应 ICP-AES 检测;②HPLC 系统和 ICP-AES 仪器系统工作状态相适应;③使死体积最小,设法减小或避免峰展宽(柱外效应);④避免较大组分(如溶剂)通过 ICP 而使后者"中毒"或熄灭;⑤尽量提高分析组分的传输效率,以得到高的灵敏度。HPLC-ICP-AES 常用的接口有常规气动雾化器接口,无雾室气动雾化器接口,热喷雾化器接口和氢化物化学发生气化接口等。其中,热喷雾化器接口能克服因雾化效率低而引起的灵敏度低的问题和有机相溶液引入引起等离子体炬不稳定的问题,因而成为最具前景的研究方向之一。

5. 气相-原子光谱应用及前沿进展

(1)GC-AAS 应用 气相色谱-原子光谱联用技术广泛适用于环境及生物样品中极性差别不大、在一定的加热温度下有挥发性但热稳定、原子化温度较低的有机金属化合物,如烷基汞、硒、锡、锗和铅等的形态分析。若与新兴的样品前处理技术,如微波萃取、固相萃取、固相微萃取等联用,可大大缩短 GC-AAS 的分析时间,使之更适合现代环境分析快速、准确的要求。但对于 Hg^{2+} 和饱和烷基汞、Se^{4+} 和饱和烷基硒这两类极性差别很大、以及砷化物这类不易挥发、热不稳定的化合物的分离测定,GC-AAS 的使用还受到一定的限制。

汽油中四乙基铅的检出限为 10 ng。利用 GC 的高分辨效率和石墨炉原子吸收光谱(GFAAS)的高灵敏检测性能,将 GC-GFAAS 联机,建立了有机硒的分析方法,并测定了二甲基硒和二乙基硒,检出限分别达到 0.14 ng 和 0.28 ng。用 GC 分离,GFAAS 来检测生物组织的汞,检出限达 0.005 ng/mL。利用 GC-AAS 技术建立一种快捷的方法来分析鱼样中有机汞的含量:首先利用 NaBEt₄进行衍生化反应,低温捕集吹扫到 GC 柱分离,利用 AAS 检测,甲基汞检测限低达 4 ng,乙基汞的检测限为 75 ng。电热石英原子化器应用于分析铅、锡和硒的烷基化合物。在石英管的旁管通入空气或氢气以加速原子化并燃烧以除去有机溶剂。石英管内的温度为 900 ℃,连接色谱柱出口和石英炉的输送管使用不锈钢管,也可用内衬聚四氟乙烯的铝管,输送部分应加热防止分析物冷凝。利用 GC-AAS 测定对于沉积物,生物组织和水样中有机汞的化学形态,检出限分别为 0.5 ng/L、3 ng/L 和 0.1 ng/L,分析时间为 10 min。此外,利用 GC-AAS 测定大蒜油中痕量硒化学形态,对于(CH₃)₂Se,(CH₃)₂Se₂ 两种硒化合物检出限分别为 0.3 ng 和 0.04 ng,回收率分别为 97% 和 93%～110%。

(2)GC-AES 应用　GC-MIP-AES 结合了气相色谱的分离能力和原子发射光谱的多元素检测能力,具有通用性好、选择性高、检测限低、精密度高、基体干扰小等优点,天然水和工业流出物中微量的有机污染物直接影响到人类的健康。1990 年美国环保局就对 11 种有毒害作用的酚类化合物制定了相关的法令,目前的分析方法尚无法直接测定该法令规定水平下饮用水中的酚类化合物。利用石墨化的碳萃取柱预富集样品,不需通过衍生化的方法就可用 GC-MIP-AES 检测饮用水中浓度低于 0.5 μg/L 的氯酚,分别得到 2-氯酚(2CP)、2,4-二氯酚(24DCP)、4-氯-3-甲基氯酚(4C3MP)、2,4,6-三氯酚(246TCP)和五氯酚的定量限和回收率。

也可利用 GC-MIP-AES 和 ¹³C 同位素示踪法检测咖啡因的代谢产物,用同样方法测定 ¹³C 标记的 L-苯基丙氨酸和 1-¹³C 葡萄糖的转化产物,继而证明 GC-MIP-AES 是一种用于复杂基质中元素和同位素分子筛选的有效方法。

在化学战剂方面,利用 GC-MIP-AES 研究水中微量路易氏剂水解产物的测定方法,分别在 480.192 nm、181.379 nm 和 189.042 nm 波长下检测了衍生物的 N、S 和 As 元素的发射信号,最低检测量为 0.1 mg/L,回收率为 87.2%～97.4%。利用 GC-MIP-AES 及 GC-MS 定量分析海底石块中的芥子气和它的水解产物,检测到 50 种化合物,确证了 30 种,定量测定的相对标准差(relative standard deviation,RSD)为 4.4%～14.3%。此外,有报道利用 GC-MIP-AES 为辅助方法结合 GC-IR-MS、LC-MS 及 NMR 检测美国一山路旁可疑的黄色液体,共测出 6 种含磷化合物,其中 O,O,S-三甲基硫代磷酸酯为胆碱酯酶抑制剂,证明此黄色液体为化学战剂模拟剂。农药残留物检测是近年受到广泛的关注。GC-MIP-AES 能选择性地检测 N、Cl、P、S、Br、F 等杂原子,成为农药残留物分析的有力的辅助工具;在 GC-MIP-AES 定量分析生物基质中的多氯联苯化合物(PCB)中,对 Cl(Cl-479 nm)的检出限为 0.54 pg/s,对于每种联苯化合物在 0.5～10 ng 都呈现出良好线性,最低浓度重复进样的 RSD 为 10.5%～34.4%,结果与 ECD 相比无显著性差别;在对 278 种蔬菜和水果中的有机磷杀虫剂二嗪农和泰尔登进行检测中,分别为 1.9% ~ 17% 和 1.9% ~ 11%;回收率分别为 78% ~ 114% 和 82% ~ 123%;用氯通道(Cl-479 nm)检测生物样品中氯苯乙烷(DDT)和它的代谢产物,得到定量限为 20 ng/g,检出限为 6 ng/g。在测定水中含氮的除草剂时,样品处理用美国环保局第 507 号方法及采用小体积提取,大体积进样的修改方法,得到两种方法的回收率分别为 82% ~ 107%,50% ~ 112%,对 N,S,Cl 检测的相对标准偏差低于 5.43%。而通过自动化大体积进样、程序化升温、溶剂导出技术和优化辅助气、反应气流速的方法,仅用 12.5 μL 的进样量获得了 385 种农药的检出限,证明了用 GC-MIP-AES 筛选分析植物食品中低于 10^{-8} 的农药残留物的可行性。

样品的前处理在很大程度上影响着 GC-AES 的定性、定量分析结果的准确性。对复杂基质中如土壤、油、食物、生物体液中样品的提取,仅依靠液-液萃取已不能达到要求,固相萃取和固相微萃取已被用来简化从复杂基质中提取有机农药的烦琐过程。用固相萃取法分离和浓缩由微生物引起的双苯并噻吩的直接脱硫产物,并用 GC-MS、GC-AES 和 NMR 检测。结果表明,这种由微生物引起的直接脱硫反应是通过特殊的碳硫键发生的,而此碳硫键的键能受甲基位置的影响。另外,许多有机化合物包括工业和商业中比较重要的有机化合物都是含氧化合物,如石油化学中的有机化合物(醇类、醛类、酯类、醚类、羧酸类等)和天然有机化合物等。由于气相中的大部分检测器对 O 检测的选择性和灵敏度不高,但 AES 却是很实用的 O 选择性检测器。GC-MIP-AES 对金属杂原子化合物可以实现高灵敏、高选择性检测。但由于气相色谱对金属有机化合物挥发性的要求的限制,主要应用仅限于 Pb、Sn 和 Hg 的检测。有机铅化合物是普遍存在于空气、水和沉积物中的污染物,作为汽油添加剂在许多国家已被禁止使用,但由于有机铅的转化反应,尤其是与其他金属离子的转烷机化反应使其引起的污染物仍不断出现。GC-MIP-AES 可在 261.418 nm 和 405.783 nm 检测铅的发射光,但后者更灵敏而使用较多。利用 GC-AES 和 HPLC-AFS 检测出土壤中高达 46 μg/g 的乙基汞和 27 μg/g 的甲基汞,阐明了有机铅化合物和有机汞化合物的反应机制,对环境污染的评价有十分重要的意义。

环境样品中(水样、沉积物、空气样品)有机锡化合物通常是人为因素造成的,其中三丁基锡是油漆的防污剂会造成内分泌系统的紊乱,双丁基锡和双辛基锡是聚合物如聚氯乙烯的稳定剂,可通过管道释放至水中,具有高毒性。一项对加拿大 45 个市政府的饮用水中有机铅和有机锡进行的检测,同时测定饮用水中有机氯乙烯材料带来的有机锡化合物,检测到甲基烯和二甲基烯的浓度分别为 0.5~257 ng/L 和 0.5~6.5 ng/L。用固相微萃取法处理样品,测定了海洋生物组织中的丁基锡和甲基汞,检测值分别为 10~100 ng/kg 和 1~2 mg/kg。

甲基汞和二甲基汞是危险的环境污染物极易在食物链的末端富集,研究甲基汞和其他有机汞的浓度和动力学特征可预测它们对人类和生态系统的影响。利用 GC-MIP-AES 测定食物中的甲基汞,得到定量限为 0.63 pg,检出限为 0.24 pg,回收率为 70.0% ~ 114.0%。用四乙基硼酸钠和四苯基硼酸钠将甲基汞和乙基汞衍生化后用 GC-MIP-AES 测定鱼组织中的甲基汞,得到对于 0.08 g 鱼粉定量限为 0.6 μg/g,对 0.1 g 新鲜样品定量限为 0.1 μg/g。

Qian 等用两种溶剂提取方法测定了土壤中的甲基汞,回收率为 87.5%,丁基化方法的检出限为 0.1 ng/g,20 次的相对标准偏差为 5% 。不同基质中甲基汞的检出限和样品处理方法如表 8-6。

表 8-6　不同基质中甲基汞的检测限和样品处理方法

基质	检测限	样品处理
土壤	0.1 ng/g	四乙基硼酸钠和四苯基硼酸钠衍生化
鱼组织	0.4 pg	碱性消化
土壤和沉积物	0.1 ng/g	格林试剂衍生化
金枪鱼、蚌、狗鲨	0.04 pg	四苯基硼酸钠衍生化

（3）LC-ICP-AES 在元素化学形态分析中的应用　环境分析中常遇到的砷的化学形态为砷酸盐［As（Ⅴ）］亚砷酸盐［As（Ⅲ）］、一甲基砷酸（MMA）和二甲基砷酸（DMA）。在水溶液中,4 种化学形态的砷均以荷电离子（阴离子）形式存在,因此适于用阴离交换色谱分析。碳酸铵在浓度大于 0.001 mol/L 时具有稳定的 pH 值,可以保证不同砷形态具有稳定的离子化度,因此选择碳酸铵水溶液作为洗脱液。线性洗脱程序为 15 min 内由纯水到 99%0.05 mol/L 碳酸铵。在此条件下,4 种砷形态得到良好分离,LC-ICP-AES 的检出限（S/N=2）分别为 As（Ⅲ）0.41,MMA 0.12,DMA 0.10 和 As（Ⅴ）0.17。

当样品中同时含有 DMA,MMA,As（Ⅴ）,HPO_4^{2-} 和 SO_4^{2-} 时,可利用 LC-ICP-AES 具有同时检测不同元素（利用 ICP-AES 的 As 通道,P 通道和 S 通道同时测定）的能力来同时测定这些组分,得到的色谱图如图 8-13。试验条件为:进样量 100 μL;色谱柱 4.6 mm× 250 mm YSA4 阴离子交换柱;洗脱程序为 15 min 内从 0.01% 到 99% 0.05 mol/L 碳酸铵;流量 1 mL/min。S 通道检测波长为 182.034 nm;P 通道检测波长为 178.2 nm,As 通道检测波长为 193.696 nm。

（4）气相-原子光谱前沿进展　随着科学的发展,色谱原子光谱联用技术不断进步,出现了越来越多的新的联用技术。比如超临界流体色谱-原子光谱联用技术及固相微萃取/色谱/原子吸收（SPME/GC/AAS）联用技术。其中,固相微萃取是在固相萃取的基础之上发展起来的崭新的萃取分离技术,固相微萃取原理是基于待测物质在样品及石英纤维萃取头固定相之间平衡分配后,萃取头固定相中溶解的待测物质质量与样品中待测物质的浓度呈线性关系。它克服了固相萃取的缺点,如固体或油性样品对填料孔隙的堵塞,大大降低了空白值和分析时间,操作方便。SPME 属于非溶剂的萃取方法,具有萃取效率高,装置简单,易于实现自动控制,适于现场分析等特点。它与 GC 的间歇联用是分离分析挥发性和半挥发性有机物的有效方法。此联用技术具有准确、灵敏、快速、简便等特点,检出限在 ng/g 或 pg/g 水平,线性范围大于 10^3 数量级,RSD<10% ,分析时间<30 min。目前,SPME/GC/AAS 联用技术,虽然还处于起始、探索阶段,研究报道也为数极少,随着研究工作的扩大与深入,可以预期:此项新技术必将成为痕量金属有机物分析的重要手段,有着广阔的应用前景。

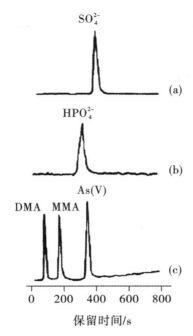

图8-13 含As(V)、DMA、MMA/HPO_4^{2-}和SO_4^{2-}的LC-ICP-AES测定色谱

第三节 色谱-ICP/MS联用技术

ICP/MS具有检出限低、分析速度快、动态范围宽、能同时分析多种元素、可进行同位素分析等优点;且ICP电离源在常压工作,要求样品以气体、蒸汽或气溶胶的形式进入等离子体,便于与色谱联用。因此,色谱-ICP/MS的联用已成为痕量和超痕量元素形态分析的强有力工具。

一、GC-ICP/MS联用技术

1. GC-ICP/MS联用技术发展及特点

GC-ICP/MS首次报道于1986年。GC的高分辨率和ICP/MS的高灵敏结合使GC-ICP/MS在环境、工业和生物样品中对金属和非金属元素形态分析发挥着越来越重要的作用,近几年关于GC-ICP/MS的技术报告飞速增长。

GC-ICP/MS用于挥发性物质的形态分析具有许多优势:①试样传输效率高,检出限改善;②无须去溶剂和蒸发,被测物的电离更有效;③不适用高盐溶液,降低了取样锥和分离锥的腐蚀;④不存在水相,比LC-ICP/MS有更低的同量异序干扰。但同时,ICP等离子体区的死体积相对较大,灵敏度降低,且从GC出来的气体流速一般太小,不足以穿过等离子体,需要补充辅助气体。此外,ICP/MS的等离子体气中也应添加氧气,以减少炭沉积和降低溶剂峰。

2. GC-ICP/MS 联用的接口

由于 GC 的流出物是气体,因此,可以简单地使用一根短的传输管连接 GC 的色谱柱和 ICP/MS 的等离子体炬管。对 GC-ICP/MS 接口的基本要求是保证分析物以气态的形式从 GC 传输到 ICP/MS 的等离子体炬管,在传输的过程中不会在接口处产生冷凝,这与 GC 和原子光谱联用是一样的。

在 GC-ICP/MS 联用中,为了避免分析物的冷凝,可以对传输管从头到尾进行充分加热,或者采用气溶胶载气传送。这两种传输方式将 GC-ICP/MS 的接口分成两大类:直接连接和通过雾化室连接。若采用直接连接,就需要移走 ICP/MS 原有的喷雾室,将传输管直接插入到等离子炬管内管的中心,然后根据分析物的性质确定传输管的加热温度。若采用气溶胶载气,GC 的流出物需要在喷雾室与水溶液气溶胶混合,然后被引入到等离子炬管中。

(1)直接连接接口   直接连接的优点是没有气溶胶进入等离子体中,降低了去溶剂和蒸发过程造成的能量损失,灵敏度提高,原子干扰降低。其主要缺点是:做常规 ICP/MS 和 GC-ICP/MS 分析时要拆卸和安装接口;GC 流出来的流出物组分改变将会影响等离子体的稳定,使优化等离子体工作条件困难,常常因此得不到连续的信号。

(2)雾化室连接接口   为了减少直接连接接口在拆卸和安装时的不方便性,一种采用"零死体积阀"选择 GC 流出物或者样品气溶胶的接口已经出现。当这两种模式转换时,系统无须改变。辅助载气通过一环绕样品的护套装置加入,以维持分析物在 ICP 的中心通道。在另一种设计中,GC 流出物与气溶胶充分混合以确保等离子体稳定的条件。将传输毛细管插入炬管注入管,水溶液通过 T 连接有常规的 Meinhard 雾化器和 Scott 双通雾化室连续地引入等离子体,这样的话,气溶胶和分析物一同引入等离子体。在改进的接口中,采用小体积水冷旋流雾化室,内标加到水溶液中。这种体系的不足之处是由于湿气溶胶去溶的能量消耗使灵敏度降低。

由于 GC-ICP/MS 优异的性能和可灵活地选择不同的质量分析器和采用同位素稀释技术以进一步改善方法的分析性能,使 GC-ICP/MS 成为目前有机金属化合物形态分析的最重要方法。

3. GC-ICP/MS 联用中的 GC 系统

GC-ICP/MS 的 GC 类型可分为填充柱色谱、毛细管柱色谱和高温毛细管柱色谱。填充柱气相色谱由于分析物在柱上的高度分散导致分辨率不如毛细管气相色谱。填充柱的柱体积较大,对峰高测量方式的灵敏度不利。填充材料对许多有机金属化合物具有化学活性,会降低测定的准确性。毛细管柱可以提供分辨率高的、更尖更集中的峰谱带,其气体流速比填充柱低,因而改善了灵敏度;其惰性的特性使其易于分离含强极性的有机金属物质。毛细管柱在分离挥发性化合物时可避免溶剂干扰,避免和减少等离子体的淬灭。此外,毛细管柱还有使用灵活方便,可用涂层种类多的优点,这些使得毛细管柱的使用变得越来越普遍。其不足之处是容量有限使灵敏度降低。

4. GC-ICP/MS 联用的应用及前沿进展

(1)GC-ICP/MS 在元素形态分析中的应用   由于 GC-ICP/MS 具有高的灵敏度,在元素形态分析中得到了广泛的应用,其应用范围包括气体、水、大气、沉积物和土壤、生物样品等。应用 GC-ICP/MS 可以分析的元素及其形态为：

1）锑：包括 Sb(Ⅲ)和 Sb(Ⅴ)以及有机锑化合物，挥发性的 SbH_3，$MeSbH_3$，M_2SbH，Me_3Sb 等。

2）砷：主要是挥发性砷的化合物 AsH_3，$MeAsH_2$，Me_2AsH，Me_3As，Ph_3As，Et_3As，t-BuAs。

3）铋：铋的形态分析工作较少，可以分析 BiH_3 和 $(CH_3)_3Bi$。

4）锗：GeH_4，$MeGeH_3$，Me_2GeH_2，$GeMe_3H$，Et_2GeH_2 可以考虑分析。

5）铅：包括汽油防爆添加剂的四烷基铅，生物样品和水样中的 Me_3Pb，Me_2Pb，Et_3Pb，Et_2Pb 等。

6）汞：汞的形态分析应当是目前研究最多，主要关心的是从无机汞衍生出的甲基汞类化合物。

7）硒：环境和生物样品中甲基硒($MeSe$、Me_2Se_2)以及硒代氨基酸可以分析。

8）锡：剧毒的 R_nSnX_{4-n} 化合物(R、X 为烷基)，比如 MBT(单丁基锡)，DBT(二丁基锡)，TBT(三丁基锡)，TPhT 等。

9）碲：城市垃圾堆放场中释放的挥发性 $(CH_3)_2Te$。

10）卟啉化合物：包括 Ni、Cu、Fe、Zn、Mn 的八乙基卟啉化合物。

11）有机化合物：分析有机化合物的报道较少，可以分析的有机化合物包括：溴苯、氯苯等，卤代烷烃，多溴联苯，有机磷类杀虫剂(OPPs)，有机氯类杀虫剂，噻吩及其衍生物，醇类化合物如丁醇、戊醇、己醇、庚醇等。

(2)GC-ICP/MS 前沿进展　GC-ICP/MS 结合了 GC 高效分离性能和 ICP/MS 的多元素同时测定、高灵敏度、可以采用同位素稀释法测定等诸多优点，经过近 20 年的发展已经在元素的形态分析中得到了广泛应用。接口设计方面已经出现了商品化的使用接口，这为 GC-ICP/MS 的应用提供了可靠的技术支持。与 ICP/MS 联用的气相色谱类型也呈现多样化，多孔毛细管柱气相色谱将在今后的样品分离中得到广泛的应用。在样品的制备方面，则发展了衍生化处理、吹扫捕集、SPME、SBSE 等多种样品的制备技术，满足了样品处理的要求。应用同位素稀释法分析元素的形态以及各种形态的变化规律已经取得了显著地进步，这也是今后的发展方向之一。

GC-ICP/MS 在环境样品中挥发性的有机汞、有机锡等有毒化合物的形态分析中发挥了重要作用。由于气相色谱仅适用于分离挥发性和加热状态下能挥发的稳定物质，难挥发的物质则需要经过衍生化处理转化为挥发性物质后才能采用 ICP-MS 测定，因此与其他的分离技术相比(如 LC)，GC-ICP/MS 的应用范围仍然较小，有待进一步开发。

二、LC-ICP/MS 联用技术

1. LC-ICP/MS 联用的接口

由于常规 ICP/MS 分析中的样品进样是液体形态，而且 LC 的流速与 ICP/MS 进样的速度兼容，这就使 LC-ICP/MS 联用的接口比较简单，雾化器可作为 LC 与 ICP/MS 联用的接口。一个理想的 LC-ICP/MS 接口应具备以下特点：①产生的气溶胶的平均粒径应很小，且分布范围很窄；②能在较宽的液流范围内产生稳定的气溶胶；③适用于不同的介质

(水及有机溶剂),由它们形成的气溶胶的性质应相近;④传输效率高,分析信号的损失应尽量减小;⑤在分离柱与雾化器之间的死体积应非常小,保证不发生色谱峰变宽;⑥雾化体系与色谱分离体系的溶液流速应相匹配;⑦操作简便,适合在线分析。常用的雾化器主要分为气动雾化器和低流速雾化器两大类。

(1)气动雾化器接口　气动雾化器是 LC-ICP/MS 中使用最多的接口,如同心型和交叉流型,这是因为 LC 流动相的流速通常为 1.0 mL/min,与传统的气动雾化器的样品提升速度一致。但是,传统的气动雾化器样品传输效率低,这使 LC-ICP/MS 分析的灵敏度降低,检出限提高。提高传输效率,灵敏度提高,同时检出限降低,但这也会使流动相中的溶剂过多地进入等离子炬,等离子体的反射功率提高,导致等离子体的不稳定,甚至可能损坏高频发生器。通过气溶胶进入等离子炬前脱溶剂等措施可消除这一问题,冷却雾室使溶剂冷凝达到脱溶剂的作用是最常使用的办法。

(2)低流速雾化器　这类雾化器能有效降低引入样品对等离子体稳定性的影响,其中最重要的是直接进样雾化器(DIN)。

如图 8-14 所示,雾化器直接装在炬管内,其顶部仅距等离子体底部几毫米,并取消了雾室。直接进样雾化器所产生的气溶胶液滴小,死体积也小,因而为消除记忆效应所需的冲洗时间短。尽管 DIN 具有 100% 的传输效率、死体积小、冲洗时间短、记忆效应小、灵敏度增加和精度提高等优点,但价格却十分昂贵。而利用简便、经济的直接进样高效雾化器(DIHEN)为接口,也成功实现了 HPLC-ICP/MS 联用。DIHEN 能实现微升级样品雾化,并可将样品直接送入等离子炬而无须雾室。

2. LC-ICP/MS 分离条件的选择

LC-ICP/MS 联用除了接口问题外,还有一个主要问题是由 LC 流动相的组成引起的等离子体不稳定甚至熄灭。流动相中的高浓度盐也可能导致雾化器和采样锥堵塞。从改善等离子体稳定性的角度考虑,甲醇作为流动相的有机改性剂要优于乙腈,这在选择 LC 的流动相要加以考虑。在选择 LC 分离条件时尽量使用等度洗脱,不宜使用梯度洗脱,因为梯度洗脱将不断地改变进入等离子体的溶剂组成,这将导致等离子体的不稳定。在选择流动相中配位剂或离子对试剂的浓度时,既要考虑它们对分离效果的影响,也要考虑它们对等离子体稳定性的影响。在优化流动相的组成时,要使其中盐的浓度尽可能低,以避免 ICP/MS 雾化器、采样锥和截取锥的堵塞。

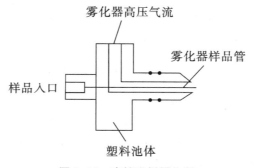

图 8-14　直接进样雾化器

3. LC-ICP/MS 联用的应用及前沿进展

（1）LC-ICP/MS 联用在药物分析中的应用　药物中杂质的检测和体内代谢物产物的监测常用方法是液质联用和放射性标记。西咪替丁是一种含硫杂原子的抗溃疡药,应用 LC-ICP/MS 分析了该药物所含的 17 种杂质及西咪替丁的含量,其中 2 种杂质无法用 ESI-MS 进行结构确证。该研究结合运用了无机质谱和有机质谱,结果表明 ICP-MS 能够定量到 0.08% 的主成分水平。也有报道报用 LC-ICP/MS 联用,通过监测 P 和 I 等普通元素,对化学结构未知的化合物或药物进行定量分析。作为定量分析检测器,与 UV 和有机 MS 相比,ICP-MS 具有更好的定量功能,既不引入测量死体积,也不降低系统分离效率。

与常规药物分析相比,体内药物分析在选择性、灵敏度和分析对象等方面都有许多优势。分析生物样品时,微量药物分布在大量生物介质中,伴有大量内源性物质和代谢物的干扰,增加了分离分析的难度,同时生物样品量少,不易重新获得。因此,选择灵敏度高和选择性好的分析方法相当重要,而 ICP-MS 的高灵敏度和选择性为上述生物样品提供了理想的选择。采用快速蛋白 LC-ICP/MS 联用研究了铋抗溃疡药与白蛋白的相互作用,通过测定全血、血清和血浆中铋元素水平,阐述了铋元素在血液和大脑间的转运机制以及引起神经毒性的原理。

最具代表性的是对含铂类抗癌药物的研究。利用 RPLC 与 ICP-MS 联用,分离并测定了顺铂及其水解产物和顺铂与蛋氨酸、半胱氨酸的反应产物,其中顺铂的检测限为 0.1 ng;用 AAS、ICP-AES、ICP-MS 测定人组织中的 Pt 含量,检测限分别为 200 ng/mL、50 ng/mL、0.05 ng/mL。用 ICP-AES 和 ICP-MS 测定人椎骨中的 Pt 含量时,由于镉对 ICP-AES 方法的干扰,以至前者测得的浓度比后者高,而 AAS 无法检测到 Pt,因此 ICP-MS 在此研究中是理想的分析方法。ICP-MS 已被广泛应用在含 Pt 抗癌药物的临床检测分析中。

（2）LC-ICP/MS 前沿进展　LC-ICP-MS 是元素形态分析的有效途径,它融合了 LC 高效分离的特点及 ICP-MS 具有的低检测限、宽动态线性范围及能跟踪多元素同位素信号变化等优点。通过对元素形态信息的了解,有助于研究各形态在环境、材料及生命科学中的作用机制。但接口技术、基体干扰及标准参考物质的匮缺等仍是该联用技术面临的关键问题。LC-ICP/MS 只是跟踪元素形态中的金属信号变化,要确定形态分子的组成还需参照其他分析信息,其中 NMR 技术和 LC 与 ESI-MS 联用技术是确定形态分子组成、结构的有效方法,借助于这些分离、分析技术可发现未知的元素形态分子并确定其组成。其中 ESI-MS 是确定分子量的有效手段。

随着 ICP-MS 技术的不断发展,其联用已不仅限于 GC 和 LC。近些年来涌现了一些新的联用技术,比如激光剥蚀电感耦合等离子体质谱联用（LA-ICP/MS）和毛细管电泳电感耦合等离子体质谱联用（CE-ICP/MS）。其中 LA-ICP/MS 被认为是直接分析固体样品最吸引人的技术,该方法最大的优势在于可以对样品进行逐层分析和微区分析,同时得到材料中主量、次量和痕量元素的信息,空间分辨率和灵敏度高、取样量少、分析速度快,对样品的性质要求不高,可以应用于工业产品生产过程中的质量监控。该法主要是利用高能量的激光将样品表面熔融、溅射和蒸发后,产生的蒸汽和细微颗粒被载气直接带入等离子体吸热、解离并电离,在经过质谱系统过滤并检测待测元素。随着仪器技术的不断改进与发展,对该方法的研究十分活跃,已成功应用于冶金分析领域,在没有标样的情况下,能快速、准确对钢样进行半定量分析。与此同时,LA-ICP-MS 在地质学上元素形态分析研究以及在材料科学领域中元素分布分析的报道也越来越多。

CE 作为一种强有力的、多用途的分离技术,能应用于从无机离子到蛋白质的广谱分析,CE 在分离效率方面(尤其对于高分子量物种)、样品需要量(1~30 nL)、分析时间、实际消耗量及分析能力等的优势使其迅速应用于离子形态的分析以及生物分子(如蛋白、肽)和药物领域。CE 分离目标分析物是通过将填充有背景缓冲溶液的毛细管置于一定的强电场中进行的,目标分析物因其在毛细管中的迁移行为不同而达到分离目的。

除上述几种联用技术,ICP-MS 与 IC、HG、同位素稀释(isotope dilution,ID)等技术的联用也成为分析领域的研究热点。可以预见,随着我国经济和科学技术的不断发展,ICP-MS 联用技术势必迎来更高层次的开发与利用,其应用领域也必然越来越广泛,ICP-MS 将成为各个领域元素分析的高端测试技术。相信在未来的科技发展中,基于 ICP-MS 单级联用成熟发展基础上的多级联用将在同位素分析、形态分析、微区分析等方面取得不断创新与突破,也必将以其自身的独特优势在未来地质科学、生物和医药、食品安全、材料科学、冶金工业、农业生产、环境等诸多领域发挥更广泛、更重要的作用。

参考文献

[1]张祥民.现代色谱分析-分析化学丛书[M].上海：复旦大学出版社,2004.

[2]李似娇.现代色谱分析[M].北京：国防工业出版社,2014.

[3]马志英.现代色谱技术及其在中药中的应用[M].兰州：兰州大学出版社,2013.

[4]杜一平.化学与应用化学丛书 现代仪器分析方法[M].上海：华东理工大学出版社,2015.

[5]廖力夫.分析化学[M].武汉：华中科技大学出版社,2015.

[6]张庆和.高效液相色谱实用手册[M].北京：化学工业出版社,2008.

[7]印成霞.超高效液相色谱法在药物分析中的应用[J].中国实用医药,2013,8(23)：230-231.

[8]陈义.色谱技术丛书--毛细管电泳技术及应用[M].北京：化学工业出版社,2000.

[9]季一兵.中药毛细管电泳分析技术与应用[M].北京：中国医药科技出版社,2009.

[10]陈义.毛细管电泳理论探索[M].北京：华文出版社,2001.

[11]刘春叶.毛细管电泳在药物分析中的应用[M].西安：西北工业大学出版社,2013.

[12]B. Moritz, V. Schnaible, S. Kiessig, et al. Evaluation of capillary zone electrophoresis for charge heterogeneitytesting of monoclonal antibodies[J]. Journal of Chromatography B, 2015, 983-984:101-110.

[13]Garcia-Risco M. R., Vicente G., Reglero G., et al. Fractionation of thyme (Thymus vulgaris L.) by supercritical fluid extraction and chromatography [J]. Journal of Supercritical Fluids, 2011, 55(3):949-954.

[14]杨敏,周萍,徐路,等.吴茱萸中吴茱萸次碱与吴茱萸碱含量的超临界流体色谱法测定[J].分析测试学报,2010,29(7)：743.

[15]汪正范.色谱联用技术第二版[M].北京：化学工业出版社,2007.

[16]盛龙生.色谱质谱联用技术[M].北京：化学工业出版社,2006.